犬と猫の内分泌代謝疾患

監修 西飯直仁

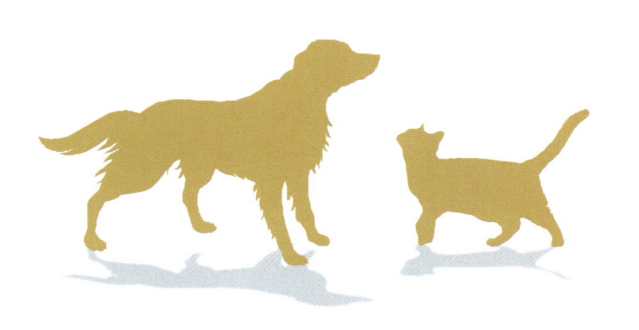

緑書房

序　文

　内分泌代謝疾患では複数の臓器を巻き込んだ全身的な臨床徴候が生じたり，原因臓器の迅速な特定が難しいような非特異的な徴候がみられたりすることが少なくありません。これらのことから，内分泌代謝疾患は複雑で難しいという印象があるようで，苦手意識をおもちの獣医師も多いと聞きます。しかし内分泌代謝疾患は，基本的にはホルモン作用の過剰または不足から生じる疾患であり，それによって引き起こされる異常はホルモンの生理作用を色濃く反映するものとなります。したがって，内分泌代謝疾患で生じる臨床徴候はホルモンの生理学をしっかりと学ぶことで明快となり，また逆に臨床像からホルモンの作用について実感として学ぶことができます。そのような意味では，内分泌代謝疾患の病態は非常にシンプルであり，学びがいのある，学ぶことが楽しい分野であると思っています。犬と猫を診察するにあたって内分泌代謝疾患を避けて通ることはできませんから，せっかくであれば内分泌代謝疾患をよく知って，得意分野にしてもらいたいものです。

　このたび監修の役を仰せつかるにあたり，内分泌代謝疾患について幅広く学ぶことができる書籍を目指しました。本書は月刊 CAP で連載された「理解を深める　内分泌疾患の基礎と臨床」(2022 年 4 月号〜2024 年 3 月号掲載)を書籍化したものですが，多くの加筆・修正を行い，またいくつかの新規項目を加えたことで，犬と猫の内分泌代謝疾患を理解するために非常に役立つものになったと自負しています。

　内容としては，犬と猫のホルモンの生理学や各疾患の病態などの基礎的な知識から，診断および治療法などの臨床的な知識までが広くカバーされています。「下垂体の基礎」，「甲状腺の基礎」といった臓器ごとの基礎的項目では，解剖学や生理学について分かりやすくまとめられています。これらの基礎的項目では，ホルモンが恒常性を維持する巧みなシステムを知ることができるだけでなく，内分泌代謝疾患の病態や診断などについてより深く理解するために役立つ，表面的でない知識を習得することができるでしょう。また，各疾患の解説では臨床例が紹介されており，典型像のみならず少し珍しい病態なども盛り込み，臨床獣医師にとって役立つ情報が満載となっています。

　さらに本書は，内分泌代謝疾患に関連した外科手技についても取り上げていることが特徴です。内分泌代謝疾患は基本的に内科的に管理されることが多いですが，腫瘍性疾患などでは当然ながら外科的な対応が必要となることもあります。内科や外科などを分野横断的に学ぶことで，内分泌代謝疾患の診療の全体像を把握することができるでしょう。

　本書を通じてしっかり学んでいただければ，明日からの犬と猫の診療に役立つだけでなく，ホルモンが織りなす芸術的な生体の恒常性の維持について興味をもっていただけるはず

です。そして，内分泌代謝疾患への苦手意識を克服するためにお役に立てれば嬉しく思います。最後になりましたが，最新の知見と豊富な経験をもとに執筆いただいた執筆者の皆さまと，このような書籍の監修の機会を与えていただいた緑書房の皆さまに心より感謝申し上げます。

2024 年秋

西飯直仁

監修者・執筆者一覧

[監修者]

西飯直仁　NISHII Naohito
岐阜大学応用生物科学部共同獣医学科 獣医内科学研究室

[執筆者]

小山田和央　OYAMADA Kazuhisa ……………………………………………… Chapter 5-6
松原動物病院

金城綾二　KANEGI Ryoji ……………………………………………… Chapter 4-4
大阪公立大学獣医学部附属獣医臨床センター 内科・消化器科

手嶋隆洋　TESHIMA Takahiro ……………………………………………… Chapter 3-1
日本獣医生命科学大学獣医学部獣医学科 獣医内科学研究室

中川貴之　NAKAGAWA Takayuki ……………………………………………… Chapter 3-3
東京大学大学院農学生命科学研究科 獣医外科学研究室,
東京大学大学院農学生命科学研究科 附属動物医療センター 外科系診療科

永田矩之　NAGATA Noriyuki ……………………………………… Chapter 1-1，2-3，5-3
岐阜大学応用生物科学部共同獣医学科 獣医臨床放射線学研究室

鍋谷知代　NABETANI Tomoyo ……………………………………………… Chapter 4-2
大阪公立大学獣医学部附属獣医臨床センター 内科・消化器科

西飯直仁　NISHII Naohito ……………………………… Chapter 2-2，4-3，5-1，5-5
上掲

鳩谷晋吾　HATOYA Shingo ……………………………………… Chapter 3-2，4-2，4-4
大阪公立大学獣医学部附属獣医臨床センター 内科・消化器科,
大阪公立大学大学院獣医学研究科 細胞病態学教室

原田　慶　HARADA Kei ……………………………………………… Chapter 3-4
公益財団法人 日本小動物医療センター付属日本小動物がんセンター

古川敬之　FURUKAWA Takayuki ……………………………… Chapter 2-4，2-5，4-5
日本動物高度医療センター

森　昭博　MORI Akihiro　………………………………………………… Chapter 1-2，4-6，5-2，5-4
日本獣医生命科学大学獣医学部獣医保健看護学科 獣医保健看護学臨床部門

吉田　慧　YOSHIDA Kei　……………………………………………… Chapter 1-3，6-1，6-2
岐阜大学応用生物科学部共同獣医学科 獣医内科学研究室

米澤智洋　YONEZAWA Tomohiro　……………………………………… Chapter 2-1，3-5，4-1
東京大学大学院農学生命科学研究科 獣医臨床病理学研究室，
東京大学大学院農学生命科学研究科 附属動物医療センター 内科系診療科

（50 音順，所属は 2024 年 8 月現在）

目次

目次

目次

〈ご注意〉

本書中の診断法，治療法，薬用量については，最新の獣医学的知見をもとに，細心の注意をもって記載されています。しかし獣医学の著しい進歩からみて，記載された内容がすべての点において完全であると保証するものではありません。実際の症例へ応用する場合は，使用する機器，検査センターの正常値に注意し，かつ用量・用法等はチェックし，各獣医師の責任の下，注意深く診療を行ってください。また，人用医薬品等を用いた適用外処方の場合においても，各獣医師の責任の下，慎重に使用してください。本書記載の診断法，治療法，薬用量等による不測の事故に対して，著者，監修者，編集者ならびに出版社は，その責を負いかねます。

（株式会社緑書房）

Chapter 1

下垂体

下垂体の基礎

下垂体は内分泌系の中核を担い，代謝，生殖，成長およびストレス反応などの生命にとって欠かせない機能をコントロールしている。多くのホルモンを産生・分泌する内分泌器官であり，下垂体疾患だけでなく，その標的臓器の疾患との関連も深い。そのため，下垂体の基礎を理解することは，多くの内分泌疾患の理解へとつながると考えられる。

解剖

下垂体はその名のとおり視床下部から垂れ下がるように蝶形骨のトルコ鞍の下垂体窩に存在しており，下垂体茎を介して視床下部と連絡している（**図 1-1-1**）[1]。下垂体は前葉，中間部および後葉で構成されており，前葉と中間部をあわせたものは腺性下垂体，後葉は神経性下垂体とも呼ばれる。

生理

視床下部で合成された視床下部ホルモンは，下垂体門脈を通って下垂体前葉へ到達し，その刺激により下垂体前葉ホルモンが分泌される（**図 1-1-2，表 1-1-1**）[1]。

上位ホルモンは，下位ホルモンによるネガティブフィードバックを受け，分泌が調節されている。下垂体前葉には5つの異なるホルモン産生細胞が存在し，これらの分化は転写因子（TPIT，PIT1 および SF-1）によって制御されている（**図 1-1-3**）[2]。

下垂体後葉ホルモン（抗利尿ホルモン［ADH］とオキシトシン）は，下垂体前葉ホルモンとは異なり視床下部で産生される。視床下部で産生された下垂体後葉ホルモンは長い軸索内を通り，下垂体後葉に存在する終末から分泌される（**図 1-1-4**）[1]。なお，抗利尿ホルモンは，バソプレシン（AVP）と同義である。

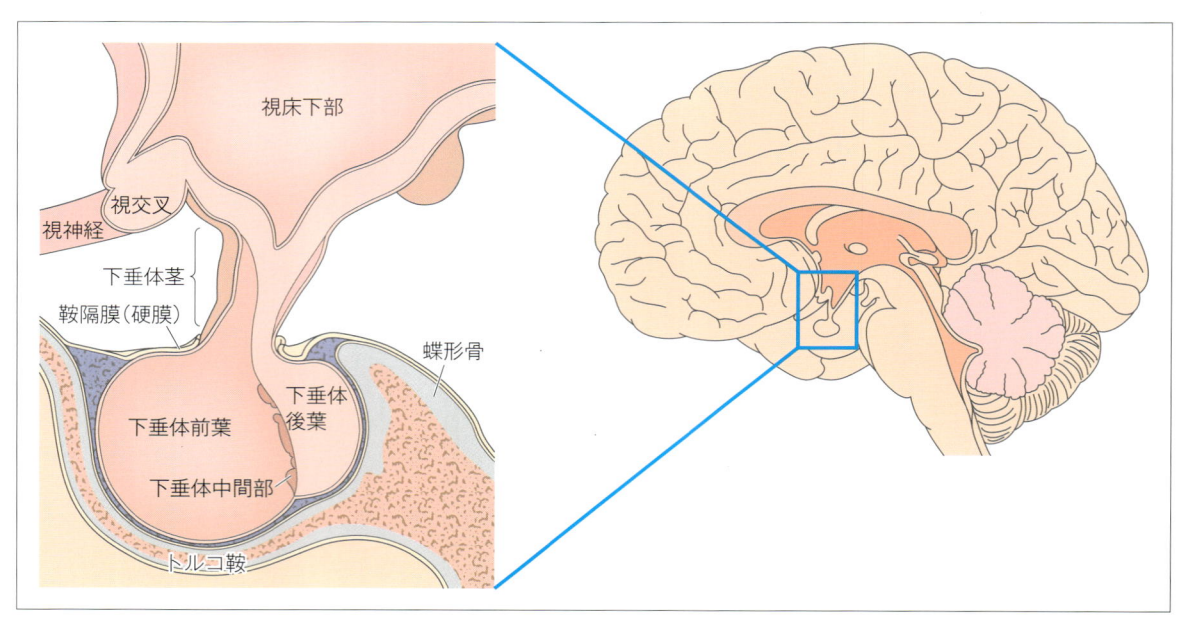

図 1-1-1. 視床下部と下垂体の解剖
文献1より引用・改変

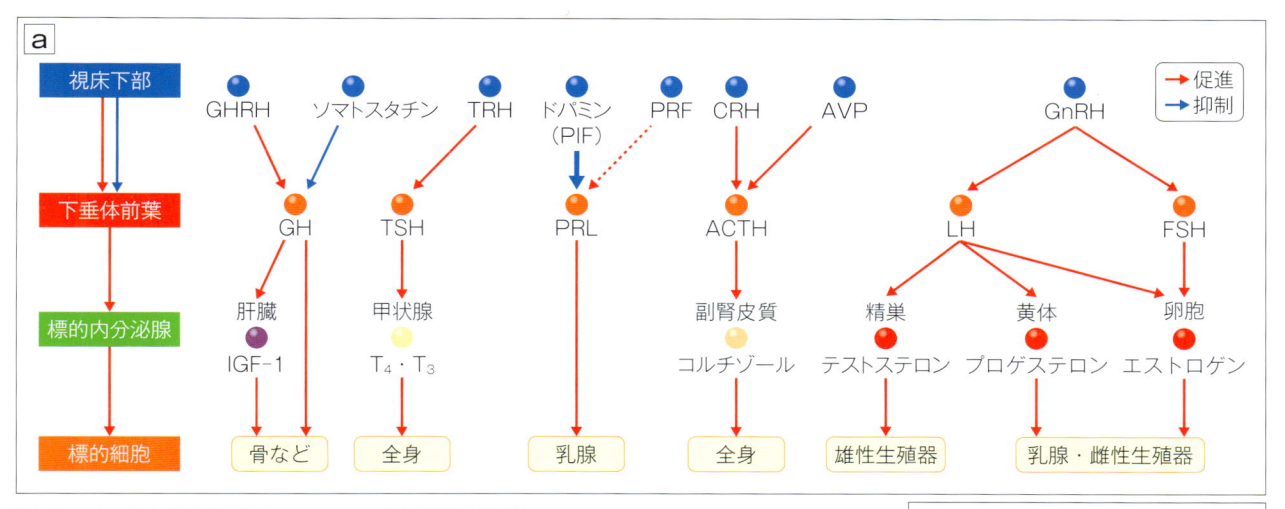

図 1-1-2. 下垂体前葉ホルモンの分泌調節機構

a：下垂体前葉から分泌されるホルモンとその調節を行う視床下部ホルモン，標的内分泌腺。

b：視床下部－下垂体－標的内分泌腺のネガティブフィードバック機構。甲状腺，副腎皮質，および性腺などの標的内分泌腺から分泌されたホルモンが，視床下部および下垂体前葉へ作用して対応する上位ホルモンを抑制することを，長環ネガティブフィードバックという。GH や PRL などの下垂体前葉ホルモンが，血中濃度の上昇によって視床下部へ作用して対応する上位ホルモンを抑制することを，短環ネガティブフィードバックという。

GHRH：成長ホルモン放出ホルモン　GH：成長ホルモン　IGF-1：インスリン様成長因子 1
TRH：甲状腺刺激ホルモン放出ホルモン　TSH：甲状腺刺激ホルモン
PIF：プロラクチン抑制因子　PRL：プロラクチン　PRF：プロラクチン放出因子
CRH：副腎皮質刺激ホルモン放出ホルモン　ACTH：副腎皮質刺激ホルモン
AVP：バソプレシン　GnRH：性腺刺激ホルモン放出ホルモン　LH：黄体形成ホルモン
FSH：卵胞刺激ホルモン
点線は実線にくらべて作用が弱いことを示す。
文献 1 より引用・改変

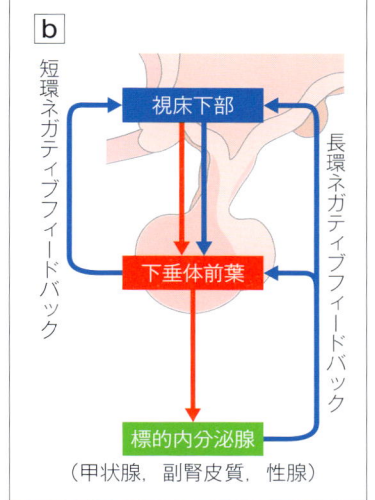

表 1-1-1. 視床下部ホルモンと下垂体前葉ホルモン

下垂体前葉ホルモン	産生細胞	視床下部ホルモン	
		促進	抑制
成長ホルモン（GH）	GH 産生細胞	成長ホルモン放出ホルモン（GHRH）	ソマトスタチン
甲状腺刺激ホルモン（TSH）	TSH 産生細胞	甲状腺刺激ホルモン放出ホルモン（TRH）	－
プロラクチン（PRL）	PRL 産生細胞	プロラクチン放出因子（PRF）	ドパミンなど
副腎皮質刺激ホルモン（ACTH）	ACTH 産生細胞	副腎皮質刺激ホルモン放出ホルモン（CRH）バソプレシン（AVP）	－
黄体形成ホルモン（LH）	LH／FSH 産生細胞	性腺刺激ホルモン放出ホルモン（GnRH）	－
卵胞刺激ホルモン（FSH）			－

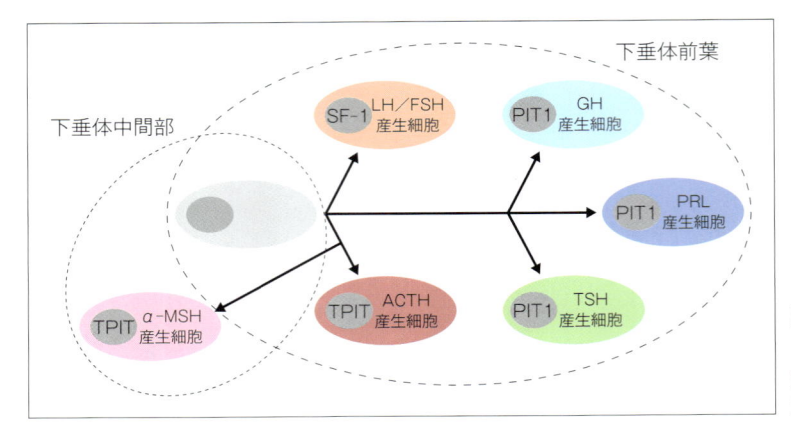

図 1-1-3. 下垂体前葉の ホルモン産生細胞

MSH：メラニン細胞刺激ホルモン
文献2より引用・改変

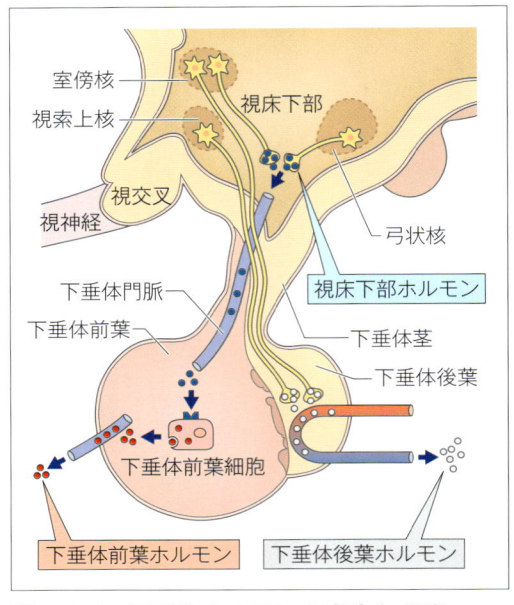

図 1-1-4. 下垂体ホルモンの産生と分泌 （前葉と後葉の違い）

文献1より引用・改変

下垂体疾患

犬と猫において最も一般的な下垂体疾患は下垂体腫瘍であり，その他には頭蓋咽頭腫，ラトケ嚢胞，下垂体細胞腫，二次性腫瘍および下垂体炎などが報告されている[2]。

下垂体腫瘍

犬・猫ともに下垂体腫瘍が他臓器に転移することはまれであり，ほとんどの下垂体腫瘍は病理組織学的所見にかかわらず腺腫と判断される。犬においては副腎皮質刺激ホルモン（ACTH）産生腫瘍が，猫においては成長ホルモン（GH）産生腫瘍が最も多く報告されている（**表1-1-2**）[2]。

表1-1-2. 犬と猫において文献上で報告されている 下垂体腫瘍の分類

	腫瘍のタイプ	報告されている症例数
犬	ACTH 産生腫瘍	3,387
	GH 産生腫瘍	4
	PRL 産生腫瘍	1
	多ホルモン産生腫瘍	2
	不明	138
猫	GH 産生腫瘍	393
	ACTH 産生腫瘍	126
	多ホルモン産生腫瘍	5
	不明	33

文献2より引用・改変

副腎皮質刺激ホルモン（ACTH）産生腫瘍

ACTH の過剰な産生により，下垂体性副腎皮質機能亢進症（PDH）の原因となる。PDH は犬で最も一般的な内分泌疾患の1つであり，500頭に1頭が罹患していると推測されている[3]。下垂体腫瘍（ACTH 産生腫瘍）は偶発的に発見されることも多く，剖検を実施した中齢犬の7％，高齢犬では21％で ACTH 産生腫瘍がみつかっている[4]。その中で PDH の臨床徴候を示していた犬は1頭(11頭中)のみであった。副腎皮質機能亢進症の徴候を伴わない ACTH 産生腫瘍は，ACTH の前駆体であるプロオピオメラノコルチン（POMC）の不完全なプロセシングにより，生理活性をもたない ACTH を産生していると考えられている[2]。

猫において ACTH 産生腫瘍は下垂体腫瘍の中で2番目に多く，犬と同様に副腎皮質機能亢進症の原因となる。

成長ホルモン（GH）産生腫瘍

GH 産生腫瘍は GH（ソマトトロピンと同義）の過剰な産生により，高ソマトトロピン症を特徴とする。慢

性的な高ソマトトロピン症は，先端巨大症を引き起こす（Chapter1-3「先端巨大症／高ソマトトロピン症」を参照）。犬のGH産生腫瘍は4頭で報告されており，そのうち3頭はインスリン抵抗性糖尿病を示していた[2]。また，先端巨大症の徴候も3頭で確認されている。

GH産生腫瘍は猫の下垂体腫瘍の中で最も多い。

プロラクチン（PRL）産生腫瘍（プロラクチノーマ）

プロラクチノーマは人の下垂体腫瘍の30～50％を占めるが，犬では1頭のみが報告されており，猫では報告されていない。プロラクチノーマの犬の報告では，12歳齢の雄のヨークシャー・テリアが食欲不振を主訴に来院した際に乳腺の腫脹と乳汁の漏出を認め，血清PRL濃度の上昇と，CT検査で下垂体の腫大が確認された[5]。剖検時にも下垂体腺腫が確認され，免疫組織化学でPRL産生細胞由来であることが確認された。

甲状腺刺激ホルモン（TSH）産生腫瘍

人の下垂体腫瘍の約1％を占めるTSH産生腫瘍は，犬と猫では報告されていない。

黄体形成ホルモン（LH）／
卵胞刺激ホルモン（FSH）産生腫瘍

LH／FSH産生腫瘍は人の下垂体腫瘍の15～40％を占めるが，ほとんどは非機能性腫瘍である。犬と猫では報告されていないが，LH／FSH産生腫瘍は非機能性である可能性が高いこと，LH／FSHの免疫組織化学はルーチンで実施されていないことから，過小評価されている可能性がある。

多ホルモン産生腫瘍

人においては，GHとPRLまたはTSHを産生する下垂体腫瘍が比較的多い。これは，GH，PRLおよびTSH産生細胞のいずれも転写因子PIT1によって制御されていることに起因していると考えられている[2]。人において，その他の多ホルモン産生腫瘍はまれである。

犬においては2頭（ACTH＋GH，ACTH＋PRL＋LH），猫においては3頭（ACTH＋GH＋FSH，ACTH＋GH＋FSH＋α-メラニン細胞刺激ホルモン［MSH］，ACTH＋GH＋α-MSH）の多ホルモン産生腫瘍に加え，異なる2つの腫瘍が下垂体に生じた2頭の猫（ACTH産生腫瘍＋GH産生腫瘍，GH産生腫瘍＋多ホルモン産生腫瘍［ACTH＋FSH＋α-MSH］）が報告されている。

Null細胞腺腫

Null細胞腺腫は，人の下垂体腫瘍の1％未満であり，ホルモンと転写因子のいずれも欠いた下垂体腫瘍である。犬においてACTH，GH，PRLおよびα-MSH陰性の下垂体腫瘍が報告されているが[4]，LH，FSHおよび転写因子については評価されていないため，この症例がNull細胞腺腫と診断できていない。

その他の下垂体疾患

頭蓋咽頭腫

頭蓋咽頭腫はラトケ嚢胞の遺残上皮細胞から発生するまれな良性腫瘍であり，犬では8頭，猫では2頭報告されている[2]。

ラトケ嚢胞

ラトケ嚢胞は胎生期のラトケ嚢の遺残組織より発生する非腫瘍性の嚢胞であり，犬では偶発所見としてしばしば認められる。ほとんどの場合は臨床徴候を示さないが，周囲組織の圧迫により下垂体機能不全を起こすことがある。猫においてはADH不適合分泌症候群（SIADH）との関連が疑われた症例が報告されている[6]。

下垂体細胞腫

神経性下垂体の下垂体細胞に由来する腫瘍であり，犬で1頭報告されているが，猫では報告されていない[7]。

二次性腫瘍

犬において，上皮系悪性腫瘍（尿路上皮，鼻腔および由来不明癌）および悪性黒色腫の転移，リンパ腫，上衣腫や髄膜腫などの局所伸展が報告されている[2]。

下垂体炎

下垂体炎は7頭の犬および1頭の猫で報告されている[2]。炎症が直接的あるいはmass effect（腫瘍が正常組織を圧迫すること）により間接的に腺性下垂体と神経性下垂体を傷害することで，下垂体機能不全の徴候を示すことがある。

画像検査

下垂体を画像上で評価するためには，基本的にCT検査あるいはMRI検査が必要となる。正常な下垂体はトルコ鞍に納まっており，トルコ鞍を越えて増大している場合には下垂体腫瘍と判断できる（図1-1-5～1-1-8）。微小腺腫の場合には，画像上では正常にみえることもある。

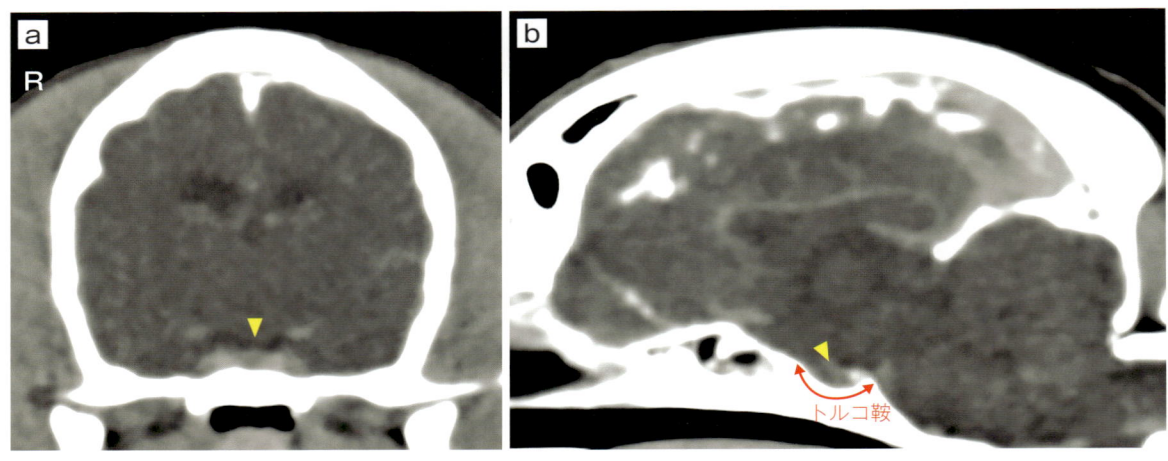

図 1-1-5. 健常犬の頭部造影 CT 画像

下垂体はトルコ鞍内に納まっている（矢頭）。
a：横断像　b：矢状断像

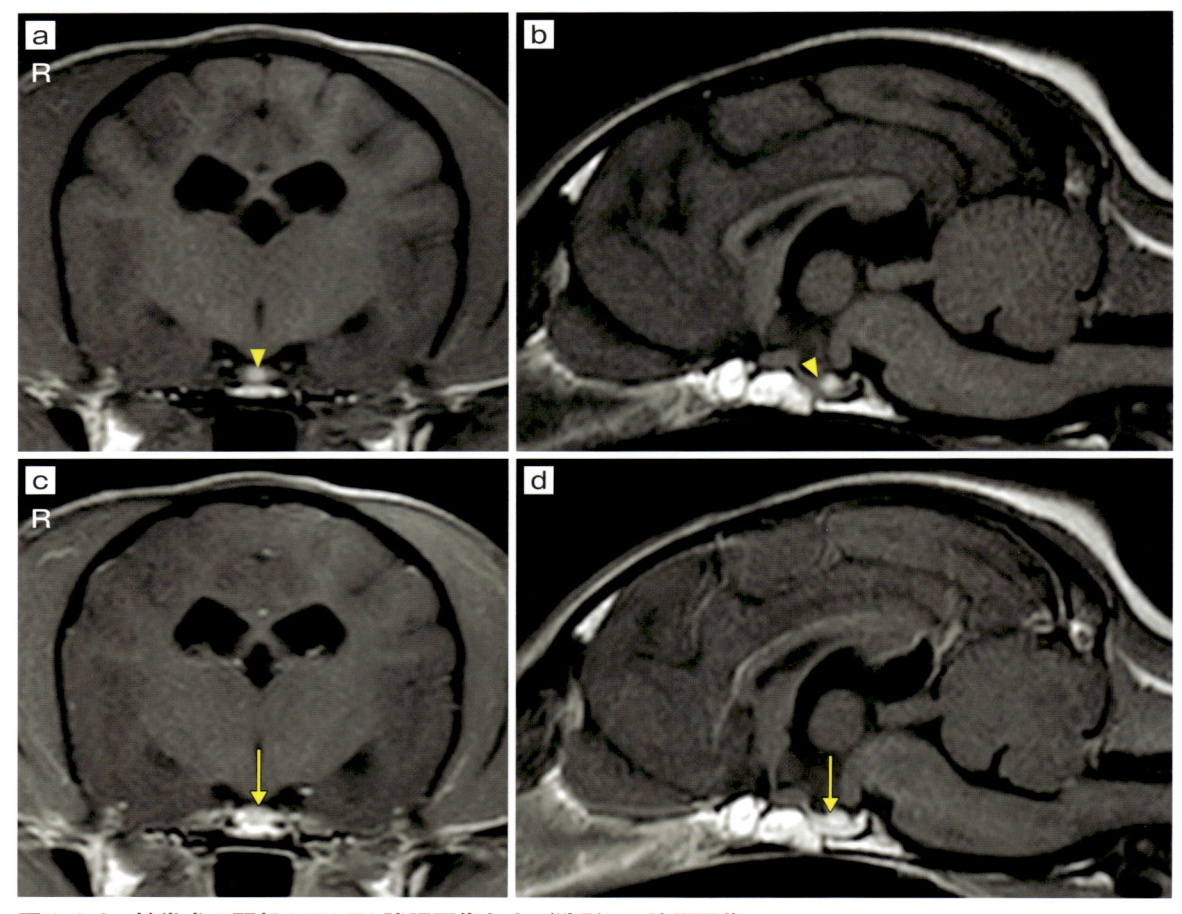

図 1-1-6. 健常犬の頭部 MRI T1 強調画像および造影 T1 強調画像

下垂体後葉は T1 強調画像で高信号に描出される（矢頭）。造影 T1 強調画像では下垂体全体が高信号に描出される（矢印）。
a：T1 強調横断像　b：T1 強調矢状断像　c：造影 T1 強調横断像　d：造影 T1 強調矢状断像

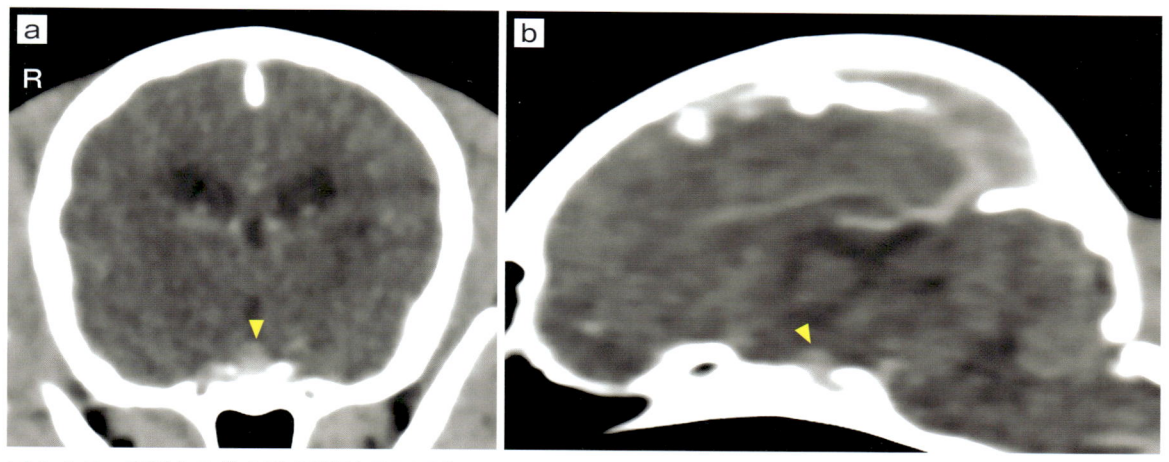

図 1-1-7. PDH の犬の頭部造影 CT 画像

下垂体はトルコ鞍よりも背側に隆起している(矢頭)。
a：横断像　b：矢状断像

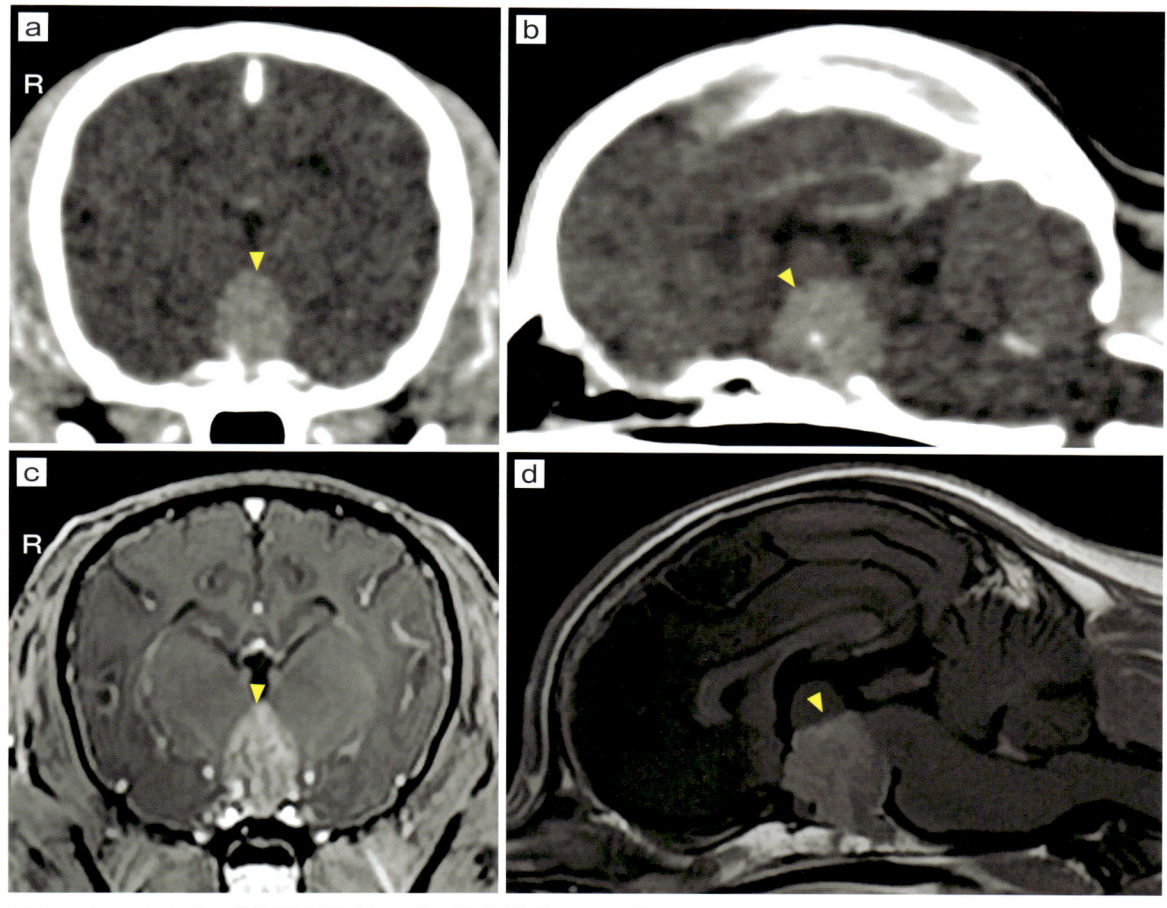

図 1-1-8. PDH(下垂体巨大腫瘍)の犬の頭部造影 CT 画像および頭部 MRI 造影 T1 強調画像

下垂体は巨大化している(矢頭)。
a：頭部造影 CT 横断像　b：頭部造影 CT 矢状断像　c：頭部 MRI 造影 T1 強調横断像　d：頭部 MRI 造影 T1 強調矢状断像

　下垂体を画像で評価するためにはCT検査やMRI検査が必要であることに加え，標的内分泌腺である甲状腺や副腎から分泌されるホルモンと比較して下垂体ホルモンを測定する機会は少ないことから，小動物臨床において下垂体が注目されることはそれほど多くない。しかし，内分泌系の中核である下垂体について理解を深めることで，内分泌疾患の理解度が高まることは間違いない。

参考文献

1．森野勝太郎，弘世貴之，河盛隆造ら．病気がみえる vol.3 糖尿病・代謝・内分泌 第5版．2019．メディックメディア．
2．Sanders K, Galac S, Meij BP. Pituitary tumour types in dogs and cats. *Vet J.* 2021：270：105623.
3．O'Neill DG, Scudder C, Faire JM, et al. Epidemiology of hyperadrenocorticism among 210,824 dogs attending primary-care veterinary practices in the UK from 2009 to 2014. *J Small Anim Pract.* 2016：57(7)：365-373.
4．Polledo L, Grinwis GCM, Graham P, et al. Pathological Findings in the Pituitary Glands of Dogs and Cats. *Vet Pathol.* 2018：55(6)：880-888.
5．Cosio C, Sartori E, Garatti M, et al. Prolactinoma in a Dog. *Vet Pathol.* 2017：54(6)：972-976.
6．DeMonaco SM, Koch MW, Southard TL. Syndrome of inappropriate antidiuretic hormone secretion in a cat with a putative Rathke's cleft cyst. *J Feline Med Surg.* 2014：16(12)：1010-1015.
7．Miller MA, Bruyette DS, Scott-Moncrieff JC, et al. Histopathologic Findings in Canine Pituitary Glands. *Vet Pathol.* 2018：55(6)：871-879.

（永田矩之）

尿崩症

　尿崩症と聞くと，苦手意識のある獣医師も多いかもしれない。臨床現場で尿崩症に遭遇することはまれであるが，もし遭遇した場合の診断には非常に苦慮することが多い。本節では，臨床現場で比較的安全に診断する方法について概説する。

概要・病態[1, 2]

　尿崩症は犬において非常にまれな疾患であり，原因不明の特発性の他，脳腫瘍や外傷などの併発疾患として現れることもある。

　抗利尿ホルモン（ADH，またはバソプレシン［AVP］）は視床下部で合成され，下垂体後葉にて貯蔵・分泌される。バソプレシンは腎臓の遠位尿細管や集合管に作用し，水の再吸収を促して強力な抗利尿効果を示す。すなわち，バソプレシンが不足すると尿を濃縮できなくなる。

　尿崩症は2つの原因により分類され，バソプレシンの分泌が低下する病態を中枢性尿崩症と呼び，完全に分泌が障害されている場合と，不完全に障害されている場合（部分性中枢性尿崩症）がある。また，バソプレシンが腎臓において作用しない病態を腎性尿崩症と呼ぶ（図1-2-1）[3]。

　なお，猫においては報告がほとんどないため，本節では犬の尿崩症のみについて解説する。

臨床徴候

　一番重要な臨床徴候は多飲多尿である。尿崩症による多飲多尿では，著しい多尿により多飲が起こっている状態であるため，飲水を制限してはならない。飲水を制限しなければ，多飲多尿以外の一般状態は良好であることが多い。また，多飲についての正確な情報も必要となる。通常，犬の飲水量は50 mL/kg/day以下である（10 kgの犬で500 mL/day以下）。多飲の定義は100 mL/kg/day以上であり，まずは本当にその動物が多飲なのかを確認する必要がある。さらに，尿崩症のときの多飲は150〜200 mL/kg/day以上となるこ

とがほとんどであり，飼い主への問診では「異様なほど飲む」のように聴取される。そのため，検査などを進めるよりも前に，飼い主に症例の飲水量を数日きちんと計測してもらうことが重要である。下垂体や視床下部に腫瘍がある場合は，それに伴う神経徴候が認められることが多い。

　問診は，多飲多尿を起こす他の疾患を除外・診断する上でも重要である。特に心因性多飲症は，一般的な検査では尿崩症との鑑別が困難だが（図1-2-2）[3]，問診で鑑別のヒントとなる情報が得られることもある。筆者が問診で必ず聞くことは，「1日に500 mLのペットボトル何本分の水を飲んでいるか？」，「夜中に起きて何度もおしっこをするか？」，「おしっこが水のように透明か？」，「おしっこが黄色くなることはあるか（特に朝）？」である。尿崩症の犬は，前述したとおり200 mL/kg/day以上の飲水量であることが多く，夜中に何度も水を飲み，何度もトイレに行き排尿するため，熟睡できていないことが多い。また，健常犬では朝の尿の比重が最も高く，黄色くなることが多いが，尿崩症の犬では濃縮することなく常に水のように透明である。一方で心因性多飲症では，朝の尿は濃縮し，また夜起きるほどの多尿にはならないといった特徴が鑑別のヒントとなる。

検査および診断

身体検査

　尿崩症の症例では脱水が認められることがある。そのため，ツルゴール試験，口腔粘膜の渇き，毛細血管再充満時間（CRT）の確認を行い，脱水率を評価するとよい（表1-2-1）[4]。

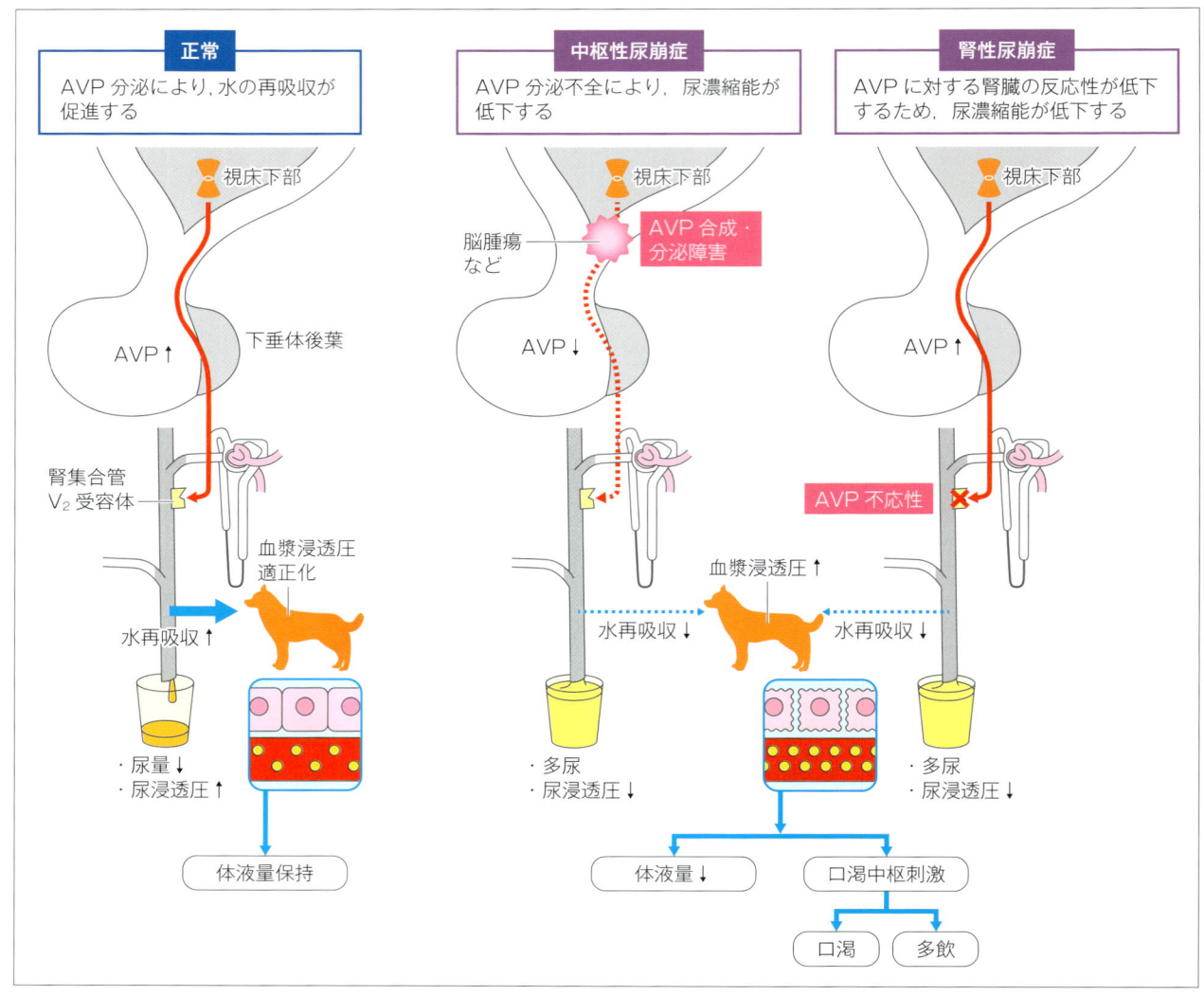

図 1-2-1. 尿崩症の病態
AVP：バソプレシン
文献3より引用・改変

血液検査

その他の多飲多尿を生じる疾患を除外するために行うことが多く，尿崩症では特徴的所見があまりない。脱水がある場合は，それに伴い TP，Na などの上昇が認められることがある。

尿検査

尿崩症の犬では，常に低張尿（尿比重＜1.008）〜等張尿（尿比重 1.008〜1.012）である。通常，尿検査で尿比重以外の異常が認められることは少ない。

画像検査

X 線検査および超音波検査はその他の多飲多尿を生じる疾患を除外するために行うことが多い。腎性尿崩症では，超音波検査において腎盂に異常が認められることがある。

診断

まずは多飲多尿を引き起こす原因の除外を行う。筆者は**表 1-2-2**を参考にしながら，問診，身体検査，血液検査，尿検査，画像検査を行い，除外診断を行っている。

一般的な多飲多尿を示す原因が除外された上で可能性を考えるべきものが尿崩症と心因性多飲症である。欧米の成書では，この 2 つを鑑別するために修正水制限試験[※]を行うと記載されている[1]。しかしながら，

※ 修正水制限試験とは，人為的脱水状態における内因性バソプレシンの分泌反応またはバソプレシンに対する腎臓の反応性を評価する検査である。合成バソプレシン，あるいはバソプレシン誘導体であるデスモプレシンを投与する方法が知られている。

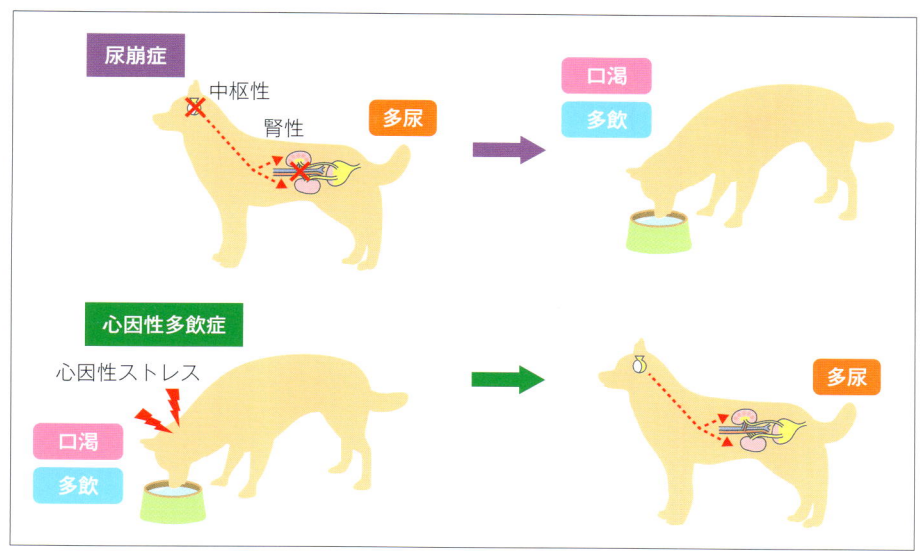

図1-2-2. 尿崩症と心因性多飲症
尿崩症ではバソプレシンの分泌不全やバソプレシンに対する腎臓の反応性低下によって，腎臓における水の再吸収が低下し，多尿が起こる。その結果，血漿浸透圧は上昇し，口渇中枢が刺激されて口渇・多飲を起こす。一方で心因性多飲症では，心因性ストレスが視床下部の口渇中枢を刺激して口渇・多飲を起こす。
文献3より引用・改変

修正水制限試験のプロトコルでは試験3日前からの水制限，当日の5％脱水，10〜12時間の絶水を強いるなど，尿崩症の動物に行うのは非常に危険な方法であると筆者は考えている。そこで筆者は人での水制限試験[5]を参考に，以下のプロトコルで水制限試験を行っている。

---

①試験当日の朝までは自由飲水とする（12時間以上絶食）

②尿道カテーテル（バルーンカテーテルが理想）を設置し，絶水を開始する

③膀胱を空にする（採尿および尿量の確認）

④体重測定，身体検査（脱水の確認），採血をする

⑤試験開始時に尿比重，CBC，TP，Glu，BUN，Cre，Na，K，Clを測定する

⑥1時間おきに体重，尿量，尿比重，BUN，Na，K，Cl（±Glu）を測定する

⑦エンドポイント：3％脱水もしくは尿比重＞1.025（必ず6時間半以内に終了すること。また，脱水時の体重をあらかじめ算出しておく）

⑧3％脱水時点での血漿バソプレシン濃度を（できれば血漿浸透圧および尿浸透圧も）測定する

⑨デスモプレシンを点眼する（筆者はデスモプレシン点鼻スプレー0.01％を点眼瓶に移し，両眼

表1-2-1. 脱水の評価

脱水率	臨床所見
＜5％	特になし
5〜6％	皮膚弾力性のわずかな低下（ツルゴール試験） 軽度の口腔粘膜の乾燥
6〜10％	皮膚弾力性の低下（ツルゴール試験） 口腔粘膜の乾燥 毛細血管再充満時間（CRT）のわずかな延長 わずかな眼球陥没
10〜12％	皮膚弾力性の重度低下（ツルゴール試験） 口腔粘膜の明らかな乾燥 CRTの明らかな延長 明らかな眼球陥没
12〜15％	ショック状態（頻脈，弱い脈圧，冷感） 瀕死状態

赤字で示すように，ツルゴール試験，口腔粘膜の渇き，CRTの評価が重要である。
文献4より引用・改変

表1-2-2. 多飲多尿を引き起こす疾患

慢性腎臓病	副腎皮質機能亢進症
腎盂腎炎	糖尿病
副腎皮質機能低下症	子宮蓄膿症
甲状腺機能亢進症（猫）	ファンコーニ症候群・腎性糖尿
高カルシウム血症	肝不全
赤血球増加	薬剤（利尿薬，ステロイド，甲状腺ホルモン製剤，フェノバルビタール）
上記の疾患が除外されたら下記の疾患を考える	
尿崩症	心因性多飲症

表 1-2-3. 水制限試験における尿比重とデスモプレシン投与後の判定（筆者のプロトコル）

	試験前の尿比重	3％脱水後の尿比重	デスモプレシン投与後の尿比重	デスモプレシン投与後の飲水量
中枢性尿崩症	1.001～1.007	<1.008	>1.010（上昇する）	50％以上減少する
部分性中枢性尿崩症	1.001～1.007	1.008～1.020	>1.015（上昇する）	50％以上減少する
腎性尿崩症	1.001～1.007	<1.008	<1.008	変化なし
心因性多飲症	1.001～1.020	>1.025	行わない	変化なし※水中毒に注意

3％脱水後の尿比重が 1.020～1.025 の場合には，心因性多飲症であることが多い。

⑩少量の水を 15～30 分おきに経口的に与える（3 mL/kg/h 程度）

⑪エンドポイントから 2 時間後まで，30 分おきに体重と尿比重を測定する

⑫帰宅後，問題なければ 10～20 mL/kg/30 min で，水を経口的に与える

⑬2 時間経過したら自由飲水とする

この方法であれば比較的安全に水制限試験が実施でき，少なくとも心因性多飲症はかなりの割合で診断することができる。筆者がこの試験を実施した犬の 8～9 割で心因性多飲症と診断していることを考えると，犬の多飲多尿には心因性が大きくかかわっていることが多いと思われる。しかしながら，成書では心因性多飲症のことはあまり解説されていない。

重要な点は，尿崩症の動物に飲水制限をかけることは禁忌であるため，試験当日の朝までは絶対に飲水制限をかけないことである。また，5％脱水ではなく，3％脱水で試験を終了することも重要である。この基準や 6 時間半以内に終了するといった設定は，人での水制限試験を参考にしている[5]。3％脱水に至った時点，もしくは絶水 6 時間半後の尿比重が<1.020 の場合は，中枢性尿崩症もしくは部分性中枢性尿崩症である可能性があるため，筆者は血漿バソプレシン濃度の測定をすることが多い。その後，デスモプレシンを投与する。

試験中に尿比重が>1.025 に上昇する場合は尿崩症が否定でき，心因性多飲症の可能性が高いため，デスモプレシンの投与は行わない。

血漿バソプレシン濃度の測定

血漿バソプレシン濃度の測定時には，検体の取り扱いなどについて依頼する検査機関に問い合わせるとよい。健常なビーグル 7 頭（飲水制限なし）では 4.4±2.4 pg/mL（平均±標準偏差）であり（日本獣医生命科学大学 手嶋隆洋先生のデータより），筆者は 2 pg/mL 以下は低いと考えている。

デスモプレシン投与後の判定

デスモプレシン投与後は，**表 1-2-3** に基づいて判定を行う。また，デスモプレシン投与後の注意点として，過剰に水を与えないようにする。水を与えすぎると水中毒となり，血中 Na 濃度の低下により神経徴候を呈することがある。デスモプレシン投与後はプロトコルどおりの飲水の調整を，動物病院スタッフおよび飼い主に指示する。

治療および管理法

治療は欠乏したバソプレシンを補充することになるが，特発性の尿崩症の動物では脱水に陥らなければ一般状態が保てるため，薬物療法を行わないのも選択肢の 1 つである。その場合は自由飲水とし，水を枯渇させないように飼い主に説明する。特に大型犬は飲水量が多いため，注意が必要である。

多飲多尿による生活の質（QOL）低下がみられる場合や，飼い主が希望する場合は薬物療法を実施する。筆者は中枢性尿崩症であればデスモプレシン点鼻スプレー 0.01％を点眼瓶に移し替えて，片眼のみに 1 滴 1 日 1 回から開始している。その後は，多飲多尿の改善や尿比重の上昇が認められるようなら，片眼 1 滴 1 日 1 回→片眼 1 滴 1 日 2 回→朝は両眼 1 滴ずつ，夜は片眼 1 滴→両眼 1 滴ずつ 1 日 2 回など，飲水量や尿比重

表 1-2-4. 症例 1：水制限試験（筆者のプロトコル）

	体重 (kg)	尿量 (mL)	尿比重	Glu (mg/dL)	BUN (mg/dL)	Na (mEq/L)	K (mEq/L)	Cl (mEq/L)	血漿浸透圧 (mOsm/L)
pre	10.6	40	1.011	98	18.6	147	5.0	113	315.0
1 時間後	10.55	22.5	1.016	—					
2 時間後	—	12.6	1.028	—	—	150	4.4	117	—

※ 3 ％脱水時の体重：10.28 kg，5 ％脱水時の体重：10.07 kg

を確認しながら，飼い主の負担にならない程度の多飲になるまで漸増していくことが多い（両眼 1 滴ずつ 1 日 3 回が上限のことが多い）。改善がみられない場合は，投与を中止する。

腎性尿崩症の場合は，成書ではサイアザイド系利尿薬の使用が報告されている。筆者はヒドロクロロチアジドを 0.5 mg/kg　1 日 2 回で投与した経験があるが，その症例では多飲多尿が大幅に改善した。

＋ PLUS

経口デスモプレシン製剤

犬と猫の中枢性尿崩症の治療では，デスモプレシン錠の経口投与が行われることもある。用量は 100 μg/頭　1 日 1 〜 2 回とされているが，動物の体格によって異なってくる。しかしデスモプレシンの経口投与では，生体利用率の個体差などから治療効果に乏しいことがあるため，十分な用量で投与しても臨床徴候が改善しない場合は，点鼻薬の結膜嚢内投与に変更しなければならない。

（西飯直仁）

予後

特発性では，飲水制限をかけなければ予後は良好である。脱水を呈した場合，その程度によっては命にかかわることもあるため，水を切らさないように注意が必要である。

デスモプレシンの投与自体は寿命に関連せず，飼い主と症例の QOL 向上のために行う。また，多飲多尿が改善することで，水の枯渇による脱水も防げると考える。

下垂体や視床下部に腫瘍が存在する場合は，その重症度により予後が決定される。

症例 1

フレンチ・ブルドッグ，2 歳齢，去勢雄

ヒストリー

多飲多尿を主訴に来院し，以前は水を 1 日に 2L 以上飲んでいたとのことであった。来院時は電解質サポートを制限給与しており（1L 弱/day），水をあまり飲まずに電解質サポートを好んで飲むとのことであった。

検査所見

身体検査

体重は 10.6 kg で，脱水はみられなかった。

血液検査・画像検査

異常は認められなかった。

水制限試験

主訴より心因性多飲症の可能性が強く考えられたが，飼い主とホームドクターの希望により筆者のプロトコルによる水制限試験を行った。試験前の尿比重は 1.011 であったが，2 時間の水制限により 1.028 となった（**表 1-2-4**）。

診断

尿比重が＞1.025 となったため，心因性多飲症と診断した。

経過

筆者は心因性多飲症の場合，経過観察とすることが多い。飼い主が希望する際には 5 〜10 ％程度から飲水制限を行っている。本症例は紹介症例ということもあり，その後はホームドクターで経過観察を行っている。

表 1-2-5. 症例2：血液検査

CBC	値	血液化学検査	値	参考基準範囲	血液化学検査	値	参考基準範囲
RBC(×10⁴/μL)	514	TP(g/dL)	5.3	4.9～7.2	BUN(mg/dL)	11.9	9.2～29.2
HGB(g/dL)	14.1	Alb(g/dL)	2.2	2.0～3.2	Cre(mg/dL)	0.23	0.4～1.45
PCV(%)	41.9	AST(IU/L)	53	14～44	IP(mg/dL)	4.9	1.9～5.0
MCV(fL)	81.5	ALT(IU/L)	982	14～68	Ca(mg/dL)	8.4	9.1～12.3
MCHC(g/dL)	33.7	ALP(IU/L)	1,925	47～254	CK(IU/L)	112	47～168
WBC(/μL)	10,000	GGT(IU/L)	150	2～15	LDH(IU/L)	63	20～119
PLT(×10⁴/μL)	64.2	T-Cho(mg/dL)	203	105～322	Na(mEq/L)	150	141～152
		TG(mg/dL)	67	17～113	K(mEq/L)	4.1	3.8～5.1
		T-Bil(mg/dL)	0.1	0～0.2	Cl(mEq/L)	107	102～117
		D-Bil(mg/dL)	0	0～0.1	CRP(mg/dL)	0.22	0～1.0
		TBA(μmol/L)	9.4	0.1～20	**内分泌学的検査**	**値**	**参考基準範囲**
		Glu(mg/dL)	119	75～128	基礎コルチゾール濃度(μg/dL)	9.84	1～7.8
		Amy(IU/L)	342	248～2,284	刺激後コルチゾール濃度(μg/dL)	16.4	—
		Lip(IU/L)	253	16～160	ACTH(pg/mL)	244	5～36

異常値を赤字で示す。

表 1-2-6. 症例2：水制限試験（筆者のプロトコル）

	体重(kg)	尿量(mL)	尿比重	Glu(mg/dL)	BUN(mg/dL)	Na(mEq/L)	K(mEq/L)	Cl(mEq/L)	血漿浸透圧(mOsm/L)
pre	10.76	—	1.008	119	9.7	148	3.3	97	311.8
1時間後	10.66	59	1.007	119	9.5	149	3.5	99	314.1
2時間後	10.6	42	1.008	119	9.4	151	3.2	100	315.5
3時間後	10.54	30	1.009	119	9.6	151	3.4	101	317.9
デスモプレシン投与試験									
30分後	—	14	1.013	—					
1時間後		13	1.013						

※3％脱水時の体重：10.44 kg，5％脱水時の体重：10.22 kg

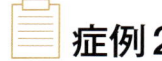

症例2

フレンチ・ブルドッグ，11歳齢，避妊雌

ヒストリー

　多飲多尿を主訴に来院し，水を1日に5L飲み，1時間おきに排尿するため飼い主は寝れないとのことであった。また，よく転ぶ，左顔面神経麻痺といった神経徴候も認められた。

検査所見

身体検査

　体重は10.76kgで，左顔面神経麻痺が認められた。

血液検査

　表 1-2-5 のとおりであった。

水制限試験

　筆者のプロトコルによる水制限試験を実施したところ，**表 1-2-6** のような結果となり，3時間後も尿比重の上昇がなく，おおよそ3％脱水が認められた。飼い主からの問診内容や症例の水を欲しがる様子から尿崩症を疑い，デスモプレシンの点眼を行った。デスモプレシン投与後の尿の色の変化を**図 1-2-3** に示す。

　絶水後3時間での血漿バソプレシン濃度は1.9pg/mLで，低下傾向であった。また，デスモプレシン投与後に尿の濃縮と尿量の低下が認められた。

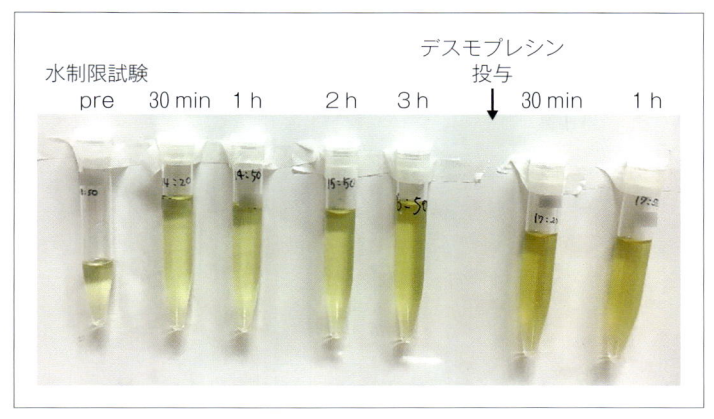

水制限試験
pre 30 min 1 h 2 h 3 h

デスモプレシン
投与
↓ 30 min 1 h

図 1-2-3. 症例２：水制限試験中の尿の色の変化
デスモプレシン投与により，尿が濃縮された。

診断および経過

　以上より中枢性尿崩症と仮診断した。また，この症例ではその他にも副腎皮質機能亢進症や，下垂体腫大もしくは脳腫瘍による神経徴候が疑われたが，飼い主は精査を希望せず，QOL 改善のためデスモプレシンの点眼を開始した。

　デスモプレシン投与は片眼１滴１日１回で開始し，反応を確認しながら両眼１滴ずつ１日２回まで漸増したところ，飲水量は半分，排尿は３〜４時間おきになった。尿比重も 1.015 まで上昇したため，やはり中枢性尿崩症であると考えられた。

　その後は神経徴候の悪化により死亡した。MRI 検査は飼い主が望まなかったため，行わなかった。

　　水制限試験は実施が難しく，症例に危険をもたらす印象をもつ獣医師も多いと考えられる。そのような中でも筆者は自身の経験から，人での水制限試験を参考に，できるだけ安全な方法で実施している。人でも水制限試験は感度・特異度が 60 〜 80％である検査だと知っておいた方がよい。また筆者の経験上，心因性多飲症であれば比較的短時間で診断できることが多い（水制限後３〜６時間など）。さらに症例２のように，その後の経過をみながら診断できることも多い。

参考文献
1．Carmel TM, Mark EP. BSAVA Manual of Canine and Feline Endocrinology. 4th ed. 2012. BSAVA.
2．Feldman EC, Nelson RW, Reusch CE, et al. Canine and Feline Endocrinology. 4th ed. 2015. Saunders.
3．森野勝太郎，弘世貴久，河盛隆造ら．病気がみえる vol.3 糖尿病・代謝・内分泌 第 5 版．2019．メディックメディア．
4．佐野忠士．チームで取り組む獣医師・動物看護師のための輸液超入門．2016．エデュワードプレス．
5．成瀬光栄，平田結喜緒，肥塚直美 編．内分泌機能検査実施マニュアル 改訂第 2 版．2011．診断と治療社．

（森　昭博）

先端巨大症／高ソマトトロピン症

先端巨大症（acromegaly）は慢性的で過剰な成長ホルモンの分泌により発生する疾患であり，これまではまれであるとされてきた。しかし，近年研究が進むに従い，一般臨床でも比較的遭遇することが多く，特に猫の糖尿病診断時には考慮すべき疾患の1つであることが分かってきている。また，先端巨大症は症候名であり，すべての症例が先端巨大症に特徴的な外貌（広い額，下顎前突，肢端の腫大など）をもつわけではないことから，近年では先端巨大症ではなくhypersomatotropism（高ソマトトロピン症［血症］，成長ホルモン分泌亢進症）を病態名として用いるようになってきている。

概要・病態

生体における成長ホルモンの役割

成長ホルモン（GH）は下垂体前葉から分泌されるペプチドホルモンであり，成長および代謝のコントロールにはたらく[1]。また，GHは黄体ホルモンの刺激により乳腺上皮でも合成され，泌乳のための乳腺組織の増生や泌乳を介した新生子の消化管発達に関与している[2,3]。

GHは異化および同化にかかわる，相反する2つの作用をもっている。異化作用は主にGHのインスリンシグナル経路の阻害に起因しており，脂肪の分解，糖新生，細胞膜を介したグルコース輸送の制限およびこれに伴う高血糖を引き起こす。一方で，同化作用はGHによる直接的な作用の他に，肝臓から産生・分泌されるインスリン様成長因子1（IGF-1）を介した間接的な作用に起因する。この同化作用では，蛋白質の合成，軟骨形成，骨格や臓器の成長を促進する。

高ソマトトロピン症（hypersomatotropism：HST）は下垂体または乳腺に由来したGH過剰分泌が原因で発生する。そのため，異化作用および同化作用が亢進し，様々な臨床徴候が引き起こされる。HSTの病態には動物種により差があり，GH過剰の由来となる組織や発生率，治療法が異なる。

猫

猫のHSTは下垂体からのGH過剰分泌に由来し，乳腺に由来したHSTの報告は現在のところない。この理由は明らかになっていないが，猫では黄体ホルモンの刺激による血中GH濃度の上昇は認められないようである[4]。

下垂体からのGH過剰分泌は多くの場合，下垂体前葉のGH産生細胞における機能性腺腫あるいは過形成に由来しており，まれに腺癌に由来する[4-6]。また，非常にまれだが，GH産生細胞の他に副腎皮質刺激ホルモン（ACTH）産生細胞や黄体形成ホルモン（LH）／卵胞刺激ホルモン（FSH）産生細胞の混合腫瘍（多ホルモン産生腫瘍）が認められる場合もある[7]。この場合，HSTとは別に，それぞれのホルモンに対応した臨床徴候が重複して発生することもある[7]。これらの異常が発生するメカニズムに関しては解明されていないが，環境要因（有機塩素系殺虫剤，工業化学物質，家具などに使用される臭素系難燃剤など）や遺伝要因（腫瘍抑制遺伝子であるアリール炭化水素受容体相互作用蛋白［AIP］遺伝子の変異）などの関与が疑われている[8-14]。

猫のHSTの多くは難治性の糖尿病により発覚し，それ以外の徴候はしばしば見落とされる。このため，多くの疫学調査では糖尿病の併発を前提としており，純粋な猫のHSTの疫学は不明な点が多い。過去の報告では，HSTの有病率は糖尿病猫の18～32％であったとされているが[15-18]，これらの研究が糖尿病の併発を前提としていることを考慮すると，実際にはより多くの猫がHSTに罹患していると予想される。よって，猫ではこれまでいわれていた以上に一般的な内分泌疾患である可能性がある[19]。

猫のHSTはすべての品種，性別で認められる可能性があるが，中高齢（平均：11.3歳齢［範囲：4～19歳齢］）の雑種やメインクーンの去勢雄でより多い傾向がある[4,18]。

犬

犬の HST は猫にくらべてまれな疾患であり，主に乳腺からの GH 過剰分泌に由来し，下垂体に由来した HST の報告はこれまで数例しかない[1,20-25]。

中高齢の雌犬では，黄体期に黄体ホルモンの一種であるプロゲステロンが過剰に分泌されることがある[7]。過剰なプロゲステロンは乳腺における GH の過剰な合成を誘導し，結果として HST を引き起こす[7]。このメカニズムは，発情予防や前立腺過形成の治療に用いられるプロゲステロン製剤においても同様であり，プロゲステロン製剤の使用は用量または回数依存性に犬における HST の発症リスクを高める[7]。また，非常にまれではあるが，犬では GH 産生乳腺腫瘍による HST の発生が報告されている[26]。

犬の HST は，内因性プロゲステロンにより誘導される場合は中高齢（6～13 歳齢）の未避妊雌で認められる[7]。プロゲステロン製剤による HST は理論上すべての犬で発生する可能性があるが，現在までのところ若～高齢（4～11 歳齢）の未避妊雌での発生が報告されている[7]。一方で，犬の下垂体腫瘍に伴う HST の発生は，中高齢の雄でのみ報告されている[20-25]。ジャーマン・シェパード・ドッグは HST 発症の遺伝的素因をもつ可能性が示唆されているが，詳しくは分かっていない[26]。

臨床徴候

HST の臨床徴候は GH によるインスリンシグナル経路の阻害，GH の直接的，あるいは肝臓を介した IGF-1 分泌による同化作用，下垂体腫瘍の成長に伴う脳の圧迫や浸潤などに由来し，多岐にわたる[1]（**表1-3-1**）[18]。また，犬の内因性プロゲステロンに起因した HST では，血中プロゲステロンおよび GH 濃度が最も高くなる黄体期初期（発情後 3～5 週目）に徴候が発現し，その後，血中プロゲステロンおよび GH 濃度の低下に伴い，徴候が改善したようにみえることがある[7]。この発情周期に依存した血中ホルモン濃度の変動が臨床徴候の見落としにつながる場合もあるため，注意が必要である。

GH によるインスリンシグナル経路の阻害

HST では一般的に高血糖やインスリン抵抗性が認

表 1-3-1. HST および糖尿病罹患猫でみられる臨床徴候

臨床徴候	糖尿病を伴う HST 罹患猫	HST を伴わない糖尿病罹患猫
多尿	87%	75%
多飲	87%	85%
多食	75%（20%で顕著）	55%（0%で顕著）
体重減少	42%	60%
体重増加	17%	0%
吸気性喘鳴／ストライダー・いびき	38%	10%
中枢神経徴候	1.7%	0%
活動性低下	25%	35%
こわばり・運動障害	10%	10%
異常な臓器腫大（腎臓・肝臓）	40%	25%
下顎前突	18%	10%
棍棒様の肢端	13%	0%
広い額	37%	0%
心雑音	18%	20%
蹄行姿勢	3%	10%

文献 18 より引用・改変

められる。これらの徴候は，早期では膵臓からのインスリン分泌により代償されるが，病態の進行に伴い膵臓では代償しきれなくなり，顕在化する[1]。猫では重度のインスリン抵抗性のため，多くの症例で糖尿病を発症する。糖尿病は HST 診断前にすでに発症している場合もあれば，HST 診断後に顕在化する場合もある[1]。一方で，犬の HST で認められる高血糖は軽度であり，尿糖を認めるほどの高血糖は一般的ではない。しかし，慢性症例では膵 β 細胞の疲弊やインスリン分泌の相対的欠乏により，糖尿病を発症することがある[7]。

また，高血糖やインスリン抵抗性，糖尿病に起因した多飲多尿や多食が一般的に認められる。特に多食は，ときに非常に顕著になることがある。糖尿病を発症した症例では一般的に体重減少を認めるが，GH および IGF-1 による同化作用が GH による異化作用を上回った場合には，体重は増加する[4]。

GH および IGF-1 による同化作用

過剰な GH や，GH により合成が刺激された IGF-1 は，全身の皮膚や臓器などの軟部組織の肥厚や腫大，

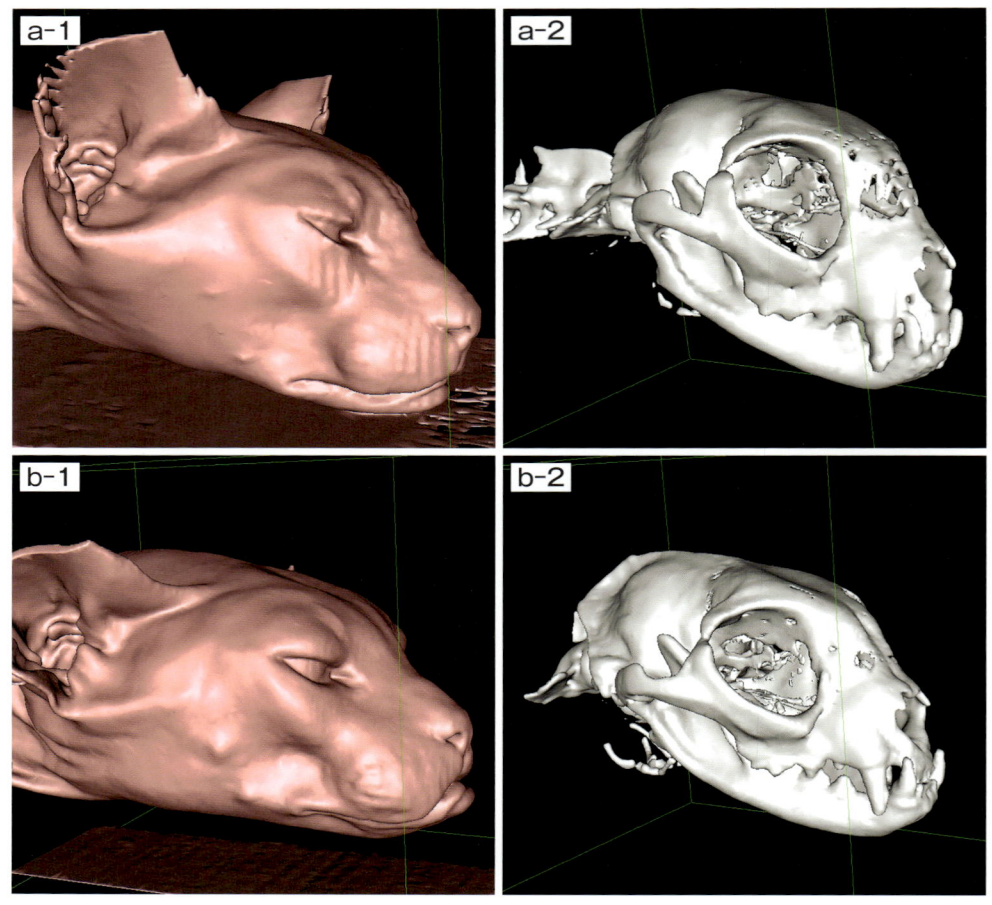

図 1-3-1. 健常猫と HST による下顎前突を呈した猫の頭部 CT3D 画像
健常猫(a-1：外貌，a-2：骨格)とくらべ，HST 罹患猫(b-1：外貌，b-2：骨格)では下顎前突を認める。HST における外貌の変化は曖昧なことが多く，加えてすべての HST 罹患猫で観察されるわけではない。このため，外貌の変化を指標に診断を行うのは注意が必要である。

骨や軟骨の増生などを引き起こす。これらの異常は結果として，外貌の変化や二次的な臓器不全および機能障害，体重増加などを引き起こす。同化作用に関連した臨床徴候は緩徐に進行するため，早期では徴候が曖昧で見落とされやすく，時間経過とともに明らかになることが多い[18,27]。

HST の犬や猫では，一般的に皮膚の肥厚や過剰な皮膚のひだ，広い額，下顎前突，歯間の離開(空隙歯列)，棍棒様に肥大した肢端が認められる[4]（**図 1-3-1**）。HST は内臓にも影響を与え，心臓，腎臓，肝臓，副腎をはじめとする様々な臓器の腫大や，これに伴う腹囲膨満を認める。特に心臓や腎臓の腫大は顕著であり，正常な臓器の機能を障害し，心筋の肥大や慢性腎臓病を引き起こす[4]。肥大型心筋症は HST の猫で比較的よく認められ，11 頭の HST 罹患猫を対象に心エコー図検査を実施した研究では，すべての猫の心臓で構造的または機能的な異常が認められたと報告されている[28]。また，肥大型心筋症と診断された猫の 5〜7 ％が HST を併発していたというデータもある[19]。

舌の腫大や口腔内組織の肥厚は上気道閉塞を引き起こし，軽度の場合は吸気性喘鳴(ストライダー)やいびき，重度の場合は呼吸困難を引き起こす[1,4]。骨や軟骨の増生では，正常な関節構造が破壊され，変形性関節症やそれに伴う跛行，硬直および起立困難を認める[1]。

HST 罹患猫ではまれに末梢神経障害に伴う不全麻痺や蹠行姿勢を認め[18,29]，これは HST に随伴した糖尿病による神経障害に起因する。一方で糖尿病を併発していない HST 罹患猫でも同様の徴候が認められる場合があり，これは結合組織や骨組織による神経の圧迫および神経の浮腫が原因であると考えられている[29]（**表 1-3-2**）[19]。

人の先天性 HST 患者では，成長板閉鎖前の過成長に起因した巨人症の発生が有名だが，犬や猫では先天性 HST の発生は認められていない。また，犬や猫の

表 1-3-2. 糖尿病を伴わない HST 罹患猫における病理学的変化と臨床徴候

病理学的変化	臨床徴候
心筋の肥大	心雑音，うっ血性心不全
GH による摂食中枢の刺激	多食（重度）
GH および IGF-1 による代謝や軟部組織への影響	体重増加
気道周囲の軟部組織の腫大・肥厚	吸気性喘鳴（ストライダー），いびき，上気道閉塞
軟部組織および骨や軟骨の変化	関節炎，変形性関節症
頭部および四肢の骨肥大	広い額，下顎前突，肢端の腫大（先端巨大症徴候）
下垂体腫瘍の腫大	中枢神経徴候：発作，抑うつ，周辺視野の異常

文献 19 より引用・改変

HST において軽度の体格の増大を除き，体格の異常な巨大化は報告されていない。

下垂体腫瘍の腫大や浸潤

HST の犬や猫では下垂体腫瘍に由来した中枢神経徴候（意識状態や行動の変化，口渇感欠如あるいは寡飲症，食欲不振，体温調節障害，旋回，痙攣など）がまれに認められる。しかし，下垂体腫瘍は緩徐に腫大するため，下垂体腫瘍がかなり巨大であるにもかかわらず中枢神経徴候が認められないこともある[30]。また，まれではあるが下垂体腫瘍による圧迫が他のホルモン産生細胞を障害し，内分泌系および代謝系に異常を引き起こすことがある[4]。

検査および診断

HST が疑われた場合，確定診断には下垂体腫瘍の病理組織学的評価が必要になる。しかし，外科手術を実施する場合を除き，一般的に下垂体の生検は困難である。そのため，詳細な問診，身体検査，血液検査，内分泌学的検査および画像検査を組み合わせることで，HST の診断を行っていく。

問診

糖尿病を併発した HST 罹患猫では，インスリン抵抗性による糖尿病のコントロール不良（1.5〜2 単位/kg 1 日 2 回を超えるインスリン製剤の投与にもかかわらず，血糖値のコントロールができない）や，糖尿病のコントロールが不良にもかかわらず，安定または進行性の体重増加が認められる[4]。また，糖尿病と診断された猫の多くで HST が認められる点や，糖尿病以外の HST の徴候はときに曖昧で検出率が低い点，

治療法や予後に関する情報の重要性から，糖尿病と診断されたすべての猫で HST の鑑別診断をスクリーニング的に実施すべきとする研究者もいる[19]。

糖尿病を併発していない HST 罹患猫や犬では，多飲多尿や多食，特徴的な外貌の変化および複数の臓器の腫大（猫では特に心筋の肥大）が認められる。また，問診により発情周期や薬剤使用歴を確認し，プロゲステロンの関与が疑われる場合には HST を疑う[1]。

内分泌学的検査

HST の診断には血中 GH 濃度あるいは血中 IGF-1 濃度の測定が有効である。このうち，GH は日内変動が大きく安定性を欠く上に，現在のところ犬や猫の血中 GH 濃度の測定を商業的に請け負っている検査機関はない。このため，HST の診断には主に血中 IGF-1 濃度を用いる。

血中 IGF-1 濃度の HST 診断率は 1,000 ng/mL をカットオフ値とした場合，陽性的中率 95%，陰性的中率 91% と非常に高い[18]。IGF-1 は GH にくらべて半減期が長く，安定性が高い。しかし時間経過に伴い変動する場合があるため，結果が不明確なときには繰り返し評価する必要がある[5]。

また，IGF-1 は GH の刺激を受けて主に肝臓で合成されるが，肝臓における GH 受容体の発現は門脈内のインスリンに依存する[7]。糖尿病未治療症例では絶対的あるいは相対的にインスリンが欠乏した状態となっているため，健常な動物と比較して血中 IGF-1 濃度は低く，インスリン療法導入後に徐々に上昇する場合もある[7]。このため，糖尿病を併発した HST の症例で，糖尿病治療開始前の血中 IGF-1 濃度が想定していたよりも低値だった場合，インスリン療法導入後 6〜8 週間で再度血中 IGF-1 濃度を評価する必要がある。一

表 1-3-3. IGF-1 の結果に影響を与える因子

偽陰性を引き起こす要因	偽陽性を引き起こす要因
早期の HST 高すぎるカットオフ値 重度の併発疾患(リンパ腫など) 栄養不良／飢餓 インスリン欠乏 コントロール不良の糖尿病	検査機器のエラー 高用量または長期のインスリン療法

文献 7 より引用・改変

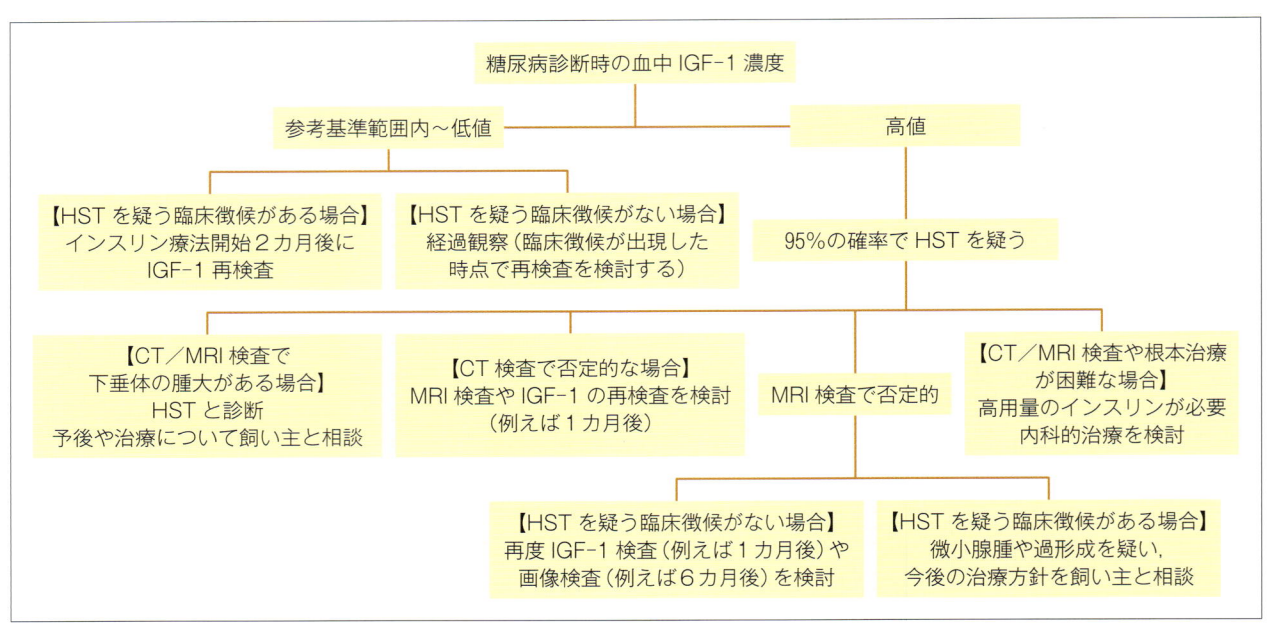

図 1-3-2. 糖尿病罹患猫における HST 診断アプローチ
文献 1 より引用・改変

方で，長期のインスリン療法（＞14 カ月）は血中 IGF-1 濃度を上昇させる可能性があることが猫では報告されている[31]。

さらに，血中 IGF-1 濃度は栄養状態や，肝不全，リンパ腫などの重篤な疾患といった様々な要因に影響を受ける可能性がある[31]（**表 1-3-3**）[7]。犬では犬種や体格，年齢が血中 IGF-1 濃度に影響を与え，例えばスタンダード・プードルの血中 IGF-1 濃度はトイ・プードルの 6 倍ほど高くなることが報告されている[32,33]。このため，血中 IGF-1 濃度単独で HST を診断するのではなく，必ず他の検査と組み合わせる必要がある。

測定法や測定機器にもよるが，現在のところ HST を診断する上での血中 IGF-1 濃度のカットオフ値には 1,000 ng/mL が用いられている。しかし，このカットオフ値は高く，軽度あるいは早期の HST を見逃してしまう可能性がある[19]。このため近年では，600～1,000 ng/mL をグレーゾーンとし，綿密な経過観察を

行っていくことが推奨されている（**図 1-3-2**）[1]。

鑑別に重要な疾患

HST 症例における身体検査や血液検査，画像検査では，様々な非特異的な所見が認められる。これらの所見のみで HST の診断および否定を行うことはできないが，病態の把握や HST に併発した疾患の評価（糖尿病，肥大型心筋症，慢性腎臓病，上気道閉塞など）に重要である。

HST の鑑別の際には，猫では副腎皮質機能亢進症，犬では甲状腺機能低下症に注意する必要がある[1,34]。猫の副腎皮質機能亢進症はしばしば機能性下垂体腫瘍に起因し，多飲多尿や糖尿病（ときにコントロール不良）といった HST と類似した徴候を引き起こす[1]。また，副腎の腫大は副腎皮質機能亢進症と HST の両方で認められる可能性があるため，鑑別の際には必ず内分泌学的検査を実施する必要がある[1]。なお，副腎皮

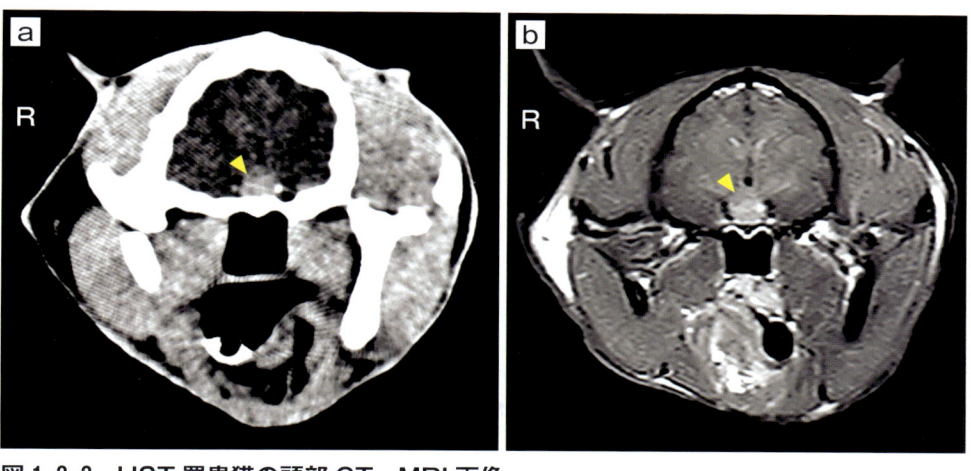

図 1-3-3. HST 罹患猫の頭部 CT・MRI 画像

メインクーン，10 歳齢，去勢雄。
a：造影 CT 画像　b：MRI 造影 T1 強調画像
肥大型心筋症と診断されて治療を行っていたが，半年後にインスリン抵抗性の糖尿病を発症した。HST
が疑われたため血中 IGF-1 濃度を測定したところ，2,580 ng/mL と高値を認めた。下垂体の腫大が認め
られ（矢頭），HST と診断された。

質機能亢進症の猫に特徴的な皮膚脆弱性は，HST の
猫では認められない。

犬の甲状腺機能低下症では HST と同様に，GH お
よび IGF-1 が増加するため，HST と類似した徴候（皮
膚の肥厚，過剰な皮膚の皺壁，嗜眠，体重増加）が認
められる[34]。このため，HST を疑う犬では鑑別のた
め，甲状腺ホルモンを測定する必要がある[34]。また，
犬では血中プロゲステロン濃度の測定が HST の鑑別
に役立つ場合がある[35]。

造影 CT または MRI 検査

検査結果から HST が疑われた場合，次のステップ
として造影 CT または MRI 検査を用いた下垂体の評
価を検討する。造影 CT または MRI 検査は HST の診
断に必須というわけではないが，多くの HST 罹患猫
で下垂体の腫大や腫瘍が観察されるため，HST の診
断を支持する検査となる（**図 1-3-3**）。通常では MRI 検
査の方が造影 CT 検査にくらべて腫瘍検出感度が高い
が，コスト面や簡便性を考慮して造影 CT 検査が行わ
れる場合もある[1]。また，CT および MRI 検査では，
下垂体の異常の他に骨（頭頂骨，前頭骨，頬骨弓，下
顎骨など）や皮膚および皮下組織の肥厚，鼻咽頭の狭
窄などについてもあわせて評価することができる[19]
（**図 1-3-4**）。

高度の画像検査を行っても一部の症例では下垂体腫
瘍を可視化できない場合がある（例えば，3 ～ 4 mm

以下の下垂体腫瘍）[19]。このため，画像検査で下垂体の
異常が認められない場合でも，HST を否定すること
はできない（**図 1-3-5**）[19]。

これらの検査以外にも，近年では HST の診断およ
び治療効果のモニタリングに有用な検査として，GH
抑制試験，N 末端 III 型プロコラーゲンペプチド濃度
分析，血中グレリン濃度などが検討されている[19,36,37]。

治療および管理法

現在報告されている HST の治療法には，外科的治
療（下垂体切除術），放射線治療，内科的治療，プロゲ
ステロン過剰の原因の除去（避妊手術，プロゲステロン
製剤の中止）が挙げられる（**表 1-3-4，1-3-5**）[5,19,38-46]。
犬の HST は多くの場合，発情周期またはプロゲステ
ロン製剤に由来するため，下垂体腫瘍の犬に外科的治
療，放射線治療または内科的治療を用いた報告は少な
く，十分な知見が得られていない。このため，外科的
治療，放射線治療および内科的治療の項においては，
主に猫の HST における治療について解説していく。

外科的治療（猫）

HST の外科的治療として，下垂体切除術と凍結下
垂体切除術が報告されているが[5,38,47]，凍結下垂体切
除術に関する報告はまだ少なく，その有用性について

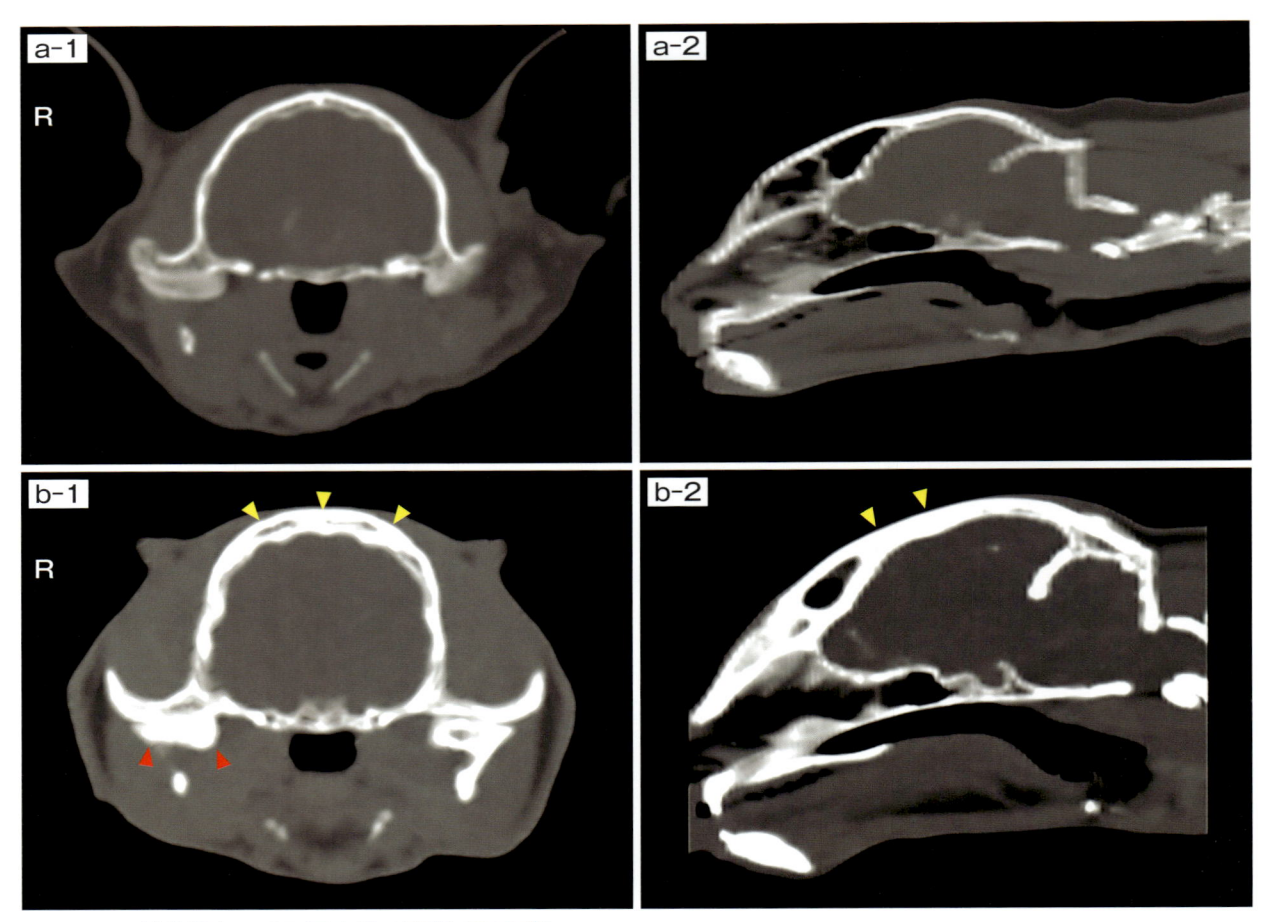

図 1-3-4. 健常猫と HST 罹患猫の頭部 CT 画像

健常猫（a-1：横断像，a-2：矢状断像）にくらべ，HST 罹患猫（b-1：横断像，b-2：矢状断像）では過剰な GH および IGF-1 の影響で頭蓋骨（黄矢頭）や下顎骨（赤矢頭）の肥厚がみられる。

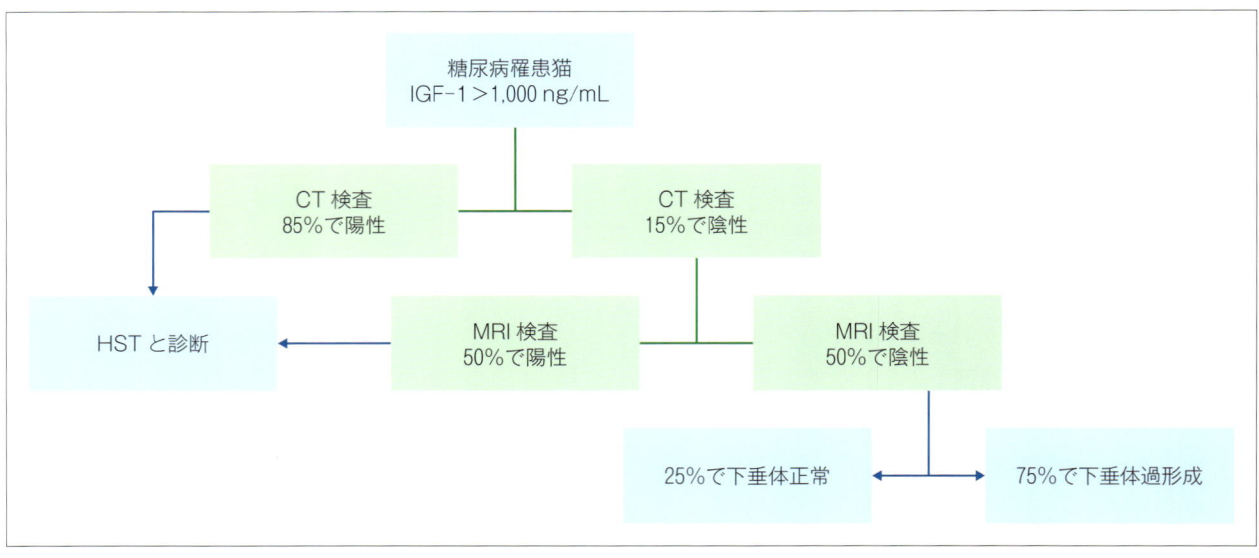

図 1-3-5. 画像検査における猫の下垂体腫瘍の検出率

文献 19 より引用・改変

は分かっていない。

　下垂体切除術はこれまで判明している HST の治療法の中で最も効果が高く，およそ 80 ％以上の猫で

IGF-1 が正常化し，GH による同化亢進に起因した徴候の改善が認められる[5,19,38]。また，糖尿病を併発していた場合，およそ 70 ％以上の猫で糖尿病が寛解す

表 1-3-4. 各治療法の利点と欠点

治療法	利点	欠点
下垂体切除術	・治療成功率が最も高い ・根本治療 ・糖尿病寛解率が高い ・IGF-1 の正常化が期待できる	・限られた施設でのみ実施可能 ・費用が高い ・手術による障害や死亡の可能性 ・医原性の下垂体不全
放射線治療	・腫瘍の縮小が期待できる ・照射による障害や死亡率が低い ・少ないが糖尿病寛解の可能性がある	・限られた施設でのみ実施可能 ・IGF-1 の改善は期待できない ・複数回にわたる麻酔処置が必要 ・費用が高い ・腫瘍が残存するため，再発率が比較的高い ・効果の予測ができない
パシレオチド	・中程度の治療成功率が期待できる ・麻酔処置が不要 ・治療による障害や死亡はほぼない	・費用が高い ・IGF-1 の正常化は望めない ・腫瘍は残存する ・一過性の消化器徴候
対症療法	・すべての施設で実施可能 ・短期的に QOL を維持できる可能性	・長期的な QOL は保てない ・高用量のインスリンによる低血糖 ・腫瘍は残存する ・病態の進行を止められない

文献 19 より引用・改変

表 1-3-5. 猫の HST に対する各治療法の成績

		外科的治療	放射線治療※	内科的治療	
				パシレオチド	カベルゴリン
奏効率		95～100%	71～95%	ほぼ 100%	－
寛解率	糖尿病	71～91%	21～50%	29%	0～35%
	IGF-1	80～96%	非常に低い (現在までの報告では0%)	25%	0～26%
再発率		0～12%	7～12%	7%	0%
生存期間中央値		853～1,347 日	506～1,074 日	－	－
副作用		・周術期の死亡(4～15%) ・涙液量減少 ・低血糖 ・副腎皮質および甲状腺機能低下症 ・電解質異常 ・口蓋裂 ・うっ血性心不全 ・神経徴候(発作，前庭障害，顔面神経麻痺など) ・鼻出血	・甲状腺機能低下症 ・神経徴候(性格の変化，傾眠，発作など) ・脱毛 ・体重減少	・下痢 ・低血糖 ・多食の悪化 ・注射部位反応 ・脱毛 ・好酸球増加 ・高コレステロール血症 ・ALT の上昇 ・腸管筋層の肥厚 ・胆泥症	・低血糖 ・毛色の変化 ・食欲不振 ・下痢

※様々なプロトコルの結果を含む
文献 5，38～46 より引用・改変

る[5,19,38]。下垂体切除術による血中 IGF-1 濃度の低下は迅速で，多くの場合は術後 1 週間以内に参考基準範囲内まで低下し，4 週間以内に最下点に達する[5,38]。一方で，下垂体切除術を検討する場合には，実施できる施設が限られることや，術後の死亡（4～15%）および合併症（涙液量の減少，創部の裂開に伴う口蓋裂，うっ血性心不全，顔面神経麻痺，重度の前庭障害など）の発生を考慮する必要がある[5,19,38]。

下垂体切除術にはいくつかの禁忌が存在する。まず，下垂体腫瘍が重度に腫大している場合，手術時に視床下部を損傷させてしまう可能性が高いことから，外科手術を避けるか，他の治療により腫瘍を退縮させた後に改めて切除を検討するよう勧められている[19,48]。次に，下垂体切除術は ACTH や甲状腺刺激ホルモン，抗利尿ホルモンを医原性に欠乏させるため，術後にはグルココルチコイド製剤や甲状腺ホルモン製剤，

表 1-3-6. 猫の HST に対する放射線治療成績

文献	症例数	機器名	線量(Gy)	プロトコール	予後
Perterson, 1990	2	Cobalt-60	48	計 12 回, 3 回/週	1 CR
Kaser-Hotz, 2002	2	Electrons	38.5	計 11 回, 3 回/週	1 CR
		Electrons +Photons	42	計 12 回, 3 回/週	1 PR
Brearley, 2006	8	Lin Acc	37	計 5 回, 1 回/週	5 CR, 1 PR, 2 SD
Mayer, 2006※	8	Lin Acc	45〜54	2.7〜3.0 Gy, 4 回/週	7 頭で内分泌疾患による徴候が改善 5 頭で神経徴候が改善
Dunning, 2009	14	Lin Acc	37	計 10 回, 3 回/週	13 頭で糖尿病のコントロールが改善

※ HST または下垂体性副腎皮質機能亢進症の猫での成績
CR：完全奏効　PR：部分奏効　SD：安定病変
文献 19 より引用・改変

デスモプレシンなどの投与が必要になる。このため,猫の気性や飼い主の技術的な面などで薬剤の投与が困難な猫では,下垂体切除術は不適応となる[5]。さらに,HST の猫では麻酔リスクを増加させる疾患(肥大型心筋症,慢性腎臓病など)を併発していることがあり,麻酔をかける上でこれらの疾患が許容されないほど重度であった場合,下垂体切除術は禁忌となる[19]。

放射線治療(猫)

放射線治療は,特に手術が不可能な HST 罹患猫で外科的治療に代わる治療法として選択される。放射線治療の効果は使用する機器や放射線の照射線量および回数により異なるが(表 1-3-6)[19],よくみられる効果として,放射線治療を受けた多くの HST 罹患猫では下垂体腫瘍の縮小が挙げられ,60〜95％の猫でインスリン抵抗性が改善することが報告されている[1,40,41,49](図1-3-6)。53 頭の HST 罹患猫に定位放射線治療を行った最も大規模な報告では,95％の猫でインスリン用量の減量に成功し,32％の猫が糖尿病の寛解に至ったとされている[40]。一方で,糖尿病寛解に至った猫のうち38％が 5〜46 カ月後に糖尿病を再発した。また,インスリン用量が最下点に達するまで 9.5 カ月(95％信頼区間：9〜15.3 カ月,範囲：0〜27 カ月)を要した。加えて,38％の猫が HST に起因した原因(神経徴候,心不全または肥大型心筋症に由来した合併症,慢性腎臓病)で死亡している。このことから,放射線治療はインスリン抵抗性の改善には有効だが,その他の徴候を完全にコントロールするのは困難であるとされている。

放射線治療の欠点としては,個体により治療効果の程度(無反応〜寛解),治療反応までの期間(数週間〜1 年あるいは数年)および治療効果の持続期間(一時的か永続的か)などが異なりその予測が困難であること,放射線障害,利用できる施設が限られていること,費用がかかることおよび頻繁な麻酔が必要なことなどが挙げられる[7,30]。

内科的治療(猫)

ソマトスタチンやドパミン D_2 受容体作動薬は,下垂体における GH の分泌を阻害する作用をもつ[7]。このため HST の治療薬として応用され,猫ではソマトスタチン類似体のパシレオチドとドパミン D_2 受容体作動薬のカベルゴリンにおいて,HST に対する治療効果が報告されている[43-46]。人ではこれらの薬剤の他に GH 受容体拮抗薬が使用される場合もあるが,猫での報告はない。

パシレオチド

短期間作用型のパシレオチド 0.03 mg/kg を 12 頭のHST の猫に 1 日 2 回,計 3 日間皮下投与した研究では,すべての猫で血中 IGF-1 濃度の有意な低下が認められ,ほぼすべての猫でインスリン抵抗性が改善したことが報告されている[43]。

また,長期間作用型のパシレオチド 8 mg/kg を 14頭の HST の猫に 1 カ月に 1 回の間隔で皮下投与し,6 カ月間経過を追った研究では,8 頭の猫が研究を完遂し,血中 IGF-1 濃度の低下とインスリン抵抗性の改善に伴うインスリン投与量の減少に成功したことが報告されている[44]。さらに,8 頭の猫のうち 3 頭はパ

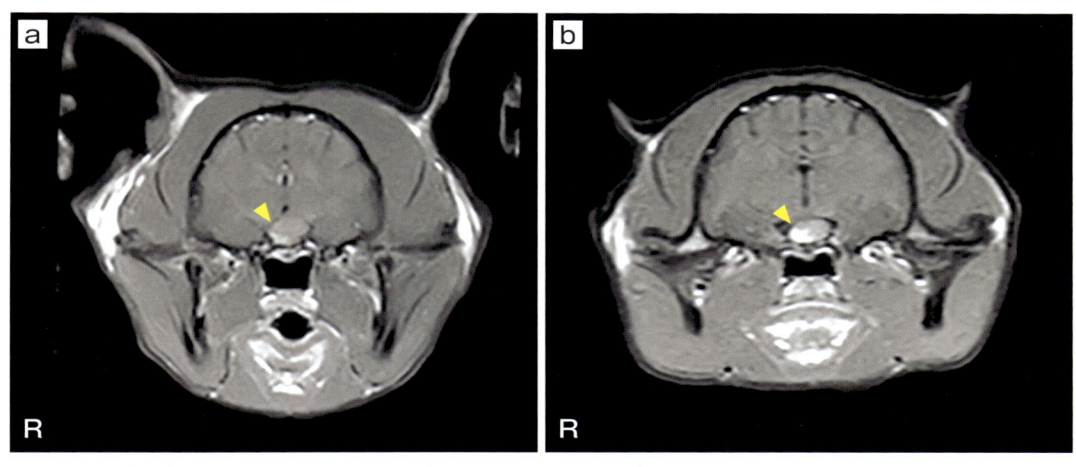

図 1-3-6. 放射線治療前後の HST 罹患猫の頭部 MRI 画像

雑種猫，12歳齢，去勢雄。
a：診断時の MRI 造影 T1 強調画像　b：放射線治療終了時の MRI 造影 T1 強調画像
糖尿病と診断されてインスリン療法を行っていたが，診断から1年後にインスリン抵抗性を発現した。血中 IGF-1
濃度を測定したところ，2,000 ng/mL 以上だった。MRI 検査では下垂体腫瘍が確認され，放射線治療を行った。放
射線治療により下垂体腫瘍の縮小（下垂体高：7 mm→4 mm，矢頭）とインスリン抵抗性の改善を認めた。

シレオチド投与開始3〜4カ月後に糖尿病が寛解し，
その後の観察期間中は再発しなかった。一方で，研究
終了時に多くの猫（6頭）で血中 IGF-1 濃度が依然と
して 1,000 ng/mL を超えた状態であり，一部の猫で
下垂体腫瘍の縮小を認めたが，統計学的に有意ではな
かった。加えて，パシレオチドに起因すると思われる
様々な有害事象（下痢，低血糖，多食の悪化，注射部
位反応，発毛遅延など）が認められており，中でも下
痢は11頭（78.6%）の猫で認められ，うち2頭では途
中で研究を断念するほど重度の下痢を呈したことが報
告されている。

パシレオチドは HST の猫に対して一定の治療効果
を示すようだが，最適用量や投与頻度の研究は実施さ
れておらず，副作用を減らすための最適用量の検討が
必要であると考えられている[19]。

カベルゴリン

HST 罹患猫の下垂体腫瘍ではドパミン D_2 受容体が
発現しており[46]，ドパミン D_2 受容体作動薬であるカベ
ルゴリンに治療反応を示すことが報告されている[45]。
一方で，腫瘍におけるドパミン D_2 受容体発現と下垂
体体積の間には中程度の負の相関関係があることも分
かっており[46]，下垂体体積によってはカベルゴリンに
よる治療に耐性をもつ可能性もある。

23頭の HST 罹患猫に6カ月間カベルゴリン 10 μg/
kg を48時間ごとに経口投与した研究では，35%の猫
で血中 IGF-1 濃度が低下し，26%の猫では血中 IGF-1

濃度が正常化した。また，35%の猫で併発していた糖
尿病が寛解した[45]。この際，カベルゴリンの投与によ
り血中 IGF-1 濃度が低下した猫の下垂体高の中央値
は，低下しなかった猫にくらべて有意に低かったこと
が報告されている（3.2 mm［範囲：3.1〜3.7 mm］vs
6 mm［範囲：3.5〜9.5 mm］）。9頭の HST 罹患猫に
90日間カベルゴリン 5〜10 μg/kg を1日1回経口投
与した別の研究では，血中 IGF-1 濃度や併発した糖
尿病に改善を認めなかったが[46]，これは研究に参加し
た猫の下垂体腫瘍が大きかったことが関連しているの
ではないかと考察されている（下垂体高［平均±標準
偏差］：6.3±1.6 mm）[45]。

プロゲステロン過剰の原因の除去（犬）

犬では主に発情周期（黄体期）またはプロゲステロン
製剤による乳腺組織の刺激が GH 過剰にかかわってい
る。このため，避妊手術の実施やプロゲステロン製剤
の中止が HST の治療となる。また，非常にまれだが
犬では GH 産生乳腺腫瘍も報告されているため，身体
検査時に乳腺腫瘍が認められた場合，切除もあわせて
検討する必要がある[50]。

慢性的な HST は膵 β 細胞を障害し，永続的な糖尿
病を発症させるおそれがある。このため，診断がつき
次第，早期に治療を開始することが推奨されている。
早期の治療介入が困難な場合は，プロゲステロン受容
体拮抗薬（アグレプリストンなど）の使用を検討する。

併発疾患の治療

　併発疾患（糖尿病，肥大型心筋症，変形性関節症など）がある場合，並行して治療を行っていく。HST に関しては積極的に治療介入を行わず，併発疾患に対してのみ治療を行う方法（糖尿病に対するインスリン療法のみなど）もあるが，最初はコントロール可能であったとしても，HST の病態の進行に伴い，徐々にコントロール不良となることが多い[30]。また，糖尿病を併発した HST 罹患猫における治療を比較した場合，インスリン療法に外科的治療，放射線治療あるいは内科的治療を併用した猫では，インスリン療法のみの猫にくらべ，QOL が有意に改善したことが報告されている[51]。HST に対する積極的な治療はインスリン抵抗性，軟部組織の肥厚および臓器の腫大を改善させる可能性があり，骨疾患を除いた併発疾患（糖尿病，肥大型心筋症，慢性腎臓病など）の根治が期待できる[1]。このため，可能であれば HST と併発疾患の両方に対して，積極的に治療を行っていくことが推奨されている[51]。

　基本的に併発疾患の治療は，その疾患に準じた治療を行っていく。これは糖尿病に関しても同様だが，HST では GH がパルス状に分泌されるため，インスリン抵抗性もそれにあわせて変動する。この変動がインスリンの作用ピークと重なった場合，重篤な低血糖につながるおそれがある。このため，HST の症例ではインスリンの作用ピークが比較的なだらかな持続型インスリン製剤を用いることが推奨されている[19]。

予後

猫

　基本的に下垂体腺腫は成長が遅いため，HST の短期予後は良好であることが多い[41,52,53]。しかし，HST には一貫した根治的治療がないため，長期予後は不良であると考えられている[54]。HST 罹患猫に対してインスリン療法のみを実施した場合の生存期間中央値は22 カ月（0〜69 カ月），インスリン療法と，下垂体切除術，放射線治療，カベルゴリンによる内科的治療のいずれかを組み合わせた場合の生存期間中央値は36 カ月（3〜75 カ月）であったことが報告されている[51]。HST 罹患猫の多くが腎不全やうっ血性心不全，咽喉頭領域の組織の肥厚に関連した呼吸不全，重度低血糖に起因した昏睡，下垂体腫瘍の拡大に伴う神経徴候などによって死亡する，あるいは安楽死が選択される[1]。

犬

　プロゲステロンに誘導された HST の予後は良好であり，治療開始後数週間〜数カ月程度で軟部組織の変化は改善する[55]。骨の変化は治療後も持続するが，通常は臨床的な問題を生じない[55]。糖尿病を併発していた場合，治療開始後 1 〜 8 週間で寛解を期待できるが，治療が遅れて膵 β 細胞の障害が大きい場合には持続する。

　猫の HST の診断はこれまで糖尿病の併発を前提としていたが，近年になり糖尿病を伴わない HST の報告が増えたことで，HST のより詳細な病態が明らかになってきた。その結果，HST は糖尿病だけでなく，肥大型心筋症や慢性腎臓病などを診断する際にも留意すべき疾患であり，これまでいわれていた以上に遭遇する機会の多い重要な疾患であることが分かってきている。一方で，HST の治療法については情報が限られており，特に技術や設備，費用などの面からすべての症例に最善な治療を行うのは難しい。飼い主と十分に相談した上で，飼い主および動物にとって最適な治療法（ときに対症療法のみ）を選択することが重要であると考える。

参考文献

1．Niessen S. Growth Hormone Disorders in Cats. *In*：Ettinger's Textbook of Veterinary Internal Medicine. 9th ed. Côté E, Ettinger SJ, Feldman EC. eds. 2023：pp.1881-1889. Elsevier.

2．Niessen SJ, Khalid M, Petrie G, et al. Validation and application of a radioimmunoassay for ovine growth hormone in the diagnosis of acromegaly in cats. *Vet Rec*. 2007：160(26)：902-907.

3．Tschuor F, Zini E, Schellenberg S, et al. Evaluation of four methods used to measure plasma insulin-like growth factor 1 concentrations in healthy cats and cats with diabetes mellitus or other diseases. *Am J Vet Res*. 2012：73(12)：1925-1931.

4．Nelson RW, Maggiore A-M Della. Disorders of the Hypothalamus and Pituitary Gland. *In*：Small Animal Internal Medicine, 6th ed. Nelson RW, Couto CG. eds. 2019：pp.740-897. Elsevier.

5．van Bokhorst KL, Galac S, Kooistra HS, et al. Evaluation of hypophysectomy for treatment of hypersomatotropism in 25 cats. *J Vet Intern Med*. 2021：35(2)：834-842.

6. Scudder CJ, Mirczuk SM, Richardson KM, et al. Pituitary Pathology and Gene Expression in Acromegalic Cats. *J Endocr Soc*. 2018 ; 3(1) : 181-200.

7. Reusch CE. Disorders of Growth Hormone. *In* : Feldman EC, Nelson RW, Reusch C, et al, eds. Canine and Feline Endocrinology, 4th ed. 2014 : pp.37-76. Elsevier.

8. Gooren LJ, Assies J, Asscheman H, et al. Estrogen-induced prolactinoma in a man. *J Clin Endocrinol Metab*. 1988 ; 66(2) : 444-446.

9. Dirtu AC, Niessen SJ, Jorens PG, et al. Organohalogenated contaminants in domestic cats' plasma in relation to spontaneous acromegaly and type 2 diabetes mellitus : a clue for endocrine disruption in humans? *Environ Int*. 2013 ; 57-58 : 60-67.

10. Dye JA, Venier M, Zhu L, et al. Elevated PBDE levels in pet cats : sentinels for humans? *Environ Sci Technol*. 2007 ; 41(18) : 6350-6356.

11. Mensching DA, Slater M, Scott JW, et al. The feline thyroid gland : a model for endocrine disruption by polybrominated diphenyl ethers(PBDEs)? *J Toxicol Environ Health A*. 2012 ; 75 (4) : 201-212.

12. Olczak J, Jones BR, Pfeiffer DU, et al. Multivariate analysis of risk factors for feline hyperthyroidism in New Zealand. *N Z Vet J*. 2005 ; 53(1) : 53-58.

13. Scarlett' JM, Moise NS, Rayl J. Feline Hyperthyroidism : A Descriptive and Case-Control Study. *Prev Vet Med*. 1988 ; 6(4) : 295-309.

14. Garcia MM, Kapcala LP. Growth of a microprolactinoma to a macroprolactinoma during estrogen therapy. *J Endocrinol Invest*. 1995 ; 18(6) : 450-455.

15. Schaefer S, Kooistra HS, Riond B, et al. Evaluation of insulin-like growth factor-1, total thyroxine, feline pancreas-specific lipase and urinary corticoid-to-creatinine ratio in cats with diabetes mellitus in Switzerland and the Netherlands. *J Feline Med Surg*. 2017 ; 19(8) : 888-896.

16. Berg RI, Nelson RW, Feldman EC, et al. Serum insulin-like growth factor-I concentration in cats with diabetes mellitus and acromegaly. *J Vet Intern Med*. 2007 ; 21(5) : 892-898.

17. Niessen SJ, Petrie G, Gaudiano F, et al. Feline acromegaly : an underdiagnosed endocrinopathy? *J Vet Intern Med*. 2007 ; 21(5) : 899-905.

18. Niessen SJ, Forcada Y, Mantis P, et al. Studying Cat(*Felis catus*) Diabetes : Beware of the Acromegalic Imposter. *PLoS One*. 2015 ; 10(5) : e0127794.

19. Niessen SJ, Scudder CJ. GH excess : acromegaly. *In* : Feline endocrinology. Feldman EC, Fracassi F, Peterson ME, eds. 2019 ; pp.9-26. Edra.

20. Sanders K, Galac S, Meij BP. Pituitary tumour types in dogs and cats. *Vet J*. 2021 ; 270 : 105623.

21. van Keulen LJ, Wesdorp JL, Kooistra HS. Diabetes mellitus in a dog with a growth hormone-producing acidophilic adenoma of the adenohypophysis. *Vet Pathol*. 1996 ; 33(4) : 451-453.

22. Fracassi F, Gandini G, Diana A, et al. Acromegaly due to a somatroph adenoma in a dog. *Domest Anim Endocrinol*. 2007 ; 32(1) : 43-54.

23. Zublena F, Tamborini A, Mooney CT, et al. Radiotherapy and pasireotide treatment of a growth hormone producing pituitary tumor in a diabetic dog. *Can Vet J*. 2018 ; 59(10) : 1089-1093.

24. Reusch C, Burkhardt WA, Meier VS, et al. Acromegaly due to a pituitary tumor in a dog - diagnosis, therapy and long-term follow-up. *Schweiz Arch Tierheilkd*. 2019 ; 161(5) : 319-327.

25. Steele MME, Lawson JS, Scudder C, et al. Transsphenoidal hypophysectomy for the treatment of hypersomatotropism secondary to a pituitary somatotroph adenoma in a dog. *J Vet Intern Med*. 2024 ; 38(1) : 351-357.

26. Fracassi F, Zagnoli L, Rosenberg D, et al. Spontaneous acromegaly : a retrospective case control study in German shepherd dogs. *Vet J*. 2014 ; 202(1) : 69-75.

27. Lamb CR, Ciasca TC, Mantis P, et al. Computed tomographic signs of acromegaly in 68 diabetic cats with hypersomatotropism. *J Feline Med Surg*. 2014 ; 16(2) : 99-108.

28. Myers JA, Lunn KF, Bright JM. Echocardiographic findings in 11 cats with acromegaly. *J Vet Intern Med*. 2014 ; 28(4) : 1235-1238.

29. Corsini A, Bianchi E, Volta A, et al. Sciatic neuropathy in an acromegalic cat without concurrent diabetes mellitus. *JFMS Open Rep*. 2020 ; 6(1) : 2055116920906936.

30. Niessen SJM. Update on feline acromegaly. *In Pract*. 2013 ; 35 (1) : 2-6.

31. Lewitt MS, Hazel SJ, Church DB, et al. Regulation of insulin-like growth factor-binding protein-3 ternary complex in feline diabetes mellitus. *J Endocrinol*. 2014 ; 166(1) : 21-27.

32. Greer KA, Hughes LM, Masternak MM. Connecting serum IGF-1, body size, and age in the domestic dog. *Age(Dordr)*. 2011 ; 33 (3) : 475-483.

33. Eigenmann JE, Amador A, Patterson DF. Insulin-like growth factor I levels in proportionate dogs, chondrodystrophic dogs and in giant dogs. *Acta Endocrinol(Copenh)*. 1988 ; 118(1) : 105-108.

34. Lee WM, Diaz-Espineira M, Mol JA, et al. Primary hypothyroidism in dogs is associated with elevated GH release. *J Endocrinol*. 2001 ; 168(1) : 59-66.

35. Eigenmann JE, Eigenmann RY, Rijnberk A, et al. Progesterone-controlled growth hormone overproduction and naturally occurring canine diabetes and acromegaly. *Acta Endocrinol(Copenh)*. 1983 ; 104(2) : 167-176.

36. Keyte SV, Kenny PJ, Forcada Y, et al. Serum N-Terminal Type III Procollagen Propeptide : An Indicator of Growth Hormone Excess and Response to Treatment in Feline Hypersomatotropism. *J Vet Intern Med*. 2016 ; 30(4) : 973-982.

37. Jensen KB, Forcada Y, Church DB, et al. Evaluation and diagnostic potential of serum ghrelin in feline hypersomatotropism and diabetes mellitus. *J Vet Intern Med*. 2015 ; 29(1) : 14-20.

38. Fenn J, Kenny PJ, Scudder CJ, et al. Efficacy of hypophysectomy for the treatment of hypersomatotropism-induced diabetes mellitus in 68 cats. *J Vet Intern Med*. 2021 ; 35(2) : 823-833.

39. Dunning MD, Lowrie CS, Bexfield NH, et al. Exogenous insulin treatment after hypofractionated radiotherapy in cats with diabetes mellitus and acromegaly. *J Vet Intern Med*. 2009 ; 23(2) : 243-249.

40. Wormhoudt TL, Boss MK, Lunn K, et al. Stereotactic radiation therapy for the treatment of functional pituitary adenomas associated with feline acromegaly. *J Vet Intern Med*. 2018 ; 32(4) : 1383-1391.

41. Brearley MJ, Polton GA, Littler RM, et al. Coarse fractionated radiation therapy for pituitary tumours in cats : a retrospective study of 12 cases. *Vet Comp Oncol*. 2006 ; 4(4) : 209-217.

42. Watson-Skaggs ML, Gieger TL, Yoshikawa H, et al. Endocrine response and outcome in 14 cats with insulin resistance and acromegaly treated with stereotactic radiosurgery(17 Gy). *Am J Vet Res*. 2021 ; 83(1) : 64-71.

43. Scudder CJ, Gostelow R, Forcada Y, et al. Pasireotide for the Medical Management of Feline Hypersomatotropism. *J Vet Intern Med*. 2015 ; 29(4) : 1074-1080.

44. Gostelow R, Scudder C, Keyte S, et al. Pasireotide Long-Acting Release Treatment for Diabetic Cats with Underlying Hypersomatotropism. *J Vet Intern Med*. 2017 ; 31(2) : 355-364.

45. Miceli DD, García JD, Pompili GA, et al. Cabergoline treatment in cats with diabetes mellitus and hypersomatotropism. *J Feline Med Surg*. 2022 ; 24(12) : 1238-1244.

46. Scudder CJ, Hazuchova K, Gostelow R, et al. Pilot study assessing the use of cabergoline for the treatment of cats with hypersomatotropism and diabetes mellitus. *J Feline Med Surg*. 2021 ; 23 (2) : 131-137.

47. Blois SL, Holmberg DL. Cryohypophysectomy used in the treat-

ment of a case of feline acromegaly. *J Small Anim Pract.* 2008 ; 49(11) : 596-600.

48. Meij BP, Voorhout G, Van Den Ingh TS, et al. Transsphenoidal hypophysectomy for treatment of pituitary-dependent hyperadrenocorticism in 7 cats. *Vet Surg.* 2001 ; 30(1) : 72-86.

49. Sellon RK, Fidel J, Houston R, et al. Linear-accelerator-based modified radiosurgical treatment of pituitary tumors in cats : 11 cases(1997-2008). *J Vet Intern Med.* 2009 ; 23(5) : 1038-1044.

50. Murai A, Nishii N, Morita T, et al. GH-producing mammary tumors in two dogs with acromegaly. *J Vet Med Sci.* 2012 ; 74(6) : 771-774.

51. Corsini A, Niessen SJ, Miceli DD, et al. Quality of life and response to treatment in cats with hypersomatotropism : the owners' point of view. *J Feline Med Surg.* 2022 ; 24(8) : e175-e182.

52. Peterson ME, Taylor RS, Greco DS, et al. Acromegaly in 14 cats. *J Vet Intern Med.* 1990 ; 4(4) : 192-201.

53. Norman EJ, Mooney CT. Diagnosis and management of diabetes mellitus in five cats with somatotrophic abnormalities. *J Feline Med Surg.* 2000 ; 2(4) : 183-190.

54. Feldman EC, Nelson RW. Acromegaly and hyperadrenocorticism in cats : a clinical perspective. *J Feline Med Surg.* 2000 ; 2(3) : 153-158.

55. Kooistra HS. Acromegaly in Dogs. *In* : Clinical Endocrinology of Companion Animals. Rand J, ed. 2013 ; pp.421-426. John Wiley & Sons.

（吉田　慧）

Chapter 2
甲状腺

甲状腺の基礎

内分泌腺とはホルモンを合成・分泌する器官の総称で，狭義には下垂体，甲状腺，上皮小体，膵臓，副腎，性腺などを指す。内分泌腺から分泌されたホルモンは，血液を介して体中をめぐり，標的器官に到達して各ホルモンに特異的な様々な生理反応を生じる。ホルモンの分泌動態は全身の状況に応じてきめ細かく調節されており，生体が恒常性を維持するのに重要な役割を担っている。

内分泌疾患は，こうした内分泌腺のもつ機能の破綻，すなわちホルモンの分泌異常（過剰／欠乏），もしくは受容異常によって発症する。加えて，内分泌腺の腫大による周囲への物理的な圧迫が問題になることもある。

健常個体でも発症症例でも，ホルモンの分泌動態は一定ではない。血中ホルモン濃度をただ測定しただけでは病気と健康を切り分けることが難しい。そのため，内分泌疾患では診断のための基準や評価方法が複雑であったり，診断後の治療・モニタリングに繊細な評価が必要であったりすることが多い。

本節では，甲状腺の解剖や形態，生理機能，画像所見など基礎的な背景を概説する。

解剖

犬・猫の甲状腺は扁平な楕円形で，左右に1つずつの葉で構成されている（**図 2-1-1**）。犬では右葉は左葉よりやや頭側に位置し，峡部で左右が結合することもある[1]。正常な甲状腺の位置は舌骨装置よりやや尾側で，気管に接するように存在している。より詳細には，輪状軟骨の尾部から第5〜8気管輪上に位置するとされる[2]。犬の甲状腺サイズは多様だが，体重や体表面積と比例して大きくなること，加齢に比例して小さくなることが知られている[3-5]。また近年，総頸動脈に対する甲状腺の面積比によって萎縮の有無を評価する手法が報告されている（後述）[4]。猫の甲状腺は長径が約10〜20 mm，短径は3〜5 mm程度である[6,7]。異所性甲状腺を気管周囲，胸郭入り口，縦隔内に認めることがある。

甲状腺の血液供給は，犬では主に前および後甲状腺動脈から受ける。猫では前甲状腺動脈のみである（**図 2-1-2**）[2]。他に内側，外側に細かい分枝も存在する。

上皮小体は甲状腺の被膜に付着するように，もしくは埋没して存在する。卵円形で，片側に2つずつ，計4つ存在する。

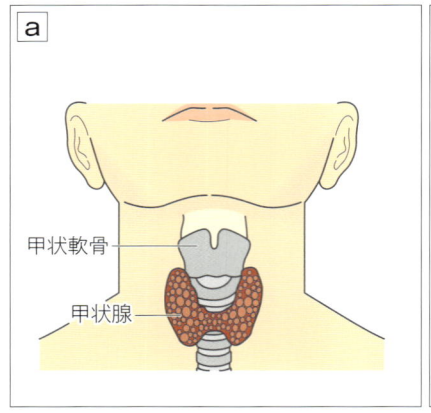
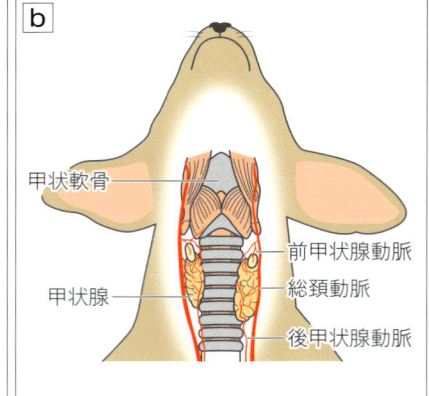
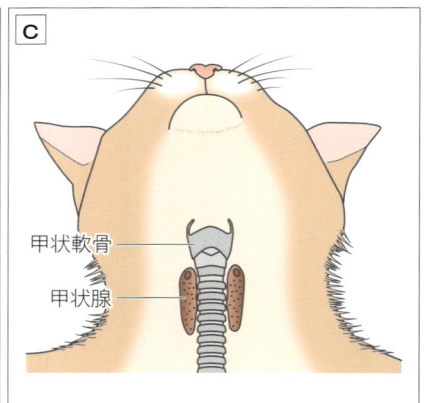

図 2-1-1. 甲状腺の解剖学的位置
a：人　b：犬　c：猫

組織学

　甲状腺の実質の大部分は，内胚葉性上皮に由来する大小様々な球形の小胞（濾胞）から形成されている。濾胞は単層の扁平ないし立方上皮でつくられる。内腔はエオジンで均一に染まるコロイドで満たされている（**図 2-1-3**）。コロイドの成分は，濾胞細胞から分泌されたサイログロブリンで，糖蛋白質の一種のため PAS（Periodic acid-Schiff）でよく染色される。サイログロブリンは甲状腺ホルモンの中間物質であり，これが濾胞細胞に再度取り込まれ，代謝されることによって甲状腺ホルモンとして完成し，血中へ放出される（後述）。また，濾胞と濾胞の間には，濾胞傍細胞が存在する。この細胞は C 細胞とも呼ばれ，カルシトニンを合成，分泌する。

生理

甲状腺ホルモンの合成と分泌

　甲状腺ホルモンの合成と分泌の過程は下記のとおりである（**図 2-1-4**）。①甲状腺濾胞細胞では，まず大型（約 670 kDa）の糖蛋白質の一種であるサイログロブリンが合成される。②濾胞細胞の分泌顆粒内でサイログロブリンのチロシン残基にヨウ素が結合し，濾胞内に放出される。③濾胞内では，ヨウ素の付いたチロシン同士がサイログロブリン内で縮合する，カップリング反応が進む。④濾胞中のコロイドの成分は，この状態のサイログロブリンである。⑤濾胞細胞は食作用（ファゴサイトーシス）などによって，改めてサイログロブリンを細胞内に取り込む。⑥取り込まれたサイログロブリンは濾胞細胞リソソーム内で加水分解され，サイロキシン（4-ヨードサイロニン，T_4）やトリ（3-）ヨードサイロニン（T_3）となる。⑦ T_4，T_3 は疎水性の性質をもつことから，細胞膜を通過して毛細血管またはリンパ管内に入り，全身循環に放出される。下垂体から分泌される甲状腺刺激ホルモン（TSH）は特に⑤および⑥の過程を亢進させることが知られている。

　このように，甲状腺が分泌するホルモンは，ヨウ素を 4 つもつサイロキシン（T_4），ヨウ素が 3 つであるトリヨードサイロニン（T_3）が主である。生理活性は T_3 が最も高いが，血中濃度は T_4 の方が T_3 の 5〜10 倍高い。血中の T_4，T_3 の 99.9％は蛋白質に結合しており，残りの遊離 T_4，T_3 が細胞内に浸透できる[8]。甲状腺ホルモンが結合している蛋白質にはサイロキシン結合グロブリン，トランスサイレチン，アルブミンなどが知られている。人ではサイロキシン結合グロブリンが重要であるが，犬・猫ではサイロキシン結合グロブリンの発現はほぼないため[9]，主にアルブミンと

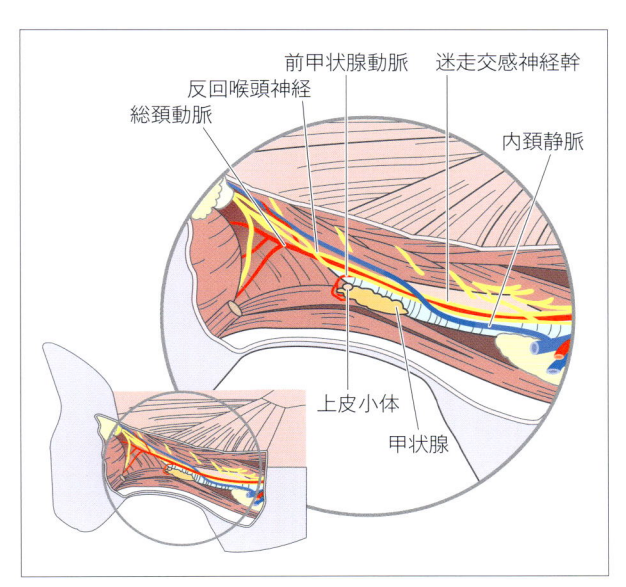

図 2-1-2．猫の甲状腺の血管分布

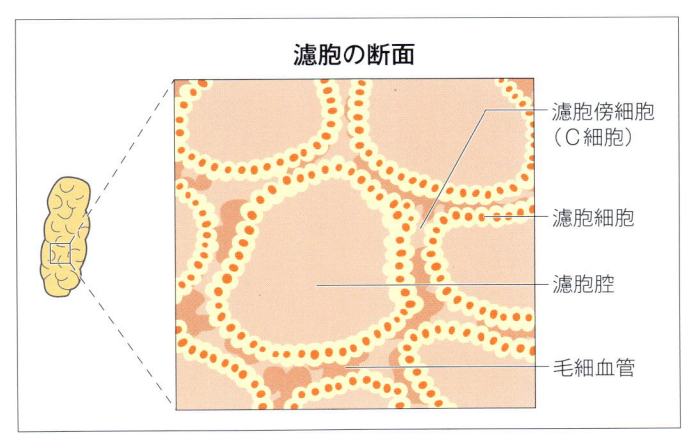

図 2-1-3．犬・猫の甲状腺の組織学的特徴

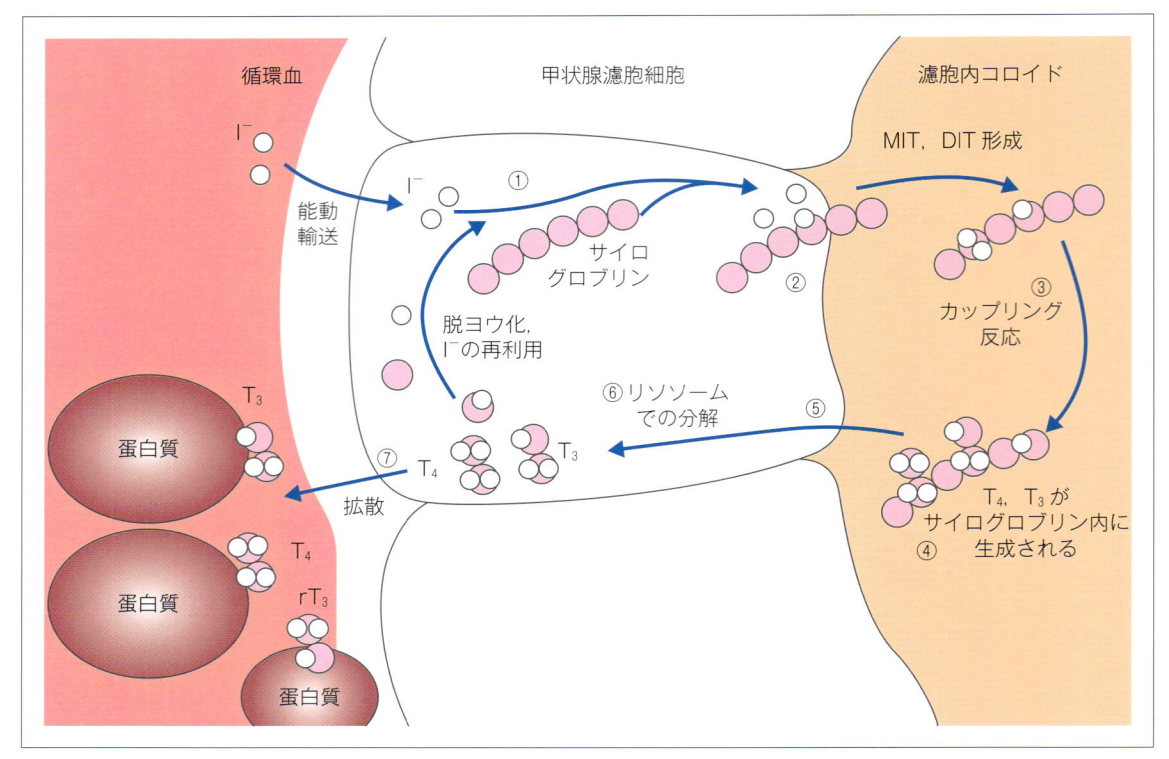

図 2-1-4. 犬・猫の甲状腺ホルモンの合成と分泌
①〜⑦は本文と対応している。
MIT：モノヨードチロシン　DIT：ジヨードチロシン　T_3：トリヨードサイロニン　T_4：サイロキシン　rT_3：リバース T_3

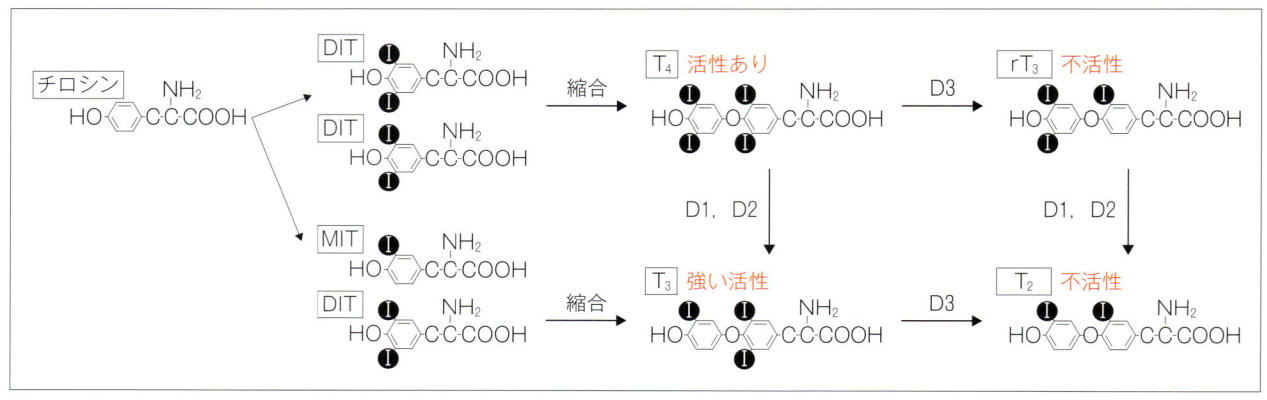

図 2-1-5. 甲状腺ホルモンの化学構造式と合成・代謝経路
MIT：モノヨードチロシン　DIT：ジヨードチロシン　T_2：ジヨードサイロニン　T_3：トリヨードサイロニン
T_4：サイロキシン　rT_3：リバース T_3　D1，D2，D3：脱ヨウ素酵素

結合している。

　甲状腺ホルモンの血中動態は他のホルモンにくらべて安定しており，犬のレボチロキシンの静脈内投与時の半減期は 11.6 時間である[10]。甲状腺ホルモンは肝臓や腎臓などで脱ヨウ素酵素によってリバース T_3，さらには T_2 に代謝され，失活する（**図 2-1-5**）。

甲状腺ホルモンの作用

　甲状腺ホルモン受容体は細胞質内または核内に存在

する。T_3 と結合し，さらに二量体を形成して，核内にて転写因子としてはたらくことで様々な遺伝子の転写発現に影響を与える[8,11]。また，これ以外にも遺伝子の転写調節を介さずに細胞膜，細胞質，ミトコンドリアに直接はたらく経路（non-genomic action）ももちあわせていることが知られている[11]。

　甲状腺ホルモンの作用は，基本的には細胞の代謝を活性化させるものである。甲状腺ホルモンの受容体は，アイソフォームの差異はあるものの，ほぼすべて

表 2-1-1. 甲状腺ホルモンの主な作用

主な生理機能	亢進すると	低下すると
基礎代謝の増加…安静時のエネルギー消費量の増加	過度な興奮 多食*，削痩	活動性低下，低体温 粘液水腫，肥満
（細胞の脂肪分解・グリコーゲン分解速度の上昇）	肝酵素値の上昇	高脂血症
発生・発達（特に神経系の成熟，GH 分泌促進）	—	成長不良（クレチン症）
性ホルモン分泌，春機発動の促進	—	無発情，造精能低下
神経活動電位，伝導速度の維持	過敏症，多動症	反射遅延，知能低下
アドレナリン／ノルアドレナリン受容体の発現維持	過度な興奮 高血圧，頻脈 肥大型心筋症 パンティング，クリーゼ	沈うつ 徐脈，低血圧
消化管粘膜・平滑筋の成長，発育，活動維持	軟便，下痢，排便量の増加，嘔吐 食欲不振*	便秘，食道拡張
皮膚の新陳代謝の維持	被毛粗剛 爪がよく伸びる	脱毛，脂漏，落屑 皮膚感染症
赤血球生成	—	非再生性貧血
アルドステロンに対する反応性の維持	多尿・多飲	低ナトリウム血症

GH：成長ホルモン
*多食も食欲不振もありえる
文献 8，11 より引用・改変

の臓器で発現が認められる[12]。このため，甲状腺ホルモンの作用範囲はきわめて広く，また多岐にわたる。胎児の発生や，両生類の変態にも必要なホルモンであることからも，その作用の重要性がうかがい知れる。

甲状腺ホルモンの生理機能を**表 2-1-1** に分類・整理した[8,11]。甲状腺機能亢進症および甲状腺機能低下症のそれぞれで認められる多様な徴候が，甲状腺ホルモンの 1 つひとつの生理機能と関連していることがよく分かる。

甲状腺ホルモンの分泌調節

甲状腺ホルモンは，下垂体由来の TSH，さらには視床下部から分泌され，TSH の分泌を刺激するホルモンである TSH 放出ホルモン（TRH）によって調節されている。

犬の TRH の測定系は臨床的には確立しておらず，TRH 分泌異常による甲状腺疾患はよく分かっていないが，おそらく非常にまれと考えられている[13]。重度の浸潤性下垂体腺腫を有した 9 歳齢のラブラドール・レトリーバーで，浸潤が視床下部にまで及び三次性甲状腺機能亢進症に至ったと疑った症例の報告があるが[14]，TSH の異常な分泌亢進による二次性の甲状腺機能亢進症の報告は見当たらない。一方で，下垂体の形

成不全による先天的な TSH 分泌不全（二次性甲状腺機能低下症，クレチン症）は犬でも猫でも認められている[6]。また，生理的な理由による TSH の分泌低下がもたらすユウサイロイドシック症候群（euthyroid sick syndrome：ESS）は，原発性甲状腺機能低下症との鑑別診断の困難さが臨床上しばしば問題になる。

濾胞傍細胞とカルシトニン

甲状腺の濾胞と濾胞の間にある濾胞傍細胞からは，カルシトニンが分泌されている。カルシトニンは高カルシウム血症の際に特に分泌が亢進する。カルシトニン受容体は主に破骨細胞や前破骨細胞に発現している[15]。カルシトニンは骨からの Ca の放出を抑制し，骨への Ca とリン酸の沈着を促進する。加えて，尿中への Ca とリン酸の排泄を促進する。これによって，血中 Ca 濃度を下げ，長期的には骨形成を増加させる。人では甲状腺髄様癌で血中カルシトニン濃度の上昇を認めることから，濾胞傍細胞との関連性が示唆されている[16]。ただし，カルシトニンの代謝があまりに早いためか，甲状腺髄様癌が低カルシウム血症を引き起こすことはないようである。犬でも甲状腺髄様癌の報告はあるが，低カルシウム血症はみられていない[17,18]。

血液検査

総サイロキシン(TT₄)濃度

前述のとおり，甲状腺ホルモンの99.9％は血中の蛋白質に結合しており，真に有効な生理活性をもつのは遊離サイロキシン(FT₄)である。一方，結合型，遊離型の別を分けずに総濃度を測定したものが総サイロキシン(TT₄)濃度である。正確には，TT₄が高くてもFT₄が低かったり，TT₄が低くてもFT₄が低くなかったりすることがありえるため，TT₄は病態と解離する可能性がある。とはいえ，一定以上の診断価値があること，院内測定が可能になり，FT₄の測定よりも迅速に結果が得られることから，TT₄は犬でも猫でも最もよく測定される甲状腺ホルモンである。複数の検査機関で測定が可能であるが，測定値のハーモナイゼーションが未完成で，測定系によって参考基準範囲が異なることに注意が必要である。

遊離サイロキシン(FT₄)濃度

真に有効な生理活性をもつ甲状腺ホルモンはFT₄であるため，理論的にはTT₄よりこちらを測定した方が他の要因を排除した正確な値が得られると考えられる。しかし実際には，FT₄のみでの判断は困難なことが多く，他の血液検査結果と総合して判断する[13]。

FT₄を測定するためには，試料中の蛋白質と結合している甲状腺ホルモンを平衡透析法により除去した上で，TT₄にくらべて何倍も薄い濃度を測定しなければならない。高感度，高精度の検査系が求められることから，費用や時間がかかることもこの測定系のデメリットである。以前はラジオイムノアッセイ法により測定されていたが，現在ではCLEIA法による測定系が複数の検査機関で用いられている。院内で測定可能な検査機器は販売されていない。

犬甲状腺刺激ホルモン(C-TSH)濃度

C-TSHはαとβの2つのサブユニットからなる分子量28.3 kDaの糖蛋白質ホルモンである[8]。TT₄，FT₄とともに犬の甲状腺機能低下症とESSの診断に用いられる(詳細はChapter2-2「甲状腺機能低下症」を参照)。犬の原発性甲状腺機能低下症ではネガティブフィードバックの解除によりC-TSH濃度の上昇が予想されるが，下垂体ホルモンは総じてパルス状の分泌形態をとっており，任意の一点の測定値をもってホルモン分泌量の上昇と低下を判定するのは困難なことが多い[8]。測定系は外注検査のみならず，一部の院内測定機器でも測定可能である。

なお，C-TSHの検査系では猫のTSHを測定することが可能で，検査機関によっては健常猫の参考基準範囲も公開されているが，その多くは下限が測定限界以下である。猫でよくみられる甲状腺機能亢進症では，ネガティブフィードバックによるTSH濃度の低下が予想される。しかし，上記の測定系では健常猫との切り分けが困難であり，臨床的有用性は疑問視されていた。一方で近年，バルク音波(bulk acoustic wave：BAW)を用いた高感度のTSH検査系が開発され，臨床的有用性が改めて注目されている[19]。

抗サイログロブリン抗体(TgAA)

抗サイログロブリン抗体(TgAA)はサイログロブリンに対する自己抗体の測定系である。犬の原発性甲状腺機能低下症のうち，リンパ球性甲状腺炎の場合は甲状腺の自己抗原であるサイログロブリンに対する抗体を有することがあるため，診断に役立つことがある。

トリヨードサイロニン(T₃)濃度

一般に，甲状腺疾患における濃度が健常個体や非甲状腺疾患にくらべて大きく異なれば，診断的価値のある測定項目であるといえる。しかし，猫の甲状腺機能亢進症においてT₃の測定値はこの3者間でほとんど差がないことが報告されている[20]。犬でも同様に3者の明確な差はない。特に，犬の甲状腺機能低下症ではT₃自己抗体を有するためにT₄は低くてもT₃が低くない症例が一定数いるため，これがT₃の診断価値を下げる要因になっていると考えられている[13]。

一方で，グレーハウンドをはじめとするサイトハウンドのようなTT₄やFT₄が生理的に低い犬種において，T₃が他犬種と同様の参考基準範囲内であることが示されている。こうした犬種において甲状腺機能低下症を疑うときには，T₃を測定する価値がある[13]。

画像検査

超音波検査

犬・猫において，超音波検査は甲状腺のサイズや形

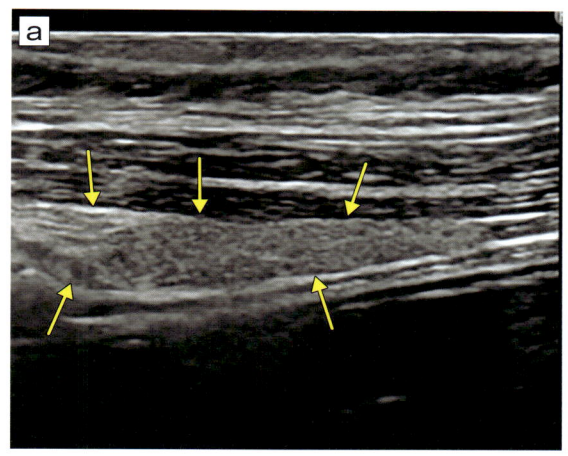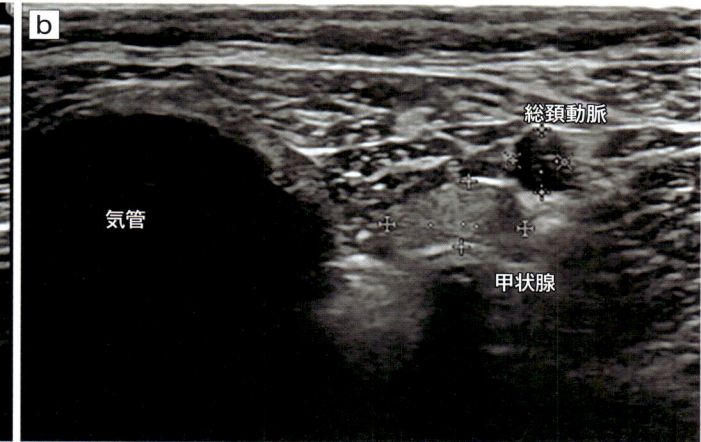

図 2-1-6. 甲状腺の超音波画像（犬）
a：縦断像（長軸面）　b：横断像（短軸面）

状を評価する有効なツールの1つである。エコー源性も状況によっては有益な情報となる。犬の甲状腺腫瘍などでは針生検を実施することがあり，そのガイドに使用されることもある[13]。

　正常な甲状腺は均質で，周囲よりやや高エコー性の鞘状の構造物として描出される（**図2-1-6**）。甲状腺は，喉頭の尾側で短軸方向に超音波プローブを当て，気管と総頸動脈の間に注目しながら輪状軟骨付近から胸方向へゆっくり動かしていくと，周囲の筋肉にくらべてやや高エコー性の三角〜楕円状の構造物として探し出すことができる。

　甲状腺のサイズは甲状腺の腫大，萎縮を判断するのに重要である。猫ではアメリカ猫医学会（American Association of Feline Practitioners：AAFP）における甲状腺機能亢進症の診断アプローチにおいて，甲状腺の腫大の有無がカテゴリー分類の特徴の1つとして取り上げられている[21]。また，犬では甲状腺の萎縮の有無が甲状腺機能低下症とESSを鑑別する材料として役に立つことがある[13]。さらに，甲状腺機能低下症の犬の甲状腺では，横断像が円形または楕円形になる傾向があること，周囲の筋肉組織と比較して低エコー性であること，体のサイズにくらべて体積と断面積が小さくなる傾向があることが知られている。ある研究では，相対的な甲状腺の体積と相対的な断面積を使用して，甲状腺機能低下症を診断するための診断特異度が96％であると報告されている[22]。

　しかし，犬の正常な甲状腺サイズの評価は案外困難である。前述のとおり，猫の甲状腺は長径が約10〜

片側の面積比＝甲状腺葉面積(mm²)/CCA 面積(mm²)
TG：CCA＝(右面積比＋左面積比)／2

図 2-1-7. TG：CCA の求め方
面積は超音波検査装置のキャリパーツールを使用。
CCA：総頸動脈
文献4より引用・改変

20 mm，短径は3〜5 mm程度であるとされている[6,7]。その一方で，犬の甲状腺のサイズは多様で，萎縮の有無をそのまま径から判断するのは困難な場合が多い。臨床的な側面からいえば，最大短径が3 mm未満，もしくは明確な甲状腺が認められない場合などに萎縮を考慮するとよいと考えられる[6]。ただしBrömelらの報告などによると，犬の甲状腺サイズは体重や体表面積に比例して大きくなり，加齢に比例して小さくなる[3-5]。このため，犬のシグナルメントや病歴をよく考慮した上での判断が重要である。

総頸動脈と甲状腺の面積比による萎縮評価

　2020年に北海道大学の佐々木らは，超音波検査画像を用いて総頸動脈に対する甲状腺の面積比によって萎縮の有無を評価する手法を発表している[4]。これによれば，総頸動脈の形状を丸く保つために穏やかな圧力で頸部の横断像を描出し，甲状腺と総頸動脈の両方が横断像で観察される画像で，キャリパーツールを用いて総頸動脈（CCA）の面積に対する甲状腺（TG）の面積の比率を求めている。左右でこれを行い，平均してその個体のTG：CCAを算出した（**図2-1-7**）[4]。21頭の健常犬，12頭の甲状腺機能低下症の犬，18頭の非

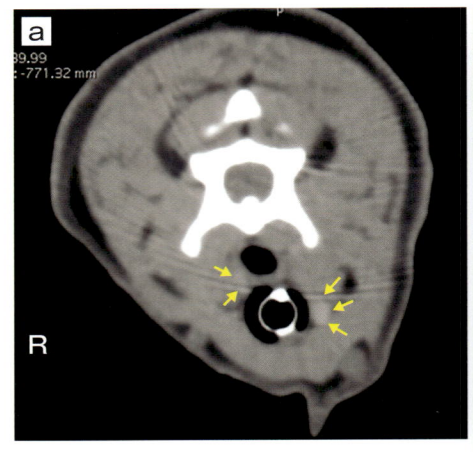

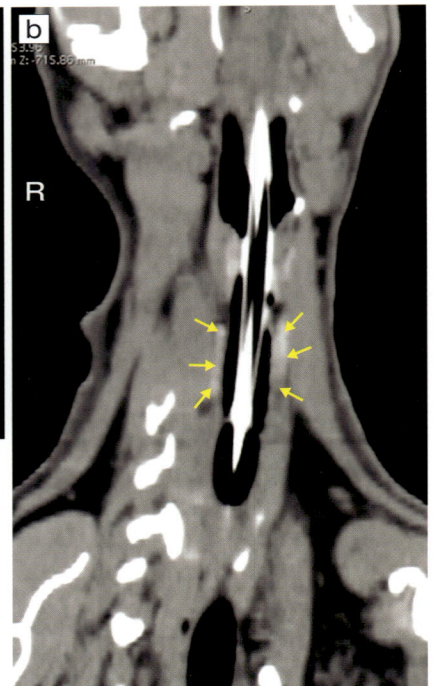

図 2-1-8. 甲状腺の CT 画像（犬）
a：横断像　b：背断像　矢印：甲状腺

甲状腺疾患の犬で評価したところ，健常犬の TG：CCA の中央値は 1.53 で，体重や年齢と相関しなかった。同様に甲状腺機能低下症では 0.81，非甲状腺疾患では 1.81 で，甲状腺機能低下症における TG：CCA は有意に低かった。カットオフ値を 1.12 とした場合，TG：CCA は感度 100％，特異度 83％，精度 90％で甲状腺機能低下症を切り分けた。この研究の結果は，TG：CCA が犬の甲状腺機能低下症を診断するための有望なツールであることを示唆しているといえよう。

今後の研究によって犬の甲状腺サイズの判定基準が明確化していくかもしれない。

CT 検査

　CT 検査では，甲状腺はヨウ素を含むために単純撮像でも CT 値が高く認められる（**図 2-1-8**）。また，甲状腺組織中に CT 値の低いシスト様の構造物が認められることがある。これは上皮小体か甲状腺嚢胞であると考えられ，どちらも超音波検査でも描出される。

　本節では甲状腺疾患の各論に入る前に復習しておきたい甲状腺の基礎的な解剖，生理機能，画像所見について述べた。これらの情報を踏まえることで，各甲状腺疾患の理解がより深まるだろう。

参考文献

1. Wisner ER, Zwingenberger AL. 犬と猫の CT&MRI アトラス. 長谷川大輔 監訳. 2016. 緑書房.
2. 西村亮平 監訳. カラーアトラス小動物外科シリーズ 頭頸部 1. 2020. ファームプレス.
3. Brömel C, Pollard RE, Kass PH, et al. Ultrasonographic evaluation of the thyroid gland in healthy, hypothyroid, and euthyroid Golden Retrievers with nonthyroidal illness. *J Vet Intern Med*. 2005 ; 19(4) : 499-506.
4. Sasaki N, Nagata N, Morishita K, et al. An area ratio of thyroid gland to common carotid artery for evaluating the thyroid gland size. *J Vet Med Sci*. 2020 ; 82(7) : 1012-1016.
5. Brömel C, Pollard RE, Kass PH, et al. Comparison of ultrasonographic characteristics of the thyroid gland in healthy small-, medium-, and large-breed dogs. *Am J Vet Res*. 2006 ; 67(1) : 70-77.
6. 松木直章. 犬と猫の内分泌疾患ハンドブック第二版. 2019. 学窓社.
7. Drost WT, Mattoon JS, Weisbrode SE. Use of helical computed tomography for measurement of thyroid glands in clinically normal cats. *Am J Vet Res*. 2006 ; 67(3) : 467-471.
8. Engelking LR. Teton 最新獣医臨床シリーズ イラストレイテッド 獣医代謝・内分泌学-イラストで理解するホメオスタシスのメカニズムと生殖内分泌-. 米澤智洋 監訳. 2015. インターズー.
9. Janssen ST, Janssen OE. Directional thyroid hormone distribution via the blood stream to target sites. *Mol Cell Endocrinol*. 2017 ; 458 : 16-21.
10. Traon GL, Burgaud S, Horspool LJI. Pharmacokinetics of total thyroxine in dogs after administration of an oral solution of levothyroxine sodium. *J Vet Pharmacol Ther*. 2008 ; 31(2) : 95-101.

11. 鈴木浩悦. 原書13版 デュークス獣医生理学. 2020：pp.763-764. 学窓社.

12. 古元礼子. 甲状腺ホルモン受容体(TR)による遺伝子発現調節とTR 遺伝子異常－甲状腺ホルモン不応症モデルマウスに発生する下垂体 TSH 産生腫瘍－. 山口医学. 2008；57(5)：145-152.

13. Feldman EC, Nelson RW, Reusch CE, et al. Canine and Feline Endocrinology. 4th ed. 2015. Elsevier.

14. Shiel RE, Acke E, Puggioni A, et al. Tertiary hypothyroidism in a dog. *Ir Vet J.* 2007；60(2)：88-93.

15. Cunningham JG. 獣医生理学 第2版. 高橋迪雄 監訳. 2000. 文永堂出版.

16. Cote GJ, Grubbs EG, Hofmann MC. Thyroid C-Cell Biology and Oncogenic Transformation. *Recent Results Cancer Res.* 2015；204：1-39.

17. Patnaik AK, Lieberman PH, Erlandson RA, et al. Canine medullary carcinoma of the thyroid. *Vet Pathol.* 1978；15(5)：590-599.

18. Arias EAS, Castillo VA, Trigo RH. Multiple endocrine neoplasia similar to human subtype 2A in a dog：Medullary thyroid carcinoma, bilateral pheochromocytoma and parathyroid adenoma. *Open Vet J.* 2016；6(3)：165-171.

19. Peterson ME, Dougherty E, Rishniw M. Evaluation of a novel, sensitive thyroid-stimulating hormone assay as a diagnostic test for thyroid disease in cats. *Am J Vet Res.* 2024；85(5)：ajvr.23.12.0278.

20. Peterson ME, Graves TK, Gamble DA. Triiodothyronine(T3) suppression test. An aid in the diagnosis of mild hyperthyroidism in cats. *J Vet Intern Med.* 1990；4(5)：233-238.

21. Carney HC, Ward CR, Bailey SJ, et al. 2016 AAFP Guidelines for the Management of Feline Hyperthyroidism. *J Feline Med Surg.* 2016；18(5)：400-416.

22. Reese S, Breyer U, Deeg C, et al. Thyroid sonography as an effective tool to discriminate between euthyroid sick and hypothyroid dogs. *J Vet Intern Med.* 2005；19(4)：491-498.

（米澤智洋）

甲状腺機能低下症

犬の甲状腺機能低下症の診断はときに厄介である。血中ホルモン濃度測定が手軽に行えるようになった現在，ともすると診断は容易に感じられるかもしれない。しかし手軽に測定できる検査こそが，甲状腺機能低下症の診断を複雑にしてしまう原因となっている点も否めない。犬の甲状腺機能低下症の診断が難しいのは，確定診断のために測定される血中甲状腺ホルモン濃度が，甲状腺以外の要因によっても低下することがあるからである。この病態をユウサイロイドシック症候群と呼ぶ。甲状腺機能低下症に関して，誤診の多くは過剰診断であり，ユウサイロイドシック症候群によって本来は甲状腺機能低下症でない犬に甲状腺ホルモン補充療法を行うという判断をしてしまうことがある。本節では甲状腺機能低下症の臨床徴候や検査異常，誤診の最大の要因であるユウサイロイドシック症候群について取り上げるとともに，甲状腺機能低下症の治療について解説する。

概要・病態

犬の甲状腺機能低下症は甲状腺ホルモンの分泌低下による疾患である。甲状腺機能低下症には先天性と後天性があるが，先天性甲状腺機能低下症は非常にまれな疾患であるため，本節では成犬における甲状腺機能低下症について記載する。ただし，甲状腺ホルモンの分泌低下という病態は，先天性と後天性で共通している。

後天性甲状腺機能低下症は中年（4〜6歳齢）で発症することが多く，明らかな雌雄差はない。様々な犬種でみられるが，ゴールデン・レトリーバー，ドーベルマン，ラブラドール・レトリーバーなどの犬種に好発する。ほとんどが甲状腺自体の異常に伴う原発性甲状腺機能低下症であり，下垂体や視床下部の異常に伴う二次性，三次性の病態はまれである。原発性甲状腺機能低下症は大きくリンパ球性甲状腺炎と特発性甲状腺萎縮の病態に分類することができる。リンパ球性甲状腺炎が進行した病態が特発性甲状腺萎縮であるという説もあるが，詳細については不明な点が多い。

臨床徴候

皮膚徴候

犬の甲状腺機能低下症の臨床徴候として，最も代表的なものが皮膚徴候である（**表2-2-1**）[1]。体幹部を中心とした対称性脱毛（内分泌性脱毛）や脂漏がみられ，

表2-2-1. 犬の甲状腺機能低下症の臨床徴候

皮膚徴候	88%
肥満	49%
活動性低下	48%
虚弱	12%
神経徴候	
顔面神経麻痺	4%
末梢性前庭障害	3%
多発性神経障害	2%
徐脈	10%

文献1より引用・改変

脱毛部には色素沈着が生じる，といった変化が典型的である（**図2-2-1**）。また，尻尾の脱毛によってラットテールがみられることもある（**図2-2-2**）。このような脱毛は，甲状腺ホルモンの欠乏により毛包が休止期で停止してしまうことで起こる。ただしその他の原因によっても毛周期の停止は生じるため，甲状腺機能低下症に特異的な徴候ではない。皮下組織へのムチンの沈着が生じ，いわゆる「悲劇的顔貌」となることもある（**図2-2-3**）。その他にも，何度も繰り返す膿皮症や外耳炎などがきっかけとなって，甲状腺機能低下症が診断されることもある。

活動性低下

一般的に，甲状腺機能低下症の犬は活動性が低下するといわれる。実際，「だるそう」にみえる症例もいるが，その多くは明らかな活動性低下と判断できるほ

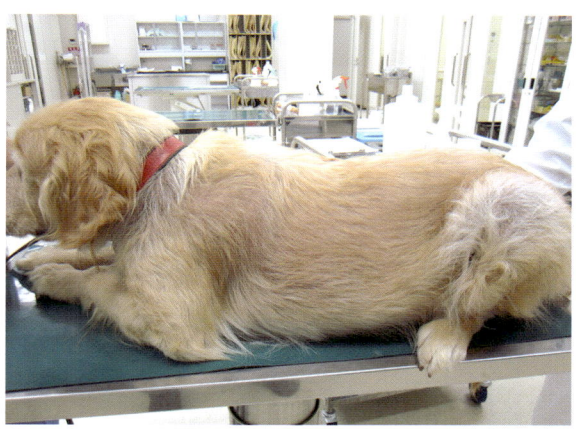

図 2-2-1. 甲状腺機能低下症の犬の外貌
体幹部を中心に被毛が薄く，脂漏傾向がみられる。

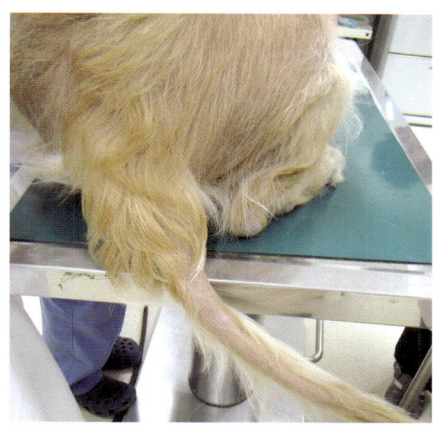

図 2-2-2. ラットテール
尻尾の脱毛によりラットテールとなっている。

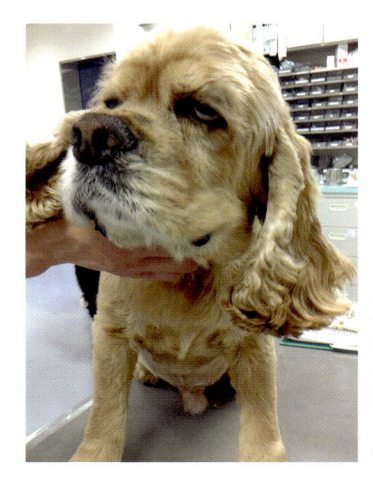

図 2-2-3. 悲劇的顔貌
甲状腺機能低下症の犬では皮下組織へのムチンの沈着による浮腫により，このような悲しそうな表情となることがある。

どではない。少なくとも飼い主のほとんどは「高齢だからこれくらいが普通」と感じているため，活動性低下が主訴になることはまずない。また，甲状腺ホルモンの欠乏はエネルギー消費量を減少させ，肥満傾向を引き起こす。よって肥満も甲状腺機能低下症の臨床徴候として挙げられるが，疾患によらない肥満（単純性肥満）が非常に多いことを考えると，肥満であることから甲状腺機能低下症を疑うことは，誤診につながる危険性が高い。

その他の徴候

それ以外の臨床徴候の発生頻度は比較的低い。例えば神経系の異常として，末梢神経障害が生じることがある。これにより四肢のナックリングがみられたり，顔面神経麻痺が生じたりすることもある。甲状腺機能低下症に併発した巨大食道症や喉頭麻痺も末梢神経障害によるとされるが，その因果関係については明確に

なっていない。さらに中枢神経徴候として痙攣，運動失調，旋回などが知られているが，これは末梢神経障害よりもさらにまれであり，重度の脂質異常症に続発した血管病変に起因する可能性が考えられている。また，甲状腺機能低下症の犬は粘液水腫性昏睡と呼ばれる緊急状態に陥ることがある。粘液水腫性昏睡では意識レベルの低下，低体温，徐脈，低血圧，皮膚の浮腫がみられ，死亡率の高い病態である。しかし犬において粘液水腫性昏睡の発生は非常にまれである。

典型的な皮膚徴候がみられた場合は別であるが，そうでない場合には甲状腺機能低下症の犬の臨床徴候は非特異的である。この非特異的な臨床徴候も甲状腺機能低下症の診断を難しくする一因である。肥満体型でおっとりした性格の犬はたくさんいるが，その中で甲状腺機能低下症による変化である犬はほんの一握りである。また，皮膚徴候が9割近い犬でみられるが，逆に言えば皮膚徴候のみられない犬は甲状腺機能低下症の可能性が低いということである。これらの点をしっかりと理解した上で，甲状腺機能低下症を疑ってほしい。

検査および診断

血液検査

犬の甲状腺機能低下症でみられる代表的な血液検査異常は脂質異常症である[1]。高 LDL，高 HDL，高 VLDL を主体とした脂質代謝異常がみられ，高コレステロール血症，高トリグリセリド血症として現れる（Chapter6-1「高脂血症」を参照）。脂質異常症は甲状

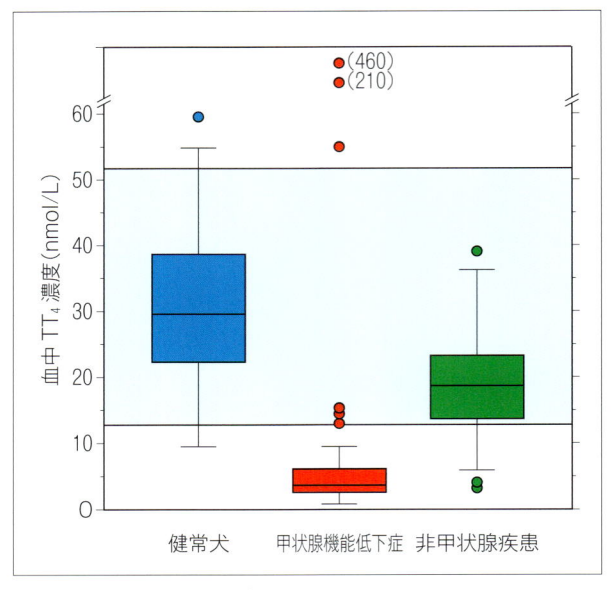

図 2-2-4. 血中 TT₄ 濃度

血中 TT₄ 濃度は甲状腺機能低下症で低値であるが，非甲状腺疾患の犬でも健常犬より低い値がみられる。水色は参考基準範囲を示す。
文献 2 より引用・改変

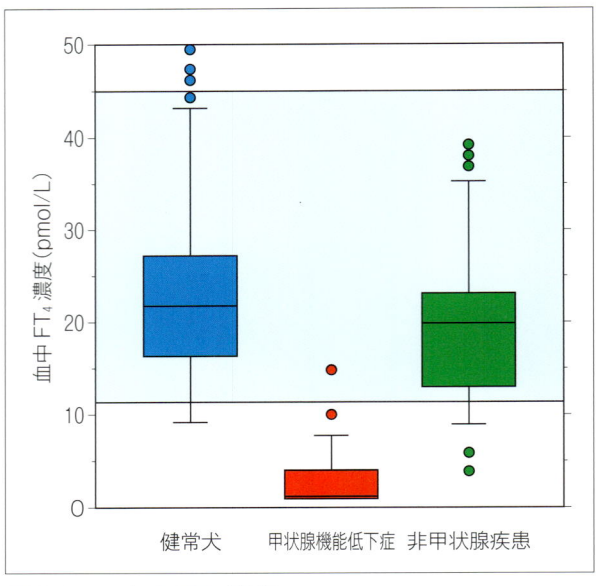

図 2-2-5. 血中 FT₄ 濃度

血中 FT₄ 濃度は血中 TT₄ 濃度と比較して，非甲状腺疾患における低下が軽度である。このことは FT₄ が TT₄ よりも特異度に優れていることを示している。水色は参考基準範囲を示す。
文献 2 より引用・改変

腺機能低下症の犬の 8 割近くでみられることから，診断の重要な手掛かりとなる。もちろん脂質異常症は他の原因，特に単純性肥満などでもみられるため，「脂質異常症＝甲状腺機能低下症」と短絡的に考えてはならないが，該当する臨床徴候に加えて脂質異常症がみられた場合，さらに甲状腺機能低下症を強く疑うことができる。

その他に軽度の非再生性貧血（正球性正色素性貧血）がみられることがあるが，あまり顕著な変化とはいえず，特異的な所見でもない。

甲状腺機能検査

犬の甲状腺機能低下症は，血中ホルモン測定による甲状腺機能検査に基づいて診断する。甲状腺からは主にサイロキシン（T₄）が分泌される。T₄ の大部分は血中で蛋白質と結合して存在するが，一部は遊離サイロキシン（FT₄）として存在する。FT₄ は細胞内に移動してトリヨードサイロニン（T₃）に変換され，核内受容体に結合して生理作用を発現する。甲状腺からは少量の T₃ も分泌されており，甲状腺ホルモンとしての生理作用は T₃ が最も強いが，血中総 T₃（TT₃）および遊離 T₃（FT₃）濃度は犬の甲状腺機能低下症の診断のために有用ではない。

FT₄ の測定は，以前は平衡透析法と呼ばれる，FT₄

のみを抽出する前処理を行う測定法が第 1 選択といわれていたが，近年では FT₄ のみを認識する抗体を用いた直接測定法によっても甲状腺機能の評価が可能となっている。甲状腺機能低下症の犬では血中総 T₄（TT₄）濃度および血中 FT₄ 濃度が低値となる（**図 2-2-4，2-2-5**）[2,3]。甲状腺機能低下症の診断における TT₄ および FT₄ の感度は 9 割以上と高いため[2,3]，これらの検査値が参考基準範囲内であった場合，甲状腺機能低下症の可能性は低いといってよい。

犬で最も一般的である原発性甲状腺機能低下症では，視床下部 - 下垂体 - 甲状腺軸におけるネガティブフィードバックの欠如によって，血中甲状腺刺激ホルモン（TSH）濃度が高値を示すことが多い（**図 2-2-6**）[2]。発生はまれであるが，下垂体や視床下部の障害によって生じる二次性および三次性甲状腺機能低下症では血中 TSH 濃度が低値となる。しかし，健常犬や原発性甲状腺機能低下症の犬においても血中 TSH 濃度が低値（検出限界以下）を示すことはあるため，血中 TSH 濃度の低下に基づいた診断は難しい。

犬では甲状腺機能検査として，血中甲状腺ホルモン濃度と血中 TSH 濃度を組み合わせて測定することが一般的である。特に低 FT₄ および高 TSH がみられた場合，甲状腺機能低下症の可能性が高いと考えられる。血中 TT₄ 濃度を用いて甲状腺機能低下症を診断

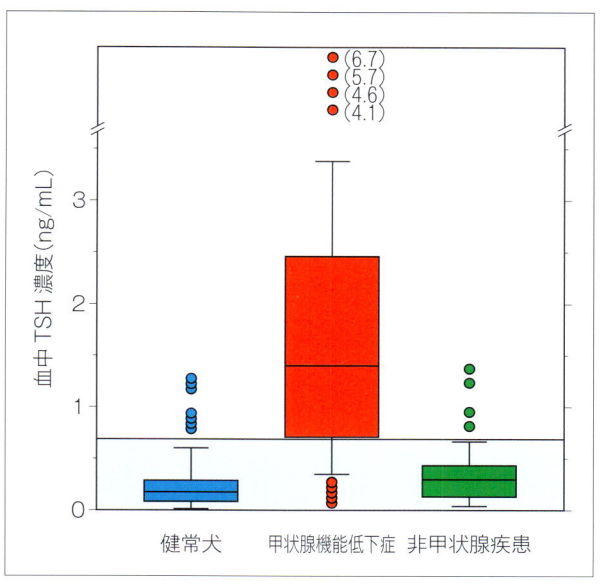

図 2-2-6. 血中 TSH 濃度
甲状腺機能低下症では血中 TSH 濃度が高値の個体が多い。一方，健常犬や非甲状腺疾患の犬で TSH が高値となる個体は少ない。水色は参考基準範囲を示す。
文献2より引用・改変

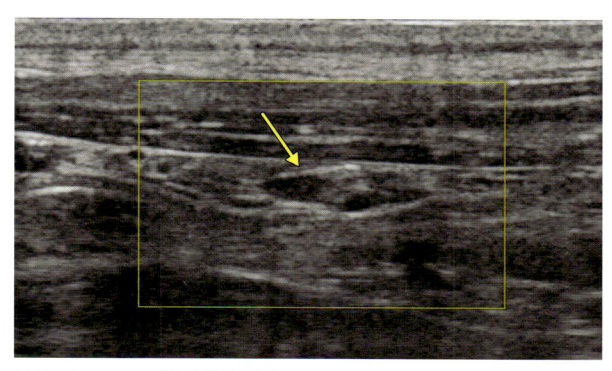

図 2-2-7. 甲状腺機能低下症の犬の甲状腺超音波画像
甲状腺は非常に小さく萎縮しており，不均一な高エコー性を示していた（矢印）。また，健康な甲状腺と比較してカラードプラに乏しく，血流の低下が疑われた。本症例は TgAA 陰性であり，超音波画像とあわせて特発性甲状腺萎縮の病態が示唆された。

することも可能であるが，TT_4 は甲状腺以外の疾患によって減少しやすい（ユウサイロイドシック症候群，後述）ことから，FT_4 と比較して特異度に劣る。よって血中 TT_4 濃度は院内検査で甲状腺機能低下症を除外する目的で測定することが推奨される。

自己抗体の検出

犬の原発性甲状腺機能低下症の病態のうち，リンパ球性甲状腺炎では甲状腺の自己抗原に対する抗体が検出される。その中でも抗サイログロブリン抗体（TgAA）はリンパ球性甲状腺炎の診断において感度および特異度に優れている[4,5]。よって TgAA が陽性となった場合，甲状腺機能低下症（リンパ球性甲状腺炎）の可能性が高いと考えることができる。ただし，リンパ球性甲状腺炎は甲状腺機能低下症の犬の約半数に過ぎないため，甲状腺機能低下症の診断感度としては低い。そのため TgAA が陰性であった場合，リンパ球性甲状腺炎を否定する材料にはなるが，甲状腺機能低下症自体を否定することはできない。リンパ球性甲状腺炎の有無は治療方針に影響しないため，TgAA 陽性では甲状腺機能低下症の可能性が支持されるが，陰性の場合には甲状腺機能低下症に関する診断的意義は低いと考えられる。

画像検査

犬の甲状腺機能低下症では胸部・腹部の X 線検査によって特異的な異常は検出されない。甲状腺自体の病態を評価するために，甲状腺の超音波検査が実施される。甲状腺機能低下症の犬の甲状腺は萎縮しており，リンパ球性甲状腺炎では低エコー性，特発性甲状腺萎縮では不均一な高エコー性の甲状腺が観察される[6,7]（**図 2-2-7**）。ただし甲状腺のサイズは犬の体格によって異なるため，ゴールデン・レトリーバー，秋田，ビーグル，プードルでは犬種ごとの基準[6,7]と比較するか，体重で補正した相対的甲状腺体積[8]，総頚動脈と甲状腺の面積比（Chapter2-1「甲状腺の基礎」を参照）により評価する（**表 2-2-2**）。

人では甲状腺機能の評価のために CT 検査が行われることがある。甲状腺は多量のヨウ素を含むため，単純 CT 検査において高 CT 値を示す。しかし甲状腺炎，甲状腺機能低下症，甲状腺腫瘍などによって機能低下した甲状腺ではヨウ素含有量が減少し，CT 値が低下する[9,10]。残念ながら犬の甲状腺機能低下症においては，同様の研究報告はない。原因は明らかではないが，短頭種の犬では健常でも甲状腺の CT 値が低いことが報告されており[11]，甲状腺機能以外の要因の影響に注意する必要があるようだ。

ユウサイロイドシック症候群

ユウサイロイドシック症候群（euthyroid sick syndrome, non-thyroidal illness syndrome, non-thyroidal illness とも呼ばれる）は非甲状腺疾患によって血中甲状腺ホルモン濃度が低下した病態である[12]。これ

表 2-2-2．相対的甲状腺体積の算出

甲状腺体積（mL）＝π/6×長さ（cm）×幅（cm）×高さ（cm） 相対的甲状腺体積（mL/kg$^{0.75}$）＝（右甲状腺体積＋左甲状腺体積）/［体重（kg）］$^{0.75}$		
	中央値	範囲
健常犬	0.08	0.03〜0.13
非甲状腺疾患	0.07	0.04〜0.12
甲状腺機能低下症（TgAA 陽性）	0.04	0.01〜0.12
甲状腺機能低下症（TgAA 陰性）	0.04	0.01〜0.07

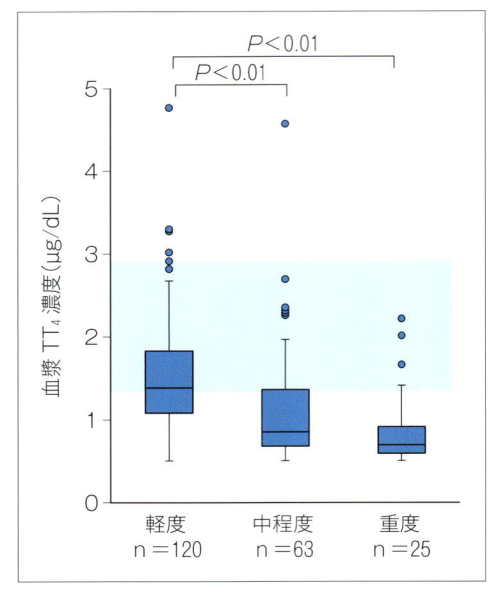

図 2-2-8．非甲状腺疾患の重症度と 血漿 TT$_4$ 濃度

疾患が重度であるほど，血漿 TT$_4$ 濃度は低値となる。重症例では TT$_4$ は大部分の症例で低値であり，検出限界以下の値となることも少なくない。水色は参考基準範囲を示す。
文献 13 より引用・改変

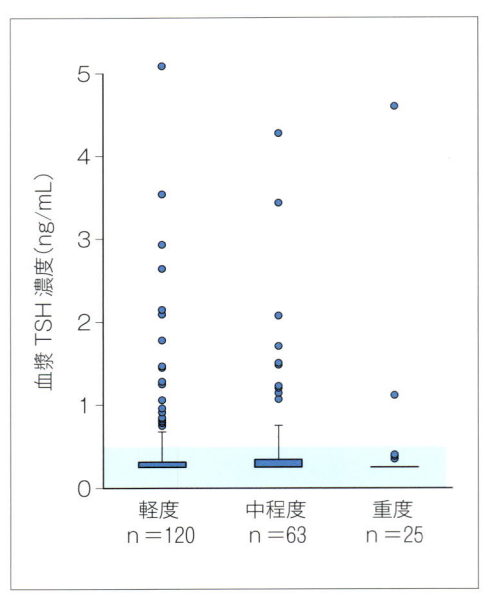

図 2-2-9．非甲状腺疾患の重症度と 血漿 TSH 濃度

血漿 TSH 濃度は非甲状腺疾患の犬でしばしば高値となることに注意する。TT$_4$ とは異なり疾患の重症度と TSH 濃度に相関はみられない。水色は参考基準範囲を示す。
文献 13 より引用・改変

は疾患に対応して異化を軽減させるための生体の防御反応であると考えられており，視床下部・下垂体・甲状腺の機能は正常である。しかし TT$_4$ や FT$_4$ の血中濃度の低下は，甲状腺機能低下症の誤診に直結するため，ユウサイロイドシック症候群を認識することは誤診を防ぐ上で非常に重要である。

ユウサイロイドシック症候群において，血中甲状腺ホルモン濃度に影響を与える最も重要な要因は，甲状腺以外の疾患の重症度である。疾患が重度であるほど影響は大きく，血中 TT$_4$ 濃度は血中 FT$_4$ 濃度よりも大きく低下し，疾患の重症度によっては検出限界以下まで低下することも少なくない（**図 2-2-8**）[13]。特に食欲不振や体重減少が生じているような個体では，血中 TT$_4$ および FT$_4$ 濃度は低下していることが予想され

るため，そのような動物における甲状腺機能の評価は非常に難しい。一般に全身性の疾患，炎症性の疾患はユウサイロイドシック症候群を引き起こす危険性が高いといわれるが，血中甲状腺ホルモン濃度への疾患の種類による影響は大きくなさそうである[13]。

また，治療に用いられる薬剤には血中甲状腺ホルモン濃度を低下させるものがある。特にグルココルチコイドは影響が大きいため，グルココルチコイド製剤の投薬中の犬において甲状腺機能を評価する際は，慎重な判断が必要である。FT$_4$ は TT$_4$ よりも疾患や投薬の影響を受けにくいといわれるが，全く影響がないわけではないため，過信は禁物である。

一方，血中 TSH 濃度はどうだろうか。一般に，ユウサイロイドシック症候群では血中 TSH 濃度は低値

表 2-2-3. 血中 TT₄ 濃度が低値となる要因（多変量ロジスティック回帰分析）

要因	オッズ比	95%信頼区間	P 値
未去勢雄	3.25	1.67〜6.35	<0.001
ラブラドール・レトリーバー	18.7	2.32〜151.00	0.006
トイ・プードル	0.24	0.06〜1.02	0.053
疾患重症度：中程度	2.39	1.21〜4.74	0.012
疾患重症度：重度	6.84	2.27〜20.70	<0.001

文献 13 より引用・改変

表 2-2-4. 血中 TSH 濃度が高値となる要因（多変量ロジスティック回帰分析）

要因	オッズ比	95%信頼区間	P 値
未去勢雄	3.93	1.51〜10.30	0.005
避妊雌	4.22	1.59〜11.20	0.004
年齢＞11 歳齢	2.73	1.28〜5.84	0.009
ミニチュア・ダックスフンド	5.39	2.38〜12.20	<0.001

文献 13 より引用・改変

を示すため，低 FT₄／TT₄ かつ高 TSH であった場合，甲状腺機能低下症の可能性が高いといわれている[2]。しかし実際に非甲状腺疾患において血中 TSH 濃度を測定してみると，驚くほど多くの犬で TSH は高値を示す（**図 2-2-9**）[13]。過去の論文と結果が相違する原因は不明であるが，測定系によって異なるのかもしれない。また，非甲状腺疾患において血中 TSH 濃度が高値を示すメカニズムは不明であるが，疾患からの回復期に TSH 分泌が増加しているという説がある。血中 TT₄ 濃度とは異なり，疾患の重症度と血中 TSH 濃度に一定の相関はみられないようだが，**図 2-2-9** のデータでも疾患が重度な犬では高 TSH を示す個体は少なく，この説に矛盾しない。いずれにせよ，非甲状腺疾患によって少なくない犬で高 TSH がみられるということは，FT₄／TT₄ と TSH を組み合わせた診断も万能ではないということを示している。

さらに，疾患以外にも甲状腺機能検査に影響する要因がある（**表 2-2-3，2-2-4**）[13]。未去勢雄は血中 TT₄ 濃度が低く，TSH 濃度が高い。ラブラドール・レトリーバーをはじめとした大型犬種では血中 TT₄ 濃度が低く，ミニチュア・ダックスフンドは血中 TSH 濃度が高い。高齢の犬では血中 TSH 濃度が高くなる傾向がある。これらの疾患以外の要因と，非甲状腺疾患との組み合わせによって低 TT₄，高 TSH となった場合には，甲状腺機能低下症の誤診が生じる可能性がある。

ユウサイロイドシック症候群による誤診を防ぐためには

ユウサイロイドシック症候群による誤診を防ぐために最も重要なことは，甲状腺機能低下症を疑った場合に血中甲状腺ホルモン濃度を測定するということである。確たる根拠なく血中 TT₄ または FT₄ 濃度を測定すると，その結果の解釈に困ったり，誤診を引き起こしたりする可能性がある。次に血中 TSH 濃度と組み合わせて診断することである。低 FT₄ かつ高 TSH の場合，甲状腺機能低下症の可能性が高くなる。しかし，それでも確実に診断可能とまではいえない。前述のとおり，非甲状腺疾患においてもしばしば血中 TSH 濃度が高値となるからである。よって血中 FT₄ および TSH 濃度の結果をもとに，これらの測定結果に影響する要因（併発疾患，投薬，その他）を吟味しながら総合的に判断することが必要となる。TgAA や甲状腺の超音波検査も組み合わせると，さらに正確な診断となる。

さらに，非甲状腺疾患が存在する場合に甲状腺機能を評価するのは容易ではないと理解することが重要である。副腎皮質機能亢進症と甲状腺機能低下症の併発は報告があるが非常にまれであり，この併発を疑うような犬のほとんどは，副腎皮質機能亢進症によってユウサイロイドシック症候群が生じている状態であることに注意しなければならない。そして，甲状腺機能低下症と診断して治療を開始した後にも，治療反応が芳しくない場合には誤診の可能性を意識しなければなら

ない。徴候の改善がみられない場合，診断の見直しを行う勇気が必要である。

治療および管理法

犬の甲状腺機能低下症のうち，リンパ球性甲状腺炎は自己免疫の機序による炎症が疑われているが，免疫抑制薬などによる甲状腺炎の治療は実施されない。なぜなら，診断された時点ですでに大部分の甲状腺組織が破壊されていることがほとんどだからである。

甲状腺機能低下症の治療としては，低下した甲状腺ホルモン分泌を補うために，甲状腺ホルモン製剤の経口投与が行われる。ホルモン補充療法として一般的にはレボチロキシンを 20 μg/kg 1 日 2 回の投与から開始する。動物用製剤の中には 1 日 1 回投与を推奨するものもある（レベンタ®）[14]。また，人用製剤でも 1 日 1 回投与で問題ないことがほとんどともいわれている[15]。

活動性低下，高脂血症などは投薬開始から 1 ～ 2 週間のうちに改善傾向がみられることが多いが，皮膚徴候，神経徴候などの改善には数週間～数カ月を要する可能性がある。犬の甲状腺機能低下症では皮膚徴候を主訴に来院することが多いため，飼い主に皮膚徴候の改善には時間がかかることをあらかじめ伝えておくことが，治療を継続してもらうためのコツである。

治療のモニタリング

治療のモニタリングは臨床徴候の改善および血中 TT_4 濃度に基づいて行う。治療開始から 4 ～ 8 週間後に血中 TT_4 濃度を測定する。臨床徴候が改善しない場合はもちろん，改善がみられて調子がよい場合も一度は測定しておくとよい。血中 TT_4 濃度はレボチロキシンの投与から 4 ～ 6 時間後に測定する。目標とする血中 TT_4 濃度は参考基準範囲内の高い値，もしくは参考基準範囲よりも少し高い値である[1]。臨床徴候が改善せず，血中 TT_4 濃度がこれよりも低い場合，投与量を増加する。投与量を増加して，目標の血中 TT_4 濃度を達成した状態を維持しても臨床徴候が改善しない場合，甲状腺機能低下症の診断を見直すべきである。臨床徴候の改善がみられている場合，血中 TT_4 濃度が多少低かったとしても投与量を変えずにそのまま継続してもいいかもしれない。逆に血中 TT_4 濃度が非常に高い場合（一般的に＞6.0 μg/dL），投与

量の減量が推奨される[1]。また，ホルモン補充療法によって臨床徴候が改善したが，一部の徴候が改善せずに残った場合，残っている徴候の原因が甲状腺機能低下症以外に存在する可能性を考慮しなければならない。レボチロキシンの投与量の調節に関して，血中 TT_4 濃度による判断が難しい場合には血中 TSH 濃度をあわせて測定し，血中 TSH 濃度が高値だった場合にはレボチロキシンを増量する。ただし血中 TSH 濃度が参考基準範囲内に抑制されていたとしても，投与量が十分であるという保証にはならない。

予後

甲状腺機能低下症は診断が難しいことがあるが，診断後の治療は比較的容易に進めることができる。適切なホルモン補充療法が行われていれば予後は良好である。投薬を中止すれば状態はまた逆戻りしてしまうことを飼い主に伝え，生涯にわたって投薬を継続する必要がある。

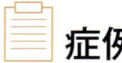 症例

アメリカン・コッカー・スパニエル，10 歳齢，未去勢雄

ヒストリー

数年前から膿皮症を繰り返しており，ここ 1 年で脱毛などの皮膚徴候が悪化してきたとのことであった。以前，失神したことがあり，徐脈（40～60 回/分）であったことからホームドクターでは心疾患の可能性も考えていた。失神の際には水平眼振がみられたとのことであった。甲状腺ホルモン製剤を投与したが，吐き気が生じたため，当院来院の 2 週間前に投与を中止していた。上記の異常に関する精査のため，当院を紹介され来院した。

検査所見

身体検査

体重 13.5 kg。体幹部，特に背部および尻尾に脱毛がみられ，脱毛部は色素沈着していた（**図 2-2-10**）。全身の皮膚は肥厚していた。徐脈であったが，心音の異常は聴取されなかった。

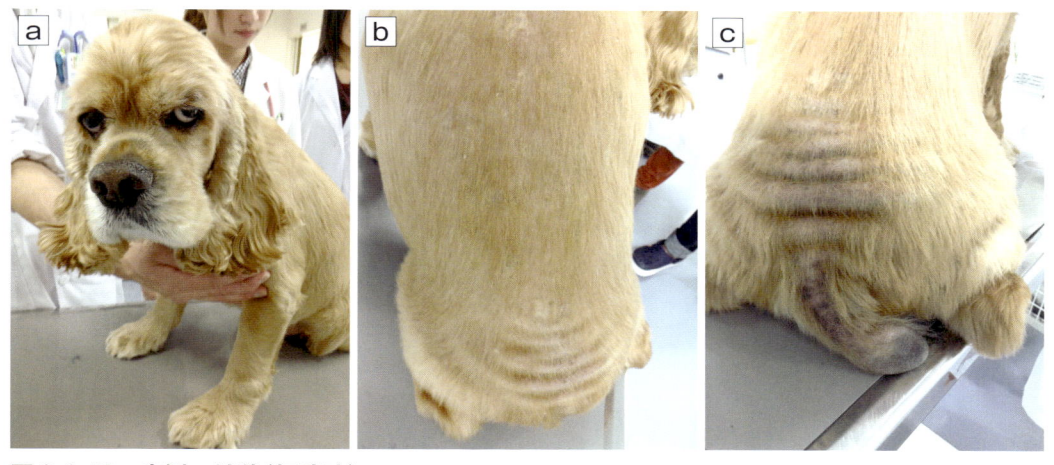

図 2-2-10. 症例：外貌（初診時）
a：悲劇的顔貌がみられた。
b：体幹部を中心に，脱毛，鱗屑，皮膚の肥厚がみられた。
c：ラットテールおよび皮膚の色素沈着がみられた。

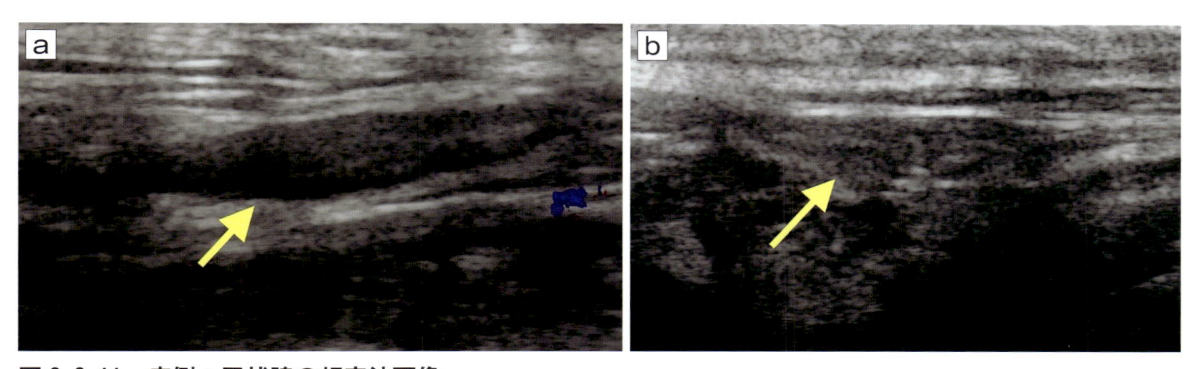

図 2-2-11. 症例：甲状腺の超音波画像
a：右甲状腺（カラードプラ）　b：左甲状腺
甲状腺体積 0.143 mL，相対的甲状腺体積 0.020 mL/kg$^{0.75}$ であり，甲状腺の萎縮が示唆された。

心電図検査

洞性徐脈（87 回/分）がみられた。

画像検査

胸部 X 線および心エコー図検査にて明らかな異常はみられなかった。甲状腺の超音波検査では相対的甲状腺体積が低値であり，萎縮が示唆された（**図 2-2-11**）。

血液検査

軽度の貧血，ALP の上昇，高コレステロール血症および高トリグリセリド血症がみられた（**表 2-2-5**）。

内分泌学的検査

以上の検査所見より甲状腺機能低下症を疑い，甲状腺機能検査および TgAA の測定を行った（**表 2-2-6**）。血漿 TT$_4$ および FT$_4$ 濃度は検出限界以下であり，血漿 TSH 濃度は高値であった。TgAA は参考基準範囲内であった。

表 2-2-5. 症例：血液検査（初診時）

CBC	値	血液化学検査	値
RBC（×10^4/μL）	512	TP（g/dL）	6.2
HGB（g/dL）	11.7	Alb（g/dL）	3.4
HCT（%）	33.9	ALT（IU/L）	73
MCV（fL）	66.2	ALP（IU/L）	568
MCH（pg）	22.9	T-Cho（mg/dL）	487
MCHC（g/dL）	34.5	TG（mg/dL）	198
WBC（/μL）	6,800	Glu（mg/dL）	100
PLT（×10^4/μL）	58.6	BUN（mg/dL）	19.6
		Cre（mg/dL）	0.4
		IP（mg/dL）	5.2
		Ca（mg/dL）	11.4
		Na（mEq/L）	143
		K（mEq/L）	4.3
		Cl（mEq/L）	106

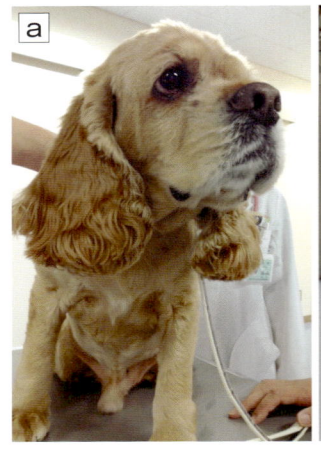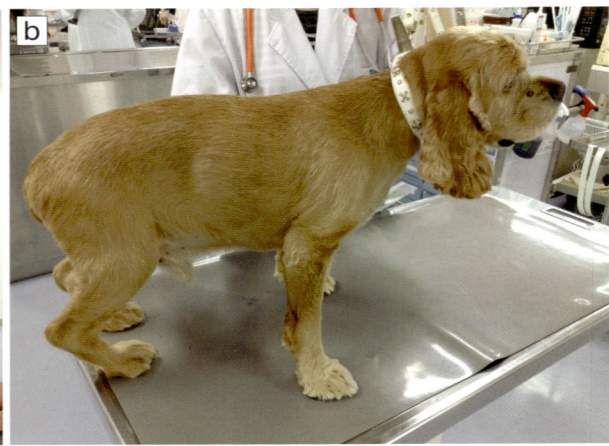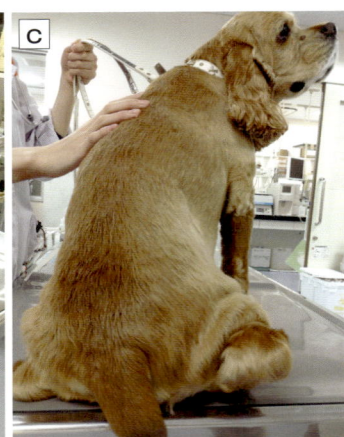

図 2-2-12. 症例：外貌（治療開始 1 カ月後）
a：悲劇的顔貌については若干の改善がみられた。
b：体幹部はやや脂漏傾向であるものの，脱毛は改善した。
c：ラットテールは改善していた。

表 2-2-6. 症例：内分泌学的検査

検査項目	値	参考基準範囲
TT$_4$（μg/dL）	<0.47	0.6〜2.9
FT$_4$（ng/dL）	<1.0	7.17〜19.86
TSH（ng/mL）	2.45	<0.5
TgAA スクリーニング（%）	6.5	<20

診断

甲状腺機能低下症

治療

　ホームドクターで処方していた甲状腺ホルモン製剤を変更し，レボチロキシン（レベンタ®）20 μg/kg　1 日 1 回の内服を開始した。治療開始から 1 カ月後には体重 12.8 kg，心拍数 98 回/分であり，皮膚徴候は大幅に改善していた（**図 2-2-12**）。血液検査で貧血は前回よりも改善傾向にあり，血中コレステロールおよびトリグリセリド濃度についても低下していた（**表 2-2-7**）。

考察

　本症例では甲状腺機能低下症に典型的な皮膚徴候（脱毛，色素沈着，皮膚の肥厚）や，徐脈がみられた。各種検査では脂質異常症の存在とあわせて相対的甲状腺体積の低値がみられた。甲状腺機能低下症を疑い内分泌学的検査を実施したところ低 FT$_4$，高 TSH がみられ，原発性甲状腺機能低下症と診断した。TgAA は陰性であり，リンパ球性甲状腺炎の存在は示唆されなかった。レボチロキシンを処方したところ，上記の徴候は順調に改善した。本症例のように高コレステ

表 2-2-7. 症例：血液検査（治療開始 1 カ月後）

CBC	値	血液化学検査	値
RBC（×10^4/μL）	590	ALT（IU/L）	55
HGB（g/dL）	13.2	ALP（IU/L）	776
HCT（%）	38.9	T-Cho（mg/dL）	250
MCV（fL）	65.9	TG（mg/dL）	65
MCH（pg）	22.4	Glu（mg/dL）	96
MCHC（g/dL）	33.9	BUN（mg/dL）	16
WBC（/μL）	8,300	Cre（mg/dL）	0.3
PLT（×10^4/μL）	73	IP（mg/dL）	4.8
		Ca（mg/dL）	10.7
		Na（mEq/L）	148
		K（mEq/L）	4.3
		Cl（mEq/L）	114

ロール血症および高トリグリセリド血症は治療により速やかに改善することが多い。一方で，本症例では比較的短期間で皮膚徴候が改善したが，皮膚徴候の改善には時間がかかることも少なくない。

　さらに失神や眼振については，治療開始後には観察されておらず，その原因は不明であった。甲状腺機能低下症では脂質代謝異常に付随した脳血管病変がみられることがあるため，甲状腺機能低下症に関連した中枢神経徴候であった可能性も考えられた。

　また，本症例では当院への来院前に，レボチロキシンの投与で嘔気がみられていたが，製品を変更したところ，副作用はみられなかった。レボチロキシンで副作用がみられることは多くないが，もし副作用がみられた場合には，本症例のように他の製品に変更してみることも 1 つの方法かもしれない。

　犬の甲状腺機能低下症は臨床徴候が非特異的であり，徴候から疾患の有無を評価しにくいこと，そして確定診断に用いられる内分泌学的検査の特異度が低いことなどが要因となって，誤診の多い疾患となっている。誤診としては甲状腺機能低下症でない犬を甲状腺機能低下症と診断してしまうことが多く，これにより本来は必要のない投薬を長期にわたって続けることになってしまう。安易に甲状腺ホルモン濃度を測定すると，その結果をめぐって悩んでしまうこともあるため，注意していただきたい。特に健康診断の1項目として血中 TT_4 や FT_4 濃度を測定することは誤診の原因となりやすく，推奨しない。臨床徴候やスクリーニング検査結果などを十分に吟味し，甲状腺機能低下症の可能性を疑った場合のみ，内分泌学的検査を行うべきである。つまり，甲状腺機能低下症を示唆する内分泌学的検査結果が得られた際に，自信をもって甲状腺機能低下症と診断できる状況でのみ，検査を行うべきということである。もちろん検査を慎重に行うことで甲状腺機能低下症の診断が遅れてしまう可能性があることも事実だが，誤った診断を下してしまうよりも動物や飼い主のためになるはずである。実際の診療においてこのことは容易でない場合もあるが，ユウサイロイドシック症候群の病態を十分に理解することで，診断において注意すべき点がみえてくるはずである。

参考文献

1．Feldman EC, Nelson RW, Reusch C, et al. Canine and Feline Endocrinology. 4th ed. 2015. Saunders.

2．Peterson ME, Melián C, Nichols R. Measurement of serum total thyroxine, triiodothyronine, free thyroxine, and thyrotropin concentrations for diagnosis of hypothyroidism in dogs. *J Am Vet Med Assoc*. 1997 ; 211(11) : 1396-1402.

3．Nelson RW, Ihle SL, Feldman EC, et al. Serum free thyroxine concentration in healthy dogs, dogs with hypothyroidism, and euthyroid dogs with concurrent illness. *J Am Vet Med Assoc*. 1991 ; 198(8) : 1401-1407.

4．Lee JY, Uzuka Y, Tanabe S, et al. Prevalence of thyroglobulin autoantibodies detected by enzyme-linked immunosorbent assay of canine serum in hypothyroid, obese and healthy dogs in Japan. *Res Vet Sci*. 2004 ; 76(2) : 129-132.

5．Nachreiner RF, Refsal KR, Graham PA, et al. Prevalence of autoantibodies to thyroglobulin in dogs with nonthyroidal illness. *Am J Vet Res*. 1998 ; 59(8) : 951-955.

6．Brömel C, Pollard RE, Kass PH, et al. Ultrasonographic evaluation of the thyroid gland in healthy, hypothyroid, and euthyroid Golden Retrievers with nonthyroidal illness. *J Vet Intern Med*. 2005 ; 19(4) : 499-506.

7．Brömel C, Pollard RE, Kass PH, et al. Comparison of ultrasonographic characteristics of the thyroid gland in healthy small-, medium-, and large-breed dogs. *Am J Vet Res*. 2006 ; 67(1) : 70-77.

8．Reese S, Breyer U, Deeg C, et al. Thyroid sonography as an effective tool to discriminate between euthyroid sick and hypothyroid dogs. *J Vet Intern Med*. 2005 ; 19(4) : 491-498.

9．Iida Y, Konishi J, Harioka T, et al. Thyroid CT number and its relationship to iodine concentration. *Radiology*. 1983 ; 147(3) : 793-795.

10．Pandey V, Reis M, Zhou Y. Correlation between computed tomography density and functional status of the thyroid gland. *J Comput Assist Tomogr*. 2016 ; 40(2) : 316-319.

11．Amorós O, Espada Y, Vila A, et al. Pre-contrast CT attenuation of the thyroid gland is lower in brachycephalic dogs versus non-brachycephalic dogs. *Vet Radiol Ultrasound*. 2021 ; 62(1) : 54-60.

12．De Vries EM, Fliers E, Boelen A. The molecular basis of the non-thyroidal illness syndrome. *J Endocrinol*. 2015 ; 225(3) : R67-R81.

13．Nishii N, Okada R, Matsuba M, et al. Risk factors for low plasma thyroxine and high plasma thyroid-stimulating hormone concentrations in dogs with non-thyroidal diseases. *J Vet Med Sci*. 2019 ; 81(8) : 1097-1103.

14．Van Dijl IC, Le Traon G, Van De Meulengraaf BDAM, et al. Pharmacokinetics of Total Thyroxine after Repeated Oral Administration of Levothyroxine Solution and its Clinical Efficacy in Hypothyroid Dogs. *J Vet Intern Med*. 2014 ; 28(4) : 1229-1234.

15．Dixon RM, Reid SWJ, Mooney CT. Treatment and therapeutic monitoring of canine hypothyroidism. *J Small Anim Pract*. 2002 ; 43(8) : 334-340.

（西飯直仁）

甲状腺機能亢進症

　典型的な甲状腺機能亢進症の猫といえば，高齢で痩せているが食欲は旺盛で，活動性も亢進している猫が想像される。典型例では総サイロキシン(TT_4)濃度も顕著に上昇することが多いため，診断に悩むことは少ない。一方，徴候が曖昧かつTT_4がグレーな結果を示す症例が最近増えてきているように思う。これは，TT_4の院内測定や健康診断パネルの利用増加によって，スクリーニング検査としてTT_4を測定する機会が増えてきたためと考えられる。このような状況では，どのように確定診断し，どの段階で治療介入を行うかが重要となる。本節では，猫の甲状腺機能亢進症に関する基本的な情報を整理し，適切に診断，治療する上で重要な点を解説する。また，治療については，日々の臨床で使用することが多い抗甲状腺薬とヨウ素制限食について記載する。最近のアップデートはあまり多くないが，ヨウ素制限食に関する情報はここ数年で少しずつ増えてきているため，基本的な情報を含めて整理したい。なお，猫の甲状腺機能亢進症における甲状腺切除術に関しては他書を参照されたい。

概要・病態

　猫の甲状腺機能亢進症の罹患数は年々増加しており，現在では中高齢の猫において最も一般的な内分泌疾患として十分に認識されている。アメリカにおいては，10歳齢以上の猫の約10%が甲状腺機能亢進症に罹患し，罹患率は加齢に伴い上昇することが示されている[1]。その他の多くの報告でもだいたい同程度の罹患率が示されているが，最近のアイルランドの報告では10歳齢以上の猫の21.1%となっている[2]。

　猫の甲状腺機能亢進症の原因の多くは甲状腺の良性の腺腫様結節(腺腫様過形成)であり，約70%の症例で両側性に病変が認められる。猫の甲状腺機能亢進症は進行性の病態であり，腺腫様結節の増大に伴い，徴候のないサブクリニカルなステージから甲状腺機能亢進症へと進行し，最終的には腺腫様結節が癒合することで真の甲状腺腫となる(**図2-3-1**)[1]。甲状腺機能亢進症の猫の約2%が甲状腺癌を原因とするが，これも時間の経過とともに発生率が高まる。甲状腺機能が正常な猫において甲状腺の腫大が触知される場合は，数カ月後に甲状腺機能亢進症が顕在化することもある。約4%では異所性の甲状腺腫瘍を原因とするが，シンチグラフィを利用できない場合に検出することは困難である。

　猫の甲状腺機能亢進症の罹患率が上昇している理由として，猫の寿命が延びたこと，飼い主が受診に積極的になったこと，獣医師の診断能力が向上したことの他，真に罹患率が上昇した可能性も考えられている。猫の甲状腺機能亢進症の明確な原因は分かっていないが，食事要因や環境要因がかかわっていることが以前から指摘されている(**表2-3-1**)[1]。

　10歳齢以上の猫の約10%が甲状腺機能亢進症に罹患する。95%以上の症例が9歳齢以上であり，平均発生年齢は13歳齢と報告されている。まれに若齢でも発症し，8カ月齢で発症した猫も報告されている。好発猫種や性差はみられず，シャムとヒマラヤンはリスクが低いことが知られている。

臨床徴候

　猫の甲状腺機能亢進症でよくみられる徴候を**表2-3-2**に示す[3,4]。猫の甲状腺機能亢進症が認識されたばかりの1980年代前半にくらべ，近年の報告では徴候の発現頻度がやや低くなっていることが分かる。

　食欲が増進している，あるいは正常であるにもかかわらず，体重減少が認められることが最も多い。過剰な甲状腺ホルモンによる異化作用，エネルギー消費量の増加，脂肪分解および蛋白質のターンオーバーにより体重減少を引き起こす。脂肪にくらべて筋肉量の減少が顕著にみられることが多く，ボディコンディションスコア(BCS)は正常にみえることもある。

　食欲増進は約半数程度で認められるのみであり，食

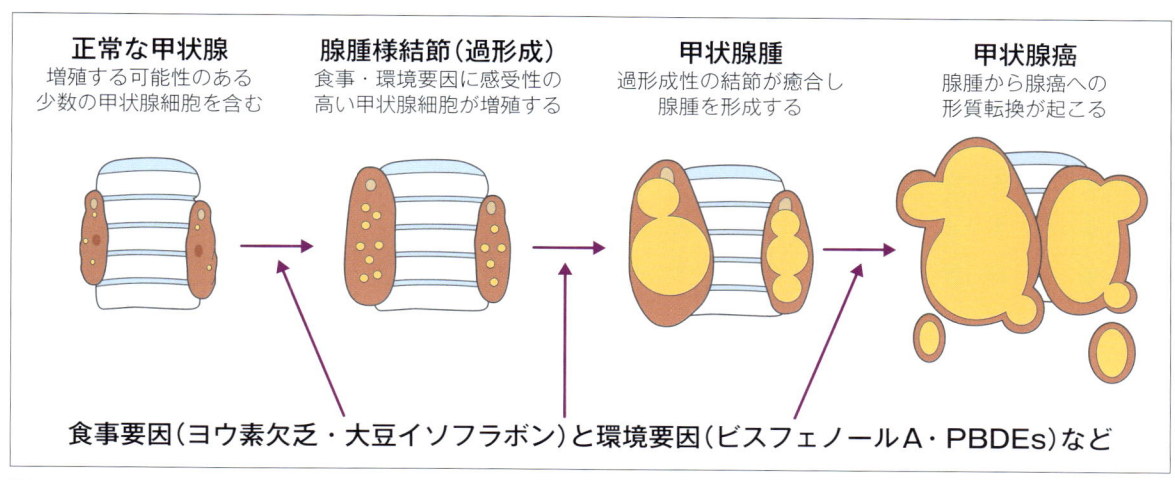

正常な甲状腺
増殖する可能性のある
少数の甲状腺細胞を含む

腺腫様結節（過形成）
食事・環境要因に感受性の
高い甲状腺細胞が増殖する

甲状腺腫
過形成性の結節が癒合し
腺腫を形成する

甲状腺癌
腺腫から腺癌への
形質転換が起こる

食事要因（ヨウ素欠乏・大豆イソフラボン）と環境要因（ビスフェノールA・PBDEs）など

図 2-3-1. 猫の甲状腺機能亢進症の病態進行の仮説
PBDEs：ポリ臭化ジフェニルエーテル
文献1より引用・改変

表 2-3-1. 猫の甲状腺機能亢進症の発症に関連する可能性のある要因

	機序	影響	作用部位
ヨウ素欠乏	甲状腺ホルモンの合成にヨウ素が必要	T_4 と T_3 の合成低下，TSH の上昇	甲状腺
大豆イソフラボン 除草剤 チアマゾール	甲状腺濾胞における甲状腺ペルオキシダーゼの阻害	T_4 と T_3 の合成低下，TSH の上昇	甲状腺
ポリ塩化ビフェニル（PCBs） 燃焼抑制剤 フタル酸	甲状腺ホルモン結合蛋白に対する競合的な結合	脳への甲状腺ホルモン輸送の低下	血液
ポリ臭化ジフェニルエーテル（PBDEs）	細胞膜輸送の変化	甲状腺ホルモンの胆汁への排泄増加	肝臓
エリスロシン（赤色3号） PCBs セレン欠乏	脱ヨウ素酵素活性の阻害	末梢組織における T_3 合成の低下	末梢組織 （肝臓，腎臓）
フタル酸・ビスフェノールA PBDEs PCBs	甲状腺ホルモン受容体のアンタゴニスト	T_3 と甲状腺ホルモン受容体の結合の変化，甲状腺ホルモン依存性遺伝子転写活性の変化	脳，下垂体，末梢組織
殺虫剤 PCBs	TSH 受容体の阻害	T_4 と T_3 の産生の低下	下垂体

T_4：サイロキシン　T_3：トリヨードサイロニン　TSH：甲状腺刺激ホルモン
文献1より引用・改変

欲が正常の場合も多い。食欲が低下している場合には重度の甲状腺機能亢進症（甲状腺中毒）の可能性もあるが，併発疾患の可能性も考えなければならない。甲状腺機能亢進症の猫の18％で併発疾患が認められ，消化器型リンパ腫と慢性腸症が最も多い[5]。嘔吐も約半数で認められ，食欲増進により多量のフードを勢いよく食べるためと考えられているが，甲状腺ホルモンの化学受容器引き金帯（CTZ）に対する直接的な作用も示唆されている[1]。下痢あるいは排便量の増加は消化管の運動性の亢進または吸収不良によって生じると考えられている。

表 2-3-2. 猫の甲状腺機能亢進症の臨床徴候の年代による比較

臨床徴候	1984 年	2016 年
体重減少	96%	92%
食欲増進	77%	55%
嘔吐	49%	47%
活動性亢進	68%	41%
多飲多尿	53%	33%
下痢，排便量の増加	31%	21%
活動性低下	ND	13%
食欲不振	28%	ND

ND：データなし
文献3，4より引用・改変

検査および診断

身体検査

　甲状腺機能亢進症の猫でよくみられる身体検査所見を**表2-3-3**に示す[4]。海外の教科書では90％以上の症例で腫大した甲状腺が触知可能であると記載されているが，日本国内の報告ではすべての症例で触知不可能だったことが報告されている[6]。筆者の経験では半数程度の症例で触知可能であり，このような違いが病変のサイズの違いによるものなのか，触診の技術によるものなのかは不明である。甲状腺機能が正常な猫の59％で甲状腺を触知可能であったとする報告もあるため[7]，トレーニングを積むことで触診による検出率は上がると思われる。猫の甲状腺の触診方法を検討した研究がいくつか報告されており，親指と人差し指で気管を挟むように触診するClassicテクニックと，人差し指または中指のどちらか1本で触診するNorsworthyテクニックがある（**図2-3-2**）[1]。喉頭付近（甲状軟骨のやや下）の気管の左右の溝に優しく指を当て，胸郭入り口までスライドさせて腫大した甲状腺を探索する（**図2-3-3a**）。皮下に可動性の結節が触知されれば，腫大した甲状腺の可能性が高い。力を入れすぎると結節が移動してしまうため，優しく触診することが重要である。結節が大きい場合は容易に触知可能であり，その際には可動性の有無も評価する（**図2-3-3b**）。甲状腺が大きく腫大した場合には，胸郭入り口付近まで降りていることが多いため，喉頭付近から胸郭入り口まで触診することも重要である。

血液検査

　甲状腺機能亢進症の猫は血液検査や尿検査で異常を示すことが多い（**表2-3-4**）[1]。甲状腺機能亢進症の診断に特異的な所見はほとんどないが，臨床徴候とあわせて甲状腺機能亢進症を疑うための情報として利用する。

　最もよく認められる異常所見は肝酵素値の上昇である。肝酵素値の上昇は甲状腺ホルモン濃度と相関するようであり，軽度あるいは早期の甲状腺機能亢進症では肝酵素値が上昇していないこともある[1]。甲状腺機能亢進症における肝酵素値の上昇は，肝機能の低下を示しているわけではなく，総胆汁酸の上昇は伴わないことが報告されている[8]。甲状腺機能亢進症が適切に治療されるとともに肝酵素値は低下する。

　甲状腺機能亢進症の猫では低コバラミン血症を認めることが知られているが，この場合はコバラミンの機能が低下するわけではないため，基本的に補給は必要

表2-3-3.　甲状腺機能亢進症の猫462頭の身体検査所見

所見	頻度
触知可能な甲状腺の結節	98％
筋萎縮	77％
削痩	35％
頻脈（≧240回/分）	31％
心雑音	29％

文献4より引用・改変

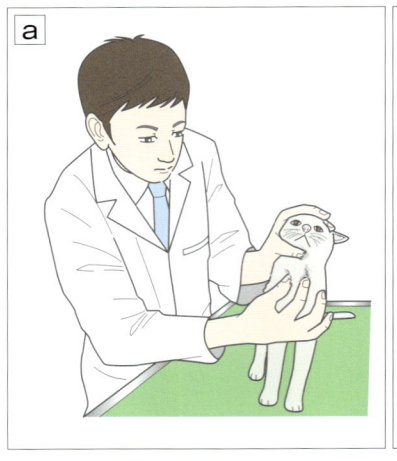
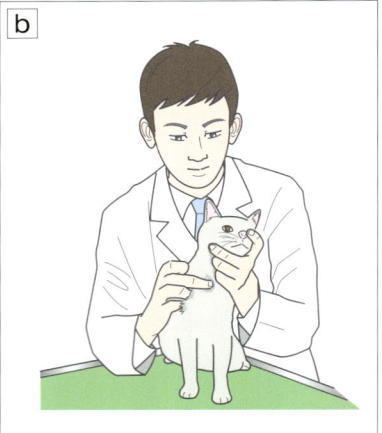
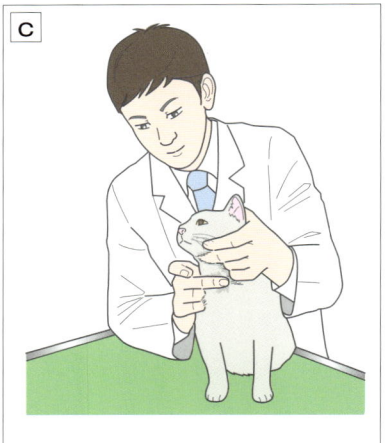

図2-3-2.　猫の甲状腺の触診法
a：親指と人差し指で気管を挟むように触診するClassicテクニック
b：1本の指で右甲状腺を触診するNorsworthyテクニック
c：1本の指で左甲状腺を触診するNorsworthyテクニック
文献1より引用・改変

ない。甲状腺機能亢進症の治療によって低コバラミン血症も改善するため，治療後も低コバラミン血症が改善しない場合には消化器疾患の併発を疑う必要がある[1]。

内分泌学的検査

猫の甲状腺機能亢進症の診断において甲状腺ホルモン測定が重要であることは言うまでもなく，徴候，身体検査および臨床検査所見から甲状腺機能亢進症が疑われる猫において，甲状腺ホルモン濃度の上昇を確認できる場合には確定診断が可能である。診断のフローチャートを**図2-3-4**[1]に示す。

総サイロキシン（TT_4）濃度

猫の甲状腺機能亢進症の診断において一般的に測定されるのは TT_4 である。甲状腺機能亢進症の猫の90～95％で血中 TT_4 濃度の上昇が認められるため，ほとんどの場合で TT_4 の測定のみで診断が可能である。軽症例では血中 TT_4 濃度が参考基準範囲内高値になることもある。非甲状腺疾患では血中 TT_4 が低下するため，明らかな非甲状腺疾患が存在しているときに血中 TT_4 濃度が参考基準範囲内高値の場合は，甲状腺機能亢進症が併発している可能性も考えなければならない。

TT_4 は複数の検査機関で測定可能であることに加え，最近では院内測定も可能になってきている。注意点としては参考基準範囲が測定方法や検査機関によって異なることである。また，測定方法によっても測定

値に若干の差がみられ，EIA 法は CLEIA 法にくらべて低値になることがある。臨床像と TT_4 の結果が合わない場合には，別の測定方法も検討すべきである。甲状腺機能亢進症の猫では病態の進行とともに血中 TT_4 濃度の上昇もみられるため，数週間～数カ月後に再検査を検討してもよい。直ちに診断を下す必要がある場合には，血中遊離 T_4（FT_4）や甲状腺刺激ホルモン（TSH）濃度を測定することで診断を確定できる場合もある。

血中 TT_4 濃度は加齢とともに低下することが知られているため，そのことを考慮して参考基準範囲の上限値を低めに設定している検査機関もある。その場

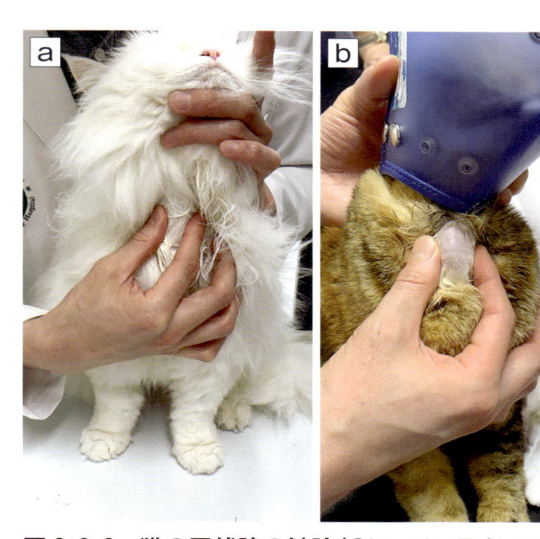

図 2-3-3．猫の甲状腺の触診（Classic テクニック）
a：両側の甲状腺腫大が触知された（図 2-3-6 と同一症例）。
b：顕著に腫大した可動性のある甲状腺の触診。

表 2-3-4．甲状腺機能亢進症の猫で認められる臨床検査所見

所見	頻度	コメント
赤血球増加	<50%	軽度～中程度のことが多い
白血球増加，好中球増加，リンパ球減少，好酸球減少	一般的	ストレスに対する反応と考えられている
リンパ球増加と好酸球増加	一般的ではない	甲状腺機能亢進症に伴う相対的なコルチゾール不足の可能性
肝酵素値の上昇	>90%	甲状腺機能亢進症の猫における重要な臨床病理学的所見
高リン血症	～40%	詳細な機序は不明
低イオン化カルシウム血症	～50%	詳細な機序は不明。軽度のことが多い
高窒素血症（軽度～中程度）	2～10%	負の予後と関連
高血糖	ときおり	ストレス性高血糖
低コバラミン血症	40%	メチルマロン酸の上昇は伴わないため，機能的な異常ではないと考えられている
尿比重	様々	<1.035 の場合は治療後の高窒素血症の発症に注意が必要
尿蛋白	一般的	軽度のことが多い

文献 1 より引用・改変

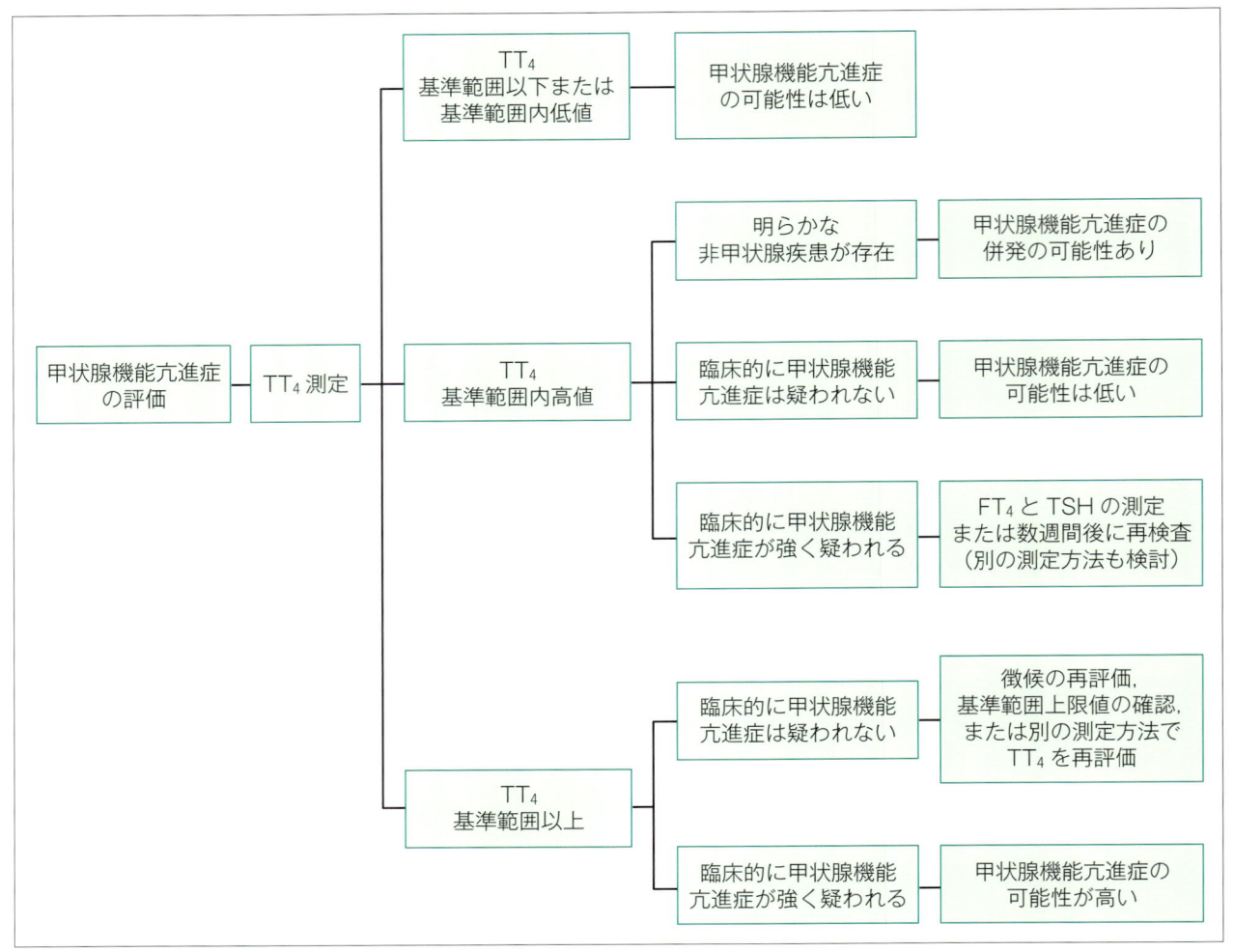

図 2-3-4. 猫の甲状腺機能亢進症の診断フローチャート
文献 1 より引用・改変

合，診断の感度は上昇するが特異度は低下することとなる。つまり，甲状腺機能が正常な猫（例えば健康診断で TT_4 を測定する場合など）で参考基準範囲を超える可能性が出てくる点には注意が必要である。

遊離サイロキシン（FT_4）濃度

血中 FT_4 濃度は甲状腺機能亢進症の猫の 97〜98％で高値になるため，TT_4 よりも感度が高い検査である。特に，軽症例でも 85〜95％が高値を示すことから，血中 TT_4 濃度が高値を示さない軽症例において力を発揮する（血中 TT_4 濃度は軽症例の 60〜80％程度でしか上昇しない）。一方，血中 FT_4 濃度は非甲状腺疾患の猫の 10〜20％で上昇することが知られているため，FT_4 の測定のみで診断することは推奨されない。なお，非甲状腺疾患の猫で血中 TT_4 濃度が上昇することはほとんどなく，非甲状腺疾患の猫 221 頭の TT_4 を調べた過去の報告では，全例で参考基準範囲内または低値だった[9]。しかし，比較的最近の報告では

32 頭の非甲状腺疾患の猫のうち 4 頭（12.5％）で血中 TT_4 濃度の上昇が認められており[10]，例外が常にあることは知っておかなければならない。

甲状腺刺激ホルモン（TSH）濃度

TSH は種特異性のあるホルモンであり，理想的には猫用の測定法を用いるべきであるが，猫用に開発された TSH の測定方法は現在のところ存在しない。猫と犬の TSH は比較的類似していることから，実際には犬用の測定方法を用いて猫の TSH が測定されている。甲状腺機能亢進症の猫の 98％では血中 TSH 濃度が検出限界未満となる。しかし，猫の TSH の検出感度は高くないため，甲状腺機能が正常な猫でも約 30％が検出限界未満となる。FT_4 と同様に，血中 TSH 濃度の低下単独では猫の甲状腺機能亢進症を診断することはできないが，TT_4 だけでは確定できない場合に FT_4 と同時に TSH を測定する価値はある。

表 2-3-5. 猫の甲状腺機能亢進症の診断における画像検査の比較

	X 線検査	超音波検査	シンチグラフィ	CT 検査	MRI 検査
甲状腺の描出	悪	良	優	良（造影）	良
甲状腺の機能評価	不可	不可	可	不可	不可

文献 1 より引用・改変

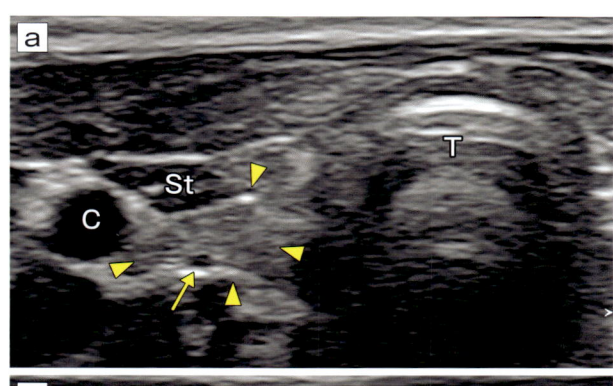
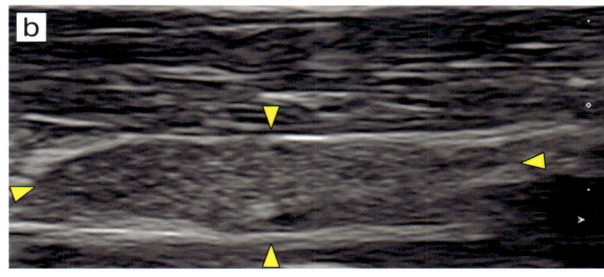
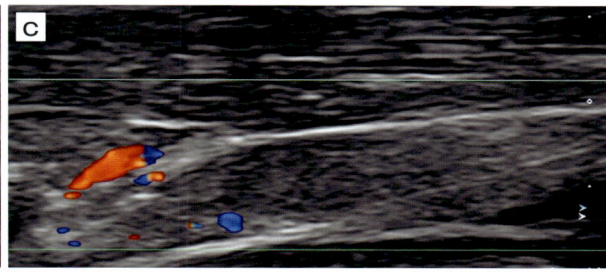

図 2-3-5. 健常猫の頚部超音波画像
a：横断像。矢頭で囲まれる領域が甲状腺である（高さ 2.3 mm）。
　上皮小体と思われる低エコー性の結節も確認できる（矢印）。
b：甲状腺の縦断像（矢頭で囲まれる領域）。紡錘形で均一なエ
　コー源性を示す。
c：b のカラードプラ所見。血流はそれほど豊富ではない。
C：総頚動脈　T：気管　St：胸骨甲状筋

画像検査

　猫の甲状腺機能亢進症の診断における画像検査の特徴を**表 2-3-5** に示した[1]。シンチグラフィは腫大した甲状腺の検出だけでなく機能性も評価できる点，異所性甲状腺を検出できる点が他の画像検査にはない特徴である。シンチグラフィを利用できない本邦では，甲状腺の腫大を確認するために超音波検査が広く用いられている。触診で腫大を確認できない場合でも，超音波検査で腫大を検出できることはよくある。**図 2-3-5** と**図 2-3-6** は健常猫と，両側の甲状腺が腫大した甲状腺機能亢進症の猫の超音波画像である。健常猫の甲状腺の超音波所見に関する情報はあまり多くないが，犬と同様に縦断像では紡錘形であり，均一なエコー源性を示す。健常猫の甲状腺の高さ（厚み）は約 3 mm 程度と報告されている[11]。甲状腺機能亢進症の猫では甲状腺の体積が増すが[11]，体積の計算は煩雑であり，基本的に体積まで計算する必要はない。縦断像をきれいに描出するためには比較的広範囲に剃毛する必要があるため，横断像のみで腫大を確認することもよくある。腫大の有無は主観的に評価する（球形に腫大している

または結節が認められる）だけでも十分と思われるが，筆者は高さ 3 ～ 4 mm 以上を腫大の目安の 1 つにしている。

　超音波検査で甲状腺の明らかな腫大が認められない場合でもシンチグラフィで機能亢進が確認される症例も存在するため[11]，腫大がないからといって甲状腺機能亢進症を否定することはできない。これは手術の適応を判断する際にも重要となる。片側の腫大による甲状腺機能亢進症だと思っていても実は両側性であったり，異所性甲状腺が隠れていたりすることがある。シンチグラフィを利用できない本邦では，手術適応は慎重に判断すべきと考えられる。

治療および管理法

　現在，猫の甲状腺機能亢進症に対する治療の選択肢は 4 つある（**表 2-3-6**，放射性ヨウ素治療を実施できない日本では 3 つ）[1]。どの治療を選択するかは，費用，症例の年齢，一般状態，および併発疾患の有無などをもとに，獣医師と飼い主が話し合って決めることとなる[1]。

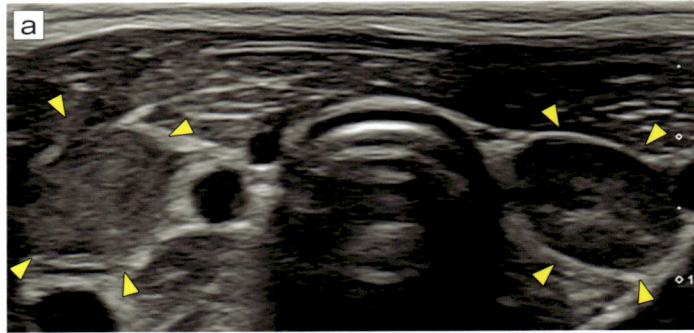

図 2-3-6. 甲状腺機能亢進症の猫の頚部超音波画像

a：横断像。両側の甲状腺が腫大している(矢頭)。
b：右甲状腺の縦断像。球形に腫大している(高さ6.4 mm)。
c：b のカラードプラ所見。健常猫の甲状腺とくらべて血流が豊富である。

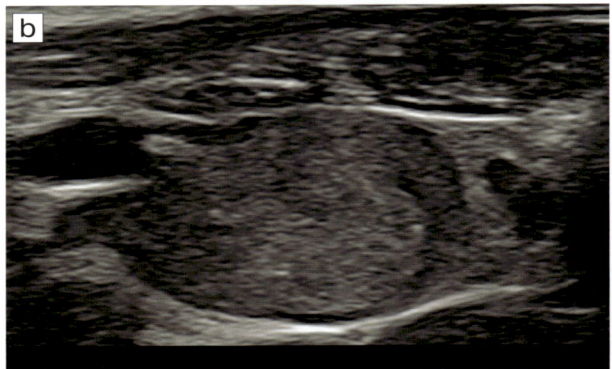

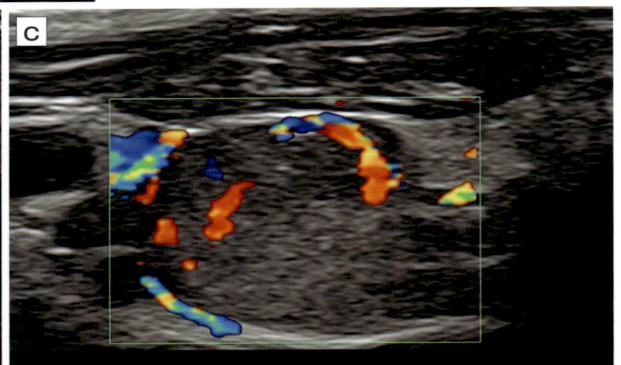

表 2-3-6. 猫の甲状腺機能亢進症の治療法の比較

	抗甲状腺薬	ヨウ素制限食	甲状腺切除術	放射性ヨウ素(^{131}I)治療※
初期にかかる費用	低	低	高	高
長期にかかる費用	やや高	やや高	低	低
飼い主にとっての難しさ	経口投与：やや難しい 経皮投与：比較的容易	容易	退院後は容易	退院後は容易
麻酔の必要性	なし	なし	あり	場合によってあり
甲状腺機能正常化までの期間	2～4週間	6～8週間	24～48時間以内	数日～数週間
入院の必要性	なし	なし	1～3日	3日～4週間 (国によって異なる)
低カルシウム血症のリスク	なし	なし	あり	なし
その他の制限事項	毎日の投与が必要 軽度の副作用は一般的 重度の副作用が生じる可能性 医原性甲状腺機能低下症の可能性	室内飼育であることが必要 厳密な食事管理が必要 嗜好性は比較的低い 甲状腺機能亢進症が持続する可能性	経験豊富な外科医が必要 片側切除後には再発する可能性 両側切除後には医原性甲状腺機能低下症の可能性	特殊な施設でのみ実施可能 医原性甲状腺機能低下症の可能性 甲状腺機能亢進症が持続する可能性

※日本では実施不可
文献1より引用・改変

抗甲状腺薬

猫の甲状腺機能亢進症に対する治療として抗甲状腺薬を使用する頻度は高く，92%の症例において初期治療として用いられている[12]。生涯にわたって投与されることもあれば，甲状腺切除術を実施する前に短期的に使用し，甲状腺機能亢進症によってマスクされた慢性腎臓病が顕在化してこないかを確認するためにも使用される。

チアマゾールの経口投与

抗甲状腺薬として一般的に使用されるのはチアマゾール（メチマゾールも同義）であり，甲状腺ペルオキシダーゼを阻害することによって甲状腺ホルモンの合

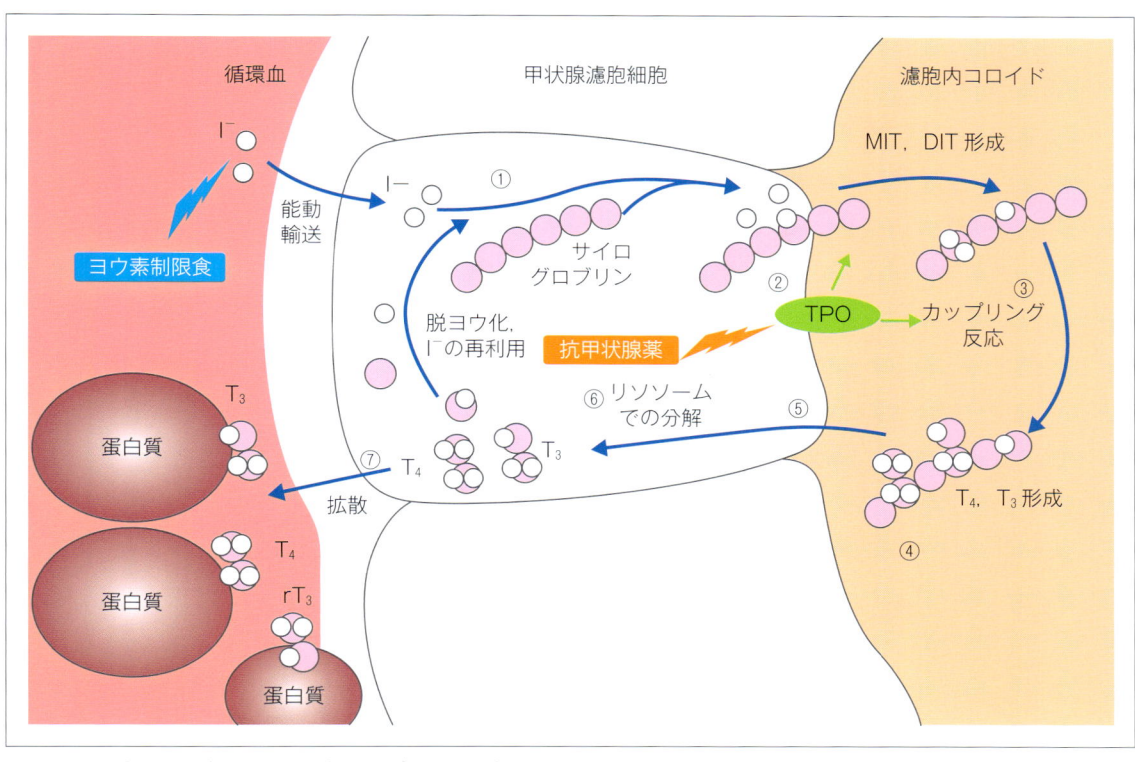

図 2-3-7. 抗甲状腺薬とヨウ素制限食の作用部位

甲状腺ペルオキシダーゼ（TPO）の作用により，サイログロブリン分子のチロシン残基へのヨウ素の結合と，ヨウ素の付いたチロシン同士の縮合（カップリング反応）が起こる。抗甲状腺薬（チアマゾール）は TPO を阻害することで甲状腺ホルモンの合成を妨げる（詳細については Chapter2-1「甲状腺の基礎」を参照）。
ヨウ素制限食は甲状腺ホルモンの原料であるヨウ素を制限することで，甲状腺ホルモンの合成を低下させる。
MIT：モノヨードチロシン　DIT：ジヨードチロシン　T_3：トリヨードサイロニン　T_4：サイロキシン　rT_3：リバース T_3

成を妨げる（**図 2-3-7**）。作用機序から分かるように，チアマゾールはすでに貯蔵されている甲状腺ホルモンの放出を阻害することはできない。したがって，チアマゾールによって甲状腺機能が正常化するまでには2〜4週間程度必要である。これまで，国内ではチアマゾール製剤として人体薬のメルカゾール®錠が使用されていたが，2021年に猫用のチロブロック®錠が発売された。人体薬のメルカゾール®錠では，投与量を1.25 mgとする場合には分割する必要があるが，チアマゾールは苦みを有することから分割すると猫に投与しづらいという欠点があった。また，チアマゾールは人に対しても同様に作用すること，催奇形性があることから，人への曝露にも注意する必要があり，その点でも分割や粉砕は避けるべきである。さらに，分割や粉砕すると有効成分の含量が低下することも知られている。

推奨されているチアマゾールの初期投与量は1.25〜2.5 mg/cat，1日2回である。古い報告では初期投与量が5 mg/cat，1日2回または3回に設定されてい

たが[13]，徴候が軽度かつ早期に診断されることが増えた現在では低用量での開始が推奨されている。ただし，初期投与量と副作用の発現の関連性は証明されていないため[14]，必ずしも最低用量から開始する必要はない。副作用でよく認められる消化器徴候は，胃粘膜への刺激や錠剤の苦みによって生じる可能性もあるため[14]，錠剤を分割しないことで消化器徴候の発現を減らせるかもしれない。チアマゾールの投与量は症例の体格よりも甲状腺のサイズによって調整すべきと考えられており[1]，甲状腺サイズと血中 TT_4 濃度は相関することから，血中 TT_4 濃度が高い症例では比較的高用量（2.5 mg/cat，1日2回），血中 TT_4 濃度がそこまで高くない症例では比較的低用量（1.25 mg/cat，1日2回）で開始するとよい。1日2回に分けて投与した方が早期に甲状腺機能の正常化が得られ，効果的であることが示されているが[15]，1日1回投与でも多くの症例で正常化は得られる。したがって，1日2回の投与が難しい場合には，1日1回投与を選択することも可能である。

表 2-3-7. チアマゾールによる軽度の副作用

	経口チアマゾール	経皮チアマゾール
消化器徴候（嘔吐，食欲不振）	23%	3.7%
軽度の血液学的異常（白血球減少，好酸球増加，リンパ球増加）	16.4%	報告なし
顔面や頚部の擦過傷（掻痒）	4%	8%
体表リンパ節腫大	少数の報告のみ	報告なし

文献 1，14 より引用・改変

表 2-3-8. チアマゾールによる重度の副作用

	経口チアマゾール	経皮チアマゾール
肝障害（黄疸，食欲不振）	2.6%	4%
出血傾向（鼻出血，口腔内出血）	2.5%	報告なし
重度の血小板減少症（<75,000/μL）	2.8%	8%
無顆粒球症（<500/μL）	2.7%	6.1%
重症筋無力症	少数の報告のみ	1例の報告のみ
貧血（再生不良性貧血を含む）	少数の報告のみ	報告なし

文献 1，14 より引用・改変

チアマゾールの経皮投与

チアマゾールの経口投与が難しい場合，あるいは経口投与によって消化器徴候がみられる場合には，経皮吸収用に調整したチアマゾールを耳介に塗布する方法もある[1]。日本では基本的に獣医師が自分で錠剤を粉砕して調合しなければならないこと，長期の安定性は不明であること，基剤によって吸収率が変わることなどの制限があり，筆者自身が使用した経験はないが，経口投与が困難な場合や他の治療選択肢がない場合に試す価値はあると思われる。経皮吸収を高めるために pluronic lecithin organogel（PLO）という基剤にチアマゾールを混合することが一般的な方法として紹介されているが，チアマゾールは脂溶性の薬剤であるため油脂性の基剤の方が吸収を高められることも知られている。チアマゾールの濃度が 2.5〜5 mg/0.1 mL になるように調合し，ツベルクリンシリンジなどに充填して使用する。

チアマゾールの経皮投与は，経口投与にくらべ利用効率が低く，効果発現もやや遅い。そのため，初期投与量はやや多く（2.5〜10 mg/kg，1 日 2 回），初回評価はやや遅く（約 4 週後）実施する。飼い主には投与の際にゴム手袋を着用するように指導する。

チアマゾールの副作用

チアマゾールの副作用を**表 2-3-7** および**表 2-3-8** に示す[1,14]。一般的に，副作用は治療開始後 4〜8 週以内に認められ，どの副作用も投与量にかかわらず発現する可能性がある。

最もよく認められる副作用は，チアマゾールを経口投与した際の消化器徴候である。多くの場合，消化器徴候は軽度かつ一時的である。消化器徴候が持続する場合は投与量を半量に減らしてみる。それでも持続する場合は 1〜2 日間休薬する。さらに消化器徴候が持続する，あるいは再発する場合は，他の治療オプションを考慮する。経皮投与では消化器徴候の発現頻度が低い（**表 2-3-7**）[1,14]。軽度の血液学的異常は一般的に認められる副作用であり，認められた場合にチアマゾールを中止する必要はないが，2 週間隔での再評価が推奨されている[1]。顔面や頚部の掻痒が生じた場合には，チアマゾールを休薬する必要がある。

まれではあるが，チアマゾールは肝障害，血小板減少症，無顆粒球症などの重度の副作用を起こすことがある。このような副作用を確認した際には直ちに休薬し，対症療法を行う必要がある。血小板減少症や無顆粒球症は休薬後数日以内，肝障害は数週間以内に改善が期待される。重度の副作用が生じた症例では，チアマゾールの投与は再開せず，他の治療オプションを検討しなければならない。

治療後のモニタリング

チアマゾールによる治療を開始した後は，副作用および治療効果を確認するために十分なモニタリングが

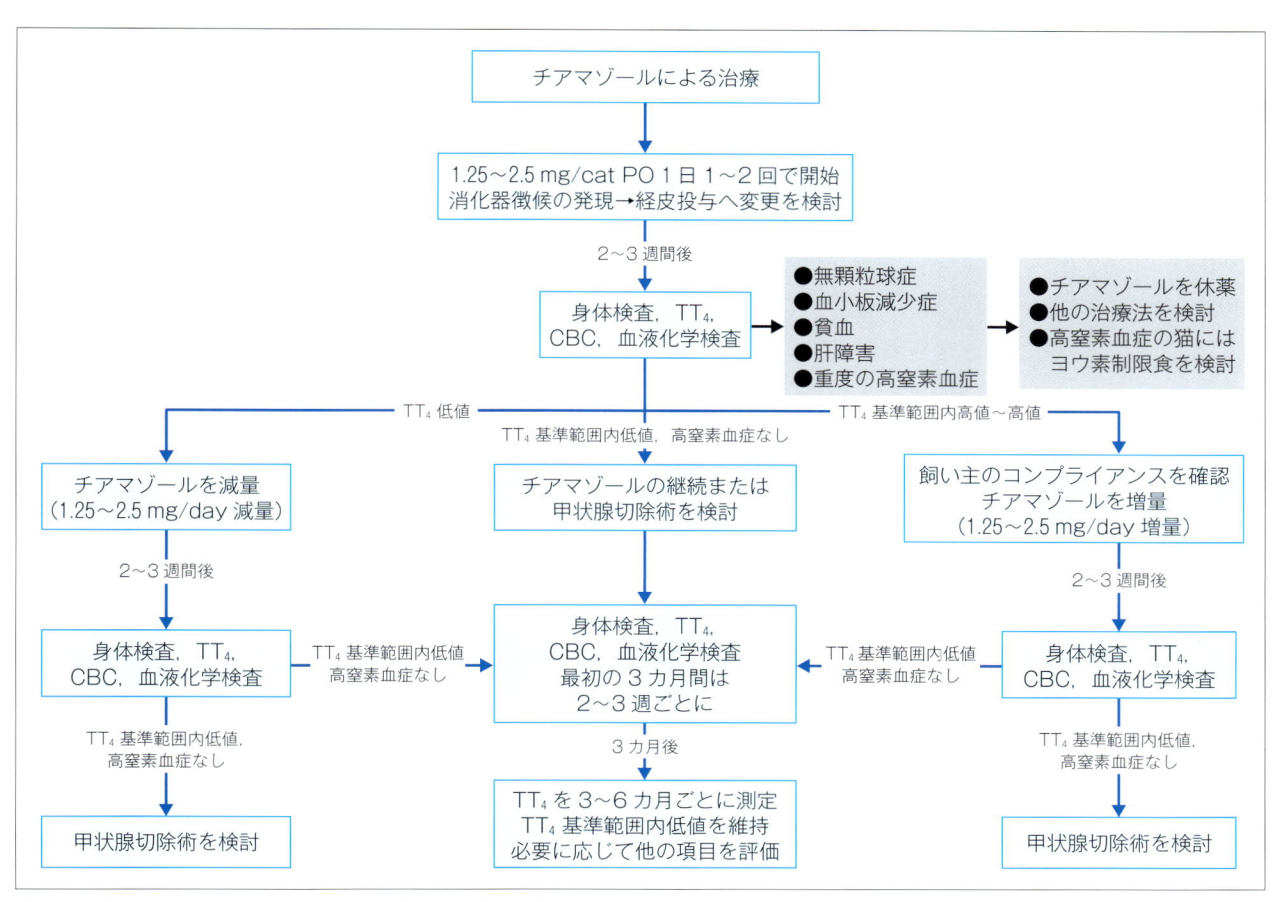

フローチャート内のテキスト:

チアマゾールによる治療

1.25〜2.5 mg/cat PO 1日1〜2回で開始
消化器徴候の発現→経皮投与へ変更を検討

2〜3週間後

身体検査，TT4，
CBC，血液化学検査

●無顆粒球症
●血小板減少症
●貧血
●肝障害
●重度の高窒素血症

●チアマゾールを休薬
●他の治療法を検討
●高窒素血症の猫には
　ヨウ素制限食を検討

TT4 低値

TT4 基準範囲内低値，高窒素血症なし

TT4 基準範囲内高値〜高値

チアマゾールを減量
（1.25〜2.5 mg/day 減量）

チアマゾールの継続または
甲状腺切除術を検討

飼い主のコンプライアンスを確認
チアマゾールを増量
（1.25〜2.5 mg/day 増量）

2〜3週間後

2〜3週間後

身体検査，TT4，
CBC，血液化学検査

TT4 基準範囲内低値
高窒素血症なし

身体検査，TT4，
CBC，血液化学検査
最初の3カ月間は
2〜3週ごとに

TT4 基準範囲内低値
高窒素血症なし

身体検査，TT4，
CBC，血液化学検査

TT4 基準範囲内低値，
高窒素血症なし

3カ月後

TT4 基準範囲内低値，
高窒素血症なし

甲状腺切除術を検討

TT4 を3〜6カ月ごとに測定
TT4 基準範囲内低値を維持
必要に応じて他の項目を評価

甲状腺切除術を検討

図 2-3-8．チアマゾールによる治療モニタリングのフローチャート
文献 16 より引用・改変

必要となる（**図 2-3-8**）[16]。治療の目標は，血中 TT4 濃度を参考基準範囲内低値に維持するとともに，体重や筋肉量の増加などを得ることとなる。

　モニタリングのために TT4 を測定する日は，通常どおりチアマゾールを投与した状態で来院するように飼い主に指示するが，TT4 測定のための採血時間はいつでも問題ない。チアマゾールの血中半減期は短いが，甲状腺に蓄積することで比較的長時間（12 時間以上）作用すると考えられている。

　腎機能の評価は，チアマゾールによる治療後のモニタリングで最も重要なポイントの1つである。甲状腺機能亢進症の猫では糸球体濾過量が増加しており，高窒素血症がマスクされていることがよくある。糸球体濾過量の増加は，甲状腺ホルモンによる心拍出量の増加作用と腎臓における血管拡張作用によるものと考えられている。過去の報告では，15〜30％程度の猫で甲状腺機能亢進症の治療後に高窒素血症を認めている。診断時の高窒素血症は負の予後と関連するが，治療後の高窒素血症が生存期間を短縮させるというデータは

なく，軽度の高窒素血症であれば必ずしもチアマゾールを減量する必要はない。治療によって筋肉量が増加するため，それに伴い Cre が上昇傾向を示すことはよくある。治療後の高窒素血症を予測することは困難であるが，治療前に尿比重の低下を認めている猫では注意が必要である。

食事療法

　ヨウ素は甲状腺ホルモンの合成に欠かすことができないため，食事中のヨウ素を制限することで甲状腺ホルモンの合成が低下する。ヨウ素制限食（y/d ドライまたは缶詰）が猫の甲状腺機能亢進症の治療法として確立されてきている。健常猫におけるヨウ素の必要量は 0.46 mg/kg 乾燥重量であり，y/d ではヨウ素を 0.2 mg/kg 乾燥重量程度に制限している。ヨウ素制限食の利点として，簡便で副作用がないことが挙げられる一方，嗜好性が比較的低い，他のフードを食べてはいけない，外に出してはいけない（狩りをしてはいけない），長期的な影響は不明である，蛋白含有量が少

ないなどの制限事項もある。過去の報告では，35％の猫はヨウ素制限食を好まなかった[17]。

健康な若い猫にヨウ素制限食を2年間与えても副作用は確認されておらず，同居猫がいる場合はその猫がヨウ素制限食を食べても問題ないと考えられる。しかし，健康な猫における2年以上の長期的な影響，甲状腺機能亢進症の猫における長期的な影響はまだ不明である。ヨウ素制限食は蛋白含有量が比較的少ないため，異化亢進により蛋白要求量の高い甲状腺機能亢進症の猫においては最適な食事とはいえないが，慢性腎臓病を併発している場合にはよい選択肢となる。

ヨウ素制限食のみをしっかりと与えることができる場合，約70％の症例で血中TT_4濃度が参考基準範囲内まで低下する（**表2-3-9**）[17-23]。しかし，血中TT_4濃度が参考基準範囲内に低下しても多くの症例で体重増加は認められず，甲状腺機能を完全に正常化するのは難しい場合が多いと考えられる。

チアマゾールからヨウ素制限食に切り替える場合には，甲状腺機能低下症のリスクを下げるためにチアマゾールを完全に休薬してからヨウ素制限食を開始する。甲状腺機能低下症のリスクがあるためチアマゾールとヨウ素制限食を併用することは基本的に推奨されないが，2年以上の長期経過によって甲状腺が増大した症例などで，チアマゾール単独でのコントロールが困難な場合はヨウ素制限食の併用が効果的なときもある。

予後

無治療の甲状腺機能亢進症の猫の予後に関する情報はほとんどないが，治療を行わない場合には病態の進行によって肥大型心筋症などの様々な影響が全身に生じるため，負の予後と関連することは間違いない[1,24]。高血圧や糸球体濾過量の増加は糸球体硬化を起こすため，結果的には慢性腎臓病の発症や進行の原因となる[1]。一方，甲状腺機能亢進症が適切に治療されている猫においては，ほとんどの場合で併発疾患により予後が左右される。

チアマゾール，甲状腺切除術，または放射性ヨウ素による治療を行った猫においては，蛋白尿（尿蛋白／クレアチニン比［UPC］＞0.81）と高血圧が負の予後と関連することが報告されている[25]。また，甲状腺機能亢進症の診断時に高窒素血症を認めている猫では，生存期間が短縮することも報告されている[26]。

📋 症例 1

アメリカン・ショートヘア，13歳齢，避妊雌

ヒストリー

1週間前に急性の嘔吐，下痢，食欲不振を認め，原因精査のために紹介され来院した。当院来院時，食欲は2割程度まで改善し，嘔吐も治まっていた。軟便は続いているが，それも改善傾向とのことであった。

表2-3-9. 甲状腺機能亢進症の猫に対するヨウ素制限食の効果

文献 No.	症例数	TT_4の基準範囲内への改善 （30〜60日）	TT_4の基準範囲内への改善 （60〜90日）	治療後の身体検査所見の変化
17	225	56/88（63.6％）	51/68（75％）	体重減少は改善（具体的な数値の記載なし） 心拍数の変化なし
18	18	5/12（41.7％）	6/12（50％）	体重の変化なし
19	49	20/48（41.7％）	39/47（83％）	体重の変化なし 心拍数の変化なし
20	8	6/8（75％）	7/8（87.5％）	体重の変化なし
21	15	6/15（40％）	6/15（40％）	体重の変化なし 筋肉量の増加なし
22	8	6/8（75％）	4/7（57.1％）	体重の変化なし
23	14	3/10（30％）	3/6（50％）	体重の変化なし
合計	339	102/189（54％）	116/163（71.2％）	

検査所見

身体検査

体重 6.8 kg（BCS 8/9），体温 39.7℃，心拍数 216 回/分，呼吸数 60 回/分，収縮期血圧 168 mmHg。肥満体型ではあったが，側頭筋や胸腰椎周囲の筋肉量はやや減少していた（**図 2-3-9**）。体重はもともと 8 kg くらいあり，数カ月前から徐々に減少してきているとのことであった。身体検査上，その他に明らかな異常は認められなかった。

血液検査

ALT（100 U/L，参考基準範囲 22〜84 U/L）と ALP（84 U/L，参考基準範囲 0〜58 U/L）が軽度に上昇し，SAA の上昇（139.1 μg/mL，参考基準範囲＜3.8 μg/mL）も認められた。その他に異常所見は認められなかった。

画像検査

腹部 X 線検査と超音波検査において明らかな異常は認められなかった。

内分泌学的検査

消化器徴候に加え，肝酵素値の上昇と数カ月にわたる体重減少を認めたことから，甲状腺機能亢進症の可能性を疑い，TT_4 の測定を行ったところ，4.0 μg/dL（参考基準範囲 1.0〜5.0 μg/dL）と参考基準範囲内ではあるがやや高値を示した。

頚部超音波検査

触診で甲状腺の腫大は確認できなかったが，頚部超音波検査では右甲状腺が内部に低エコー性の結節を伴って軽度に腫大していた（**図 2-3-10a，b**）。左甲状腺の明らかな腫大は認められなかったが，右甲状腺と同様に低エコー性の結節が複数認められた（**図 2-3-10c**）。

経過

甲状腺の腫大は認められたものの血中 TT_4 濃度は参考基準範囲内であり消化器徴候は改善傾向であったため，2 週間後に再評価することとした。

2 週間後に来院した際，食欲は元通りに改善し，軟便は持続しているものの一般状態は良好だった。SAA も参考基準範囲内に低下しており，初診時に測定した

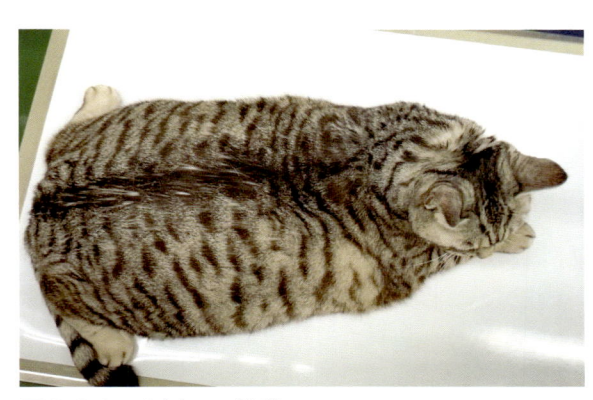

図 2-3-9．症例 1：外貌
BCS は 8/9 で肥満体型だが，側頭筋や胸腰椎周囲の筋肉量はやや減少していた。

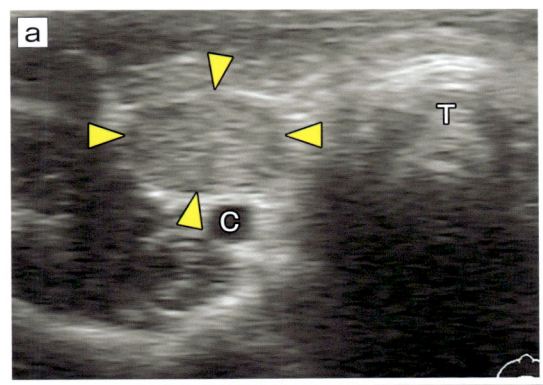
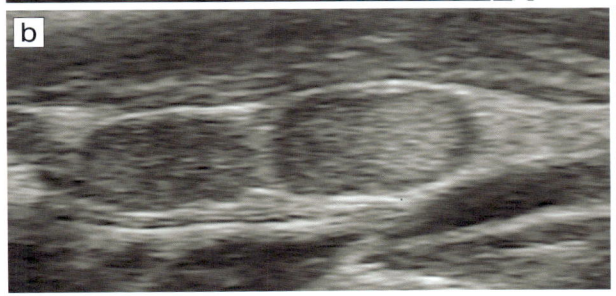
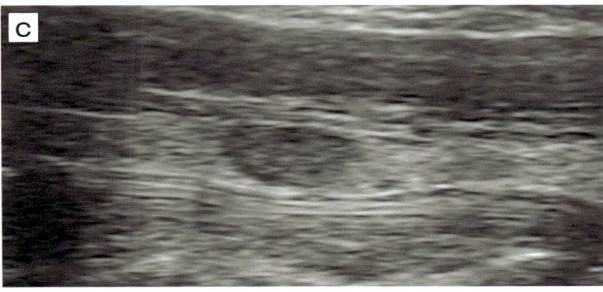

図 2-3-10．症例 1：頚部超音波画像
a：横断像。右甲状腺は高さ 3.6 mm で軽度に腫大している（矢頭で囲まれた領域）。
b：右甲状腺の縦断像。低エコー性の結節が 2 カ所確認される。
c：左甲状腺の縦断像。明らかな腫大は認められない（高さ 2.1 mm）が，内部に低エコー性の結節を認める。他の断面でも複数の結節が確認された。
C：総頚動脈　T：気管

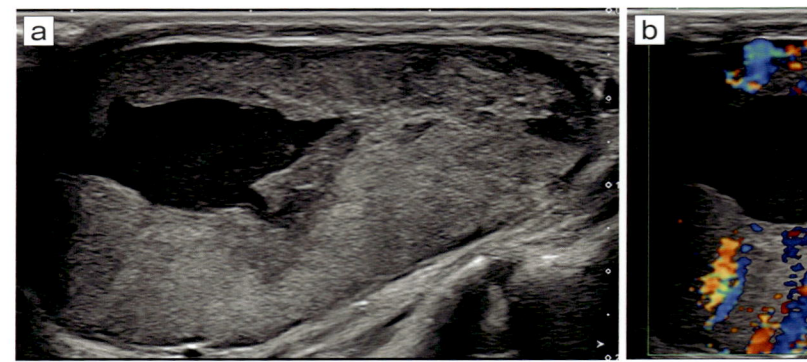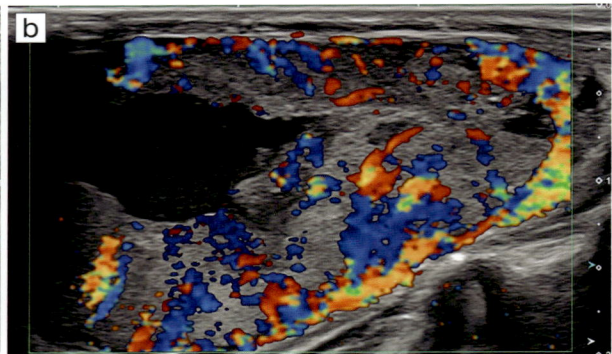

図 2-3-11．症例2：右甲状腺の超音波画像
a：縦断像。甲状腺は 32×17 mm 大に腫大し，内部には液体貯留が認められる。
b：縦断像のカラードプラ所見。豊富な血流が認められる。

猫膵特異的リパーゼも参考基準範囲内だった（2.0 μg/L，参考基準範囲≦3.5 μg/L）。経過から，急性の食欲不振と嘔吐の原因としては急性胃腸炎などが疑われた。TT_4 を再測定したところ，5.1 μg/dL と上昇を認め，体重減少と超音波検査上の甲状腺腫大とあわせ，甲状腺機能亢進症と診断した。

考察

本症例の初診時の血中 TT_4 濃度は参考基準範囲内であったが，これは非甲状腺疾患（急性胃腸炎）の存在により低下していたものと考えられた。このような場合，非甲状腺疾患の改善後，あるいは数週間の間隔をあけての再評価が推奨される。本症例では超音波検査で甲状腺の腫大を確認していたため，2週間後に一般状態が改善した段階で TT_4 の再評価を行った。触診または超音波検査で甲状腺の腫大を確認しておくことで，次の検査を強く勧めることができると考えられる。

 ## 症例2

雑種猫，15 歳齢，避妊雌

ヒストリー

3年半前の健康診断で血中 TT_4 濃度の高値が発見され，チアマゾールによる治療が開始されていた。1年前から TT_4 のコントロールが不良となり，チアマゾールを 6.25 mg/cat/day（1日2回に分割）まで増量しても血中 TT_4 濃度が低下せず，甲状腺も徐々に増大してきたため，紹介され来院した。体重が減少傾向であること以外に明らかな徴候は認められていなかった。

検査所見

身体検査

体重 3.44 kg（BCS 3/9），体温 37.8℃，心拍数 210 回/分，呼吸数 60 回/分，収縮期血圧 148 mmHg。体重はもともと 4 kg くらいとのことだった。頚部の触診では，右頚部に 3 cm 大の可動性のある腫瘤を触知した。

血液検査

BUN（36.3 mg/dL，参考基準範囲 17.6〜32.8 mg/dL）と ALP（79 U/L）の軽度上昇が認められた。Cre は参考基準範囲内だった（1.3 mg/dL，参考基準範囲 0.9〜2.1 mg/dL）。TT_4 は 4.0 μg/dL と参考基準範囲内のやや高値を示した。

画像検査

胸部 X 線検査と心エコー図検査において明らかな異常は認められなかった。頚部の超音波検査では，豊富な血流を有して腫大した右甲状腺が確認され，内部には液体貯留が認められた（**図 2-3-11**）。左甲状腺の明らかな腫大は認められなかった。

経過

TT_4 は参考基準範囲内やや高値だったこと，体重減少が持続していたこと，ALP の軽度上昇が認められていたことから，チアマゾールの投与量が不足していると考えられたため，チアマゾールを 8.75 mg/cat/day（1日2回に分割）に増量した。

2週間後に来院した際，一般状態は良好であり，TT_4 は 1.0 μg/dL に低下した。ALP も 58 U/L に低下し，BUN（33.3 mg/dL）と Cre（1.6 mg/dL）の明らかな上昇は認められなかった。

1カ月後には体重が3.7 kgに増加し，徴候のコントロールは良好であると考えられた。甲状腺は顕著に腫大しているものの，チアマゾールによるコントロールは可能であると考えられ，高齢であることからもチアマゾールを継続することとなった。

考察

本症例のように，長期の経過によって甲状腺は徐々に腫大していくことがある。チアマゾールは甲状腺濾胞内で作用するため，甲状腺のサイズが増大することによってチアマゾールの必要量も一般的に増加する。過去の報告では，262頭の甲状腺機能亢進症の猫のうち2頭では20 mg/cat/dayまでチアマゾールを増量しても血中TT_4濃度の低下が得られず，この2頭の甲状腺は非常に腫大していたことが示されている[27]。

チアマゾールを15〜20 mg/cat/day以上に増量することは副作用の観点から推奨されていない。また，人におけるデータでは甲状腺がチアマゾールを取り込む能力には限界があり，15 mg/day以上を取り込むことはできないことが示されている[1]。長期の経過で甲状腺が増大してくる場合，甲状腺癌へ形質転換した可能性も考慮しなければならない。甲状腺癌への形質転換がみられた場合でも遠隔転移を起こすことは少ないと考えられているが[27]，それを予測することは困難である。本症例においては，チアマゾールの増量に反応がみられたこと，投薬が問題なく可能であること，高齢であることなどからチアマゾールを継続することとなったが，今後も慎重なモニタリングが必要である。

高齢猫の10頭に1頭が罹患する甲状腺機能亢進症は，小動物臨床において遭遇する機会が最も多い疾患の1つである。甲状腺機能亢進症の猫が様々な徴候を示すことは認識されてきているため，高齢猫ではとりあえずTT_4を測定することも多いと思われる。甲状腺機能亢進症を見逃さないためにはそれも重要と考えられるが，身体検査で甲状腺の腫大を触知できれば自信をもってTT_4の測定に進むことができる。その場合，たとえグレーの結果だとしても次の検査につなげやすい。

TT_4さえ測定しておけば甲状腺機能亢進症を診断できていた時代から，TT_4を測定すべき症例の選択とTT_4の結果の解釈が重要な時代になってきている。TT_4を測定すべき症例を適切に選択するためには，徴候，身体検査，臨床検査をきちんと評価することが重要であり，TT_4の結果を適切に解釈するためには内分泌学的検査の特徴を理解しておく必要がある。

また，放射性ヨウ素治療が行えない日本において，猫の甲状腺機能亢進症に対する治療の中心は間違いなくチアマゾールである。分割の必要がない猫用チアマゾール製剤の登場によって治療が行いやすくなった一方，副作用の発現などでチアマゾールの経口投与ができない場合の選択肢は多くない。経皮チアマゾールは調剤の煩雑さや基剤の問題から日本で広く利用されるには至っておらず，ヨウ素制限食も制限事項が多いことや効果が限定的であることから適応症例が多いとはいえない。日本の猫では片側の甲状腺腫が多い可能性が以前から指摘されているが，筆者の知る限りそれを明確に示したデータはない。もしそれが本当であれば甲状腺切除術が有効な治療法と考えられるが，筆者の少ない経験の中では両側病変を認める症例も多いと感じている。

本節では，比較的最近出版された猫の内分泌学の成書（参考文献1，2019年出版）をベースに，猫の甲状腺機能亢進症に関して可能な限りエビデンスに基づく情報を記載した。しかし，海外の情報の中には，そのまま日本の症例に当てはめることができないものも多いと考えられる。日本においては，猫の甲状腺機能亢進症の疫学，診断および治療に関する大規模な研究報告がないのが現状である。日本の特定の施設に甲状腺機能亢進症の猫が集まることは少ないと思われ，症例の蓄積は難しい。この問題を解決するためには，多施設による研究が必要である。多施設が協力することで日本の猫の甲状腺機能亢進症の特徴が明らかとなり，よりよい診断法や治療法がみつかることが期待される。

参考文献

1. Feldman EC, Fracassi F, Peterson ME, et al. Feline Endocrinology. 2019. Edra.
2. Bree L, Gallagher BA, Shiel RE, et al. Prevalence and risk factors for hyperthyroidism in Irish cats from the greater Dublin area. *Ir Vet J*. 2018 ; 71 : 2.
3. Peterson ME. Feline hyperthyroidism. *Vet Clin North Am Small Anim Pract*. 1984 ; 14(4) : 809-826.
4. Peterson ME, Castellano CA, Rishniw M. Evaluation of Body Weight, Body Condition, and Muscle Condition in Cats with Hyperthyroidism. *J Vet Intern Med*. 2016 ; 30(6) : 1780-1789.
5. Puig J, Cattin I, Seth M. Concurrent diseases in hyperthyroid cats undergoing assessment prior to radioiodine treatment. *J Feline Med Surg*. 2015 ; 17(6) : 537-542.
6. 宮本忠，宮本育子，黒羽研二ら．大阪および中国地方における猫の甲状腺機能亢進症の発生．日獣会誌．2002 ; 55(5) : 289-292.
7. Norsworthy GD, Adams VJ, McElhaney MR, et al. Relationship between semi-quantitative thyroid palpation and total thyroxine concentration in cats with and without hyperthyroidism. *J Feline Med Surg*. 2002 ; 4(3) : 139-143.
8. Berent AC, Drobatz KJ, Ziemer L, et al. Liver function in cats with hyperthyroidism before and after 131I therapy. *J Vet Intern Med*. 2007 ; 21(6) : 1217-1223.
9. Peterson ME, Melián C, Nichols R. Measurement of serum concentrations of free thyroxine, total thyroxine, and total triiodothyronine in cats with hyperthyroidism and cats with nonthyroidal disease. *J Am Vet Med Assoc*. 2001 ; 218(4) : 529-536.
10. Peterson ME, Guterl JN, Nichols R, et al. Evaluation of Serum Thyroid-Stimulating Hormone Concentration as a Diagnostic Test for Hyperthyroidism in Cats. *J Vet Intern Med*. 2015 ; 29(5) : 1327-1334.
11. Wisner ER, Théon AP, Nyland TG, et al. Ultrasonographic examination of the thyroid gland of hyperthyroid cats : comparison to ^{99m}TcO$^-_4$ scintigraphy. *Vet Radiol Ultrasound*. 1994 ; 35(1) : 53-58.
12. Caney SMA. An online survey to determine owner experiences and opinions on the management of their hyperthyroid cats using oral anti-thyroid medications. *J Feline Med Surg*. 2013 ; 15(6) : 494-502.
13. Peterson ME, Kintzer PP, Hurvitz AI. Methimazole treatment of 262 cats with hyperthyroidism. *J Vet Intern Med*. 1988 ; 2(3) : 150-157.
14. Daminet S, Kooistra HS, Fracassi F, et al. Best practice for the pharmacological management of hyperthyroid cats with antithyroid drugs. *J Small Anim Pract*. 2014 ; 55(1) : 4-13.
15. Trepanier LA, Hoffman SB, Kroll M, et al. Efficacy and safety of once versus twice daily administration of methimazole in cats with hyperthyroidism. *J Am Vet Med Assoc*. 2003 ; 222(7) : 954-958.
16. Feldman EC, Nelson RW, Reusch CE, et al. Canine and Feline Endocrinology. 4th ed. 2015. Elsevier.
17. van der Kooij M, Bečvářová I, Meyer HP, et al. Effects of an iodine-restricted food on client-owned cats with hyperthyroidism. *J Feline Med Surg*. 2014 ; 16(6) : 491-498.
18. Fritsch DA, Allen TA, Dodd DE, et al. A restricted iodine food reduces circulating thyroxine concentrations in cats with hyperthyroidism. *Intern J Appl Res Vet Med*. 2014 ; 12(1) : 24-32.
19. Hui TY, Bruyette DS, Moore GE, et al. Effect of Feeding an Iodine-Restricted Diet in Cats with Spontaneous Hyperthyroidism. *J Vet Intern Med*. 2015 ; 29(4) : 1063-1068.
20. Scott-Moncrieff JC, Heng HG, Weng HY, et al. Effect of a Limited Iodine Diet on Iodine Uptake by Thyroid Glands in Hyperthyroid Cats. *J Vet Intern Med*. 2015 ; 29(5) : 1322-1326.
21. Vaske HH, Armbrust L, Zicker SC, et al. Assessment of renal function in hyperthyroid cats managed with a controlled iodine diet. *Intern J Appl Res Vet Med*. 2016 ; 14(1) : 38-48.
22. Loftus JP, DeRosa S, Struble AM, et al. One-year study evaluating efficacy of an iodine-restricted diet for the treatment of moderate-to-severe hyperthyroidism in cats. *Vet Med(Auckl)*. 2019 ; 10 : 9-16.
23. Grossi G, Zoia A, Palagiano P, et al. Iodine-restricted food versus pharmacological therapy in the management of feline hyperthyroidism : A controlled trial in 34 cats. *Open Vet J*. 2019 ; 9(3) : 196-204.
24. Carney HC, Ward CR, Bailey SJ, et al. 2016 AAFP Guidelines for the Management of Feline Hyperthyroidism. *J Feline Med Surg*. 2016 ; 18(5) : 400-416.
25. Williams TL, Peak KJ, Brodbelt D, et al. Survival and the development of azotemia after treatment of hyperthyroid cats. *J Vet Intern Med*. 2010 ; 24(4) : 863-869.
26. Milner RJ, Channell CD, Levy JK, et al. Survival times for cats with hyperthyroidism treated with iodine 131, methimazole, or both : 167 cases(1996-2003). *J Am Vet Med Assoc*. 2006 ; 228(4) : 559-563.
27. Peterson ME, Broome MR, Rishniw M. Prevalence and degree of thyroid pathology in hyperthyroid cats increases with disease duration : a cross-sectional analysis of 2096 cats referred for radioiodine therapy. *J Feline Med Surg*. 2016 ; 18(2) : 92-103.

（永田矩之）

犬の甲状腺腫瘍

甲状腺腫瘍は犬と猫では挙動が異なり，猫では多くが甲状腺機能亢進症に関連した良性の機能性腫瘍／甲状腺腫である。そのため甲状腺機能亢進症に対する内科的治療が中心であり，内科的治療でコントロールが難しい場合や腫瘍サイズが大きく機能障害を伴う場合に外科手術が選択される。これに対して犬では多くが悪性腫瘍であり，正確な進行度評価と適切な治療法の選択，外科手術前には慎重に腫瘍の周囲への浸潤性を評価し術式を決定することが重要である。本節では犬の甲状腺腫瘍について，押さえておくべき甲状腺腫瘍の特徴や，診断ステップについて解説する。

概要・病態

犬の甲状腺腫瘍の発生率は全腫瘍中 1.2〜3.7％で，そのうち 90％が癌腫や腺癌で，良性の腺腫は 9.7％である。また，剖検の症例群における研究では，甲状腺腫瘍の 30〜50％は良性腺腫であったと報告されている[1-3]。10〜15 歳齢の高齢犬で多く発生し，好発犬種としてゴールデン・レトリーバー，ビーグル，シベリアン・ハスキーが挙げられる[3]。甲状腺は健常時には触知することはできないが，腫大した甲状腺が頚部腹側で触知されて偶発的にみつかることがある。

一般的に甲状腺腫は小さく，腫瘍の境界は明瞭で可動性を認め非侵襲性である。これに対して我々が臨床の現場で遭遇する甲状腺腫瘍の多くは悪性腫瘍で，甲状腺癌は甲状腺濾胞細胞（濾胞細胞甲状腺癌：FTC）または濾胞傍細胞（C 細胞，甲状腺髄様癌：MTC）から発生し，FTC は世界保健機関（WHO）分類で well differentiated（dFTC：follicular, compact, follicular-compact, papillary），poorly differentiated, undifferentiated, carcinosarcoma に分類される[4]。攻撃性の強い甲状腺癌では気管，食道，周囲の頚部筋群へ浸潤し，腫瘍の境界は不明瞭で可動性に乏しく強い侵襲性を示す。甲状腺癌は初期には無徴候であるが，増大に伴い気管や食道への物理的圧迫による発咳，頻呼吸，呼吸困難や発声障害，嚥下障害などの臨床徴候が発現し，頚部腹側の腫大を主訴に来院することが多い。また，甲状腺癌の 30〜60％は両側性に発生し[5,6]，頚部の触診では両側性に腫瘍が触知される場合がある。片側性の甲状腺癌に対して両側性の甲状腺癌では

16 倍遠隔転移しやすいとされている[6]。

気管外側には反回喉頭神経や，総頚動脈に並走する迷走神経が走行しているため，腫瘍の浸潤によりこれらの神経が障害されると喉頭麻痺やホルネル症候群などが発現する場合がある。さらに，内頚静脈への腫瘍栓浸潤や腫瘍の物理的圧迫による還流障害により，顔面浮腫（前大静脈症候群）を認めることがある。

甲状腺癌の一般的な遠隔転移部位は肺と内側咽頭後リンパ節で，診断時の遠隔転移率は 20〜38％と報告されている[7-9]。また，腫瘍のサイズは遠隔転移に関して非常に重要な予後因子であり，腫瘍サイズが 23 cm^3 以下の腫瘍での遠隔転移率は 14％，23〜100 cm^3 では 74％，100 cm^3 以上では 100％であったと報告されている[10]。

犬の甲状腺腫瘍はほとんどが非機能性腫瘍であり，60％が甲状腺機能は正常，30％が甲状腺機能低下症，10％が甲状腺機能亢進症を呈すると報告されている[1,2]。甲状腺機能亢進症の犬では，臨床徴候は猫と同様に体重減少，多飲多尿，多食，嘔吐，パンティングなどが認められることがあるが[1,2,8]，猫と異なり犬では甲状腺機能亢進症に対する術前の内科的治療は実施されない。甲状腺機能低下症が認められた場合はレボチロキシンによるホルモン補充療法を行い，甲状腺ホルモン濃度が正常化した後に外科手術を実施する。

検査および診断

身体検査で頚部腹側に腫瘤が触知され甲状腺腫瘍が疑われた場合は，確定診断および進行度評価のために

表 2-4-1. 甲状腺腫瘍の診断ステップ

1．血液検査
・CBC（白血球百分比含む） ・血液化学検査（TP, Alb, AST, ALT, ALP, GGT, T-Cho, T-Bil, Glu, BUN, Cre, IP, Ca） ・電解質検査 ・血液凝固検査（PT, APTT, Fib, FDP, D ダイマー, ATⅢ, TAT） ・CRP ・SDMA
2．甲状腺ホルモン検査
・TT_4, FT_4, C-TSH
3．尿検査（膀胱穿刺による採尿）
4．画像検査
・単純 X 線検査（頚部 2 方向／胸部 3 方向／腹部 2 方向） ・超音波検査（頚部／心臓／腹部スクリーニング） ・造影 CT 検査（全身）
5．細胞診

表 2-4-1 の検査を実施する。

画像検査

単純 X 線検査（頚部 2 方向／胸部 3 方向／腹部 2 方向）

甲状腺腫瘍では増大に伴う物理的圧迫により気管の変位が生じる。また，甲状腺癌が気管内に浸潤すると，気管の変位や気管周囲の不透過性の亢進が認められる。さらに，気管以外に喉頭の変位が認められる場合には，内側咽頭後リンパ節への転移が疑われる。

腫瘍が気管周囲へ浸潤し反回喉頭神経を障害した際には，喉頭麻痺が生じる。そのため呼吸様式の変化が認められる場合には，X 線透視装置で喉頭動作を観察し，喉頭麻痺の有無について評価を行う（その他の方法として，鎮静下で目視による喉頭観察を行う）。

前述のとおり，一般的に甲状腺癌は肺への遠隔転移を起こすことから，胸部 3 方向の単純 X 線検査を行い，胸腔内リンパ節（前胸骨リンパ節／縦隔リンパ節／気管気管支リンパ節）の腫大や肺野での結節陰影の有無について評価を行う。甲状腺癌が腹腔内臓器への遠隔転移を起こすことは少ないが，重複がんが認められることがあり，スクリーニング検査として腹部臓器の単純 X 線検査も同時に実施する。

超音波検査（頚部／心臓／腹部スクリーニング）

甲状腺はリニアプローブで気管を描出し，気管と平行に外側方向へプローブをスライドさせることで総頚動脈の外側の位置で描出することが可能である。腫瘍化した甲状腺の描出は容易で，甲状腺癌ではカラードプラで周囲に豊富な栄養血管が認められるのが特徴である。甲状腺腫瘍のサイズ，被膜外浸潤の有無，気管浸潤の有無，内頚静脈の拡張や腫瘍栓の有無，内側咽頭後リンパ節のサイズやエコー源性について評価を行う（**図 2-4-1〜2-4-3**）。甲状腺腫瘍はときに両側性に発生することがあり，必ず対側の甲状腺や所属リンパ節である内側咽頭後リンパ節も評価することが重要である。内側咽頭後リンパ節は総頚動脈の背側に位置するため，甲状腺から吻側方向へプローブをスライドまたは下顎腺からプローブを内側に傾けながら尾側へスライドさせることで描出することができる。また，甲状腺に近接して内上皮小体と外上皮小体が存在するが，これらは非常に小さいため，通常は腫瘍化していない上皮小体の判別は難しい。

甲状腺癌の多くは高齢犬で発生するため，身体検査で心雑音などが聴取された場合には，術前検査として胸部単純 X 線検査以外に心エコー図検査を行い，麻酔リスクの評価を行う。また，重複がんが認められることがあり，スクリーニング検査として腹部超音波検査を実施する。

造影 CT 検査

正常な甲状腺は甲状腺ホルモン中にヨウ素が存在するため，単純 CT 検査では周囲の筋肉より高吸収な器官として描出される。単純および造影後の甲状腺の CT 値はそれぞれ 107.5 HU と 169.0 HU で，CT 検査では上皮小体の判別は困難であったと報告されている[11]。

CT 検査では片側性または両側性，腫瘍のサイズ，被膜外浸潤の有無，気管浸潤の有無，食道浸潤の有無，内頚静脈の拡張や腫瘍栓の有無，内側咽頭後リン

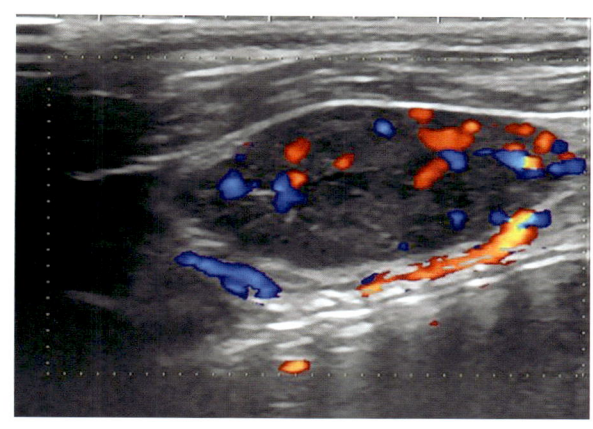

図 2-4-1. 充実性濾胞性甲状腺癌の超音波画像
腫瘍の境界は明瞭で豊富な栄養血管を認めるが，腫瘍栓や気管の変位は認められない。手術用顕微鏡下で腫瘍を切除し，充実性濾胞性甲状腺癌と診断された。

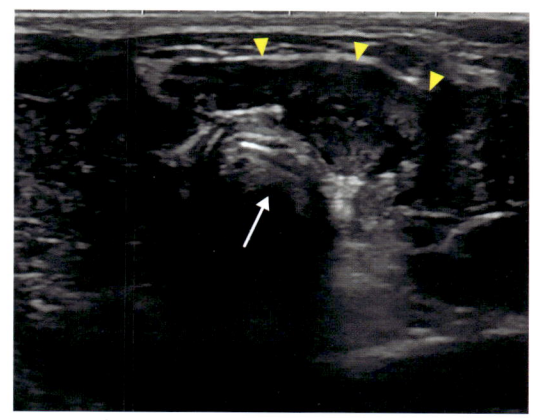

図 2-4-2. 切除不能と判断された甲状腺癌の超音波画像
腫瘍（矢頭）は気管（矢印）を取り囲むように浸潤し，腫瘍の境界は不明瞭である。

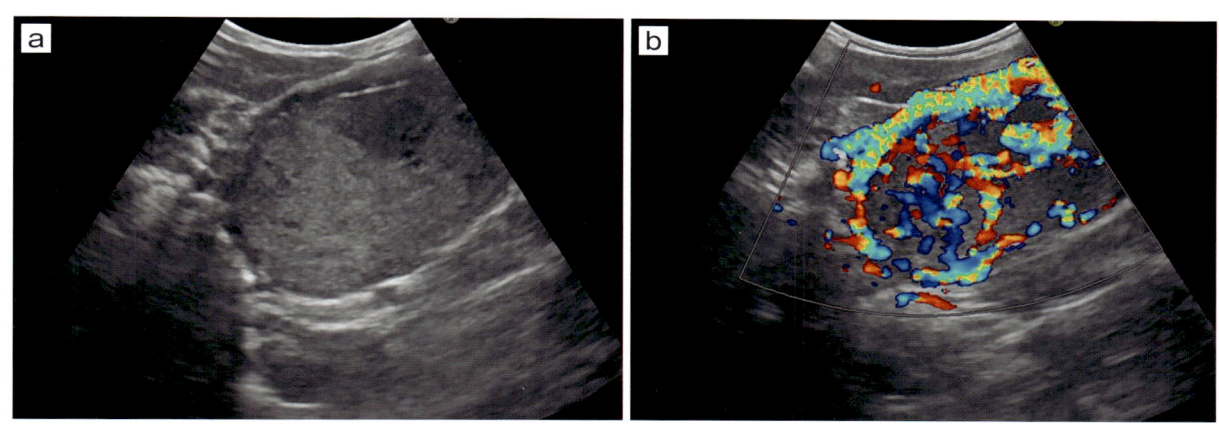

図 2-4-3. 異所性甲状腺癌の超音波画像
喉頭左側に 38×28 mm 大の，内部は比較的均一に高エコー性を呈する境界明瞭な腫瘤が認められる。腫瘤は総頸動脈ならびに頸静脈を挟み込むように位置し，腫瘤内部への非常に豊富な血流を認める。

パ節のサイズや甲状腺腫瘍の造影後の CT 値などについて評価する。また，甲状腺癌の気管や食道への浸潤の評価は超音波検査より CT 検査が優れており，異所性甲状腺癌や頸動脈小体腫瘍などの非甲状腺腫瘍との鑑別，胸腔内への微小な遠隔転移の有無といった進行度の評価に有用である。甲状腺腫瘍が示唆された場合は，可能な限り術前の造影 CT 検査の実施が望ましいが，様々な事情により同検査の実施が難しい場合には，超音波検査が有用な検査法である。

図 2-4-4～2-4-9（動画 2-4-1～2-4-6）に頸部腫瘤を主訴に当院を受診し，造影 CT 検査を実施した 6 症例の画像所見を紹介する。

細胞診

甲状腺腫瘍は細胞診による良性と悪性の判定が難しいが，頸部には甲状腺腫瘍以外にも様々な腫瘍が発生するため，甲状腺腫瘍との鑑別診断に細胞診は有用である。

甲状腺腫瘍は通常，多数の栄養血管を認め血流は豊富であるが，血液凝固検査で凝固障害が認められない場合は細胞診を実施する。巨大な腫瘍では内部に壊死や液体貯留を伴うことがある。そのため，これらの部位や主要な血管を避け，超音波ガイド下で実質構造が明瞭な部位でシリンジでの吸引を行わずに 25 G などの細い注射針のみを複数回穿刺して採材し，穿刺部は十分に圧迫止血する。検査後には時間を空けてあらためて出血斑や血腫などがないかを確認する。

甲状腺癌の細胞診所見は，異型性の低い円形核と細

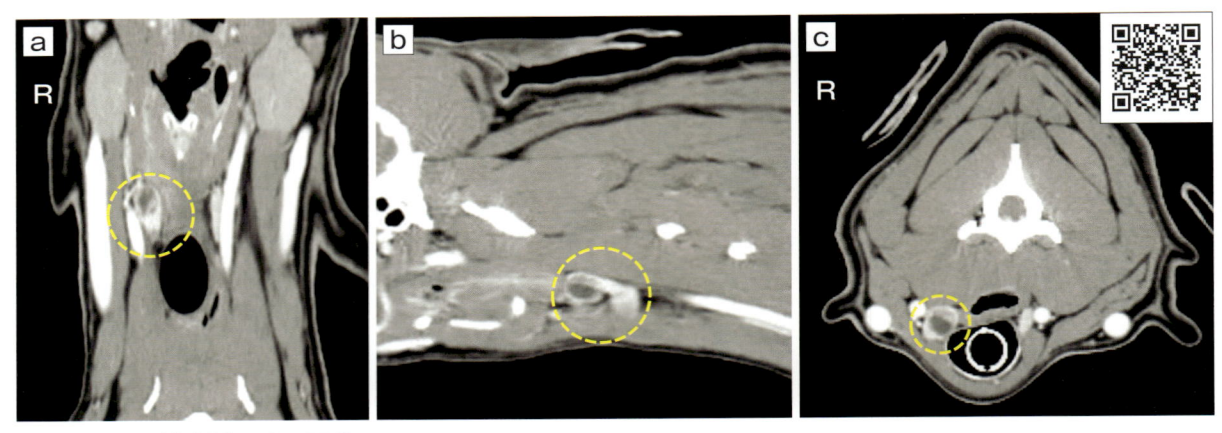

図 2-4-4. 甲状腺腫の CT 画像

ゴールデン・レトリーバー，8 歳 8 カ月齢，去勢雄。
a：背断像　b：矢状断像　c：横断像（動画 2-4-1）
右甲状腺では頭側に 15×12×12 mm の腫瘤性病変（破線）が認められる。腫瘤の境界は明瞭であり，血管浸潤は認められず，腫瘤中央では液体貯留を認める。
・造影前：中央の囊胞病変の CT 値は 2〜11 HU，囊胞周囲の甲状腺実質の CT 値は 40〜50 HU。
・造影後：中央の囊胞病変の CT 値は 10 HU 前後，囊胞周囲の甲状腺実質の CT 値は 130〜150 HU。

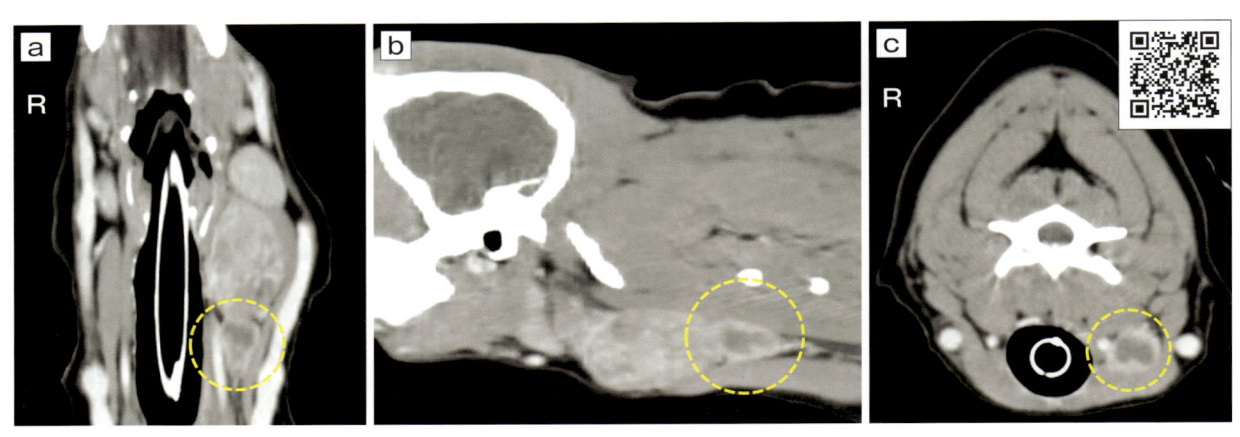

図 2-4-5. 甲状腺癌の CT 画像

ミニチュア・ダックスフンド，8 歳 10 カ月齢，未去勢雄。
a：背断像　b：矢状断像　c：横断像（動画 2-4-2）
左甲状腺は 24×20×40 mm に腫大している。境界は比較的明瞭で，実質は造影剤に斑状に増強効果を示し，内部の血流は豊富に認められる。後甲状腺静脈内への 10×11×18 mm の腫瘍栓（破線）が認められる。
・造影前：甲状腺実質の CT 値は 30〜50 HU。
・造影後：甲状腺実質の CT 値は 100〜130 HU，内部には小囊胞あり。

胞境界が不明瞭な淡好塩基性の細胞質を有し，裸核細胞のようにみえるのが特徴である。細胞質内には青〜黒色の細胞質顆粒や背景に好酸性に染色されるコロイドがみられることがある（**図 2-4-10**）。

　超音波検査や触診で内側咽頭後リンパ節や浅頚リンパ節腫大が確認された場合は，同様に超音波ガイド下で細胞診を行い，リンパ節転移の有無について評価する。

ステージング

　犬の甲状腺腫瘍のステージングは，WHO により**表 2-4-2** のように定められている[12]。

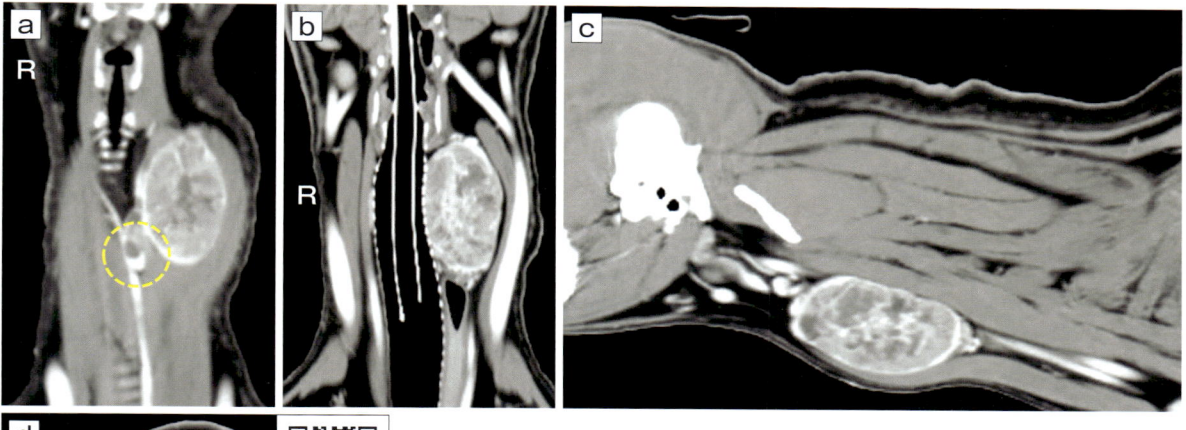

図 2-4-6. 内頚静脈への腫瘍栓を認める甲状腺癌の CT 画像

シベリアン・ハスキー，7歳1カ月齢，未去勢雄。
a，b：背断像　c：矢状断像　d：横断像（動画 2-4-3）
左甲状腺は 30×40×70 mm に腫大している。境界は比較的明瞭で，腫瘍辺縁は造影剤に増強効果を示し，腫瘍内部は蜂巣状に壊死や液体貯留が示唆される。内頚静脈への腫瘍栓（破線）が認められる。
・造影前：甲状腺実質の CT 値は 40～60 HU。
・造影後：甲状腺実質の CT 値は 120～170 HU。

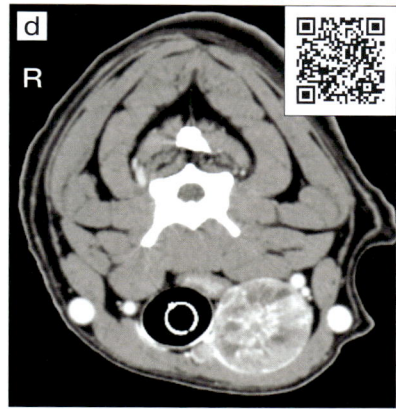
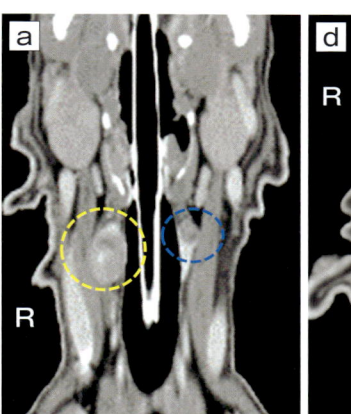
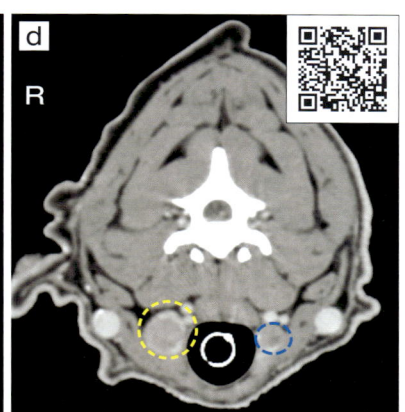
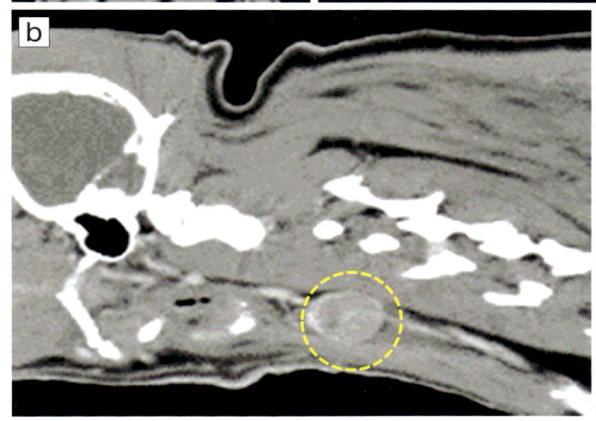
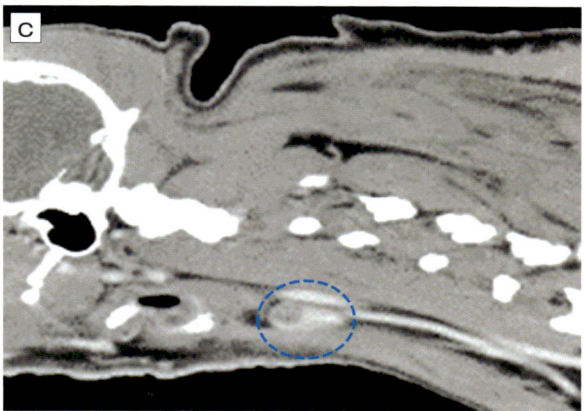

図 2-4-7. 両側性甲状腺腫瘍／甲状腺腫（右）と甲状腺癌（左）の CT 画像

雑種犬，13歳3カ月齢，避妊雌。
a：背断像　b：矢状断像（右）　c：矢状断像（左）
d：横断像（動画 2-4-4）
右甲状腺は 16×16×20 mm に腫大し（黄破線），左甲状腺は 9×7×9 mm に軽度腫大（青破線）している。境界は比較的明瞭で，実質は造影剤により斑状に増強効果を示す。血管浸潤は認められない。
・右側　造影前：甲状腺実質の CT 値は 40～60 HU。
　　　　造影後：甲状腺実質の CT 値は 80～100 HU。
・左側　造影前：甲状腺実質の CT 値は 40～60 HU。
　　　　造影後：甲状腺実質の CT 値は 60～80 HU。

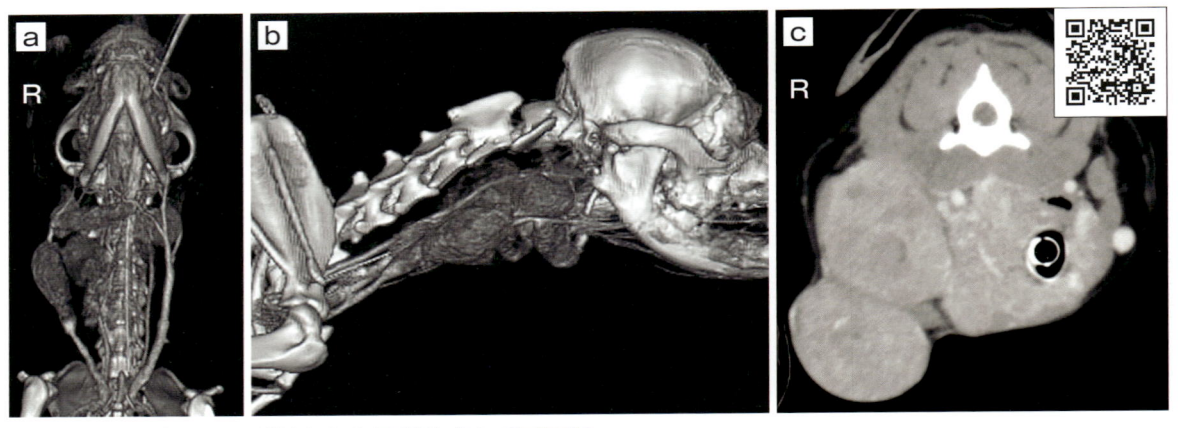

図 2-4-8. 切除不能と判断された甲状腺癌の CT 画像

キャバリア・キング・チャールズ・スパニエル，6 歳 7 カ月齢，去勢雄。図 2-4-2 と同一症例。
a：初診時の 3D 画像 腹側観　b：初診時の 3D 画像 右側観　c：再検査時の横断像（動画 2-4-5）
右甲状腺は気管周囲に浸潤性に増殖し，食道や気管は腫瘍により圧迫されている。複数の結節を形成し境界は不明瞭で，前甲状腺静脈や後甲状腺静脈，左内頚静脈内などに腫瘍栓を認め，前大静脈付近まで浸潤している。

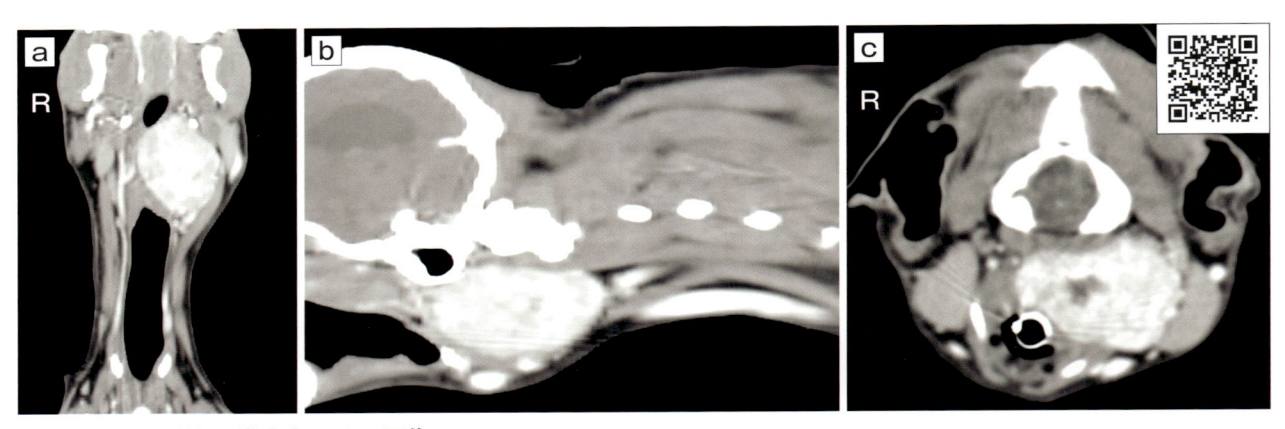

図 2-4-9. 異所性甲状腺癌の CT 画像

ヨークシャー・テリア，16 歳齢，去勢雄。図 2-4-3 と同一症例。
a：背断像　b：矢状断像　c：横断像（動画 2-4-6）
内側咽頭後リンパ節付近に，総頚動脈に接する 30×20×32 mm の腫瘤を認める。腫瘤の境界は比較的明瞭で，造影剤により内部は斑状で非常に高い増強効果を示す。左右甲状腺は正常な位置に認められ，甲状腺サイズや形状は正常である。
・造影前：甲状腺実質の CT 値は 40〜60 HU。造影後：甲状腺実質の CT 値は 120〜180 HU。
頚動脈小体腫瘍との鑑別のため免疫組織化学を実施し，異所性甲状腺癌と診断された。
CGRP（calcitonin gene related peptide）（＋），chromogranin A（＋），vimentin（＋），betaⅢ tubulin（−），calcitonin（−），NGFR（nerve growth factor receptor）（−），αSMA（α-smooth muscle actin）（−），AE1／AE3（−）

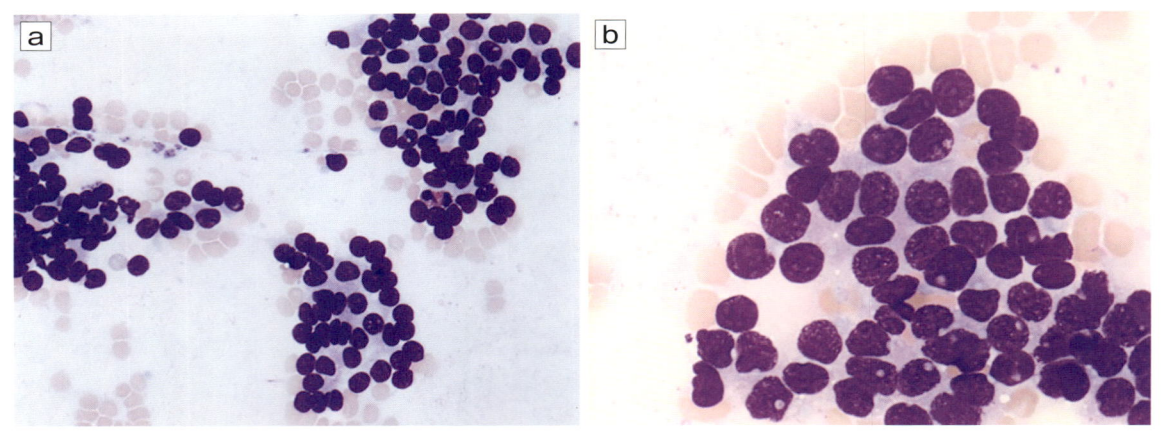

図 2-4-10. 充実性濾胞性甲状腺癌の細胞診所見

細胞は結合性を有する立方形－多角形の細胞がシート状に配列し，多くの細胞では細胞質が不明瞭である。立方形の細胞は円形の核をもち，クロマチンは全体に均一で微細で，核小体は不明瞭〜やや明瞭で小さい。細胞質は明るい薄青色で中等量，細胞質の境界は不明瞭である。細胞は均一で核の大小不同はみられない。
画像提供・所見：動物病理診断センター 田邊美加先生のご厚意による

表 2-4-2. 犬の甲状腺腫瘍のステージング

Stage	原発腫瘍（T）	所属リンパ節（N）	遠隔転移（M）
I	T1 a，b	N0	M0
II	T0	N1	M0
	T1 a，b	N1	M0
	T2 a，b	N0 or N1 a	M0
III	T3	Any N	M0
	Any T	N1 b or N2 b	M0
IV	Any T	Any N	M1

T0：顕微鏡的残存病変，T1：＜2cm，T2：2〜5cm，T3：＞5cm
N0：リンパ節浸潤なし，N1：片側性のリンパ節浸潤，N2：両側性のリンパ節浸潤
M0：遠隔転移なし，M1：遠隔転移あり
a：可動性　b：固着性
文献12より引用・改変

治療および管理法

外科的治療

甲状腺腫瘍の治療の第一選択は外科手術である。特に可動性のある甲状腺癌の外科切除後の予後は良好であり，長期生存が期待できる。手技や予後に関する詳細は，Chapter2-5「甲状腺腫瘍に対する手術手技」を参照されたい。

放射線治療

外科手術が困難な場合の局所制御を目的とした治療には，放射線治療が挙げられる。甲状腺癌に対する低分割放射線治療では，Brearley らは浸潤性甲状腺癌の犬13頭に対して9Gy/週1回/総線量36Gyの照射を行い，生存期間中央値96週，奏効率77％で，肺転移は負の予後因子ではなかったと報告している[13]。しかしながら，その後の Tsimbas らの研究では，切除不能な甲状腺癌の犬20頭に対して多くは6.5〜8Gy/週1回/総線量26〜36Gy（17/20頭）の照射を行い，生存期間中央値170日，奏効率25％（完全奏効［CR］：2頭，部分奏効［PR］：3頭）と，異なる結果であった[14]。その要因として，前者は呼吸困難が少なく臨床徴候が軽度で，腫瘍サイズが小さかったが，後者では全頭で臨床徴候を認め，腫瘍サイズが大きく進行症例が多かったことが挙げられている。

また，切除不能な甲状腺癌などに対する根治的放射線治療では，Pack らは甲状腺癌の犬8頭に対して総線量46.8〜48Gyの照射を行い，生存期間中央値は24.5カ月で，全8頭が治療6カ月までにCRに到達したと報告している[15]。さらに，Théon らは局所的に進行した甲状腺癌の犬25頭に対して総線量48Gyの照射を行い，無増悪生存率は1年で80％，3年で72％，腫瘍サイズの最大縮小が認められるまでの期間は8〜22カ月であったとしている[16]。外科手術が困難な甲状腺癌に対して放射線治療は治療効果が期待できるが，重要なこととして腫瘍縮小による臨床徴候の改善には数カ月かかる可能性がある。

近年，犬の甲状腺癌に対して定位放射線治療（stereotactic body radiation therapy：SBRT）の有効性が報告されている。SBRT は腫瘍に対して多方向から三次元的に集中的に放射線を照射する治療法である。通常の照射法にくらべて，周囲の正常組織への線量を抑えつつ，腫瘍に対して一度に大線量をピンポイントで照射が可能かつ治療期間も短期間であるため治療効果が高く，副作用が少ないという特徴がある。Lee らの報告では，甲状腺癌の犬23頭に対して SBRT が実施され，そのうちの70％（16/23頭）が切除不能な症例であった。評価対象となった20頭では奏効率70％（CR：4頭，PR：10頭），約81％（13/16頭）が中央期間16日以内（2〜79日）に臨床徴候の改善が認められたとされている。生存期間中央値は362日で，遠隔転移は負の予後因子ではなかった[17]。このように，従来の報告と異なり SBRT は早期に臨床徴候の改善が期待でき，切除不能な犬の甲状腺癌に対する効果的な治療法となる可能性がある。本邦でも様々な放射線治療装置が導入され，SBRT などが実施可能となっている。担癌症例がより最適な治療を受けられるように，放射線治療施設と密接に連携し，進歩する最新治療の

情報をアップデートしていくことが重要である。

化学療法

　一般的に腫瘍サイズが大きく，血管浸潤を認めるなど遠隔転移を起こす可能性が高い悪性腫瘍では，化学療法が実施される。甲状腺癌の犬13頭に対してシスプラチンを投与した報告では，奏効率53%（CR：1頭，PR：6頭，安定病変［SD］：3頭，進行病変［PD］：3頭），病巣進行までの平均期間は223.7日（中央値202日），平均生存期間は191.8日（中央値98日）であった[18]。その他の抗悪性腫瘍薬として，ドキソルビシン，ミトキサントロン，カルボプラチン，クロラムブシルなどを使用した甲状腺癌の犬の一部で腫瘍の縮小などが認められているが[19-22]，これまで化学療法が甲状腺癌の犬の生存期間を改善させたとの報告はない。これは可動性のある孤立性の甲状腺癌は外科手術単独で2年以上と長期に生存するため，術後の化学療法における有効性が評価しにくいことが一因として挙げられる。

分子標的治療

　犬の甲状腺癌では，受容体型チロシンキナーゼ（receptor tyrosine kinase：RTK）の幹細胞因子受容体（KIT／stem cell factor receptor：SCFR），血管内皮細胞増殖因子受容体（vascular endothelial growth factor receptor：VEGFR），血小板増殖因子受容体（platelet-derived growth factor receptor：PDGFR-α／PDGFR-β）の発現が示されている[23-25]。分子標的治療薬のトセラニブはKIT，VEGFR-2，PDGFRなどのRTKに作用し，腫瘍の増殖や血管新生，転移に関連するチロシンキナーゼ活性を阻害する。

　犬の固形癌に対するトセラニブを用いたphase Ⅰの研究では，甲状腺癌において80%（12/15頭）で臨床有益性（clinical benefit：CB／PR：4頭，SD：8頭）が認められている[26]。また，甲状腺癌の犬42頭に対してトセラニブで治療した報告では，未治療群23/26頭でCBは88.4%（CR：1頭［3.8%］，PR：11頭［42.3%］，SD：11頭［42.3%］），前治療群12/16頭でCBは75%（CR：1頭［6.3%］，PR：3頭［18.7%］，SD：8頭

［50%］）であった。また，無病巣期間中央値はそれぞれ206日と1,015日，生存期間中央値は563日と1,082日で，無病巣期間（$P>0.20$）と生存期間（$P=0.15$）において未治療群と前治療群で有意差はなく，甲状腺癌の犬に対するトセラニブの有効性が示されている[27]。

　分子標的治療薬は細胞毒性を有するハザードドラッグに含まれる。ハザードドラッグは①発がん性，②催奇形性，③生殖毒性，④臓器障害，⑤遺伝毒性，⑥危険薬剤に構造や毒性が類似しているもののうち，1つ以上を満たすものと定義されている。自宅での投薬となるため，治療開始前には飼い主に対して薬剤の安全な取り扱いや排泄物の処理方法などについて，十分な説明と指導を行う。具体的なものとして以下が挙げられる。

> **ケミカルハザードへの対策**
> ・人への誤投与を避ける
> ・曝露を避けるため分割投与はしない
> ・薬剤を取り扱う際には手袋，マスクなどの個人用防護具（personal protective equipment：PPE）を使用し，投与後は石鹸と水で手を洗う
> ・投与後は有効成分の多くが糞便や尿中に排泄される可能性がある。医学に準じて投与後48時間までを目安に，これらを処理する際には手袋，マスクなどのPPEを使用する。ペットシーツやオムツなどは二重にしたビニール袋に入れて，密閉して廃棄する。また，投与後の薬剤のパッケージなどはビニール袋に入れて封をして廃棄する
> ・動物の糞便や尿，吐物などが付着した衣類やリネン類は下洗いせず，直接洗濯機に入れ，通常の洗剤を用いて2度洗濯する。この際には他の洗濯物とは分けて，糞便や尿，吐物などが付着した衣類やリネン類のみで洗濯する
> ・妊娠女性，妊娠を予定している女性あるいは授乳中の女性は，取り扱いを避ける
> ・小児の手の届かないところで保管する

腫瘍診療では，迅速に治療のプロセスへと進み，それを成功・根治へとつなげるためには，正確な進行度評価のための診断ステップの理解と，適切な治療法を提示するための幅広い知識が求められる。本節では最短ルートでゴールへとたどり着くために，犬の甲状腺腫瘍の特徴，診断ステップ，治療法について解説した。甲状腺腫瘍は乳腺腫瘍と同様に日頃の触診で発見することができる腫瘍の1つである。飼い主が無徴候かつ腫瘍サイズが小さいうちにいかに早期に甲状腺腫瘍を発見し病院を受診してもらうかも重要で，そのためには日々の診療の中で飼い主への本疾患の啓発が必要である。

参考文献

1．Lunn KF, Page RL. Tumors of the endocrine system. *In* : Withrow and MacEwen's small animal clinical oncology. 5th ed. Withrow SJ, Vail DM, Page RL. eds. 2013 : pp.504-531. Elsevier.

2．Feldman EC, Nelson RW. Canine thyroid tumors and hyperthyroidism. *In* : Canine and feline endocrinology and reproduction. 3rd ed. Feldman EC, Nelson RW. eds. 2004 : pp.219-249. Saunders.

3．Wucherer KL, Wilke V. Thyroid cancer in dogs : an update based on 638 cases(1995-2005). *J Am Anim Hosp Assoc*. 2010 ; 46(4) : 249-254.

4．Kiupel M, Capen C, Miller M, et al. Histological classification of the endocrine system of domestic animals. *In* : WHO International Histological Classification of Tumors of Domestic Animals. Schulman FY ed. 2008 : pp.25-39. Armed Forces Institute of Pathology.

5．Marks SL, Koblik PD, Hornof WJ, et al. 99mTC-pertechnetate imaging of thyroid tumors in dogs : 29 cases(1980-1992). *J Am Vet Med Assoc*. 1994 ; 204(5) : 756-760.

6．Théon AP, Marks SL, Feldman ES, et al. Prognostic factors and patterns of treatment failure in dogs with unresectable differentiated thyroid carcinomas treated with megavoltage irradiation. *J Am Vet Med Assoc*. 2000 ; 216(11) : 1775-1779.

7．Campos M, Ducatelle R, Rutteman G, et al. Clinical, Pathologic, and Immunohistochemical prognostic factors in dogs with thyroid carcinoma. *J Vet Intern Med*. 2014 ; 28(6) : 1805-1813.

8．Harari J, Patterson JS, Rosenthal RC. Clinical and pathologic features of thyroid tumors in 26 dogs. *J Am Vet Med Assoc*. 1986 ; 188 : 1160-1164.

9．Nadeau ME, Kitchell BE. Evaluation of the use of chemotherapy and other prognostic variables for surgically excised canine thyroid carcinoma with and without metastasis. *Can Vet J*. 2011 ; 52(9) : 994-998.

10．Leav I, Schller AL, Rijnberk A, et al. Adenomas and carcinomas of the canine and feline thyroid. *Am J Pathol*. 1976 ; 83(1) : 61-122.

11．Taeytmans O, Schwarz T, Duchateau L, et al. Computed tomographic features of the normal canine thyroid gland. *Vet Radiol Ultrasound*. 2008 ; 49(1) : 13-19.

12．Owen LN. TNM Classification of Tumours in Domestic Animals. World Health Organization. 1980 : pp.51-52.

13．Brearley MJ, Hayes AM, Murphy S. Hypofractionated radiation therapy for invasive thyroid carcinoma in dogs : a retrospective analysis of survival. *J Small Anim Pract*. 1999 ; 40(5) : 206-210.

14．Tsimbas K, Turek M, Christensen N, et al. Short survival time following palliative-intent hypofractionated radiotherapy for non-resectable canine thyroid carcinoma : A retrospective analysis of 20 dogs. *Vet Radiol Ultrasound*. 2019 ; 60(1) : 93-99.

15．Pack L, Roberts RE, Dawson SD, et al. Definitive radiation therapy for infiltrative thyroid carcinoma in dogs. *Vet Radiol Ultrasound*. 2001 ; 42(5) : 471-474.

16．Théon AP, Marks SL, Feldman ES, et al. Prognostic factors and patterns of treatment failure in dogs with unresectable differentiated thyroid carcinomas treated with megavoltage irradiation. *J Am Vet Med Assoc*. 2000 ; 216(11) : 1775-1779.

17．Lee BI, LaRue SM, Seguin B, et al. Safety and efficacy of stereotactic body radiation therapy(SBRT)for the treatment of canine thyroid carcinoma. *Vet Comp Oncol*. 2020 ; 18(4) : 843-853.

18．Fineman LS, Hamilton TA, de Gortari A, et al. Cisplatin chemotherapy for treatment of thyroid carcinoma in dogs : 13 cases. *J Am Anim Hosp Assoc*. 1998 ; 34(2) : 109-112.

19．Ogilvie GK, Reynolds HA, Richardson RC, et al. Phase II evaluation of doxorubicin for treatment of various canine neoplasms. *J Am Vet Med Assoc*. 1989 ; 195(11) : 1580-1583.

20．Ogilvie GK, Obradovich JE, Elmslie RE, et al. Efficacy of mitoxantrone against various neoplasms in dogs. *J Am Vet Med Assoc*. 1991 ; 198(9) : 1618-1621.

21．Wouda RM, Hocker SE, Higginbotham ML. Safety evaluation of combination carboplatin and toceranib phosphate(Palladia)in tumour-bearing dogs : A phase I dose finding study. *Vet Comp Oncol*. 2018 ; 16(1) : E52-E60.

22．Leach TN, Childress MO, Greene SN, et al. Prospective trial of metronomic chlorambucil chemotherapy in dogs with naturally occurring cancer. *Vet Comp Oncol*. 2012 ; 10(2) : 102-112.

23．Campos M, Ducatelle R, Kooistra HS, et al. Immunohistochemical expression of potential therapeutic targets in canine thyroid carcinoma. *J Vet Intern Med*. 2014 ; 28(2) : 564-570.

24．Pessina P, Castillo VA, César D, et al. Proliferation, angiogenesis and differentiation related markers in compact and follicular-compact thyroid carcinomas in dogs. *Open Vet J*. 2016 ; 6(3) : 247-254.

25．Urie BK, Russell DS, Kisseberth WC, et al. Evaluation of expression and function of vascular endothelial growth factor receptor 2, platelet derived growth factor receptors-alpha and -beta, KIT, and RET in canine apocrine gland anal sac adenocarcinoma and thyroid carcinoma. *BMC Vet Res*. 2012 ; 8 : 67.

26．London C, Mathie T, Stingle N, et al. Preliminary evidence for biologic activity of toceranib phosphate(Palladia(Ⓡ))in solid tumours. *Vet Comp Oncol*. 2012 ; 10(3) : 194-205.

27．Sheppard-Olivares S, Bello NM, Wood E, et al. Toceranib phosphate in the treatment of canine thyroid carcinoma : 42 cases(2009-2018). *Vet Comp Oncol*. 2020 ; 18(4) : 519-527.

（古川敬之）

※動画は写真内のQRコードをスマートフォンやタブレット端末で読み取るか，下記のURLよりご覧ください。

動画 2-4-1 : https://eqm.page.link/h9NT 　　動画 2-4-2 : https://eqm.page.link/Hz6s
動画 2-4-3 : https://eqm.page.link/cB9d 　　動画 2-4-4 : https://eqm.page.link/wJ1D
動画 2-4-5 : https://eqm.page.link/FnSR 　　動画 2-4-6 : https://eqm.page.link/a6RK

甲状腺に対する手術手技

甲状腺切除術は甲状腺腫瘍に対して実施される術式で，犬では悪性腫瘍，猫では良性腫瘍が多く発生する。甲状腺周囲には気管，食道，迷走神経や反回喉頭神経，総頚動脈や内頚静脈など，解剖学的に重要な器官や神経，血管が存在する。ときに周囲への浸潤や腫瘍栓を伴うことがあり，合併症を防ぎ手術を成功させるためには，甲状腺切除術に必要な解剖の知識を深めるとともに，基本手技を理解した丁寧な手術操作が重要である。本節では甲状腺に対する手術手技について，犬の甲状腺腫瘍をもとに解説する。

解剖（図 2-5-1）

甲状腺は気管の腹外側面で第5〜8気管輪上に位置し，分離した2葉からなり，2葉を結合する峡部が存在することがある。気管の背側には食道が位置し，外側には反回喉頭神経が走行している。さらに甲状腺外側には総頚動脈と迷走神経が走行している。甲状腺周囲には左右2対で4つの上皮小体が存在し，外上皮小体は甲状腺頭側の筋膜内，内上皮小体は尾側内側面の被膜深部に位置している。これら上皮小体からはパラソルモン（PTH）が分泌され，骨からのCa吸収（骨吸収），腸管からのCa吸収や腎臓からのCa排出の抑制により，血中Ca濃度が一定に保たれている。

甲状腺への主要な血液供給路は総頚動脈の腹側面より起始する前甲状腺動脈で，その他に尾側に位置する後甲状腺動脈からも血液が供給される。また，甲状腺へ流入した血液の流出路は前甲状腺静脈および後甲状腺静脈で，これらは内頚静脈に流入する。

甲状腺からのリンパ液は総頚動脈の背側かつ環椎翼の腹側に位置する前方の内側咽頭後リンパ節へと流入する。そのため内側咽頭後リンパ節が甲状腺腫瘍の最も一般的なリンパ節の転移部位である。

術前管理

術前検査で甲状腺機能低下症が認められた場合は，レボチロキシンによるホルモン補充療法を行う。投与量は10〜20 μg/kg，錠剤は1日2回，液体製剤は1日1回の経口投与を開始する。最大用量は12時間ごとに0.8 mg/頭までのため，体重40 kg以上では用量過

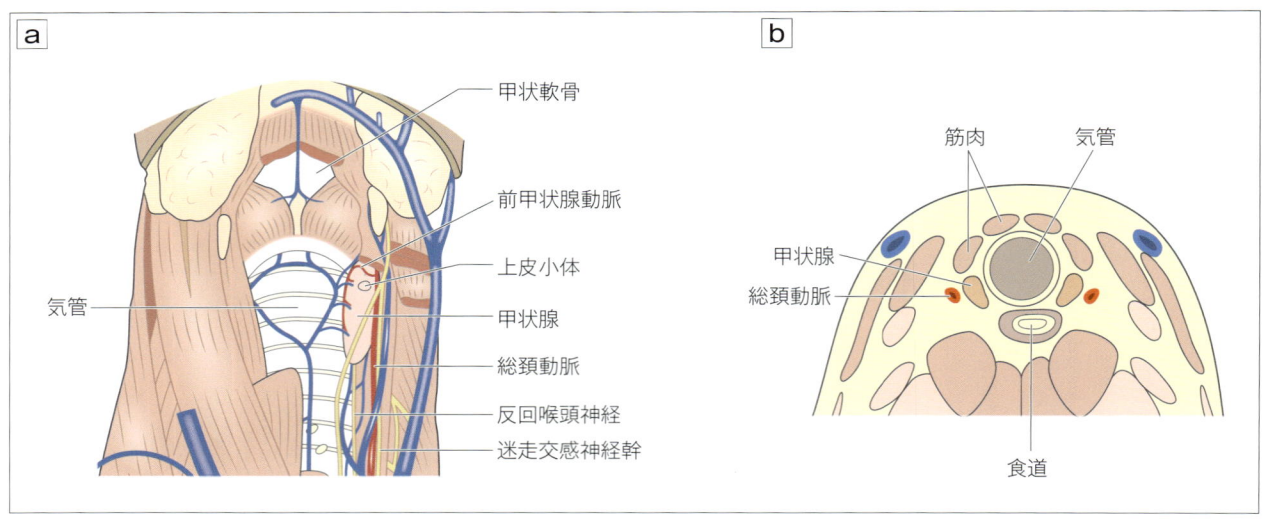

図 2-5-1. 犬の甲状腺の周囲の解剖
a：仰臥位腹側観　b：仰臥位尾側観

多に注意が必要である。投与開始2週間後に甲状腺ホルモン濃度を再測定し，正常化が確認された後に手術日を決定している。

麻酔

甲状腺腫瘍に対しては，下記の方法で麻酔管理を行っている。
- 導入：プロポフォール5 mg/kg，静脈内投与
- 麻酔維持：イソフルラン
- 術中・術後疼痛管理：フェンタニル3〜10 μg/kg/h，静脈内持続点滴
- 非ステロイド性抗炎症薬：メロキシカム0.2 mg/kg，皮下投与
- 抗菌薬：セファゾリン25 mg/kg，静脈内投与
- 静脈輸液：酢酸リンゲル液（電解質など血液化学検査結果による）

手術器具

甲状腺腫瘍への栄養血管は非常に豊富で，多数の血管が存在する。また，甲状腺周囲には気管，食道，迷走神経，反回喉頭神経，総頚動脈，内頚静脈などが存在するため下記の手術器具を用いて，良好な術視野と手術スペースの確保，開創，腫瘍剥離と丁寧な止血処置を行う。
- 一般手術器具
- 開創：センリトラクター，アーミーネイビーリトラクター，ゲルピー開創器，ウェイトラナー開創器など
- 止血：バイポーラ，マイクロバイポーラ，シーリングデバイス，吸収性縫合糸
- 組織把持：ドベーキー型アドソン鑷子，マイクロ鑷子
- 血管確保：ミクスター鉗子
- 腫瘍剥離と切除：手術用顕微鏡（腫瘍サイズと周囲への浸潤程度による）

手術手技

手術準備

甲状腺は頚部腹側に位置しているため，仰臥位で保定し，左右の前肢は尾側へ牽引する。また，頚部背側にタオルや低反発クッションなどを敷き，頚部を挙上することで腫瘍が視認しやすくなり，手術操作が容易となる。

腫瘍サイズが小さく，術前の触診で可動性を認め底部固着のない甲状腺腫瘍の切除は容易である。これに対し，腫瘍サイズが大きく可動性に乏しい甲状腺腫瘍では，気管や食道，頚部筋肉群などの周囲組織に固着し，ときに内頚静脈などへ血管浸潤している。そのため，これらの腫瘍ではサージカルマージンを十分に確保した外科切除に苦慮することとなる。また，非浸潤性・浸潤性にかかわらず，甲状腺腫瘍の剥離操作の際には気管や食道損傷の危険性がある。術前に食道内に軟性のチューブなどを挿入し，手術操作の際に食道の位置を触診で判別可能な状態にしておくと，食道損傷といった重篤な手術合併症を避けることができる。

保定後は術野を常法どおりに消毒し，滅菌ドレープをかけた後にさらに皮膚常在菌からの感染を防ぐため，皮膚切開用ドレープで術野を被覆する。

手術の手順
①皮膚切開〜術視野の確保

腫瘍径に応じた長さで皮膚を正中切開する。次に，正中で胸骨舌骨筋と胸骨甲状筋を鈍性に分離してこれらをリトラクターなどで牽引し，各種開創器を用いて術野を展開する。正常ではこれらの筋群を分離すると正中に気管が露出されるが，腫瘍サイズが大きいと気管は腫瘍により圧迫されて正中から腫瘍と対側へ変位するため，腫大した甲状腺が視認される。
②甲状腺腫瘍の剥離

甲状腺腫瘍への栄養血管は非常に豊富で多数の血管が存在し，甲状腺腫瘍を周囲組織から剥離する際にはバイポーラ，シーリングデバイスや吸収性縫合糸での結紮など，血管径にあわせて適切に止血を行う（**図2-5-2，動画2-5-1**）。不適切な止血処置では，不用意な出血を招き術野が見えにくくなり，その後の手術操作で他の栄養血管や甲状腺腫瘍の被膜の損傷など，さらなる出血や腫瘍の播種を引き起こす要因となる。ま

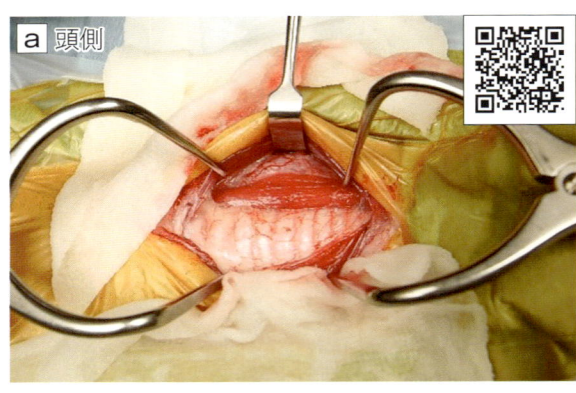
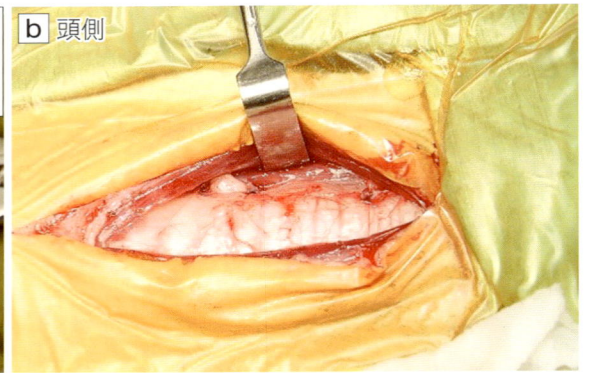

図 2-5-2. 手術用顕微鏡下で切除した甲状腺癌（正中アプローチ）
甲状腺腫瘍切除前（a）と切除後（b）。正中アプローチで胸骨舌骨筋と胸骨甲状筋を分離する。手術用顕微鏡を使用することで，非常に細かな栄養血管を視認して止血と分離を行うことが可能となる（動画 2-5-1）。

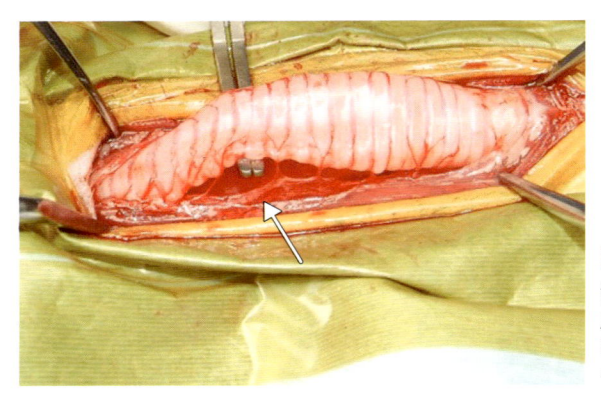

図 2-5-3. 反回喉頭神経
気管虚脱に対する気管外プロテーゼ法を実施した症例。気管に並走する反回喉頭神経（矢印）が観察される。気管への固着が認められたり気管周囲へ浸潤する甲状腺癌の外科切除の際には，牽引や剥離操作時に同神経を損傷すると，術後に喉頭麻痺が生じるため注意が必要である。

た，甲状腺腫瘍の内側に位置する気管，気管外側面を走行する反回喉頭神経（**図 2-5-3**），総頸動脈やこれに並走する迷走神経に対しては，常にこれらの位置関係を意識した手術操作を行い，術後合併症を生じさせないように注意する。

③腫瘍切除

正中には気管や食道，迷走神経，総頸動脈などが位置するため，腫瘍の外側および尾側から腫瘍を濡れたガーゼで覆い，内側へ牽引挙上しながら剥離を進める。全周性に剥離を進めつつ流入血管の前・後甲状腺動脈，流出血管の前・後甲状腺静脈を吸収性縫合糸で結紮・離断し，腫瘍を切除する。

④閉創

腫瘍切除後は手袋を交換して生理食塩液で術野を洗浄し，止血を確認する。腫瘍切除で使用した器具は使用せず，4-0 吸収性縫合糸で胸骨舌骨筋と皮下組織をそれぞれ連続縫合し，4-0 または 3-0 非吸収性縫合糸で皮膚を単純結節縫合して閉創する。

⑤血管浸潤

甲状腺腫瘍はときに血管内へ浸潤するため，不適切な手術操作で腫瘍栓を破砕するおそれがある。そのため，術前の超音波検査や CT 検査で腫瘍の血管浸潤が確認された際には，腫瘍を周囲組織より剥離する前に，腫瘍栓を認める血管を先に確保し遮断する（**図 2-5-4，動画 2-5-2，2-5-3**）。

腫瘍サイズが大きい場合のアプローチ

前述のとおり，甲状腺腫瘍は通常，正中アプローチで胸骨舌骨筋間を分離して腫瘍を露出する。しかし，腫瘍サイズが大きく背側面で腫瘍が周囲組織と強固に癒着して可動性に乏しい場合は，正中アプローチでは術視野が狭く周囲の栄養血管の処理や癒着の剥離操作がしにくくなる。このような場合には，腫瘍直上での皮膚切開や，胸骨頭筋や胸骨舌骨筋の筋間を分離した傍正中アプローチで展開することで広い術視野を確保でき，手術操作も容易となる（**図 2-5-5，動画 2-5-4～2-5-6**）。

上皮小体の温存

甲状腺に付随する 2 つの上皮小体は，境界が明瞭な

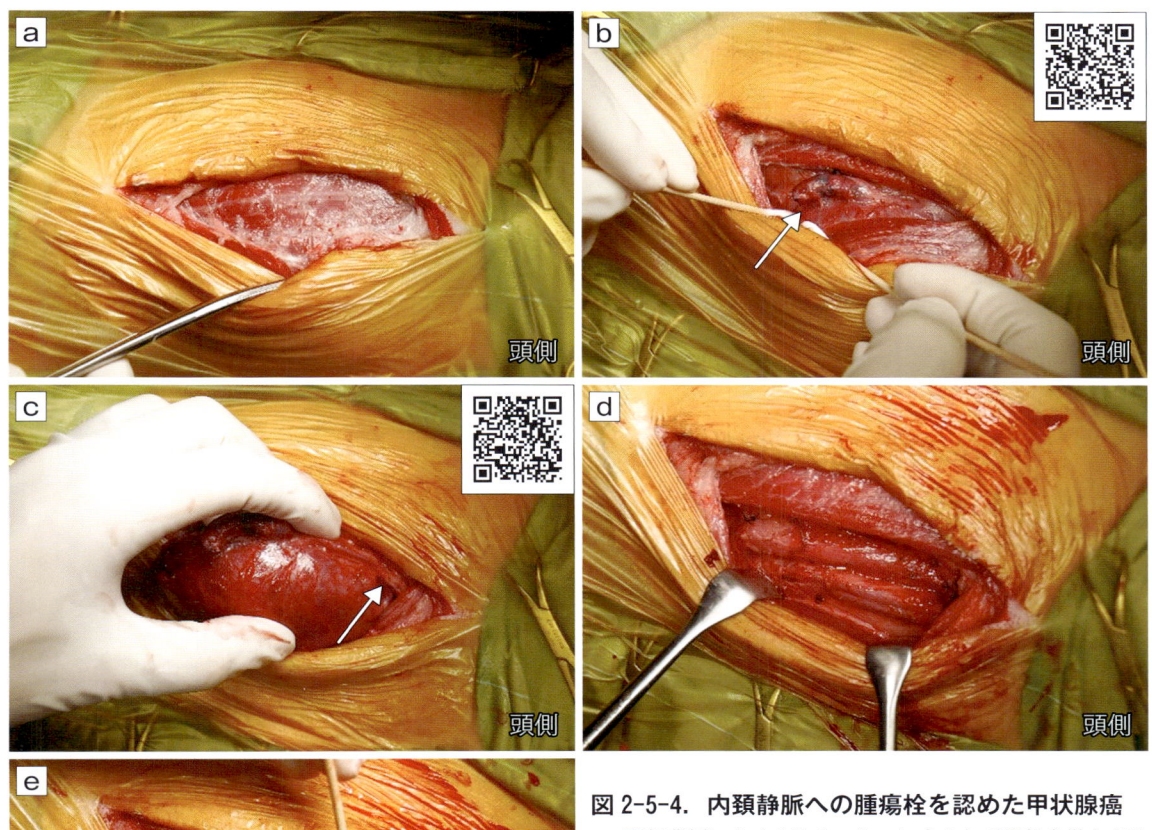

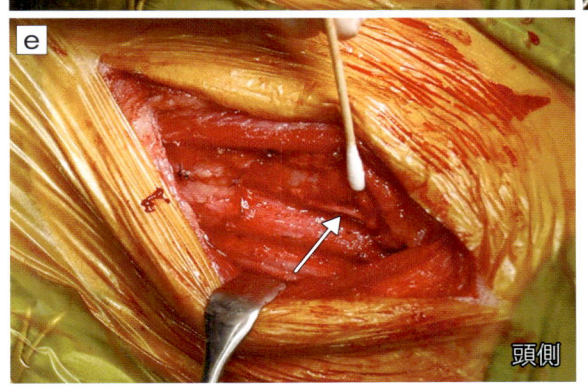

図 2-5-4. 内頚静脈への腫瘍栓を認めた甲状腺癌

a：頚部背側にタオルやクッションを入れて頚部を挙上させることで腫瘍へのアプローチが容易となる。

b：腫瘍栓（矢印）が認められる場合は手術操作による腫瘍栓の破砕や播種を避けるため，先に血管を確保して遮断する（動画 2-5-2）。

c：周囲の豊富な栄養血管はバイポーラやシーリングデバイスなどで遮断する。適切な止血処置を行うことで最小限の出血で甲状腺腫瘍の切除が可能である（矢印：前甲状腺動脈および静脈，動画 2-5-3）。

d：甲状腺腫瘍切除後。

e：迷走交感神経幹（矢印）。

甲状腺腫瘍では手術用顕微鏡を用いることで良好に判別でき，温存しやすくなる。腫瘍から上皮小体を分離する際に甲状腺腫瘍の被膜を損傷すると腫瘍の播種を起こす要因となるため，上皮小体が腫瘍と癒着し分離が難しいときには，上皮小体は温存せずに甲状腺腫瘍と一括での切除が推奨される（Chapter3-3「上皮小体に対する手術手技」を参照）。

リンパ節の切除

　甲状腺からのリンパ液は内側咽頭後リンパ節へと流入する。甲状腺癌の犬では同側の内側咽頭後リンパ節に最も多くリンパ節転移が生じ，対側の内側咽頭後リンパ節や周囲リンパ節への転移も確認されている[1]。そのため，同側の内側咽頭後リンパ節は切除し，正確なステージング評価を行う。また，対側の内側咽頭後リンパ節，浅頚リンパ節などは腫大していたり，画像検査または細胞診でリンパ節転移が疑われるときは切除し，リンパ節転移の有無を評価する。

合併症と術後管理

手術手技による合併症

　甲状腺腫瘍切除の際の重篤な手術合併症として，不適切な止血処置による出血，両側の迷走神経の傷害に伴う巨大食道症，反回喉頭神経の傷害による喉頭麻痺や続発性の誤嚥性肺炎などが挙げられる。喉頭麻痺が生じた際には呼吸障害で死亡するおそれがあり，治療には片側披裂軟骨側方化術などが必要となる。また，浸潤性甲状腺癌の場合には，気管や食道を損傷するおそれがあり，慎重な剥離が求められる。

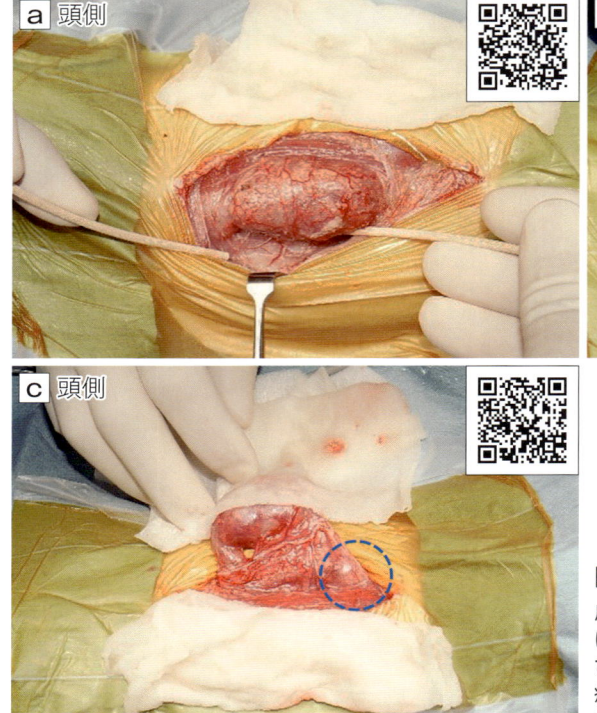
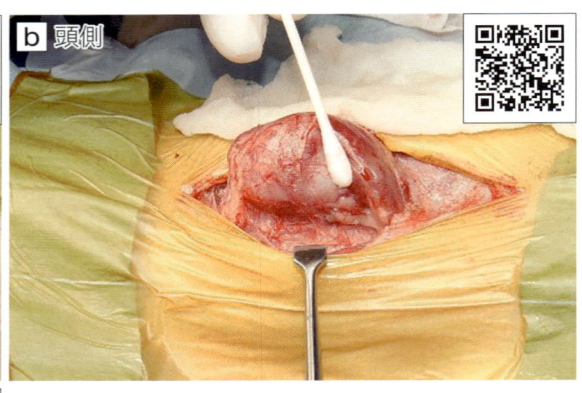

図 2-5-5. 甲状腺癌に対する傍正中アプローチ
皮膚切開後,腫瘍直上で筋間を展開することで腫瘍周囲には豊富な栄養血管を認めるが,腹側面(a,動画 2-5-4)および背側面(b,動画 2-5-5)へのアプローチが容易となる。腫瘍は尾側方向へ伸展し後甲状腺静脈内への腫瘍栓(c:破線,動画 2-5-6)を認める。

片側甲状腺切除を実施した犬 156 頭では,周術期合併症が 19.9%(31/156 頭)で発現し,このうち最も多く認められた合併症はそれぞれ,術中合併症が出血 7.7%(12/156 頭),手術直後の合併症が誤嚥性肺炎 3.2%(5/156 頭)であり,周術期死亡率は 1.9%であった[2]。また,肉眼的血管浸潤を有する甲状腺癌に対して甲状腺切除を実施した犬 73 頭(片側甲状腺切除 58 頭,両側甲状腺切除 15 頭)では,術中合併症が 6.8%(重度 3 頭,軽度 2 頭),術後合併症が 16.4%(死亡に至る重度 2 頭,軽度 10 頭)で認められた[3]。

甲状腺機能低下症／低カルシウム血症

両側の甲状腺を切除した場合には甲状腺機能低下症や,甲状腺とともに 4 つの上皮小体を切除した場合には低カルシウム血症が発現するため,術後は生涯にわたり甲状腺ホルモン製剤やカルシウム製剤の投与が必要となる。甲状腺癌に対して両側甲状腺切除を実施した犬 15 頭では,9 頭で上皮小体の完全切除が必要で,上皮小体組織は 4 頭で再移植,2 頭で温存された。7 頭がカルシトリオールや,カルシトリオールとカルシウム製剤併用の継続,8 頭で長期間の甲状腺ホルモン製剤の投与が必要であった[4]。また,機能性甲状腺腫瘍の犬 70 頭では,甲状腺切除後に 64%で甲状腺機能低下症が認められている[5]。

片側甲状腺切除であっても,甲状腺機能低下症が生じることがある。また,低カルシウム血症が発現することは少ないと予想されるが,腫瘍とともに上皮小体を一括切除しており,残存している上皮小体の機能が低下している場合は,低カルシウム血症が発現する可能性がある。そのため,片側・両側の甲状腺切除にかかわらず,術後に甲状腺ホルモン濃度や血中 Ca 濃度をモニタリングする。重度の低カルシウム血症が認められた場合には心電図をモニタリングしながらグルコン酸カルシウムを緩徐に静脈内投与する(詳細は Chapter3-1「上皮小体の基礎」を参照)。初期には活性型ビタミン D_3 製剤と経口カルシウム製剤を用いて血中 Ca 濃度の安定化を図り,定期的にモニタリングしながら経口カルシウム製剤は徐々に休薬していく。また,甲状腺ホルモンの低値が認められた場合にはレボチロキシンによるホルモン補充療法を行い,定期的に甲状腺ホルモン濃度を測定して用量を調整する。

予後

甲状腺癌に対する外科手術単独での治療の予後は良好で,片側性で可動性を認める腫瘍での生存期間中央

値は36カ月，2年生存率は70％で，浸潤性が強い腫瘍では生存期間中央値が6～12カ月であった[6,7]。甲状腺腫瘍に対する外科的治療ではこれらの他にも様々な報告があり，機能性甲状腺腫瘍を有する犬70頭の全生存期間中央値は35.1カ月，1年生存率は83％，3年生存率は49％であった。このうち，外科手術を実施した犬の生存期間中央値は72.6カ月で，外科手術を実施しなかった犬では15.7カ月であった[5]。また，甲状腺癌に対して片側甲状腺切除を実施した犬156頭では，周術期死亡率は1.9％であり，生存期間中央値は911日であった[2]。さらに，甲状腺腫瘍に対して甲状腺切除を実施した犬144頭では，全生存期間中央値は802日で，89頭（77.4％）が500日以上生存した。この中で，非濾胞癌（ハザード比［HR］＝4.17，信頼区間［CI］95％＝1.27～13.69；P＝0.018）と化学療法の実施（HR＝3.45，CI95％＝1.35～8.82；P＝0.01）は，甲

状腺癌関連死のリスクが高かった[8]。

予後に関連するものとして，腫瘍径，腫瘍体積，両側性の病変は遠隔転移に関連し，肉眼的や組織学的に血管浸潤を認める腫瘍では，無病巣生存期間の短縮に相関していた[9]。しかしながら，血管浸潤を伴う甲状腺癌に対して甲状腺切除（片側甲状腺切除58頭，両側甲状腺切除15頭）を実施した犬73頭（補助治療として化学療法21頭，放射線治療6頭で実施）では，生存期間中央値は621日，1年生存率は82.5％で，肉眼的に血管浸潤を伴う甲状腺癌に対する局所治療として，外科手術の有用性が示唆されている[3]。甲状腺腫瘍は両側に発生することがあり，甲状腺癌に対して両側甲状腺切除を実施した犬15頭では，フォローアップ期間中に局所再発や新たな遠隔転移は検出されず，生存期間中央値は38.3カ月（生存8頭，腫瘍非関連死4頭，追跡不能3頭）であった[4]。

犬の甲状腺腫瘍は血管浸潤や遠隔転移が認められた場合でも片側甲状腺切除や両側甲状腺切除で長期の生存が期待できる。術中出血，喉頭麻痺など手術手技に関する合併症や，低カルシウム血症や甲状腺機能低下症などの術後合併症が生じることがあるため，これらを念頭に置いた十分な周術期管理を行う。

参考文献

1．Skinner OT, Souza CHM, Kim DY. Metastasis to ipsilateral medial retropharyngeal and deep cervical lymph nodes in 22 dogs with thyroid carcinoma. *Vet Surg*. 2021；50（1）：150-157.

2．Reagan JK, Selmic LE, Fallon C, et al. Complications and outcomes associated with unilateral thyroidectomy in dogs with naturally occurring thyroid tumors：156 cases（2003-2015）. *J Am Vet Med Assoc*. 2019；255（8）：926-932.

3．Latifi M, Skinner OT, Spoldi E, et al. Outcome and postoperative complications in 73 dogs with thyroid carcinoma with gross vascular invasion managed with thyroidectomy. *Vet Comp Oncol*. 2021；19（4）：685-696.

4．Tuohy JL, Worley DR, Withrow SJ. Outcome following simultaneous bilateral thyroid lobectomy for treatment of thyroid gland carcinoma in dogs：15 cases（1994-2010）. *J Am Vet Med Assoc*. 2012；241（1）：95-103.

5．Scharf VF, Oblak ML, Hoffman K, et al. Clinical features and outcome of functional thyroid tumours in 70 dogs. *J Small Anim Pract*. 2020；61（8）：504-511.

6．Carver JR, Kapatkin A, Patnaik AK. A comparison of medullary thyroid carcinoma and thyroid adenocarcinoma in dogs：a retrospective study of 38 cases. *Vet Surg*. 1995；24（4）：315-319.

7．Klein MK, Powers BE, Withrow SJ, et al. Treatment of thyroid carcinoma in dogs by surgical resection alone：20 cases（1981-1989）. *J Am Vet Med Assoc*. 1995；206（7）：1007-1009.

8．Enache D, Ferro L, Morello EM, et al. Thyroidectomy in dogs with thyroid tumors：Survival analysis in 144 cases（1994-2018）. *J Vet Intern Med*. 2023；37（2）：635-647.

9．Campos M, Ducatelle R, Rutteman G, et al. Clinical, pathologic, and immunohistochemical prognostic factors in dogs with thyroid carcinoma. *J Vet Intern Med*. 2014；28（6）：1805-1813.

（古川敬之）

※動画は写真内のQRコードをスマートフォンやタブレット端末で読み取るか，下記のURLよりご覧ください。
動画2-5-1：https://eqm.page.link/89or　　動画2-5-2：https://eqm.page.link/2u15
動画2-5-3：https://eqm.page.link/xDGe　　動画2-5-4：https://eqm.page.link/ddMR
動画2-5-5：https://eqm.page.link/quwz　　動画2-5-6：https://eqm.page.link/Mqr1

Chapter 3

上皮小体

上皮小体の基礎

上皮小体（副甲状腺）は，「低カルシウム血症を防ぎ，骨格を正常に維持するために発生した」といわれるように，生体内における Ca の恒常性維持に重要な役割を担っている。本節では，上皮小体の疾患を理解する上で外すことのできない，Ca の調節機構や高カルシウム血症／低カルシウム血症の概要について取り上げる。

解剖

犬や猫では，左右それぞれの甲状腺に 2 個の上皮小体が密接もしくは埋没して存在する（**図 3-1-1**）[1]。通常，上皮小体ははっきりとした輪郭をもち，直径 2 〜 5 mm，幅 0.5 〜 1 mm 程度の小さな楕円盤体の形態を呈している。甲状腺内の頭側に位置する外上皮小体は甲状腺表面に密接し，尾側に位置する内上皮小体は甲状腺内に埋没していることが多い。上皮小体への血液供給は甲状腺と直接的な関係をもち，外上皮小体は前甲状腺動脈分枝から，内上皮小体は甲状腺実質周囲の血管から，それぞれ血液供給を受けている（**図 3-1-2**）[2]。

生理

Ca 代謝

生体内の Ca は 99 ％が骨に存在し，残りの 1 ％は細胞外液もしくは軟部組織中に存在する。そのため，骨は最大の Ca 貯蔵庫として，細胞外液中の Ca 濃度に応じて Ca の出し入れを行っている。循環血液中の Ca の約 50 ％はアルブミンを主とする血清蛋白質と結合しており，残りの約 50 ％を占めるイオン化カルシウム（iCa）が活性型として生体内で機能を発揮する。血清中の iCa は複数の器官（上皮小体，腎臓，骨格，腸管）やホルモン（パラソルモン［上皮小体ホルモン，PTH］，ビタミン D，PTH 関連蛋白［PTHrp］）によって厳密な調節を受けている（**図 3-1-3**）[3]。

PTH の分泌は血中の iCa によって最も刺激される。PTH の主な機能は，骨吸収（融解），腎臓での Ca^{2+} の再吸収（および PO_4^{3-} の排出），腎臓でのビタミン D の活性化，を介した iCa 濃度の上昇である。

ビタミン D も Ca 代謝に重要な役割を担っており，骨や腎臓，腸管に対する PTH の作用は，活性型ビタミン D（カルシトリオール：$1,25(OH)_2D_3$）によって増強される。活性型ビタミン D の合成プロセスは，皮

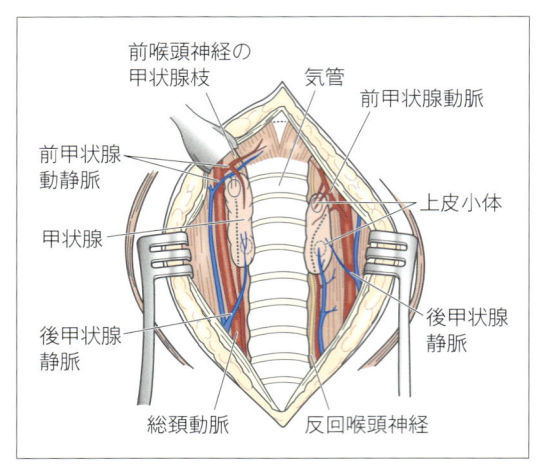

図 3-1-1. 甲状腺と上皮小体の解剖
文献 1 より引用・改変

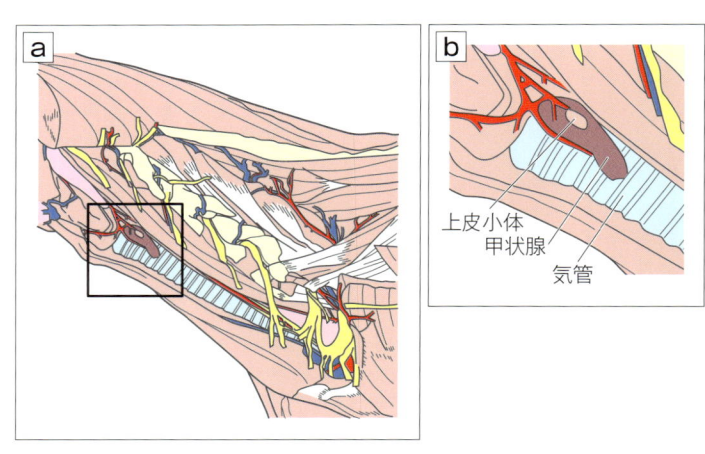

図 3-1-2. 甲状腺と上皮小体の解剖学的位置
b は a の拡大図
文献 2 より引用・改変

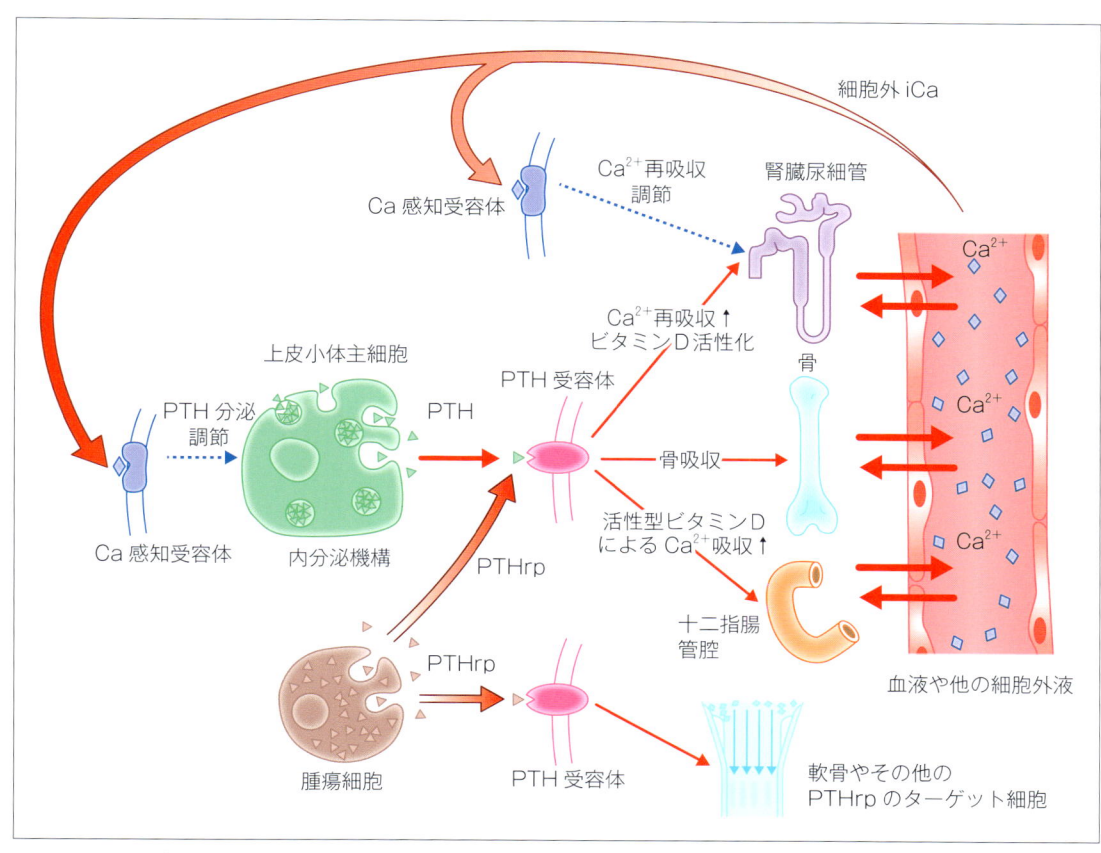

図 3-1-3. 上皮小体を中心とした Ca 調節機構
文献 3 より引用・改変

膚に存在するコレステロールが紫外線刺激によって変換されることから始まり，その後は肝臓でカルシジオール（25(OH)D$_3$）へ，次いで腎臓でカルシトリオールへと変換されて，活性型ビタミン D が生成される（**図 3-1-4**）。活性型ビタミン D は腸管での Ca^{2+} の吸収を促進し，骨や腎臓に対する PTH の作用を増強する。

血液検査

　血清もしくはヘパリン加血漿中の Ca は，総 Ca 濃度として簡便に測定が可能である。各検査機関や機器によって参考基準範囲に若干の違いはあるものの，健常犬では平均 10.5 mg/dL 程度（参考基準範囲：9.6〜11.6 mg/dL；2.4〜2.9 mmol/L）であり，猫では犬よりもわずかに低いが，おおむね同程度の血中濃度である。

　前述したとおり，血中に存在する Ca の 50% 程度はアルブミンなどの血清蛋白質と結合しているため，低蛋白血症がみられる動物では，見かけの総 Ca 濃度が低くなる。そのため，補正 Ca 値を用いて判断する必要がある。

補正 Ca（mg/dL）
＝実測総 Ca 濃度（mg/dL）−アルブミン濃度（g/dL）
　＋3.5

　生体内で機能を発揮する Ca は iCa である。総 Ca 濃度からの iCa の概算は相関性が低いため，正確な Ca 濃度の評価が必要な場合は，iCa の測定が推奨される。犬や猫の血清 iCa の参考基準範囲は 1.1〜1.4 mmol/L である。

高カルシウム血症

鑑別

　高カルシウム血症によって生じる臨床徴候は，元気消失，食欲不振，多飲多尿など非特異的なものが多いため，臨床徴候のみから原因を鑑別することは難しい。高カルシウム血症の鑑別診断リストを**表 3-1-1** に示すが，このうち犬や猫の高カルシウム血症の原因と

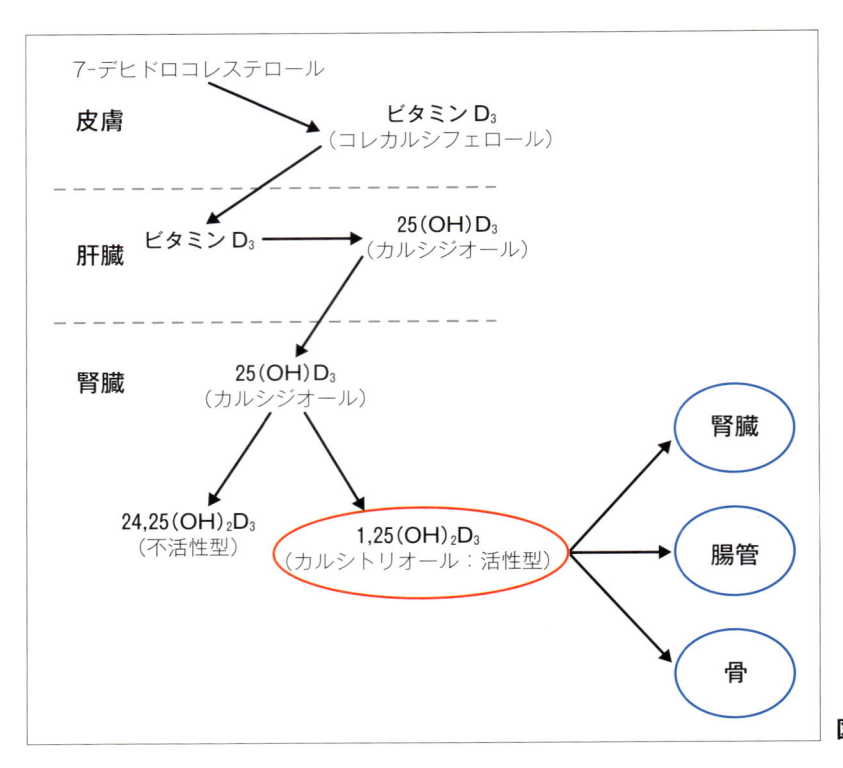

図 3-1-4. ビタミン D 生成過程

表 3-1-1. 高カルシウム血症の鑑別診断

腫瘍 ・リンパ腫 ・肛門嚢腺癌 ・多発性骨髄腫
非疾患的 ・高脂血症 ・幼若動物
副腎皮質機能低下症
膵炎
上皮小体機能亢進症
ビタミン D 過剰症
慢性腎臓病
猫の特発性高カルシウム血症

して多いのは腫瘍に関連したものである。様々な腫瘍が二次的な高カルシウム血症の原因となりうるが，代表的な腫瘍としてはリンパ腫と肛門嚢腺癌が挙げられる。腫瘍による高カルシウム血症は PTHrp の産生を原因とするが，腫瘍の大きさと PTHrp の分泌量は相関しないため，腫瘍が認められない場合でも，高カルシウム血症の鑑別時には PTHrp もあわせて測定することが推奨される。

　上皮小体から分泌される PTH は，生体内の Ca 代謝において非常に重要な要素であるが，代表的な内分泌疾患である糖尿病や副腎皮質機能亢進症，甲状腺機能亢進症／低下症とくらべると，上皮小体機能亢進症は発生がまれである。その他，高カルシウム血症は副腎皮質機能低下症や慢性腎臓病の症例にみられることが多い。

治療

　高カルシウム血症の治療は原因疾患に対する治療が基本となる。そのため鑑別診断が非常に重要であることは言うまでもないが，高カルシウム血症により重篤な臨床徴候を呈している場合，腎障害の発生や進行が危惧される場合［血中 Ca 濃度(mg/dL)×血中 IP 濃度(mg/dL)＞60〜80］，外科的介入のために全身麻酔が必要な場合などは，高カルシウム血症の是正が必要である。

　高カルシウム血症によって食欲不振や多飲多尿が生じることから脱水がみられる症例が多いため，生理食塩液を用いた静脈輸液によって尿中への Ca 排出を促す。脱水が補正された後は，フロセミド(1〜2mg/kg，1日1回もしくは2回)の投与も腎臓における Ca の再吸収を阻害するため，高カルシウム血症の改善に有効である。また，プレドニゾロン(0.5mg/kg，1日1回)の投与も腸管や腎臓での Ca 再吸収を抑制するため有効であるが，リンパ腫が原因であった場合はその診断を難しくすることがあり，少なくとも腫瘍の存在

表 3-1-2. 低カルシウム血症による臨床徴候

血清 Ca 濃度	臨床徴候
＜7 mg/dL	食欲不振，虚弱，振戦，興奮，運動失調
＜6 mg/dL	痙攣発作，意識消失
＜4 mg/dL	死亡の危険性大

表 3-1-3. 低カルシウム血症の鑑別診断

慢性腎臓病
急性膵炎
上皮小体機能低下症
二次性栄養性上皮小体機能亢進症
尿路閉塞
糖尿病性ケトアシドーシス
低蛋白血症／低アルブミン血症
蛋白漏出性腸症
産褥テタニー
甲状腺切除後

を精査した後の投与が推奨される。その他，ビスホスホネート製剤は骨転移や外科的介入が難しい腫瘍を原因とする高カルシウム血症に対して，骨吸収抑制を目的に使用される。ビスホスホネート製剤として，パミドロン酸二ナトリウムはエチドロン酸二ナトリウムよりも 100 倍程度効果が強いため，選択される機会が多い。パミドロン酸二ナトリウムは，1〜2 mg/kg を生理食塩液に溶解後，2 時間以上かけて静脈内投与し，2〜4 週間ごとを目安に反復投与が可能である。

低カルシウム血症

鑑別

低カルシウム血症によって生じる臨床徴候の重篤度は，血清 Ca 濃度の低さに依存する（**表 3-1-2**）。低カルシウム血症では，中枢神経系の異常興奮による痙攣発作や末梢神経系の異常興奮による筋攣縮の発現が特徴的である。臨床現場では，特発性てんかんや低血糖を原因とする発作も考慮する必要があるため，痙攣発作のみられる症例に対しては，血中 Ca 濃度や血糖値の測定を必ず実施すべきである。

低カルシウム血症の原因となる疾患は**表 3-1-3** に示すように様々であり，丁寧な問診や身体検査，血液化学検査などから鑑別を進める必要がある。

治療

低カルシウム血症に対する治療は，痙攣発作といった低カルシウム血症を原因とする臨床徴候から離脱するための救急治療と，低カルシウム血症に起因した徴候の発現を防ぐ維持治療に大別される。

救急治療

救急治療の目的は，痙攣発作などの徴候を消失させることである。救急治療の第一選択は，カルシウム製剤の静脈内投与であり，犬や猫では 8.5％グルコン酸カルシウムが最も利用される。通常，0.5〜1.5 mL/kg を 10〜30 分程度かけて，ゆっくり静脈内投与する。

急速な投与は不整脈の原因となるため，カルシウム製剤の投与時は心電図のモニタリングを必ず行い，徐脈や不整脈，QT 間隔の短縮などに注意する。大まかな目安として，8.5％グルコン酸カルシウム 1 mL/kg の投与で，血中 Ca 濃度は 1〜1.5 mg/dL 程度の上昇が見込まれる。

維持治療

維持治療の目的は，血中 Ca 濃度の正常化ではなく，あくまで低カルシウム血症に起因した臨床徴候の発現を防ぐことである。活性型ビタミン D_3 製剤であるアルファカルシドールやカルシトリオールが利用される。用量はどちらも 0.01〜0.03 μg/kg，1 日 1〜2 回を開始量とし，血中 Ca 濃度をモニタリングしながら，適宜調整する。

治療初期は体内の Ca が枯渇傾向にあるため，経口カルシウム製剤である沈降炭酸カルシウムを食事に添加することが推奨される。用量は 25〜50 mg/kg，1 日 2〜3 回を目安とし，血中 Ca 濃度が安定したら漸減後に中止する。一般的に市販の総合栄養食は十分な Ca を含んでいるため，血中 Ca 濃度が安定した後は添加を継続する必要はない。

繰り返しになるが，維持治療の目的は血中 Ca 濃度の正常化ではない。活性型ビタミン D_3 製剤では PO_4^{3-} の排出は促進しないため，血中 Ca 濃度を参考基準範囲内に維持しつづけると，腎障害や軟部組織の石灰沈着を引き起こす原因となる。そのため，参考基準範囲よりも若干低めの 8.0〜9.0 mg/dL を目安に維持することが推奨される。

画像検査

上皮小体の画像検査としては，超音波検査が最も有用である。動物を仰臥位に保定しながら，前肢を尾側に牽引し，しっかりと頚部を伸ばすことで上皮小体が描出しやすくなる（**図3-1-5**）。また，被毛が密な動物では，頚部の剃毛を行うことが推奨される。

上皮小体の描出方法は甲状腺の描出方法に準ずる。

具体的には，高周波（10 MHz 以上）のリニアプローブを使用し，はじめに横断像で喉頭の尾側で気管の外側，左右の総頚動脈の内側に位置する甲状腺にアプローチする。右側のアプローチでは，プローブをゆっくりと尾側にずらしながら，気管と総頚動脈の間に位置する三角形や楕円形状を呈する甲状腺を探索する。左側のアプローチでは，はじめに気管，食道，総頚動脈が描出されるが，プローブを右側と同様に尾側に進めると，気管と総頚動脈の間で食道の腹側（画面上では食道の上）に甲状腺が描出される（**図3-1-6**，**3-1-7**）。

甲状腺が描出されれば，プローブを横断像に保持したまま，ゆっくりと甲状腺の頭側から尾側まで描出する。その際に，甲状腺内部に低エコー性の上皮小体が観察できることもある。また，横断像によって甲状腺が描出された位置で，甲状腺を画面上に描出したままプローブを時計回りに90度回転させて縦断像とすることで，紡錘形を呈する甲状腺の内部に上皮小体が観察される（**図3-1-8**）。上皮小体の大きさは幅（短径）で評価することが一般的であり，正常な幅は2 mm 未満とされている[4]。

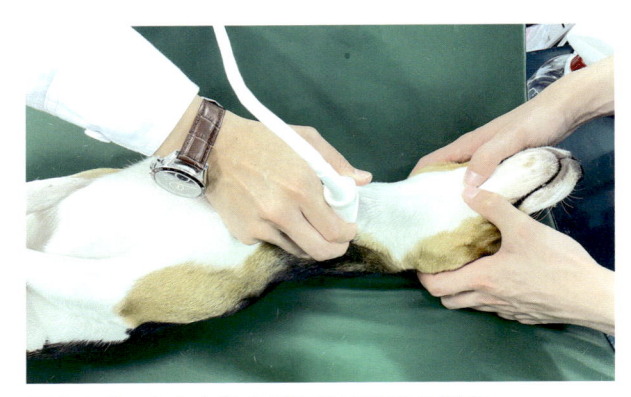

図 3-1-5. 上皮小体の超音波検査時の保定

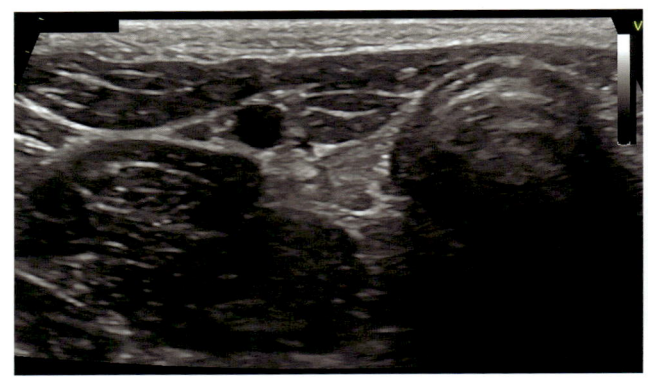
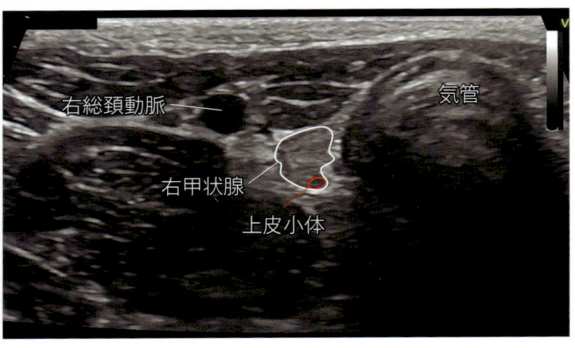

図 3-1-6. 右甲状腺の横断像

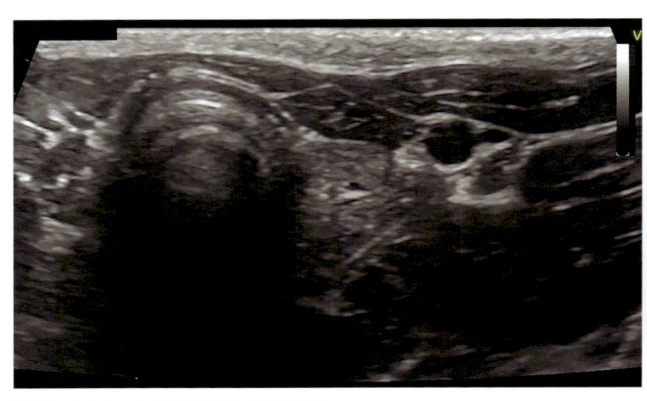
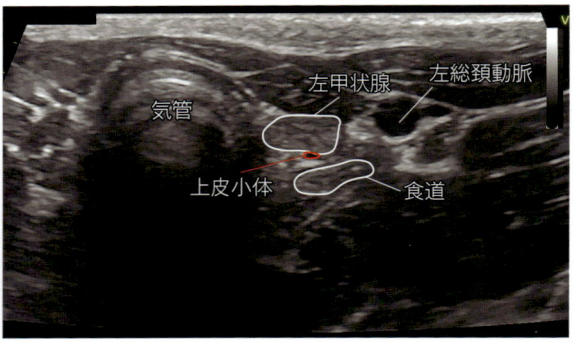

図 3-1-7. 左甲状腺の横断像

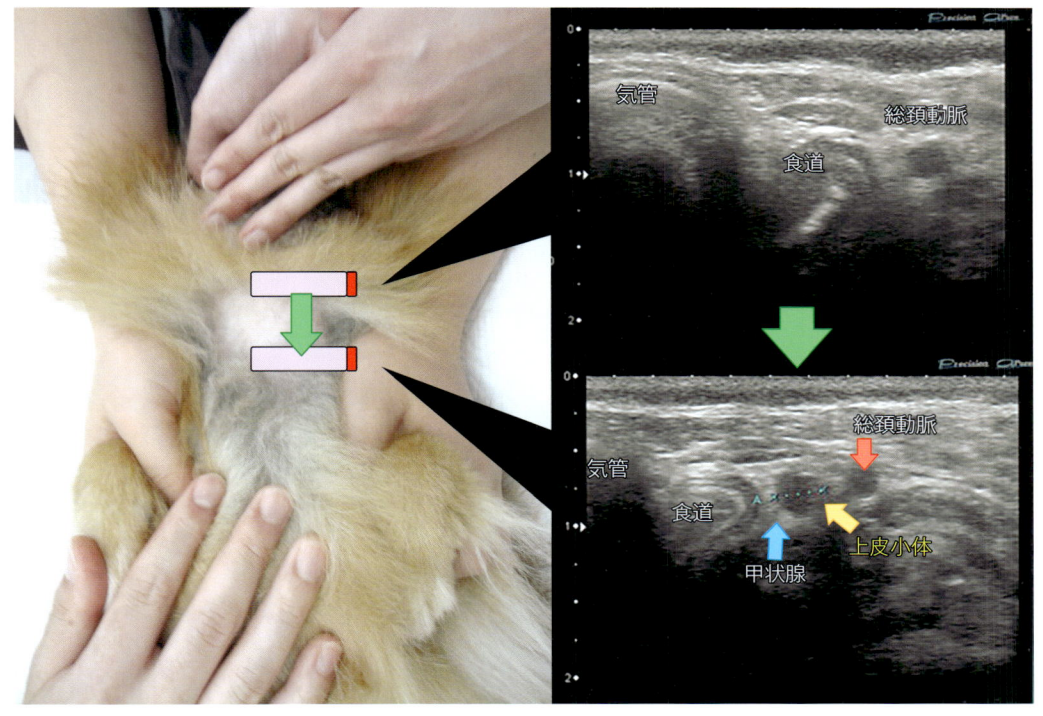

図 3-2-5. 上皮小体の超音波検査（甲状腺の横断像）

最初は片側の甲状腺を横断像で探す。プローブの角度を変えないで，頭側，尾側にプローブを平行移動する。
図の症例では，上皮小体が腫大している。

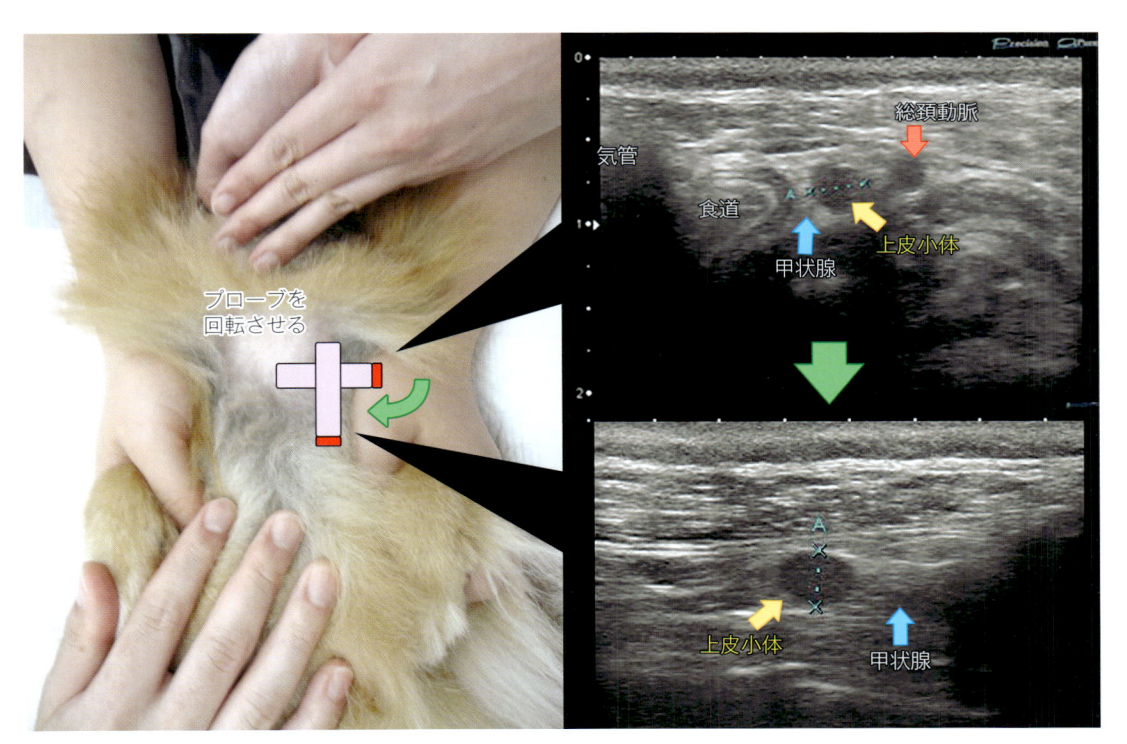

図 3-2-6. 上皮小体の超音波検査（甲状腺の縦断像）

図 3-2-5 の状態からプローブを 90 度時計回りに回転させることで，縦断像を描出することができる。

表 3-2-5. 組織学的診断と上皮小体の超音波検査におけるサイズ

	平均（mm）	中央値（mm）	範囲（mm）
過形成	3	2.5	1〜7
腺腫	7	5	1〜21
腺癌	9	7	3〜23

文献7より引用・改変

2008年の文献では，CT検査によって上皮小体は確認できなかったとの報告もある[14]。しかし，最近の論文では腫大した上皮小体がCT検査によって十分に確認でき，上皮小体の異常の同定および手術前の計画のための有用なツールであることが示されている[15]。筆者らの経験でも，PHPTHのほとんどの症例でCT検査によって甲状腺に隣接する腫大した上皮小体を確認できている（**図3-2-7**）。上皮小体は単純CTでは甲状腺よりも低吸収であり，造影後の動脈相でも増強効果は様々な変化を示す。まだまだ情報は少ないが，今後，CT検査が診断や手術計画に大いに役に立つ可能性がある。

治療および管理法

内科的治療

高カルシウム血症に対する一般的な対症療法を**表3-2-6**に示す。一番の治療法は，原因となる疾患を治療することである。しかし，高カルシウム血症が原因で一般状態が非常に悪化している場合は，これらの内科的治療が必要となることもある。

グルココルチコイド製剤

注意が必要なのはグルココルチコイド（プレドニゾロン）を使用する場合である。グルココルチコイドの効果は，リンパ腫，多発性骨髄腫，副腎皮質機能低下症，ビタミンD過剰症または肉芽腫性疾患に続発する高カルシウム血症の犬で実証されている[1]。特に高カルシウム血症の原因がリンパ腫などの造血器腫瘍の場合，グルココルチコイド投与後に血清Ca濃度は急速に低下するが，一時的に病気を隠してしまい診断が難しくなる可能性があるため注意する。

一方，PHPTHや固形癌が原因となる高カルシウム血症に対しては，グルココルチコイドの効果は低いとされている[16]。実際に，PHPTHの症例で内科的治療や急性期治療を必要とすることは少ない。

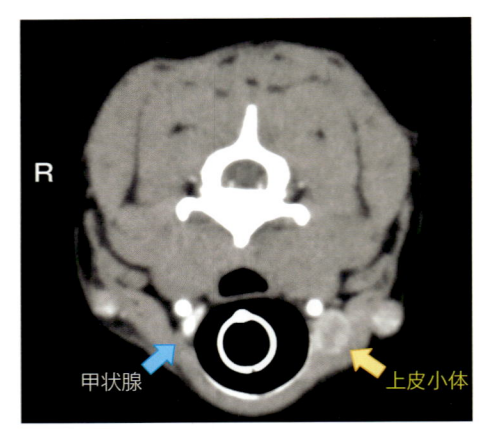

図3-2-7. 上皮小体腺癌のCT画像
腫大した左上皮小体が確認できる。一方，右上皮小体は確認できない。

ビスホスホネート製剤

また，高カルシウム血症のコントロールに，ビスホスホネート製剤を使用することができる。ビスホスホネートは，破骨細胞の骨吸収機能を阻害し，血中Ca濃度を低下させる。いくつかのビスホスホネート製剤が犬で使用されている[17]（**表3-2-7**）。獣医学で使用される最も一般的なビスホスホネートはゾレドロン酸とパミドロン酸二ナトリウムである。これらの薬剤は腸管吸収が悪いため，最大28日間隔で静脈内投与する。また，経口薬としてはアレンドロン酸ナトリウムが知られているが，副作用として食道刺激による食道炎があるため注意する。これらの製剤は，骨腫瘍の疼痛緩和に多く使用されるが，PHPTHで使用されることは少ない。筆者の経験では，犬のPHPTH症例にゾレドロン酸を使用したところ，効果的に血中Ca濃度を低下させたことが確認されている。しかし，当然ながら薬剤の効果がなくなると再び高カルシウム血症に戻るため，根本的な解決のためには外科手術が最も推奨される。

外科的治療

内科的治療以外の治療法として，経皮的超音波ガイド下エタノール注入療法[18]や経皮的超音波ガイド下ラジオ波焼灼術[19]などの報告がある。しかし，一般的に行われるのは外科的な切除であり，最も成功率が高い。

外科的治療が適応となるものとして，探索的手術と治療のための手術の2つが考えられる。前述のように，最近はiCa，intact PTH，PTHrpの測定と頸部および腹部の超音波検査によりPHPTHの診断が可能

表 3-2-6. 高カルシウム血症に対する一般的な対症療法

薬剤	投与量など
輸液	0.9% NaCl（生理食塩液）　動物の状態にあわせて投与 ⇒細胞外液↑⇒糸球体濾過↑⇒Ca・Na 排出↑
利尿薬（フロセミド）	1～4mg/kg 1日2～3回 IV, SC, PO ヘンレ係蹄上行脚での Ca 吸収↓
グルココルチコイド （プレドニゾロン）	1～2mg/kg 1日1～2回 SC, PO 腸管・骨での Ca 吸収↓，腎臓での Ca 排出↑
炭酸水素ナトリウム	1mEq/kg IV　ゆっくり投与 アルカローシスにして iCa を減少させる アシドーシスのある重度高カルシウム血症が適応 酸塩基平衡のモニタリングを必ず行う

表 3-2-7. 獣医療で使用される代表的なビスホスホネート製剤

	ゾレドロン酸	パミドロン酸ニナトリウム	アレンドロン酸ナトリウム
投与量	0.1～0.25 mg/kg IV 2～4週間くらい効果持続	1～2mg/kg IV　4週間ごと	0.5～1mg/kg PO 1日1回
投与方法	生理食塩液(or 5％ブドウ糖液) に希釈して 15分以上かけて投与	生理食塩液に希釈して2時間以上 かけて静脈内持続点滴	経口薬，空腹時投与
副作用	顎骨壊死，腎毒性	顎骨壊死，腎毒性	食道炎（水を十分に投与して予防する）
製品名	ゾメタ® 点滴静注用　など	パミドロン酸二 Na 点滴静注用	ボナロン® 錠，フォサマック® 錠　など

となっており，真の意味での「探索的」手術の必要性はなくなっている[1]。このことから，手術は診断のためではなく治療のために行われるのが一般的となっている。

通常，手術は難しくなく，飼い主には「避妊手術より簡単で，歯の予防処置より時間がかからない」と説明していると成書では記載されている[1]。しかし，異常な上皮小体の場所や数によって術中の判断が非常に重要となるため，経験の豊富な獣医師が行うべきである。

手術方法

腫大した異常な上皮小体を確認し，外科的に切除することが，PHPTH の犬に対して最もよく行われる治療である。詳細は Chapter 3-3「上皮小体に対する手術手技」にて取り上げるため，ここでは概要について解説する。まず，頚部切開により気管を露出させる。気管の左右にある甲状腺を確認し，密接している4つの上皮小体をしっかりと観察する。左右それぞれに，甲状腺被膜の外側に位置する外上皮小体と甲状腺実質の内側に埋まっている内上皮小体の2つが存在する（**図 3-2-3**）。異常な上皮小体は丸く，ピンク，赤や褐色などの色をしており，硬いことが多い[20]（**図 3-2-8**）。

外上皮小体が腫大している場合は，甲状腺を温存し

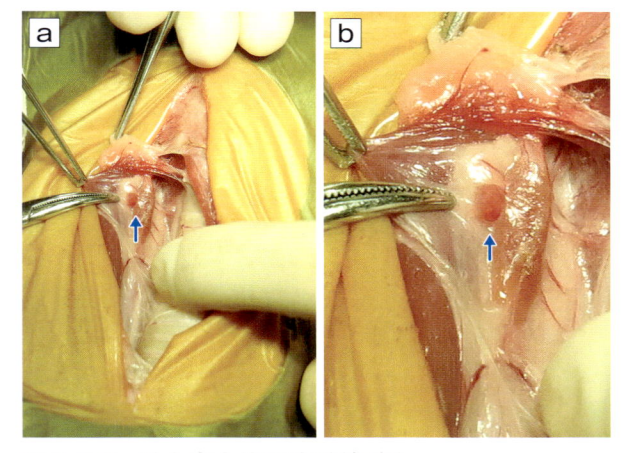

図 3-2-8. 外上皮小体の腺腫（矢印）

たまま切除可能である。しかし，内上皮小体が腫大している場合，患側の甲状腺・上皮小体の全切除を選択することもある。また，腫瘍が浸潤しており腺癌が疑われる際にも甲状腺の切除が推奨される[21]。上皮小体の切除では，周囲の血管や神経などの構造物を傷つけないように，細心の注意を払って剥離を行う。手術の成功率は92～95％と報告されている[6,20]。

切除する上皮小体の数

報告されている多くの論文では，それぞれ単発性の結節を同定し切除することに成功している[8,9,22]。その後の報告でも，多くは単発性の結節が原因であるこ

表 3-2-8. PHPTH の外科手術で切除された上皮小体の数

参考文献	23	24	25
症例数	62	47	100
1 個	42（67.7%）	33（70%）	76（76%）
2 個	16（25.8%）	10（21%）	24（24%）
3 個	4（6.5%）	4（9%）	0（0%）

とが分かっており，2つ以上の異常分泌腺を有する PHPTH が診断されることは少ない（**表 3-2-8**）[23-25]。

術後に高カルシウム血症が継続する場合

術後も高カルシウム血症が治癒しない原因は，① PHPTH の約 10%の犬に発生する複数の腫大した上皮小体の存在，②腫大した上皮小体の不完全な切除，③異所性の上皮小体機能亢進症（きわめてまれ），④遠隔転移（きわめてまれ）などが考えられる[1]。

術後低カルシウム血症への対処法

PHPTH の外科手術で一番重要となるのが，手術後の低カルシウム血症であり，30〜58%の頻度で発生する[20]。低カルシウム血症の臨床徴候には，不安，顔または四肢をこすりつける，筋収縮，パンティング，運動失調および発作などがある。低カルシウム血症は，緊急の低カルシウム血症治療，長期間の入院，死亡など，治療に伴う費用の増加や病状の悪化につながる可能性がある[20]。

PHPTH では，異常な上皮小体結節から PTH が長期にわたって自律的に分泌されるため，他の正常な上皮小体は萎縮していく。この状態で異常な上皮小体結節を切除すると，残っている萎縮した上皮小体からの PTH 分泌が不足し，低カルシウム血症を起こすと考えられる。実際に，上皮小体結節を外科的に除去または経皮的な処置をすると，循環 PTH が急速に消失し（**図 3-2-9**），血清 iCa 濃度が低下する（**図 3-2-10**）[19]。低カルシウム血症は，術後早くて 12 時間，遅くて 20 日後に観察されるが，多くの犬は，術後 2 〜 6 日目に起こる[1]。

術後低カルシウム血症の予測

術前の状態から，術後の低カルシウム血症を予測するための試みが多く行われている。術後の低カルシウム血症は術前の高カルシウム血症の重症度と相関していると考えられる。一部の文献および研究では，

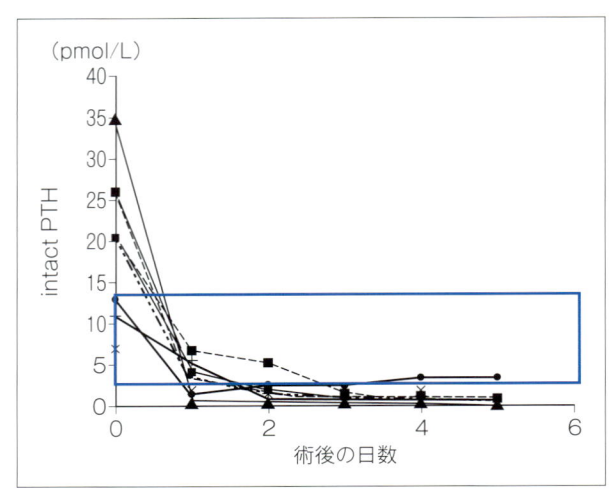

図 3-2-9. PHPTH の治療に成功した犬 8 頭の intact PTH 濃度
青線の囲みは参考基準範囲。
文献 19 より引用・改変

術前の総 Ca 濃度が 14 mg/dL，または iCa 濃度が 1.75 mmol/L を超える場合に，術後の低カルシウム血症を発症するリスクが高くなると記述されている[1,24]。さらに，術前の iCa 濃度と術後の低カルシウム血症との間に中程度の相関関係を示すことが示され，iCa 濃度が高い犬は，術後，低カルシウム血症を防ぐために予防的な治療をするべきであるとの報告もある[26]。

これらの結果から，術前の Ca 濃度によって術後の管理方法を変えることも提案されている。しかし，これらの予想が完全に当たることはないため，基本的には手術後は入院させ，頻繁に血中 Ca 濃度をモニタリングするのがよい。特に犬は入院で安静にしている場合と比較し，退院して家で過ごすと動き回るため，低カルシウム血症になった際に臨床的テタニーの危険性がはるかに高くなる可能性がある。

ビタミン D の予防的投与

術後の低カルシウム血症に備えて，犬に予防的に活性型ビタミン D_3 製剤を飲ませておく試みがある。手術の 24〜36 時間前に投与を開始する方法もあるが，これは不要だと思われる。通常，手術日の朝からカルシトリオール（1,25(OH)$_2$D$_3$，0.02〜0.03 μg/kg/day，1 日 2 回に分けて投与）を投与し，術後の低カルシウム血症を予防的に回避することが推奨されている[1]。しかし，この方法が成功するかどうかは議論がある。筆者は，予防的な投与によって術後に高カルシウム血症が悪化し，結果として全く活性型ビタミン D_3 製剤が必要なかった症例も経験している。そのため，予防的

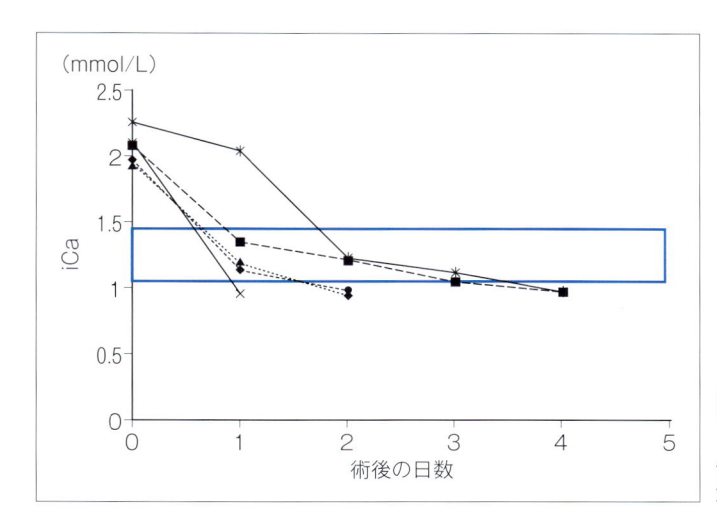

図 3-2-10. PHPTH の術後にビタミン D の補給を必要とした 5 頭の犬の血清 iCa 濃度

青線の囲みは参考基準範囲。
文献 19 より引用・改変

急性期治療

・術後の重度の低カルシウム血症
　グルコン酸カルシウム溶液
　（8.5%グルコン酸カルシウム［カルチコール®注射液］）
　0.5～1.5 mL/kg を緩徐に静脈内投与

維持期治療

・術後の維持治療
1）活性型ビタミン D_3 製剤
　※個体によって反応性が異なるので調節
　アルファカルシドール：0.01～0.03 μg/kg/day 1 日 1～2 回 PO
　カルシトリオール：0.02～0.03 μg/kg/day を 2 分割（1 日 2 回）PO
2）カルシウム製剤（沈降炭酸カルシウムなど）
　1.0～4.0 g/day を分割投与
　あるいは，カルシウムとして 25～50 mg/kg/day 1 日 2～3 回分割投与

図 3-2-11. 上皮小体切除後の低カルシウム血症管理

な投与は積極的に行わず，入院させてしっかりと Ca 濃度を確認しながら，治療を開始している。

低カルシウム血症の治療

　術後の低カルシウム血症の治療法を**図 3-2-11** にまとめた。治療は，急性期と維持期に分けられる。

・急性期治療

　急性期治療は，重度の低カルシウム血症がある場合であり，テタニーを制御する必要があることからグルコン酸カルシウムをゆっくりと静脈内投与する。8.5%グルコン酸カルシウム溶液であれば 0.5～1.5 mL/kg で緩徐に静脈内投与する。グルコン酸カルシウムを希釈する場合は生理食塩液に添加し，乳酸塩，炭酸水素塩，酢酸塩またはリン酸塩を含む溶液には，沈殿が生じる可能性があるため添加しない。また，グルコン酸カルシウムを希釈して皮下投与する獣医師もいるが，重度の皮下壊死を起こすことがあるため基本的には禁忌である。

　総 Ca 濃度を頻繁に観察し，臨床徴候を確認しながら，総 Ca 濃度を参考基準範囲よりもやや低い濃度（8～10 mg/dL）に維持する。必要に応じてグルコン酸カルシウム溶液の輸液速度を調節する。

　これによって，低カルシウム血症の臨床徴候が改善されたら，維持期治療に移行する。この段階では，活性型ビタミン D_3 製剤およびカルシウム製剤を経口投与しながら，グルコン酸カルシウム溶液の使用を減らしていく。

・維持期治療（重度の低カルシウム血症がない場合）

　維持期の症例や急性期を伴わない症例では，経口薬を中心に使用する。カルシトリオールやアルファカルシドールは，作用の発現が速く，上皮小体機能低下症の治療によく使用される。術後の犬はグルコン酸カルシウムを併用しなくても経口薬のみで総 Ca 濃度が

8～10 mg/dL を維持できるまで入院させる。退院後も総 Ca 濃度を定期的に観察し，参考基準範囲よりもやや低い濃度で維持するように，活性型ビタミン D_3 製剤をゆっくりと漸減する。

注意点としては，Ca 濃度は参考基準範囲よりもやや低めに維持しておくことである。この治療の目的は，重度の低カルシウム血症による臨床徴候（テタニーなど）を予防することである。また，残存する萎縮した上皮小体からの PTH 分泌を回復させる必要がある。そのため，血清 Ca 濃度が参考基準範囲内高値である場合や基準範囲以上を示す場合は，活性型ビタミン D_3 製剤の補給を中止する。

カルシウム製剤も 2～4 カ月かけて徐々に減量し，総 Ca 濃度が 8～10 mg/dL で安定した時点で中止することが多い。質の高い食事を与えている場合は，食事中に Ca が十分に含まれており，特定のカルシウム製剤を継続して与える必要はない。

動物の総 Ca 濃度が安定し，維持期治療が確立した後も定期的に総 Ca 濃度を再評価することが望ましい。

予後

適切な治療が実施されれば，PHPTH のほとんどの犬の予後は良好である。術後に低カルシウム血症が発生することがあるが，活性型ビタミン D_3 製剤の使用により十分に Ca 濃度を維持できることが多い。しかし，まれに薬剤で管理できない重度な低カルシウム血症が発生することもあるため，リスクについては飼い主に十分説明しておく必要がある。活性型ビタミン D_3 製剤の投与期間は，症例によって異なる。筆者の経験でも全く活性型ビタミン D_3 製剤投与の必要がなかった症例から，一生涯投与が必要であった症例まで存在する。

なお，上皮小体腺癌で外科手術を受けた 100 頭の報告では，3 頭の犬は術後の難治性低カルシウム血症のために安楽死されていた。1 年，2 年，3 年生存率はそれぞれ 84％，65％，51％であり，生存期間中央値は 2 年であった[25]。

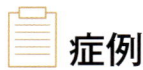 **症例**

ミニチュア・ダックスフンド，9 歳齢，未去勢雄

表 3-2-9. 症例：血液検査

CBC	値	血液化学検査	値
RBC（×10⁴/μL）	818	TP（g/dL）	7.1
HGB（g/dL）	16.3	Alb（g/dL）	3.1
HCT（%）	48.3	AST（IU/L）	<10
WBC（/μL）	9,100	ALT（IU/L）	39
Stab（/μL）	0（0%）	ALP（IU/L）	50
Seg（/μL）	6,643（73%）	T-Cho（mg/dL）	240
Lym（/μL）	1,183（13%）	T-Bil（mg/dL）	0.3
Mon（/μL）	364（4%）	Glu（mg/dL）	95
Eos（/μL）	910（10%）	BUN（mg/dL）	75
Baso（/μL）	0（0%）	Cre（mg/dL）	3.7
PLT（×10⁴/μL）	58.2	IP（mg/dL）	5.3
		Ca（mg/dL）	16.5
		CK（IU/L）	95
		LDH（IU/L）	76
		Na（mEq/L）	150
		K（mEq/L）	4.3
		Cl（mEq/L）	96
		CRP（mg/dL）	1.7

赤字は高値を示す。

ヒストリー

・現病歴：半年前ぐらいから，飲水量が増加した。1 カ月前から元気がなく，体が震えており，さらに飲水量も増加していた。ホームドクターで血液検査をしたところ，BUN 48.6 mg/dL，血清総 Ca 13.7 mg/dL であった。X 線検査では，腎結石および膀胱結石が確認された。多飲多尿，振戦，高カルシウム血症の原因精査のため当院を受診した（第 1 病日とする）。

・既往歴：椎間板ヘルニア（内科的治療で改善）

・予防歴：狂犬病ワクチン接種済，フィラリア予防（5～12 月），混合ワクチン 7 種接種済

・食事：市販のドライフード

・生活環境：屋内飼育，散歩は 1 回/日

※多飲多尿の原因を疑う既往症，併存症，外傷歴，食事，内服薬，環境変化なし。

検査所見

身体検査

体重 5.7 kg（BCS 2/5），体温 38.7℃，心拍数 162 回/分，呼吸数 30 回/分。下顎リンパ節，浅頚リンパ節の軽度腫大（直径 1 cm 程度）が認められた。

血液検査（表 3-2-9）

CBC において著変はみられず，血液化学検査にお

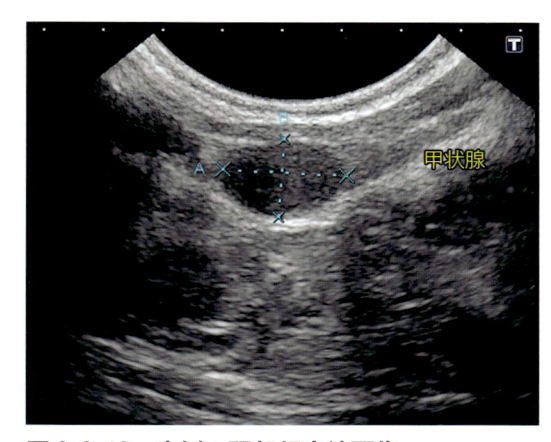

図 3-2-12. 症例：頚部超音波画像
甲状腺に密接する腫大した上皮小体(10.4×6.8 mm)が
認められた。

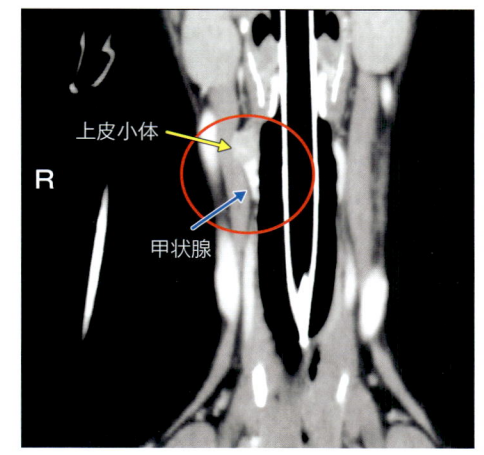

図 3-2-13. 症例：CT 背断像
腫大している外上皮小体が認められた。

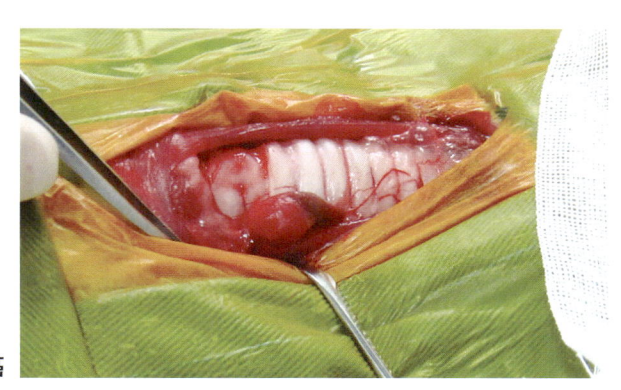

図 3-2-14. 症例：腫大した上皮小体腺癌

いて BUN，Cre，Ca，CRP の上昇が認められた。

尿検査(穿刺尿)

・色調：薄黄色透明，比重：1.012(低張尿)

・定性試験：蛋白質(−)，尿糖(−)，潜血(2＋)

・沈渣：細菌(−)，赤血球(＋)，精子(＋)

胸部・腹部 X 線検査および超音波検査

腎結石，膀胱結石がみられたが，明らかな腫瘍性病変は確認できなかった。

頚部超音波検査(図 3-2-12)

右頚部の上皮小体の 1 個が低エコー性に腫大(10.4 mm×6.8 mm)していた。

CT 検査(図 3-2-13)

右頚部の甲状腺の頭側に造影剤で増強される腫瘍性病変が確認された。

外注検査

・iCa：2.05 mmol/L(参考基準範囲：1.24〜1.56)

・intact PTH：68.2 pg/mL(参考基準範囲：8.0〜35.0)

・PTHrp：検出限界以下(低値)

診断

以上のことから，高カルシウム血症を示す他の疾患は確認できず，超音波検査および CT 検査からは腫大した上皮小体が 1 つ確認された。さらに，intact PTH が上昇しており[※]，PHPTH と診断した。

治療

第 5 病日に，外科手術による上皮小体切除が行われた。右甲状腺に密接している腫大した上皮小体が確認され(**図 3-2-14**)，これを切除した。

病理検査では，主細胞癌(上皮小体腺癌)と診断された。

術後の Ca 管理

術後の総 Ca 濃度を**図 3-2-15** に示す。上皮小体切除後，第 6 病日(手術翌日)に intact PTH を測定したところ，6.6 pg/mL へ低下していた。入院下では総 Ca

---

※　今回の症例では intact PTH が上昇していたが，多くの症例で参考基準範囲内であることが多い。

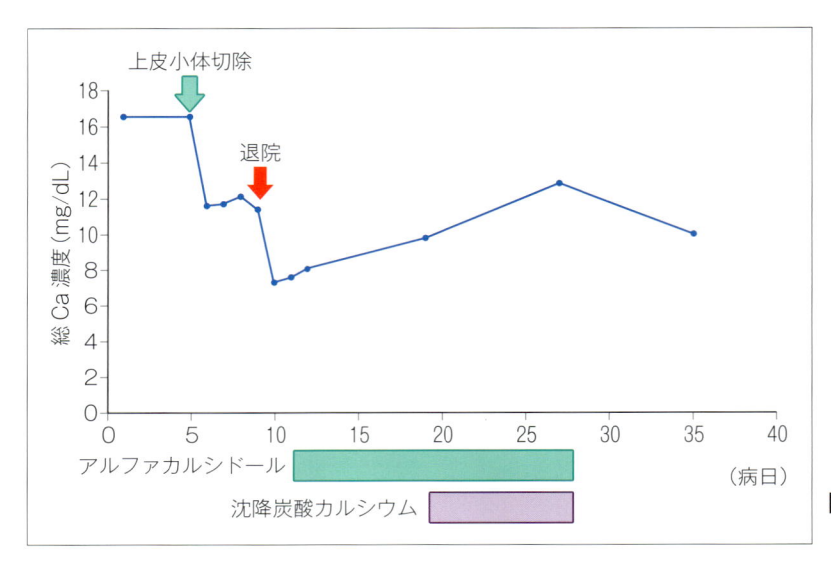

**図 3-2-15.　症例：術後の
総 Ca 濃度の推移**

濃度は低下したが，参考基準範囲内に留まった。その
ため，第9病日に退院としたところ，その後に低カル
シウム血症を発症した。内科的治療として，アルファ
カルシドール 0.02 µg/kg　1 日 1 回の経口投与を開始

した。その後，沈降炭酸カルシウムも併用して重度な
低カルシウム血症に陥ることはなく，第 27 病日でア
ルファカルシドールおよび沈降炭酸カルシウムの投与
を中止し，その後の状態は良好であった。

　PHPTH は，高カルシウム血症の原因となる疾患をすべて除外し，さらに低リン血症を認め intact PTH は
高値もしくは参考基準範囲内にあり，最終的には画像検査によって上皮小体の腫大を確認することで診断す
る。非常に難しい診断のように感じるかもしれないが，多くの検査は，一般の動物病院で可能な検査であるた
め，本節のような基本的な知識を習得しておいてほしい。

　また，PHPTH の治療では，内科的治療は根本的ではなく外科手術が一般的である。本節では，術後の低カ
ルシウム血症の管理も含めて治療法を記載した。特に，術後管理は予測できないことが多いため，しっかりと
Ca 濃度をモニタリングするべきである。

参考文献

1. Feldman EC, Nelson RW. Canine and Feline Endocrinology. 4th ed. 2015. Saunders.
2. Skelly BJ, Franklin RJM. Mutations in genes causing human familial isolated hyperparathyroidism do not account for hyperparathyroidism in Keeshond dogs. *Vet J.* 2007 ; 174(3) : 652-654.
3. Goldstein RE, Atwater DZ, Cazolli DM, et al. Inheritance, mode of inheritance, and candidate genes for primary hyperparathyroidism in Keeshonden. *J Vet Intern Med.* 2007 ; 21(1) : 199-203.
4. Thompson KG, Jones LP, Smylie WA, et al. Primary hyperparathyroidism in German shepherd dogs : a disorder of probable genetic origin. *Vet Pathol.* 1984 ; 21(4) : 370-376.
5. Feldman EC, Hoar B, Pollard R, et al. Pretreatment clinical and laboratory findings in dogs with primary hyperparathyroidism : 210 cases(1987-2004). *J Am Vet Med Assoc.* 2005 ; 227(5) : 756-761.
6. Rasor L, Pollard R, Feldman EC. Retrospective evaluation of three treatment methods for primary hyperparathyroidism in dogs. *J Am Anim Hosp Assoc.* 2007 ; 43(2) : 70-77.
7. Secrest S, Grimes J. Ultrasonographic size of the canine parathyroid gland may not correlate with histopathology. *Vet Radiol Ul-*

trasound. 2019 ; 60(6) : 729-733.
8. Gear RNA, Neiger R, Skelly BJS, et al. Primary hyperparathyroidism in 29 dogs : diagnosis, treatment, outcome and associated renal failure. *J Small Anim Pract.* 2005 ; 46(1) : 10-16.
9. Arbaugh M, Smeak D, Monnet E. Evaluation of preoperative serum concentrations of ionized calcium and parathyroid hormone as predictors of hypocalcemia following parathyroidectomy in dogs with primary hyperparathyroidism : 17 cases(2001-2009). *J Am Vet Med Assoc.* 2012 ; 241(2) : 233-236.
10. Wisner ER, Nyland TG. Ultrasonography of the thyroid and parathyroid glands. *Vet Clin North Am Small Anim Pract.* 1998 ; 28(4) : 973-991.
11. Wisner ER, Nyland TG. Clinical vignette. Localization of a parathyroid carcinoma using high-resolution ultrasonography in a dog. *J Vet Intern Med.* 1994 ; 8(3) : 244-245.
12. Wisner ER, Nyland TG, Feldman EC, et al. Ultrasonographic evaluation of the parathyroid glands in hypercalcemic dogs. *Vet Radiol Ultrasound.* 1993 ; 34(2) : 108-111.
13. Wisner ER, Penninck D, Biller DS, et al. High-resolution parathyroid sonography. *Vet Radiol Ultrasound.* 1997 ; 38(6) : 462-466.
14. Taeymans O, Schwarz T, Duchateau L, et al. Computed tomographic features of the normal canine thyroid gland. *Vet Radiol*

Ultrasound. 2008 ; 49(1) : 13-19.

15. Cordella A, Bertaccini J, Rondena M, et al. Multidetector-Row CT Findings in Dogs with Different Primary Parathyroid Gland Diseases. *Vet Sci.* 2022 ; 9(6) : 273.

16. Bilezikian JP. Management of acute hypercalcemia. *N Engl J Med.* 1992 ; 326(18) : 1196-1203.

17. Suva LJ, Cooper A, Watts AE, et al. Bisphosphonates in veterinary medicine : The new horizon for use. *Bone.* 2021 ; 142 : 115711.

18. Guttin T, Knox VW 4th, Diroff JS. Outcomes for dogs with primary hyperparathyroidism following treatment with percutaneous ultrasound-guided ethanol ablation of presumed functional parathyroid nodules : 27 cases(2008-2011). *J Am Vet Med Assoc.* 2015 ; 247(7) : 771-777.

19. Pollard RE, Long CD, Nelson RW, et al. Percutaneous ultrasonographically guided radiofrequency heat ablation for treatment of primary hyperparathyroidism in dogs. *J Am Vet Med Assoc.* 2001 ; 218(7) : 1106-1110.

20. Townsend KL, Ham KM. Current Concepts in Parathyroid/Thyroid Surgery. *Vet Clin North Am Small Anim Pract.* 2022 ; 52 (2) : 455-471.

21. Fossum TW. Small Animal Surgery. 4th ed. 2012. Elsevier.

22. Sawyer ES, Northrup NC, Schmiedt CW, et al. Outcome of 19 dogs with parathyroid carcinoma after surgical excision. *Vet Comp Oncol.* 2012 ; 10(1) : 57-64.

23. Milovancev M, Schmiedt CW. Preoperative factors associated with postoperative hypocalcemia in dogs with primary hyperparathyroidism that underwent parathyroidectomy : 62 cases (2004-2009). *J Am Vet Med Assoc.* 2013 ; 242(4) : 507-515.

24. Burkhardt SJ, Sumner JP, Mann S. Ambidirectional cohort study on the agreement of ultrasonography and surgery in the identification of parathyroid pathology, and predictors of postoperative hypocalcemia in 47 dogs undergoing parathyroidectomy due to primary hyperparathyroidism. *Vet Surg.* 2021 ; 50(7) : 1379-1388.

25. Erickson AK, Regier PJ, Watt MM, et al. Incidence, survival time, and surgical treatment of parathyroid carcinomas in dogs : 100 cases(2010-2019). *J Am Vet Med Assoc.* 2021 ; 259(11) : 1309-1317.

26. Dear JD, Kass PH, Della Maggiore AM, et al. Association of Hypercalcemia Before Treatment With Hypocalcemia After Treatment in Dogs With Primary Hyperparathyroidism. *J Vet Intern Med.* 2017 ; 31(2) : 349-354.

（鳩谷晋吾）

上皮小体に対する手術手技

　上皮小体に対する外科手術のバリエーションは少なく，非常にシンプルである。罹患した上皮小体の切除を試みる際には，可能な限りその上皮小体のみを切除することを検討する。上皮小体腫瘍が孤立性で浸潤性がなく，かつ表層にあり容易に甲状腺から分離できる場合には，上皮小体のみを切除する核出術が適応となるが，それが困難な場合には甲状腺との一括切除が必要となる場合もある（Chapter2-5「甲状腺に対する手術手技」を参照）。また，甲状腺の切除において本来残すべきであった上皮小体を切除してしまった場合に，自家移植として生体に戻す方法も上皮小体に対する外科処置に含まれるものと考える。本節ではこれらの手術手技およびそれに関連する事項について概説する。

解剖

　手術を行う際には，対象となる臓器の構造・位置・血管支配や，その周囲の構造を理解しておく必要がある（図 3-3-1）[1,2]。

上皮小体の構造

　上皮小体は小さな楕円形をした円盤状の臓器であり，甲状腺に隣接ないし埋没している。左右の甲状腺それぞれに外上皮小体と内上皮小体が存在し，左右で計4つ存在する。外上皮小体は甲状腺被膜の外側に位置し，一般的に甲状腺の頭背側面に認められ，甲状腺の被膜と一体化しているものもある。内上皮小体は尾側で甲状腺実質内に埋没しているが，その深さの程度は様々である[2,3]（図 3-3-1d）。

　上皮小体腫瘍では多くの場合，1つの上皮小体が孤立性に腫大する。正常な上皮小体にくらべて異常な上皮小体は丸く硬くなることがあり，色調もピンク，赤色，褐色などを呈する（図 3-3-2）。上皮小体はその位置や数にバリエーションがあり，異所性の上皮小体も犬では3〜6%，猫では35〜50%で存在しうるため[3]，手術を検討する場合には超音波検査やCT検査などの画像検査を十分に行って状況を把握し，切除対象の上皮小体を見極める必要がある（Chapter3-2「原発性上皮小体機能亢進症」を参照）。

　血管支配については，外上皮小体への血液供給は前甲状腺動脈から分枝しており，猫では前甲状腺動脈がいったん甲状腺の被膜を通った後で分枝することがあ

る。内上皮小体はその周囲の甲状腺実質から血液供給を受けている[3]（図 3-3-1d）。

甲状腺の構造

　上皮小体へ外科的にアプローチする際には，隣接している甲状腺の位置や構造も理解しておく必要がある。甲状腺は気管の近位部の外側面に付着した左右1対の暗赤色の細長い臓器である。一般的に喉頭の輪状軟骨の尾側から第5〜8気管輪の外側に存在し，わずかに腹側に位置している。一般的に左葉は右葉よりも気管輪1〜3個分ほど尾側に位置する（図 3-3-1d）。左右の葉は腹側峡部で連絡していることもある。

　甲状腺の大きさは，犬ではおよそ長さ5cm，幅1.5cm，厚み0.5cm（体重により個体差あり），猫では長さ1〜2cm，幅0.3〜0.5cm，厚み0.1〜0.2cmである[2,3]。上皮小体のみを切除する場合（核出術）には甲状腺自体への主要な血管を処理することはないが，甲状腺ごと切除せざるを得ない場合もあるため，知っておくとよい。

　甲状腺へ血液を供給する主な血管は前および後甲状腺動脈であり，前甲状腺動脈は総頸動脈から，後甲状腺動脈は腕頭動脈から起こる。前および後甲状腺動脈は甲状腺の背側で吻合し，そこから甲状腺への血液供給のための血管が分岐している（図 3-3-1d）。猫では後甲状腺動脈は存在しない[2,3]。

アプローチ

　上皮小体および甲状腺には頸部腹側からのアプロー

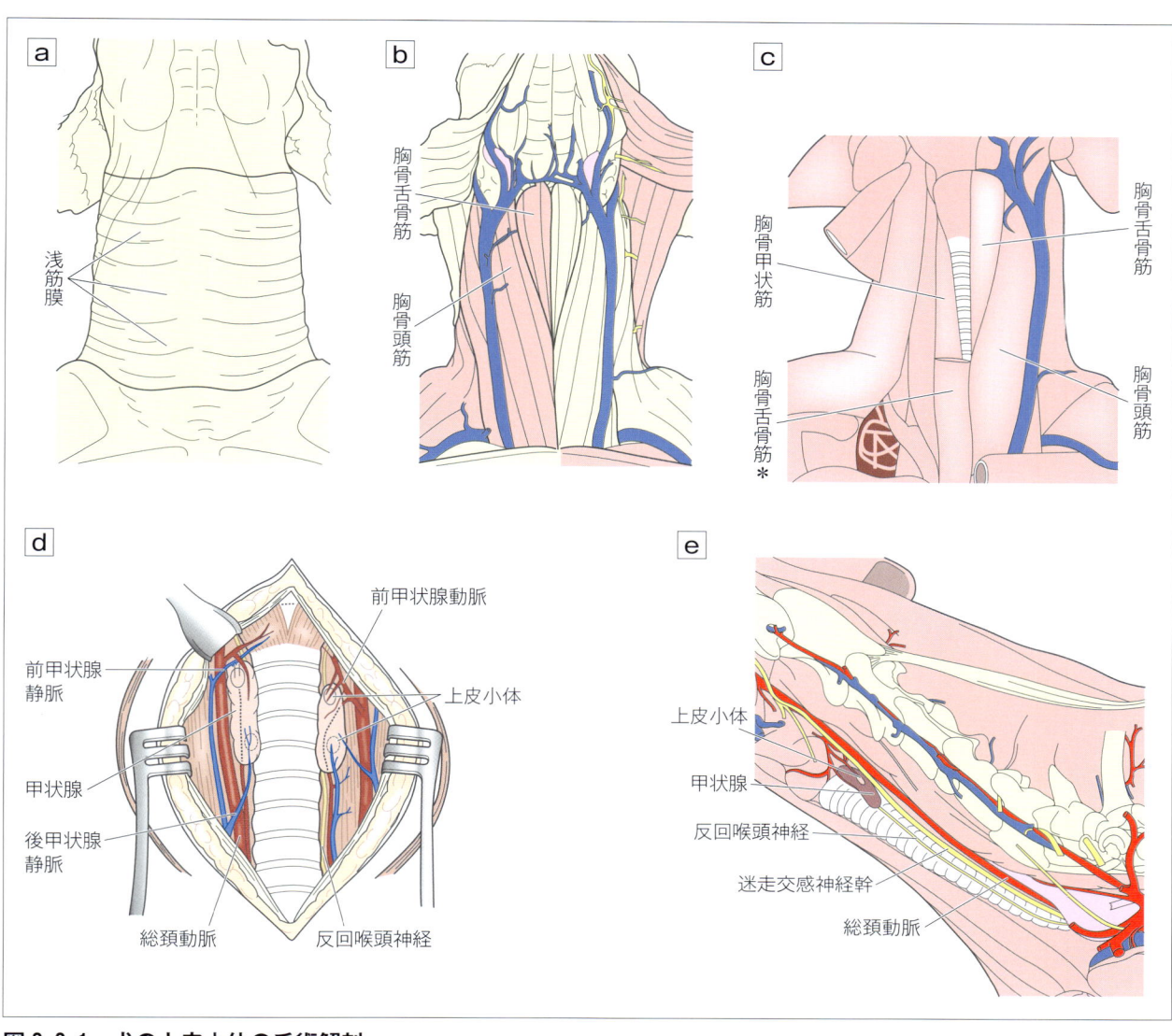

図 3-3-1. 犬の上皮小体の手術解剖

a〜c：表層の筋肉の解剖。表層には浅筋膜（浅頚括約筋）が頚部を円筒状に覆っており（a），その下には胸骨舌骨筋，胸骨頭筋が走行する（b）。さらに深層には胸骨甲状筋が走行している（c，＊は胸骨舌骨筋の頭側を切断した断端）。

d：正中アプローチでの甲状腺と上皮小体の解剖。反回喉頭神経は甲状腺の内背側を気管に沿って走行している。

e：側方からの解剖。胸骨甲状筋，胸骨舌骨筋，胸骨頭筋を除去した図である。迷走交感神経幹は太く，頚動脈鞘内を走行する。

a〜c，e は文献 1 より引用・改変，d は文献 2 より引用・改変

チが一般的である。頚部正中の皮下には浅筋膜として浅頚括約筋が頚部を取り囲むように円筒状に覆っている（**図 3-3-1a**）。その直下には胸骨舌骨筋と胸骨頭筋が頭尾側方向に走行しており，胸骨舌骨筋は正中縫線で接合している[1]（**図 3-3-1b**）。その左右の胸骨舌骨筋を連絡する小血管はあるが，主要な血管は正中を横断していないため，大きな出血なく筋肉を左右に分離することができる。これらを左右に展開すると気管および胸骨甲状筋（**図 3-3-1c**）などの周囲構造が視認される。

甲状腺の周囲には，様々な主要血管・神経が走行する。甲状腺の背側を総頚動脈が走行している。また，

反回喉頭神経は甲状腺の内背側を気管に沿って走行しており，甲状腺の被膜の上を通っていることがあるが，反回喉頭神経自体は甲状腺の被膜とは繋がっていない。迷走交感神経幹は太く，頚動脈鞘内を走行するため比較的容易に確認できる[1-3]（**図 3-3-1d，e**）。手術操作の際には，これらの主要な血管や神経への損傷がないように細心の注意を払う必要がある。これらの血管や神経は，愛護的に丁寧に分離していけば，重度の癒着がない限り安全に甲状腺および上皮小体から分離できる。また，より侵襲性の低いアプローチ方法として，胸骨頭筋と胸骨舌骨筋の間から，胸骨甲状筋の背側へとアプローチして甲状腺に到達する方法も報告さ

113

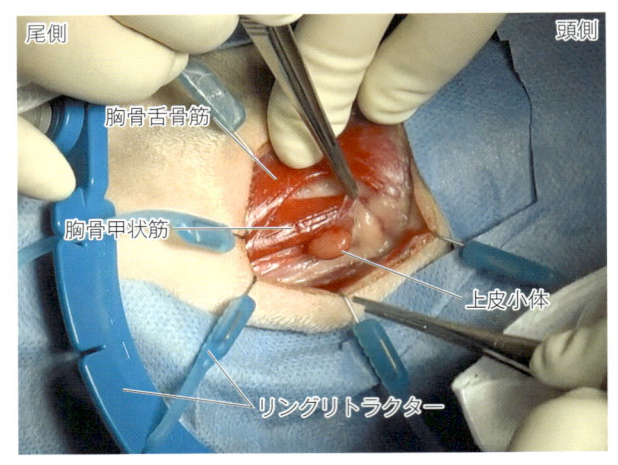

尾側　　　　　　　　　　　　　　　頭側

胸骨舌骨筋

胸骨甲状筋

上皮小体

リングリトラクター

図 3-3-2. 腫大した上皮小体
腫大した上皮小体の例。リングリトラクターを用いて術視野を
確保し，胸骨甲状筋の背側から上皮小体にアプローチしている。

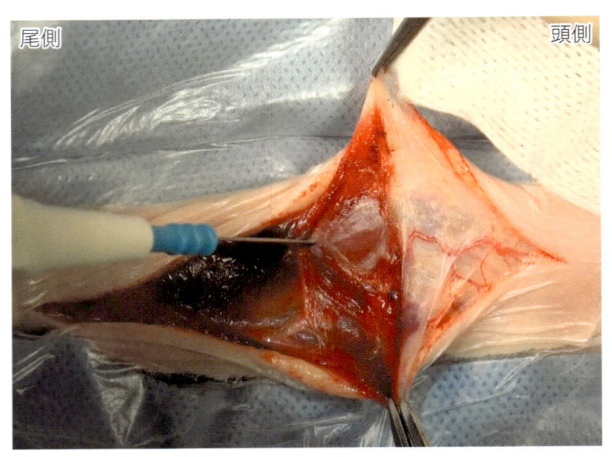

尾側　　　　　　　　　　　　　　　頭側

図 3-3-3. 皮下出血による術視野への影響
術前の頚静脈採血時の皮下出血による術視野への影響がみられ
る。こうした皮下出血は避けるべきである。また，手術中の出
血も丁寧かつ迅速に止血し，良好な術視野の確保を心掛ける。

れている[4]（**図 3-3-2**）。

術前管理・麻酔

　原発性上皮小体機能亢進症により著しい高カルシウ
ム血症がある状態での全身麻酔は，循環不全や不整脈
などを誘発する危険性がある。そのため，術前に生理
食塩液による輸液やループ利尿薬による利尿，ビスホ
スホネート製剤の投与などにより可能な限り血中 Ca
濃度を低下させ，循環動態の安定化を図っておく[2,3]。
また，循環動態に変動を来しやすい麻酔薬の使用は避
け，チオペンタールなどの不整脈を増強しうる薬剤も
避けるべきである[2]。さらに，頚静脈採血などによる
皮下出血は術視野の妨げとなるため，頚部への穿刺は
避ける（**図 3-3-3**）。

手術器具

　一般手術器具，モノポーラ，バイポーラ，無傷性ピ
ンセット（ドベーキー鑷子），ケリー鉗子，滅菌綿棒，
ゲルピー開創器やリングリトラクターなどの開創器，
手術用拡大鏡などを準備する。筆者の施設では多くの
手術において拡大鏡を用いているが，細かな組織や血
管を操作する本術式においても有用と考える。

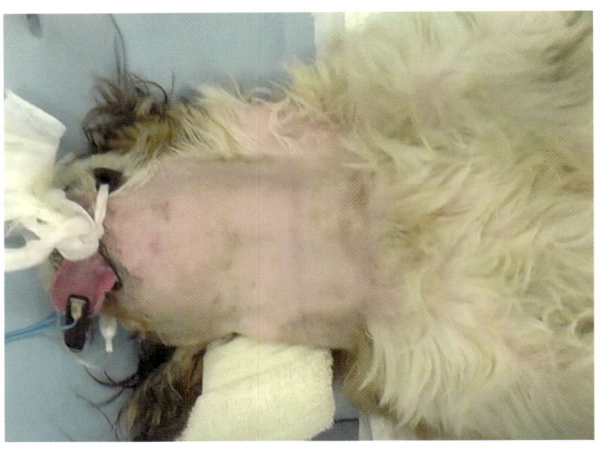

図 3-3-4. 頚部の保定
仰臥位に保定し，頭部と頚部を軽く伸展させて前肢は尾側へと
伸ばす。図は頚部の下にタオルを敷き，頚部腹側がまっすぐに
なるように軽く挙上したところ。

手術手技

手術準備

　術野の剃毛，消毒を行う。動物は仰臥位にて前肢を
尾側に牽引し，頚部の下にタオルや固定用バキューム
クッションなどを敷いて，頚部腹側がまっすぐに伸展
するように保定する[2,3]（**図 3-3-4**）。

手術の手順

①皮膚切開

　甲状軟骨から頚部遠位 1/3 にかけて皮膚切開を行
う。皮下を横断する薄い浅筋膜（浅頚括約筋）はモノ
ポーラなどで切離する。頭尾側方向に走行している胸
骨舌骨筋が露出するまで分離を行う（**図 3-3-5a**）。

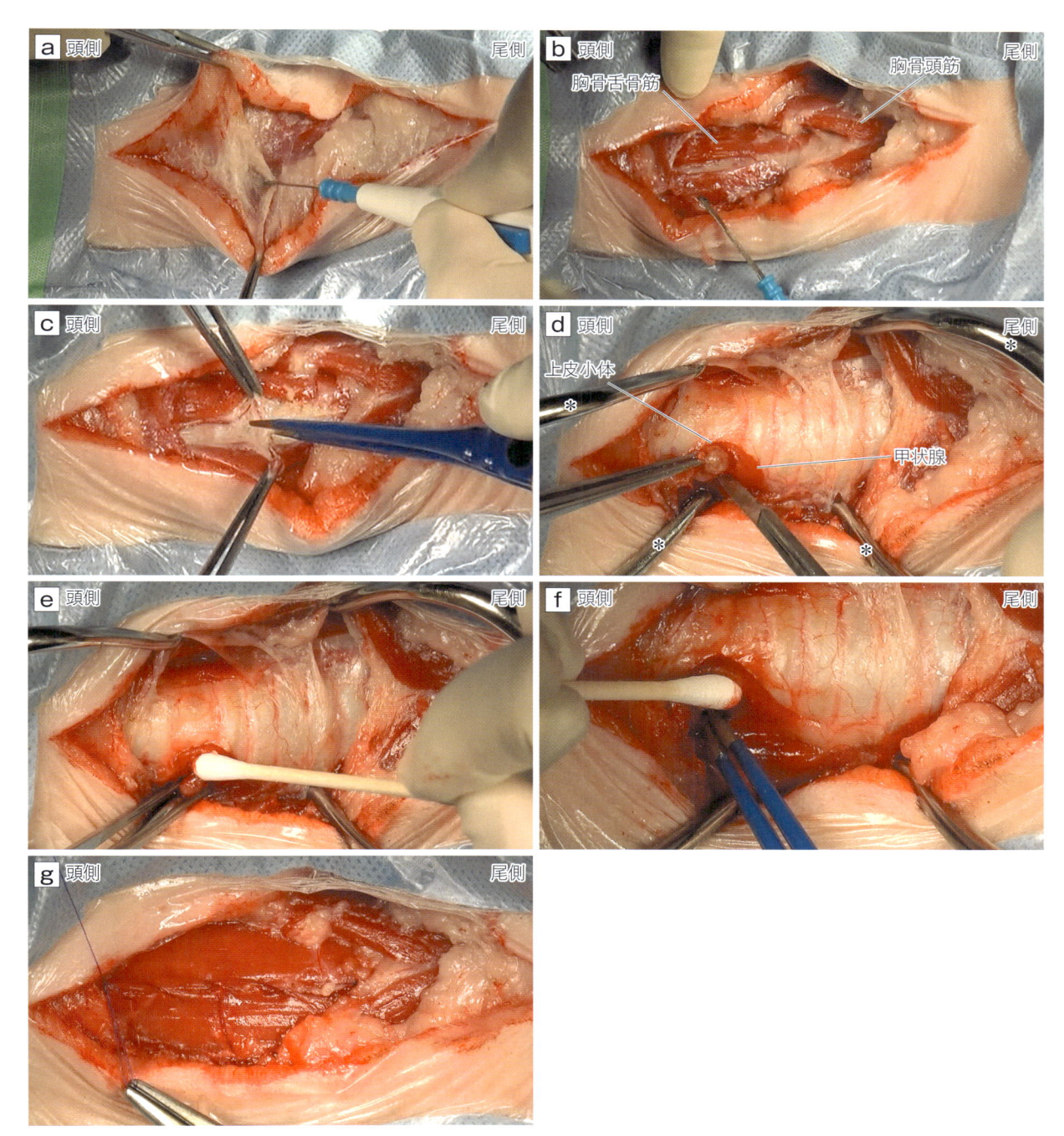

図 3-3-5. 上皮小体切除術

a：皮下組織や浅筋膜を切離していく。
b：胸骨舌骨筋と胸骨頭筋を露出したところ。胸骨舌骨筋を左右に圧排すると縫線が視認できる。
c：左右を連絡する小血管はバイポーラで焼灼した上で切離する。
d：頭尾側端にゲルピー開創器（＊）を設置して術視野を確保する。図は上皮小体の被膜縁をメスにて切開しているところ。
e：滅菌綿棒を用いて，甲状腺から上皮小体を鈍性に剥離していく。
f：出血に対して滅菌綿棒などによる圧迫止血やバイポーラによる焼灼止血を行うが，組織損傷を最小限に抑えるよう注意する。
g：左右の胸骨舌骨筋が左右で並置するように，単純連続縫合などにて縫合する。

②胸骨舌骨筋の鈍性分離

　胸骨舌骨筋が確認できたら，その正中を鈍性に分離していく。左右の胸骨舌骨筋は正中縫線で接合しており，用手にて左右の筋肉を外側へ圧排するように軽く押すと，その縫線を確認しやすい（**図 3-3-5b**）。ケリー鉗子などで鈍性に分離していくが，左右を連絡する小血管はバイポーラにて焼灼してメッツェンバウム剪刀で切離する（**図 3-3-5c**）。胸骨舌骨筋を左右に鈍性分離できると気管が露出される。

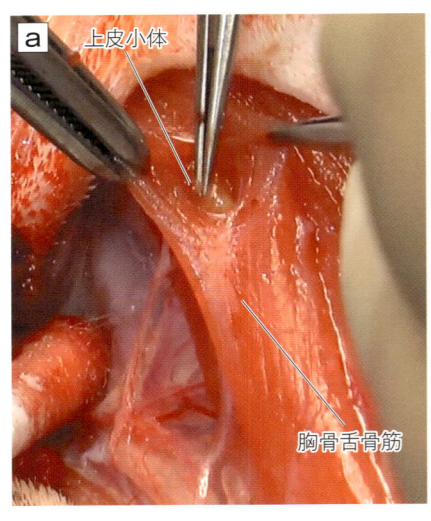
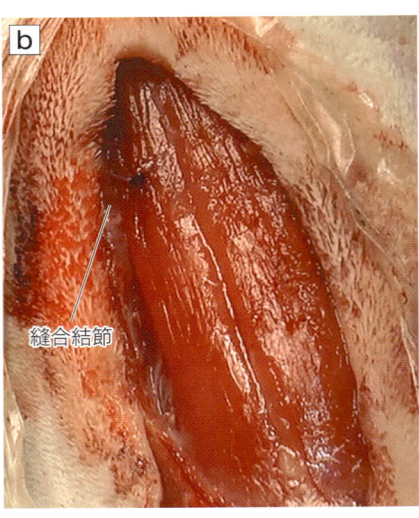

a　上皮小体

胸骨舌骨筋

b

縫合結節

図 3-3-6. 上皮小体の自家移植
a：甲状腺被膜外切除術の変法を実施後，上皮小体組織を胸骨舌骨筋内に埋没させているところ。
b：組織の脱出を防ぐために単純結節縫合にて閉鎖したところ。

③術視野の確保

　術視野の確保にはゲルピー開創器やリングリトラクターなどの開創器を用いるとよい（**図 3-3-2，3-3-5d**）。各開創器の頭側は甲状腺よりも頭側に，尾側は甲状腺よりも尾側に設置して術視野を確保するが，その際に筋肉への損傷や，血管や神経を巻き込んでの傷害を起こさないよう，特に器具の先端の位置に注意し，開創する。

④上皮小体の確認

　気管の外側ないし背外側方向で総頚動脈の腹内側にある甲状腺を視認できるまで，筋肉と気管の間をケリー鉗子などで丁寧に鈍性分離していく。反回喉頭神経は甲状腺の内側で気管に沿って，ないし甲状腺の背側の筋膜内を走行しており，甲状腺の操作や牽引などの際に損傷しないように注意する。

　甲状腺や上皮小体周囲の脂肪や膜構造を，滅菌綿棒などを用いて丁寧に分離して，上皮小体と甲状腺を露出する。左右の甲状腺，上皮小体をひととおり確認しておく。術前の画像検査データなどと照らし合わせ，切除する上皮小体を確認する。特に，術視野の確保から甲状腺や上皮小体の分離までの操作の中で，反回喉頭神経，迷走交感神経幹などの主要な神経や血管を傷害しないように細心の注意を払う。

⑤上皮小体の切除

　外上皮小体の切除時に，甲状腺動脈の外上皮小体への分枝が視認できる場合には，バイポーラにて焼灼しておく。上皮小体の被膜の縁に沿って 11 番や 15 番のメスにて鋭性に被膜を切開し，滅菌綿棒にて上皮小体を甲状腺から剥がすように分離していく（**図 3-3-5d，**

e）。その際の出血は滅菌綿棒による圧迫止血やバイポーラによる焼灼止血で対応する（**図 3-3-5f**）。これらの作業は甲状腺組織を損傷しないよう愛護的かつ丁寧に行うが，多くのケースで比較的容易に鈍性分離できる。このように上皮小体のみを分離，切除する方法を核出術と称する。

　実質に埋没した内上皮小体であったり，周囲への浸潤があるなど，上皮小体が甲状腺から分離できない場合には，甲状腺切除を行う（甲状腺切除術については，Chapter2-5「甲状腺に対する手術手技」を参照）。甲状腺の手術では丁寧な止血に留意する。浸潤性のある腺癌が疑われる場合にも，甲状腺ごと切除する。内上皮小体に対して核出術の適応が困難な場合には，正常な外上皮小体だけを残す甲状腺切除術（被膜内切除術およびその変法，被膜外切除術の変法）が適応できるかもしれない。また，その際に誤って正常な外上皮小体を切除してしまった場合には，上皮小体の自家移植によるレスキューも検討できると考えられる。

上皮小体の自家移植

　やむなく切除された正常な上皮小体を体内に戻す処置である。上皮小体組織を約 1 mm 角に裁断するなどして，胸骨舌骨筋などの筋膜下に埋没させる（**図 3-3-6a**）。必要に応じて筋肉を軽く縫合しておく（**図 3-3-6b**）。自家移植された上皮小体組織に血流が再開し，機能することが期待できる[5,6]。

⑥閉創

閉創前に出血の有無を確認し，適宜止血を行う。開創器を慎重に外し，左右の胸骨舌骨筋が正中で並置するように，モノフィラメント合成吸収糸を用いて単純連続縫合などにて縫合する（**図 3-3-5g**）。皮下組織および皮膚は常法に従い閉鎖する。

合併症と術後管理

術後管理

術創からの出血や炎症，浮腫の有無を確認する。また，呼吸の問題や喉頭の障害の有無を確認するため，呼吸のモニタリングを行う。さらに，血中 Ca 濃度の定期的な測定を行い，神経徴候の有無なども注意深く確認する。

合併症

上皮小体切除に関連する合併症には，低カルシウム血症，高カルシウム血症，神経徴候などが挙げられる。

低カルシウム血症

上皮小体切除に伴うパラソルモン（PTH）濃度の低下とそれによる低カルシウム血症が起こりうる。

PTH の機能的な半減期は 20 分である。そのため，PTH 濃度は腫瘍組織が切除されると急速に低下する。4 つすべての上皮小体を同時に切除した場合には，必ず低カルシウム血症が起こる。また，上皮小体腫瘍の犬では 33%〜約半数の症例において，正常な上皮小体を温存できていても，術後に低カルシウム血症が発症する。これは術前に上皮小体腫瘍によって，血中 PTH 濃度の高い状態が持続していたことで，残存している上皮小体組織の機能がネガティブフィードバック機構により抑制されているためである。運動失調，顔面の搔痒感，筋肉の虚弱化，痙攣発作，不整脈などの臨床徴候が，術後 1 〜 4 日ほどで発現する[2,3,7]。

一般に術後の低カルシウム血症は一過性であり，臨床徴候を伴うことは少ないが，ときに致命的なテタニーを発症することもあるので注意が必要である。術後 5 〜 7 日間は 1 日 1 〜 2 回，血中 Ca 濃度を測定する。術前の血中 Ca 濃度が高い症例では，予防的なカルシウム製剤と活性型ビタミン D3 製剤の投与も推奨されている。

血中 Ca 濃度を定期的にモニタリングしながら，カルシウム製剤と活性型ビタミン D3 製剤を数週間かけて漸減していく。一般に，片側の上皮小体切除では，長期間にわたる低カルシウム血症の治療が必要になることは少ない[2,3,7]（原発性上皮小体機能亢進症に対する外科手術後の低カルシウム血症の予測や内科的治療の詳細については，Chapter3-2「原発性上皮小体機能亢進症」を参照）。

高カルシウム血症

前述のように PTH 濃度は腫瘍組織が切除されると急速に低下し，術後の PTH 濃度の低下を確認することで，適切に腫瘍が切除されたかを評価できる。上皮小体腫瘍の完全切除によって，高カルシウム血症は 4 日以内に改善する。

多くの場合，上皮小体を切除した後には血中 Ca 濃度は低下するが，高カルシウム血症が持続するようなケースも起こりうる。原因としては，機能性上皮小体組織の不完全な切除（取り残しや異所性を含む他の機能的な上皮小体組織の残存），上皮小体腫瘍の転移ないし再発，腎疾患や他の腫瘍の存在，栄養性の変化，予防的カルシウム製剤の過剰投与が挙げられる[1,2,7]。

対処方法はその原因によるが，残存する機能的な上皮小体組織の切除を検討する場合には，再度 CT 検査などの画像検査で精査を行った上で術式を検討する。外科手術で解決が困難な場合には，高カルシウム血症に対する内科的治療（生理食塩液による輸液療法，フロセミドやステロイド，ビスホスホネート製剤の投与など）によりコントロールを試みる。こうした合併症を避けるためには適切に上皮小体を切除する必要があり，術前の画像検査にて可能な限り状況を把握した上で，手術計画を立てることが重要である。術中は丁寧な手術操作と入念な止血によって良好な術視野を確保し，切除予定の異常な上皮小体だけではなく，それ以外の上皮小体の状況についても確認しておく[7]。

神経学的な合併症

神経学的な合併症として，前述のような低カルシウム血症による抑うつ，虚弱，運動失調，振戦，痙攣発作などが起こりうる。また，高カルシウム血症では筋力低下や元気消失などがみられる。

こうした血中 Ca 濃度の変化に伴うものではない術後の神経学的な合併症として，反回喉頭神経や迷走交感神経幹の損傷の結果として起こる神経学的な徴候がある。反回喉頭神経の両側の損傷は喉頭麻痺を生じ，

吸気性呼吸困難に伴う臨床徴候を引き起こす。交感神経を損傷することでホルネル症候群が起こることもある。外科手技に伴うこれらの損傷は，乱暴な組織の分離や操作，局所解剖の知識不足が主な原因となるが，過去に頸部の手術歴がある症例でも組織損傷のリスクが高くなる。喉頭麻痺が疑われる場合，正確な喉頭の機能評価のために鎮静下で喉頭の動きを確認する必要がある。損傷の程度により対症療法で対応できる場合もあるが，神経損傷による重度の吸気性呼吸困難がみられる場合には，片側披裂軟骨側方化術や気管造瘻術が適応になる。こうした外科手技による神経学的な合併症を防ぐためには，十分な解剖学的な知識をもち，丁寧で正確な組織操作を心掛ける必要がある[7]。

予後

原発性上皮小体機能亢進症を呈する上皮小体腫瘍に対する外科的切除後の予後は良好であり，ほとんどの症例で高カルシウム血症が改善し，臨床徴候の再発は10%以下とされる[8]。上皮小体腺癌と診断された19症例においても再発・転移はみられておらず[9]，病理組織学的悪性度と予後は関連しない可能性がある。腎不全併発症例では，術後に高カルシウム血症が改善しても腎機能は回復しないこともあるので注意が必要である。

> 上皮小体の外科手術を考えた場合に，操作手技自体は難易度の高いものではない。しかしながら，十分な解剖学的知識をもった上で丁寧な止血や愛護的な操作を行わないと，重篤な合併症を引き起こしうるため注意が必要である。また，術後の血中Ca濃度管理が重要な手術でもあるため，内科的な管理についても十分な知識を備えておくべきである。また，本節では経皮的超音波ガイド下エタノール注入療法やラジオ波焼灼術[2,3]などについては割愛したが，今後さらなる治療法が開発されることも期待される。

参考文献

1. Done SH. The Neck. *In*: Color Atlas of Veterinary Anatomy, Volume 3, The Dog and Cat, 2nd ed. Done SH, Goody PC, Evans SA, et al, eds. 2017: pp.107-138. Elsevier.
2. MacPhail C, Fossum TW. Surgery of the Endocrine System. *In*: Small Animal Surgery, 5th ed. Cho J, Dewey CW, Hayashi K, et al, eds. 2019: pp.586-630. Elsevier.
3. Séguin B, Brownlee L. Thyroid and parathyroid glands. *In*: Veterinary Surgery: Small Animal, 2nd ed. Johnston SA, Tobias KM, eds. 2018: pp.2291-2307. Elsevier.
4. Young KM, Degner DA. Surgical description and outcome of ultrasound-guided minimally invasive parathyroidectomy in 50 dogs with primary hyperparathyroidism. *Vet Surg*. 2023: 52(1): 18-25.
5. Padgett SL, Tobias KM, Leathers CW, et al. Efficacy of parathyroid gland autotransplantation in maintaining serum calcium concentrations after bilateral thyroparathyroidectomy in cats. *J Am Anim Hosp Assoc*. 1998: 34(3): 219-224.
6. Fukui S, Endo Y, Hirayama K, et al. Identification and preservation of the parathyroid gland during total thyroidectomy in dogs with bilateral thyroid carcinoma: a report of six cases. *J Vet Med Sci*. 2015: 77(6): 747-751.
7. Schmiedt C. Parathyroidectomy. *In*: Complications in Small Animal Surgery, 1st ed. Griffon D, Hamaide A, eds. 2016: pp.193-197. Wiley Blackwell.
8. Lunn KF, Boston SE. Tumors of the Endocrine System. *In*: Withrow and MacEwen's Small Animal Clinical Oncology, 6th ed. Vail DM, Thamm DH, Liptak JM, eds. 2020: pp.565-596. Saunders.
9. Sawyer ES, Northrup NC, Schmiedt CW, et al. Outcome of 19 dogs with parathyroid carcinoma after surgical excision. *Vet Comp Oncol*. 2012: 10(1): 57-64.

（中川貴之）

腫瘍性高カルシウム血症

腫瘍性高カルシウム血症は，文字どおり腫瘍によって引き起こされた高カルシウム血症を指し，犬・猫では最も一般的な高カルシウム血症の原因の1つである。様々な腫瘍で起こり，腫瘍症例で血液検査をした際に高カルシウム血症が偶発的にみつかることはしばしば遭遇する。この際に，本当にその腫瘍が原因で高カルシウム血症が起きているのか，別の原因があるのかということを診断することは本来必要であるが，実際には通常の高カルシウム血症をみたときと同様に，程度によってどこまで診断を詰めていくか検討する。また，重度の高カルシウム血症を引き起こす疾患は限られており，多くが原発性上皮小体機能亢進症か腫瘍性高カルシウム血症である。原疾患である腫瘍に起因する徴候が主な問題であることが多く，腫瘍性高カルシウム血症に対する治療としては腫瘍に対する治療が中心となる。

概要・病態

腫瘍性高カルシウム血症は大きく2つの原因により分類され，腫瘍から高カルシウム血症を起こす物質が分泌されることによる悪性体液性高カルシウム血症（humoral hypercalcemia of malignancy：HHM）と，骨転移に伴う広範な骨破壊による高カルシウム血症（local osteolytic hypercalcemia：LOH）がある。HHMの方がLOHより遭遇頻度は高い。また，原発性骨腫瘍で高カルシウム血症を呈することはまれである。

HHM

腫瘍細胞が高カルシウム血症を引き起こす物質を分泌することが原因であり，主にはパラソルモン（PTH）関連蛋白（parathyroid hormone-related protein：PTHrp）がその原因物質となる。各腫瘍が過剰産生・分泌したPTHrpは血液中を循環し，骨（特に骨芽細胞）と腎臓の尿細管細胞表面に存在するPTH受容体との結合を介してPTHと同様の生物学的作用を発揮することにより，高カルシウム血症，低リン血症などの生化学的異常をもたらす。骨芽細胞からの液性因子のはたらきを介して間接的に破骨細胞による骨吸収を促進し，骨からのCa動員をもたらすと考えられている。腎臓においてもPTHrpは近位および遠位尿細管細胞表面のPTH受容体との結合を介して，尿中cAMP排泄増加・Ca再吸収の促進などをもたらす。

PTHrpは141個のアミノ酸からなり，N末端の13個のアミノ酸配列がPTHと相同性を有するのみである。PTHrpは悪性腫瘍の細胞より産生されて高カルシウム血症を引き起こす蛋白質として同定されたが，その後ほとんどすべての正常組織においてもごく少量ながら産生され，局所因子として多様な生理作用を有することが明らかになっている。

HHMとして最も遭遇することの多い腫瘍は犬・猫ともにリンパ腫であり，犬では肛門嚢腺癌でも高カルシウム血症を伴っていることが比較的多い。また，その他に乳腺癌，甲状腺癌，扁平上皮癌，肺癌，胸腺腫，悪性黒色腫および褐色細胞腫など，様々な腫瘍で散発的に認められる。リンパ腫ではT細胞性での発生が多い。交絡因子となるが，犬の多中心性リンパ腫においては，T細胞性および高カルシウム血症は予後不良因子である。消化器型および皮膚型リンパ腫はT細胞性であることが多いが，高カルシウム血症を伴うことはT細胞性の多中心性リンパ腫とくらべて少ない。また，T細胞性の多中心性リンパ腫であっても低グレードであるT zoneリンパ腫では，高カルシウム血症を呈することは少ない。猫において縦隔型リンパ腫はT細胞性が多く，高カルシウム血症を併発していることが多いが，その他のリンパ腫での発生は少ない。リンパ腫ではPTHrpだけでなく，ビタミンDが合成されることがある。

LOH

多発性骨髄腫を代表とする骨髄に病変を形成する造血器腫瘍では，骨吸収を誘発することによって高カルシウム血症を引き起こす。また，高範囲に骨転移して

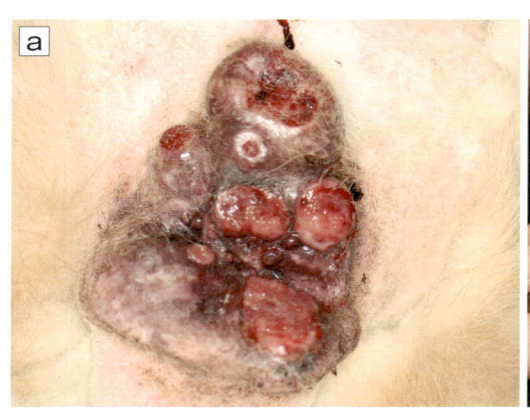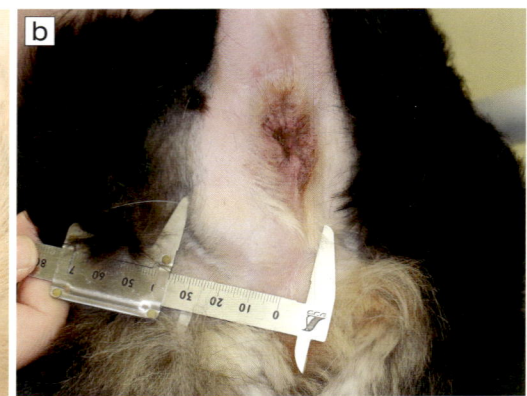

図 3-4-1. 肛門周囲腺疾患と肛門嚢腺癌
a：肛門周囲腺腫(秋田，13 歳齢，未去勢雄)
b：肛門嚢腺癌(ミニチュア・ダックスフンド，9 歳齢，去勢雄)

いる腫瘍でも同様のことが起こる。多発性骨髄腫の場合は，腫瘍壊死因子(TNF)-β，インターロイキン(IL)-1β，IL-6 などが腫瘍細胞から分泌され，これらが破骨細胞性活性化因子(osteoclast activating factor：OAF)として強力な骨吸収活性を有するために起こると考えられている。

代表的な疾患は多発性骨髄腫であるが，犬・猫では発生例が少なく，乳腺癌や尿路癌などの骨転移で認められることもある。

臨床徴候

高カルシウム血症が重度であるほど臨床徴候が認められやすくなり，多飲多尿などを呈する。また，高カルシウム血症に起因する徴候が原因で腫瘍がみつかることは少なく，徴候がある場合はその腫瘍による徴候であることが多い。高カルシウム血症による徴候は，Chapter3-2「原発性上皮小体機能亢進症」を参照されたい。

検査および診断

鑑別

高カルシウム血症という意味では，原発性上皮小体機能亢進症(PHPTH)と同様である。腫瘍性高カルシウム血症，特に HHM の場合は，特徴として重度の高カルシウム血症を呈することがある。このような重度の高カルシウム血症は慢性腎臓病や副腎皮質機能低下症などでは起こらず，PHPTH が鑑別として挙げら

れ，まれではあるがビタミン D 過剰症も重度の高カルシウム血症を起こす。

肛門嚢腺癌と誤診する疾患としては肛門周囲腺疾患(過形成，腺腫，腺上皮腫および腺癌)が挙げられるが，通常，肛門周囲腺疾患は皮膚腫瘍として皮膚に突出する腫瘤を形成するのに対して，肛門嚢腺癌では皮下に病変を形成することが，肉眼的な鑑別のポイントである(図 3-4-1)。

身体検査

腫瘍性高カルシウム血症を呈する症例では，リンパ腫あるいは肛門嚢腺癌がポイントになる。そのため，体表リンパ節や肛門嚢の触診が重要となる。

リンパ節腫大を伴わない体腔内のみに病変を形成するリンパ腫はもちろん存在するが，多中心性の場合，体表リンパ節の腫大は身体検査を忘れると見逃されてしまう。皮膚病などによる軽度なリンパ節の腫大では，通常高カルシウム血症とは関連がないことが多いと考えるが，除外診断としてはひとまず細胞診を実施し，高グレードのリンパ腫でないか確認する。

肛門嚢腺癌は，肛門嚢の嚢胞構造の周囲に分布する肛門嚢腺というアポクリン腺の変形腺が由来である。このため肛門嚢の周囲に発生し，いわゆる肛門嚢の位置(肛門の向かって4〜5時と7〜8時方向)に発生することが多い。しばしばそこからずれていたり，比較的大型になったり，周囲に浸潤して肛門を取り囲むこともある。また，大部分は片側性であるが，両側性もまれに存在する。大型の腫瘍では通常の触診で分かるが，小型の腫瘍では肛門嚢を絞るときと同様に，肛門

に指を入れて触診する必要がある。さらに，肛門嚢腺癌を疑うときは直腸検査にて骨盤腔内のリンパ節腫大がないか，同時に確認すべきである。

血液検査

腫瘍性疾患は高カルシウム血症を伴っていることが散発的にあり，他の検査では認識できないため血中Ca濃度は測定すべきである。血液検査において高カルシウム血症が認められている前提ではあるが，真の高カルシウム血症であるかの確認が最も重要となる。また，血液検査のスクリーニング検査で高カルシウム血症を認めていても血中IP濃度を同時に測定していないのであれば，必ず測るべきである。

腫瘍性疾患をもつ症例で高カルシウム血症が軽度に認められていて，かつ高カルシウム血症に関連する徴候が認められていない場合は，経過観察でもよいと個人的には考える。その場合，真の高カルシウム血症でないことも多く，高カルシウム血症自体に対する治療が不必要である可能性もあり，その腫瘍自体をどうするかがポイントになる。検査を行う場合も軽度高値の範囲では様々な疾患の除外が必要となるが，まずはイオン化カルシウム（iCa）をみて，真の高カルシウム血症かを確認すべきである。しかし，院内に血液ガス分析装置があればよいが，ない場合はその後にintact PTH／PTHrpを測定するために再度採血をする必要がある上，検査結果が出るまでに時間がかかるといった問題がある。また，これらの項目はセットになっていることも多い。そのため，腫瘍が関連しているのかを評価するためにはiCa，intact PTHおよびPTHrpをみるべきであり，同時に測定を依頼することが多いと思われる。

高カルシウム血症が中等度，徴候あり，もしくは血中Ca濃度と血中IP濃度との積が70を超えている場合には，検査や治療を積極的に行っていくべきである。

内分泌学的検査

腫瘍と高カルシウム血症が関連しているかを確認するためには，intact PTHとPTHrpを測定すべきである。PTHrpは腫瘍性疾患があり，それが腫瘍性高カルシウム血症を引き起こしている際には特異度が高い指標であり，PTHrpが高値で腫瘍があればPTHrpによって引き起こされた腫瘍性高カルシウム血症と判断される。また，高カルシウム血症の原因が分からない場合にPTHrpが高値であれば，PTHrpを産生している腫瘍の存在を強く疑うべきである。しかし，PTHrp以外の要因によって腫瘍性高カルシウム血症が起きている可能性や，その他の疾患によって高カルシウム血症が併発している可能性もあるため，高カルシウム血症でPTHrpの上昇が検出されない場合でも，腫瘍との関連は除外できない。さらに，典型的な多中心性リンパ腫や肛門嚢腺癌で高カルシウム血症を認めたときにPTHrpなどを追加で測定するかというと，筆者は測定していないことが多い。高カルシウム血症は治療により速やかに改善するし，また他の原因である可能性は低く，どちらにせよその疾患が腫瘍であることからその治療を行うためである。ただし，リンパ腫や肛門嚢腺癌の症例で，高カルシウム血症の原因がPHPTHであったことは数例経験しているため，治療介入後もCaのモニタリングを行う。

PTHはPTHrpと同じ機序で高カルシウム血症を引き起こすため，Caに関する病態が似ること，他の検査では診断が難しいことなどから，腫瘍性高カルシウム血症を疑う場合には除外診断を兼ねて同時に外注検査に提出している。PTHの解釈についてはChapter3-2「原発性上皮小体機能亢進症」を参照いただきたいが，腫瘍性高カルシウム血症の場合は低値となる。

画像検査

高カルシウム血症が認められているが，身体検査や血液検査で原因が追究できない場合に実施されることがある。犬の多中心性リンパ腫では体表リンパ節の腫大が認められるが，猫を含めたその他のリンパ腫では体腔内に病変が出現することも多いため，画像検査でないと分からない場合がある。また，肛門嚢腺癌も肛門嚢の触診より先に画像検査で腰下リンパ節群の腫大を認め，転移から原発巣がみつかる場合もある。さらに，肺癌などの体腔内の腫瘍が腫瘍性高カルシウム血症の原因であることもあり，その際には画像検査で腫瘍がみつかる。

高カルシウム血症が認められ，腫瘍性高カルシウム血症が疑われる場合はintact PTHとPTHrpが鑑別のポイントになるが，画像検査で腫瘍を検出することも腫瘍性高カルシウム血症の診断あるいは除外のために重要となる。この場合，除外診断としては全身の造

影 CT 検査が望ましい。PHPTH で認められる上皮小体腫瘍の有無の確認も同時に行う。リンパ腫であれば肝臓や脾臓，リンパ節の腫大など，腫瘍がなくとも画像的な異常が検出されることが多い。血液検査や画像検査では異常が認められず，最終的に骨髄穿刺をして白血病などがみつかり高カルシウム血症の原因が特定できた症例の経験はなく，いわゆるオカルト的なものは非常にまれであると考える。

治療および管理法

腫瘍性高カルシウム血症に対する治療としては，原因となっている腫瘍に対する治療と対症療法に分かれる。各腫瘍に対する治療は割愛するが，通常は外科手術や化学療法などの治療により，速やかに高カルシウム血症は改善する。PHPTH における術後と異なり，腫瘍の治療後に低カルシウム血症となる症例や，それが臨床徴候を引き起こして問題となることはまれである。

また，対症療法としては輸液と Na 利尿により Ca 排泄を促進することが中心で，生理食塩液による静脈輸液，ループ利尿薬の投与などが挙げられる。さらに，腸管や腎臓からの Ca 吸収を低下させるプレドニゾロンなどのステロイドによる治療は，腫瘍性疾患の症例にとって抗炎症作用などの緩和治療としての効果も得ることができる。これらの治療は，腫瘍および高カルシウム血症の診断時に，高カルシウム血症による脱水，腎障害および意識障害などの問題を一時的にせよ早期に改善させることにより原疾患の治療の補助となることや，症例の QOL の向上に重要である。ただしステロイドを用いる場合は，リンパ腫などの診断が難しくなる可能性に注意する必要がある。

高カルシウム血症に対する特異的な治療としては，ビスホスホネート製剤が挙げられる。これは破骨細胞による骨吸収を抑制することで高カルシウム血症を是正する。しかし，通常は腫瘍を治療すれば高カルシウム血症は改善する可能性が高く，その他の対症療法と比較して費用や副作用が問題となるため，腫瘍症例において高カルシウム血症の改善のみを目的としてビスホスホネート製剤を用いることは比較的少ない。腎機能の低下した症例では腎障害を起こす可能性があり注意が必要で，その他，ほとんどみられないが顎骨壊死

や低カルシウム血症が副作用として挙げられる。ビスホスホネート製剤は骨吸収を抑えるため，骨腫瘍症例における疼痛を緩和する作用があり，腫瘍症例に対する使用としてはこの鎮痛作用が目的であることが多い。このため，骨腫瘍症例に対しては骨吸収抑制作用の強いゾレドロン酸を用いることが多い。

📋 症例 1
ミニチュア・ダックスフンド，6 歳齢，未避妊雌

ヒストリー

下痢を主訴にホームドクターを受診した。対症療法にて改善するも徴候の再発があり，今度は対症療法に反応せず精査したところ，超音波検査にて腹腔内腫瘤を認めた。腹腔内腫瘤の精査を目的に当院を受診した（第 1 病日とする）。

検査所見
身体検査

特記事項はみられなかった。

血液検査

高カルシウム血症（血清 Ca 濃度：12.9 mg/dL，iCa：1.58 mmol/L）が認められた。

画像検査

超音波検査において，回腸から結腸にかけて全周性に最大厚 15 mm，長さ 62 mm 以上の 5 層構造の消失を伴う巨大な消化管塊状病変が認められた（**図 3-4-2**）。周囲のリンパ節では，右結腸リンパ節および空腸リンパ節が多発性に腫大していた（最大厚：12〜26 mm）。また，左右の腎臓に低エコー性で境界不明瞭な腫瘤性病変が認められ，最長径は 10〜43 mm であった（**図 3-4-3**）。

細胞診

結腸腫瘤と左腎臓腫瘤に針生検を実施し，中〜大細胞性のリンパ腫と診断した。

診断
・消化器型リンパ腫：回腸〜結腸腫瘤，リンパ節と左右腎臓にも病変あり
・高カルシウム血症：腫瘍性高カルシウム血症疑い

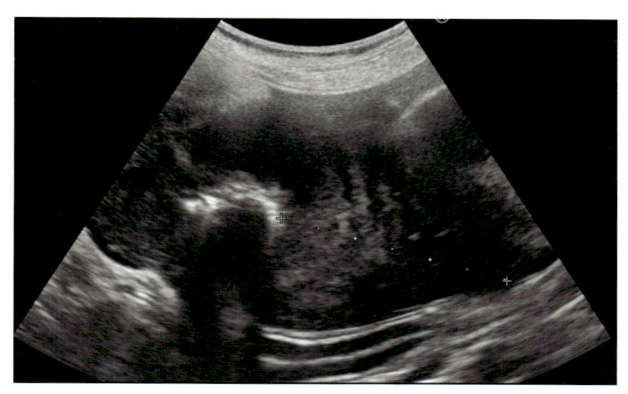

図 3-4-2. 症例 1：消化管腫瘤の超音波画像
回腸から結腸にかけて 5 層構造の消失を伴う腫瘤が認められた。

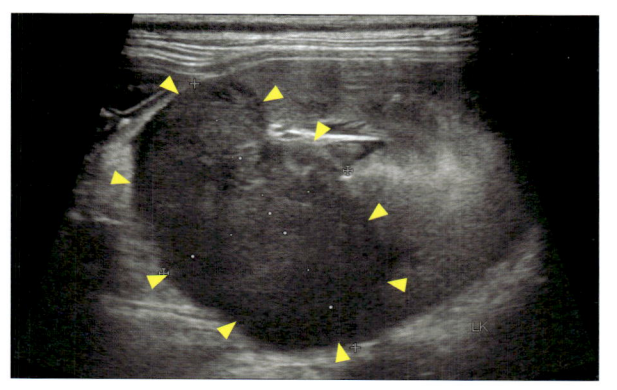

図 3-4-3. 症例 1：腎臓の超音波画像
左腎臓の一部に低エコー性の病変が認められた。

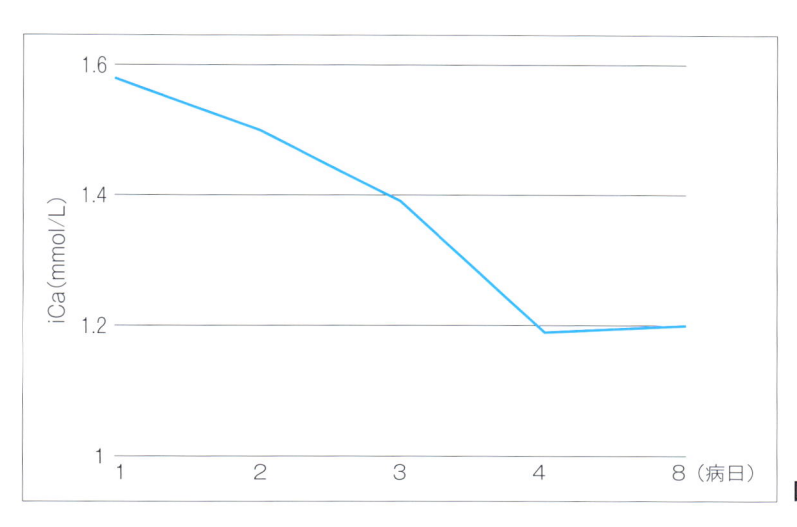

図 3-4-4. 症例 1：iCa の推移

治療

第 1 病日より化学療法を開始した。入院下でビンクリスチンを 0.7 mg/m^2 で静脈内投与した。また、プレドニゾロン 1 mg/kg の皮下投与、ファモチジン 1 mg/kg の静脈内投与と生理食塩液による静脈輸液を開始した。第 8 病日には部分寛解を確認した。入院中の iCa の推移を**図 3-4-4** に示す。その後、変更型 UW25 プロトコルを実施した。部分寛解を維持していたが、第 87 病日に進行性病変となった。そのため、積極的な治療を中止し、緩和治療に変更したが、第 304 病日にへい死した。

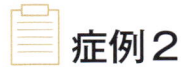

症例 2

サモエド，10 歳齢，避妊雌

ヒストリー

定期検診時に触診にて腹腔内腫瘤が触知され、画像検査で腰下リンパ節群の腫大が疑われた。リンパ節腫大の原因精査のため当院を受診した（第 1 病日とする）。

検査所見

身体検査

右肛門嚢周囲に皮下腫瘤が触知された。

血液検査

高カルシウム血症（血清 Ca 濃度：13.4 mg/dL，iCa：1.55 mmol/L）が認められた。

画像検査

超音波検査において、腰下リンパ節群の多発性腫大が認められた（最大厚：右内側腸骨リンパ節が 33 mm，**図 3-4-5**）。また、右肛門嚢周囲に 25 mm の腫瘤が認められた（**図 3-4-6**）。

細胞診

内側腸骨リンパ節と右肛門嚢腫瘤に対して針生検を実施し、肛門嚢腺癌とそのリンパ節転移と診断した。

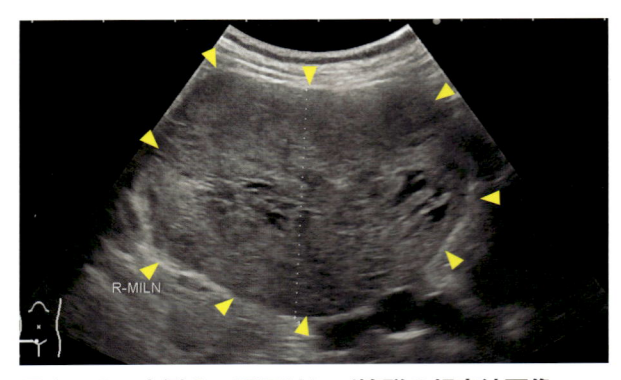

図 3-4-5. 症例2：腰下リンパ節群の超音波画像
右内側腸骨リンパ節の腫大が認められた。

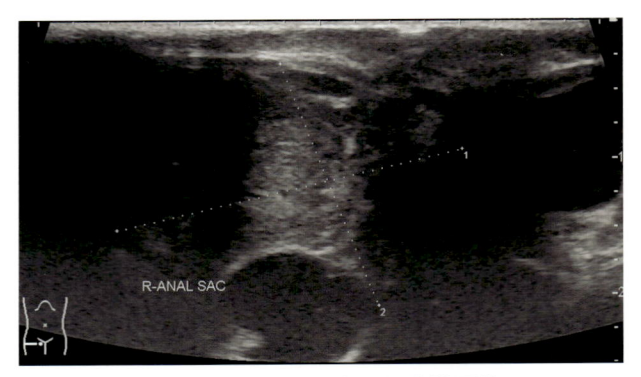

図 3-4-6. 症例2：肛門嚢腫瘤の超音波画像
右肛門嚢周囲に腫瘤が認められた。

表 3-4-1. 症例2：iCa の推移

病日	iCa(mmol/L)	経過
第 11 病日（手術前日）	1.59	生理食塩液の静脈輸液を開始した
第 12 病日（手術当日）	1.43	通常の輸液で手術を実施した
第 13 病日（手術翌日）	1.13	術後に低カルシウム血症はみられなかった

診断

・肛門嚢腺癌：腰下リンパ節群の多発性転移を伴う

・高カルシウム血症：腫瘍性高カルシウム血症疑い

治療

　第 12 病日に外科手術（肛門嚢腫瘤および腰下リンパ節群の切除）を実施した。前日より生理食塩液による静脈輸液を実施し，手術前には iCa は参考基準範囲内になっていた。術後も低カルシウム血症にはならず，特に大きな問題なく退院した（**表 3-4-1**）。その後は補助化学療法としてカルボプラチン（300 mg/m^2，3 週ごと）を投与していたが，2 カ月で再度リンパ節腫大を認め，再発と判断した。なお，再発時には高カルシウム血症は認められなかった。

　腫瘍性高カルシウム血症は比較的遭遇することが多い高カルシウム血症の原因であり，腫瘍が診断されれば原因は分かることから，診断に苦慮することは少ないかもしれない。また，治療も腫瘍に対する治療ができるかどうかが重要であるため，するべきことは分かりやすい。しかし，高カルシウム血症の診断ができないときに腫瘍性を除外しきれないことがある他，腫瘍の治療に行き詰まると厄介である。PTHrp に頼るばかりでなく，身体検査や画像検査で腫瘍を診断することが重要だと考える。

参考文献

・Feldman EC, Nelson RW, Reusch CE, et al. Canine and Feline Endocrinology, 4th ed. 2015. Saunders.

（原田　慶）

原発性上皮小体機能低下症

原発性上皮小体機能低下症はまれな内分泌疾患の1つである。そのためか，この疾患だけに特別に着目して記されたコンセンサス・ステートメントや診断・治療ガイドラインなどは見当たらない。しかし，低カルシウム血症に対する鑑別診断や治療方針を参考にすれば，診断から治療まで迷うことはほぼない。本疾患の徴候は低カルシウム血症に由来し，血中 Ca 濃度，血中 IP 濃度，intact PTH の検査結果から診断を下す。治療は一般的な低カルシウム血症の治療に準じる。

概要・病態

定義

原発性上皮小体機能低下症は，その名のとおり自然発症性で原発性に上皮小体の機能が低下した病態を指す。血中 Ca と IP のバランスにくらべて十分なパラソルモン（PTH）の分泌が行われないため，低カルシウム血症および高リン血症を示す。

発生機序

よく分かっておらず，犬でも猫でも特発性の疾患とされている[1]。可能性としては，①上皮小体の形態異常を伴わない PTH の分泌低下[2]，②慢性的な高カルシウム血症とそれに伴う上皮小体の重度の萎縮，③上皮小体の欠損や破壊，の3つが挙げられている[3]。また，病理検査では上皮小体へのび漫性のリンパ球や形質細胞の浸潤，結合組織の線維化などが認められることがあり，免疫介在性疾患の可能性も示唆されている[4]。

疫学

犬では 1966 年に，猫では 1990 年に最初に報告された[4]。筆者の知る限り明確な罹患率の報告はないが，自然発症型の原発性疾患としては珍しい病気といって間違いない。犬と猫では犬の方が遭遇率は高いようである。87 頭の犬をまとめた報告では，犬種や発症年齢は様々で，ミニチュア・シュナウザーやトイ・プードルなどで認められ（**表 3-5-1**）[3]，平均は 5.4 歳齢であるが 6 カ月齢の子犬から 14 歳齢の老犬まで，特に偏りなく発症する（**表 3-5-2**）[3]。また，約 6 割は雌犬である[3]。猫では雄の方が罹患しやすいようである。

上皮小体機能低下症は，自然発症型よりもむしろ医原性の方がよく知られている[4]。頚部の外傷や，特に猫では甲状腺機能亢進症の手術の際に上皮小体を除去してしまうことなどで生じる。

臨床徴候

臨床徴候は低カルシウム血症に由来する（**表 3-5-3**）[3]。初期には飼い主が手足の振戦や痙攣，跛行などの異常に気付くことが多い。さらには症例の性格が不安・神経質傾向になった，という稟告が得られることもある。異常に顔をこすったり，足を伸ばしたり，咬んだり，舐めたりといった行動がみられることも多

表 3-5-1. 自然発症型原発性上皮小体機能低下症を発症した犬 87 頭の犬種

犬種名	頭数
トイ・プードル	13
ジャーマン・シェパード・ドッグ	9
ラブラドール・レトリーバー	8
ミニチュア・シュナウザー	8
テリア犬種	8
セント・バーナード	4
ビーグル	4
ダックスフンド	4
ゴールデン・レトリーバー	3
チワワ	2
ボクサー	2
その他	12
雑種	10

文献 3 より引用・改変

表 3-5-2. 自然発症型原発性上皮小体機能低下症の犬 57 頭の年齢と血液検査所見

	年齢 (歳齢)	Ca (mg/dL)	iCa (mmol/L)	IP (mg/dL)	Mg (mg/dL)	BUN (mg/dL)	intact PTH (pmol/L)
範囲	0.5〜14	3.4〜6.1	0.2〜0.6	4.9〜10.2	1.2〜2.3	8〜51	0.05〜3.4
平均値	5.4	4.6	0.3	7.7	1.9	15	0.5
中央値	4	4.3	0.3	7.9	1.8	17	0.6
参考基準範囲	−	(8.9〜11.4)	(1.1〜1.4)	(3.0〜4.7)	(1.8〜2.4)	(12〜28)	(2〜13)

文献 3 より引用・改変

表 3-5-3. 自然発症型原発性上皮小体機能低下症の犬 57 頭で認められた初期身体検査所見

項目		%
テタニー／発作を	初診時に認めた	40
	入院中 4 日以内に認めた	72
異常に顔をこすったり，足を伸ばしたりする		61
異常に足を咬んだり，舐めたりする		60
発熱		54
腹部の緊張		53
四肢のこわばった歩行		51
削痩		44
筋収縮		42
唸り声		40
心臓の異常	頻脈	25
	弱い心音	7
神経学的検査の判定が困難		65
白内障		25
特異所見なし		10

文献 3 より引用・改変

い。進行すると発作，テタニー，パンティングなどが認められるようになり，抗てんかん薬による試験的治療に反応しない，といった経過をもつことがある。

猫の臨床徴候もあまり犬と変わらない。

検査および診断

身体検査

身体検査では臨床徴候で挙げた所見以外に，攻撃的になったり頭を撫でられるのを好まなかったりする場合がある。他に，白内障を伴うことがある。白内障の発症機序についてはよく分かっておらず，視覚障害を及ぼすほどには認められない[1]。

猫では，白内障や第三眼瞼突出が認められることがある[1]。心筋症をもつ猫では，上皮小体機能低下症の治療後にそれが改善することがある[1]。

表 3-5-4. 血中 Ca 濃度の参考基準範囲の例

	人	犬	猫	単位
総 Ca	8.4〜10.2	8.9〜11.4	8.8〜11.1	mg/dL
iCa	1.15〜1.33 (4.6〜5.3)	1.24〜1.56 (5.0〜6.2)	1.22〜1.50 (4.9〜6.0)	mmol/L (mg/dL)

心電図検査

低カルシウム血症では心筋の活動電位が延長し，心電図では ST 間や QT 間の延長が認められる[1]。

血液検査

血液検査では明確な総 Ca 濃度の低値と血中 IP 濃度の高値が重要な特徴である。血中 Ca 濃度の参考基準範囲を**表 3-5-4** に示す(検査系により多少の違いがあるので注意)。特に原発性上皮小体機能低下症では，mg/dL で比較したときに血中 IP 濃度の値の方が総 Ca 濃度より高い値になることが多い。低アルブミン血症や高アルブミン血症を認める場合には，補正式が低カルシウム血症の判断の補助に役立つかもしれない(Chapter3-1「上皮小体の基礎」を参照)。

現在ではイオン化カルシウム(iCa)が低値であることを示す方が診断のための直接的な手法であるといえる。血液ガス分析装置が多くの動物病院で取り入れられるようになっており，これを使えば即時的に判断可能である。iCa の評価には静脈血を用いた測定で問題ない。院内に測定装置がなかったとしても，外注検査系では iCa の測定が可能である。同時に intact PTH の測定もセットで外注できるものもある(後述)。

併発疾患や基礎疾患をもたなければ，その他の血液検査所見は参考基準範囲内である。

低カルシウム血症の程度と臨床徴候の目安

一般的に，低カルシウム血症の徴候は，重症度によって**表 3-5-5** のとおりに考えられている。

表 3-5-6. 低カルシウム血症の鑑別診断リスト

鑑別診断	説明
検査エラー	キレート剤の混入など
原発性上皮小体機能低下症	本文参照
偽性上皮小体機能低下症	PTH 受容体・シグナル伝達因子の欠陥または異常として人で知られている。intact PTH は高値になる
二次性腎性上皮小体機能亢進症	IP 高値によるビタミン D 合成の低下，さらには intact PTH の分泌増加（高カルシウム血症に至ることもある）
敗血症，救急治療	重度炎症や疼痛，障害を受けた細胞への不適切な Ca の流入などの影響
エチレングリコール中毒，急性腎障害（AKI）	エチレングリコールと Ca の複合体が産生され，急性腎障害，低カルシウム血症が引き起こされる
腫瘍崩壊症候群	腫瘍細胞の大量死による高リン血症，高カリウム血症，低カルシウム血症，乳酸アシドーシス
リン酸ナトリウム浣腸	猫や小型犬などは特に注意
子癇症	産後すぐの乳汁分泌や代謝変化による低カルシウム血症，それに伴う神経徴候（産褥テタニー）
低アルブミン血症	iCa は正常，臨床徴候なし
ビタミン D 欠乏症	食事性，腸の吸収不良，腎臓での活性化不良など
低マグネシウム血症	Mg 低値が PTH 産生細胞の反応性を低下させる
薬剤性，輸血	キレート作用のある薬剤，輸血時のクエン酸塩など
急性膵炎	血中に放出されたリパーゼによって遊離脂肪酸が増加し，血中の Ca と結びついて鹸化する

文献 6 を参考に筆者作成

低カルシウム血症の鑑別診断

　犬・猫の低カルシウム血症の鑑別診断に関する文献は複数存在するが，その鑑別診断リストには多少のばらつきがある[5,6]。本節ではそのまとめを示した（**表3-5-6**）[6]。診断フローチャートも文献によって異なる部分があるが，原発性上皮小体機能低下症に関しては大まかに同じである。**表 3-5-1〜3-5-7** および **図 3-5-1** を参考にしていただきたい[3,5]。

　低カルシウム血症を認めた場合，検査エラーを除外するためにも，まず再検査を検討する。抗凝固剤の選択ミスの可能性もよく確認し，可能なら採血からやり直した方がよい。1 回目の検査と同様の検査系をもう一度行う手もあるが，別の測定系があるならそちらを用いるとよい。特に血液ガス分析装置があるなら，たいていのものでは iCa を即時に測定することができる。iCa の評価は静脈血で可能である。

　intact PTH の値は鑑別に重要である。外注検査で，人の検査系を流用した測定系が一般的である。iCa，intact PTH，PTH 関連蛋白（PTHrp）はセットの検査項目になっている検査機関もあるが，低カルシウム血症を疑う症例では PTHrp の測定は必要ないので省いてよい。

表 3-5-5. 低カルシウム血症の程度と臨床徴候の目安

総 Ca 濃度	臨床徴候
7〜9 mg/dL	低カルシウム血症だが，通常は無徴候
< 7 mg/dL	臨床徴候が認められるようになる ・神経徴候（過敏，元気消失，振戦） ・骨格筋徴候（振戦，運動失調） ・呼吸促迫 ・心不整脈（QT 間隔延長）
< 6 mg/dL	テタニー（痙攣発作）の危険性が上がる
< 4 mg/dL	心停止の危険性が上がる

　低マグネシウム血症による一過性で二次性の上皮小体機能低下症が鑑別として重要である。Mg 濃度が 1.2 mg/dL を下回るような重度の低マグネシウム血症は，上皮小体を破壊することなく intact PTH の分泌を抑制し，標的細胞における PTH に対する反応性を低下させ，活性型ビタミン D の産生も低下させる。原発性上皮小体機能低下症では Mg 濃度は参考基準範囲内か，やや低いことがある[1,4]。ただし低マグネシウム血症があったとしても，Mg の補正なく治療が可能なので，臨床的な鑑別の重要性については悩ましいところである[1]。

表 3-5-7. よくある低カルシウム血症と典型的な検査所見

	総 Ca	iCa	IP	intact PTH	PTHrp	25(OH)－ビタミン D	カルシトリオール	上皮小体の超音波所見
原発性上皮小体機能低下症	↓	↓	↑／N	↓／N	N	N	N／↓	Multiple ↓
偽性上皮小体機能低下症	↓／N	↓	↑／N	↑	N	N	N／↑	N／↑
二次性腎性上皮小体機能亢進症	N／↓／↑	N／↓	↑／N	↑／N	N	N／↓	N／↓	Multiple ↑
敗血症，救急治療	↓／N	↓	N／↑	↑／N	N	N／↓	N	N
エチレングリコール中毒	↓	↓	↑／N	↑／N	N	N	↓／N	N
リン酸ナトリウム浣腸	↓	↓	↑	↑	N	N	N／↓／↑	N
子癇症	↓	↓	↓	Mild ↑／N	N	N	N／↓／↑	N
低アルブミン血症	↓	N／↓	N	N／↑	N	N	N／↑	N／↑
ビタミン D 欠乏症	↓	↓	N	↑	N	↓	↓	N／↑

↓：低下／萎縮　N：正常範囲　↑：上昇／腫大　Multiple：複数の上皮小体
文献5を参考に筆者作成

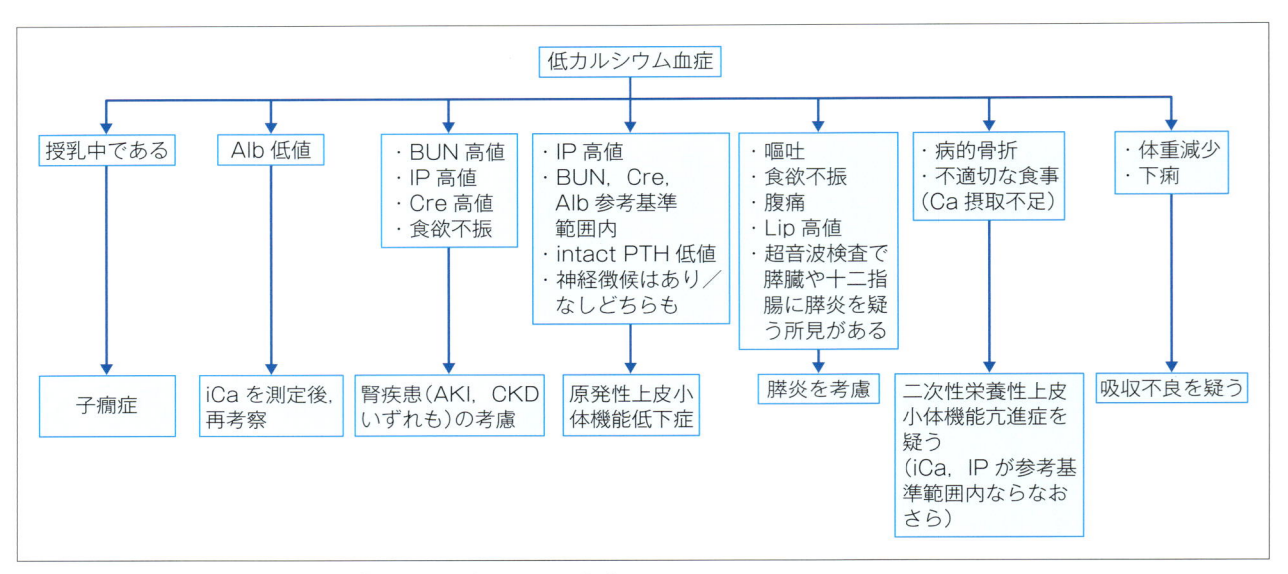

図 3-5-1. 低カルシウム血症の典型的な所見とその考察
AKI：急性腎障害　CKD：慢性腎臓病
文献3を参考に筆者作成

原発性上皮小体機能低下症の診断基準

　ゴールドスタンダードがあるわけではない。前述した診断フローなどをもとに他の疾患とくらべて判断する。重要な点は，intact PTH が低いか参考基準範囲内であることである[7]。重度の低カルシウム血症・高リン血症で intact PTH の分泌が亢進している状況にもかかわらず，intact PTH が参考基準範囲内であるということは，intact PTH の十分な分泌能がないことを示唆するからである。

画像検査

　上皮小体の萎縮を画像検査で捉えることは困難であり[4]（そもそも極小の組織のため），原発性上皮小体機能低下症の診断の際には他の疾患の除外のために行われる。

治療および管理法

低カルシウム血症の緊急治療

　重度の低カルシウム血症では緊急治療を行う

表 3-5-8. 低カルシウム血症に対する緊急治療

液剤	無水物 Ca としての含有量	方法	用量	備考	参考文献
10%グルコン酸カルシウム	9.3 mg Ca/mL	静脈内持続点滴	0.5〜1.5 mL/kg	効果をみながら緩徐に点滴。徐脈・QT 短縮でいったん停止	3
			2.5〜3.75 mg/kg/h	Ca 濃度を確認しながら点滴維持	3
		皮下投与	2〜4倍希釈	原液での皮下投与は勧められない	3
10%ボログルコン酸カルシウム	15.0 mg Ca/mL	静脈内持続点滴	0.3〜0.9 mL/kg	効果をみながら緩徐に点滴。徐脈・QT 短縮でいったん停止	3
10%塩化カルシウム	27.2 mg Ca/mL	使用を推奨しない（血管外漏出した場合，組織壊死を招くため）			3
8.5%グルコン酸カルシウム（カルチコール®）	(7.9 mg Ca/mL)	静脈内持続点滴	0.5〜1.5 mL/kg/10〜30 min	効果をみながら点滴。徐脈・QT 短縮でいったん停止 筆者は，生理食塩液で 5〜10 倍に希釈し，心電図モニターで管理しながら 1〜1.5 時間かけて緩徐に点滴している（この方法だとほとんど不整脈を認めない）	8，私見

表 3-5-9. 低カルシウム血症に対する内服治療

種類	製剤	初期治療	維持治療	効果判定	副作用の発現
活性型ビタミン D_3 製剤	カルシトリオール	0.01〜0.015 μg/kg 1 日 2 回	0.005〜0.015 μg/kg/day	1〜4 日後	2〜14 日後
	アルファカルシドール	0.01〜0.03 μg/kg/day	調整	1〜4 日後	2〜14 日後
ビタミン D_2	エルゴカルシフェロール	4,000〜6,000 U/kg/day	1,000〜2,000 U/kg/week	5〜21 日後	7〜28 日後
ビタミン D 類似体	ジヒドロタキステロール（DHT）	20〜30 μg/kg/day	10〜20 μg/kg/24〜48 h	1〜7 日後	2〜14 日後
カルシウム製剤	L-アスパラギン酸カルシウム水和物 炭酸カルシウム	100〜200 mg/kg 1 日 2 回	調整	1〜7 日後	―

文献 3 を参考に筆者作成

（**表 3-5-8**）[3,8]。一般的にグルコン酸カルシウム溶液を静脈内持続点滴する。塩化カルシウム溶液は皮下に漏出した場合，高い確率で重篤な組織壊死を招くので用いられない。いずれの液剤でも原液での皮下投与は勧められない。

投与中の急速な血中 Ca 濃度の上昇は徐脈，不整脈を招き，危険な状態を引き起こすことがあるので，流速には十分注意が必要である。心電図モニターで看視しながら，流速を適切に調整する必要がある。心電図に不整がみられた場合，もしくは心拍数が 60 回/分を下回る徐脈に陥った場合はいったん投与を中止し，回復を待って再開する。

臨床徴候が改善していれば，投与後の総 Ca 濃度は参考基準範囲を下回っていてもよく，だいたい 8〜9 mg/dL 程度が目標となることだろう。

低カルシウム血症の維持治療

維持治療期では，活性型ビタミン D_3 製剤やカルシウム製剤を利用する（**表 3-5-9**）[3]。活性型ビタミン D_3 製剤は Ca 濃度を上昇させるだけでなく IP 濃度も上昇させる。そもそも原発性上皮小体機能低下症は高リン血症であるため，活性型ビタミン D_3 製剤の過剰投与は高カルシウム・高リン血症を招くことがある（医原性のビタミン D 過剰症）。総 Ca 濃度（mg/dL）×IP 濃度（mg/dL）≧70 で軟部組織の石灰化や腎疾患のリスクが増加することから，治療の見直しが必要である。

しかし基本的にはカルシウム製剤の単剤使用ではなく，活性型ビタミン D_3 製剤の使用が推奨されている。これは，ビタミン D に腸の Ca 吸収を促進する作用があるからである。本来，Ca は食事中に十分量含まれているので，食事を必要量 100%摂取でき，腸からの吸収が十分に行われていれば，食事に添加する必要は低いと考えられている[3]。

表 3-5-9 は開始用量であり，総 Ca 濃度，IP 濃度を観察しながら適宜用量を調整する。安定してくれば 1 ～ 3 カ月ごとの観察でよい。

高リン血症の治療

原発性上皮小体機能低下症では intact PTH の低下に伴い，低カルシウム血症に付随して高リン血症が認められることがある。しかし，高リン血症は Ca の補正により改善することが多い[3]。ただし慢性腎臓病を併発しているときは，高リン血症時のカルシウム製剤の投与は軟部組織の石灰化を招くことがあり，注意が必要である[3]。

予後

予後はよく，ほとんどの犬が診断・治療後 5 年以上生存する[3]。

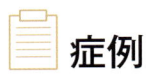

症例

ポメラニアン，3 歳齢，未避妊雌

ヒストリー

・既往歴：なし
・予防歴：フィラリア予防，狂犬病ワクチン・混合ワクチンを昨年まで接種済
・食事：市販フード

3 カ月前

異常行動(失禁，何もないのに吠える，落ち着かず眠れない)が認められた。

2 週間前

嘔吐，食欲廃絶，興奮して失神し，ホームドクターにて輸液して帰宅した。翌日，振戦，チック様徴候，強直性発作(1 分程度)が 3 回あった。近医にてジアゼパムを投与し，副腎皮質機能低下症を疑ってコルチゾール濃度を測定したが，基礎値で 5.9 μg/dL と否定的であった。このとき Ca は測定されていなかった。嘔吐に対してメトクロプラミド，複合ビタミン剤が投薬され，徴候は数日で改善した。

4 日前

強直性発作が 1 回あり，その後も落ち着きがなかった。

現在の一般状態

意識清明。落ち着きがなく，振戦がみられた。活動性 80%，食欲は 50% 程度(市販フード)であった。飲水，排尿，排便に問題はみられず，嘔吐は病歴以降なく，投薬もなかった。

検査所見

身体検査

体重 2.8 kg(BCS 3/5)，体温 39.4℃，心拍数 120 回/分，呼吸 パンティング。心音異常，不整脈，肺音異常，脱水のいずれも認められなかった。毛細血管再充満時間(CRT)<1.0 秒，可視粘膜はピンクで正常であり，体表リンパ節の腫大はみられなかった。

血液検査(表 3-5-10)

重度の低カルシウム血症，高リン血症を認めた。

静脈血を用いて iCa，intact PTH の外注検査を提出したところ，iCa の低下が認められ，intact PTH は参考基準範囲内低値であった。

腹部超音波検査

肝臓はやや小さいが著変なく，門脈：大動脈(PV：AO)＝4.6 mm：5.0 mm で，門脈シャントは疑われなかった。その他の腹部臓器にも特異所見は認められなかった。

神経学的検査

歩様，姿勢反応，脊髄反射，脳神経検査ともに特異所見は認められなかった。

診断

低カルシウム血症(特に原発性上皮小体機能低下症を疑う)

治療

低カルシウム血症の改善のため，入院・治療を行うこととなった。

第 1 病日(初診日，入院 1 日目)：Ca の静脈内持続点滴による補正

・8.5% グルコン酸カルシウム(カルチコール®) 1.2 mL/kg を生理食塩液で 3 倍に希釈し，3.0 mL/kg/h(カルチコール® として 1.0 mL/kg/h)で投与開始した(表 3-5-11)。ときおり補充調律を伴う徐脈が生じた。心拍数が 60 回/分を下回る場合はいったん投与を止め，回復を待って再開した。2 時間後，

表 3-5-10. 症例：血液検査

検査項目	第1病日	第2病日	第3病日	第4病日	第5病日	第6病日	第7病日	参考基準範囲
PCV(%)	44.1	41						40～55
WBC(/μL)	12,460							6,000～17,000
PLT(×10^4/μL)	25.6							15～50
TP(g/dL)	6.8							5.0～7.2
Alb(g/dL)	3.9							2.6～3.5
ALT(U/L)	197							17～78
ALP(U/L)	200							47～254
NH_3(μg/dL)	30							16～75
Glu(mg/dL)	140							75～128
BUN(mg/dL)	29.7	19						9.2～29.2
Cre(mg/dL)	0.6	1.2						0.4～1.4
IP(mg/dL)	8.8	9.3	10.4	9.9	8.8	9.7	7.5	1.9～5.0
Ca(mg/dL)	3.8	5.4	5.7	6.4	7.8	7.8	9	9.3～12.1
Na(mEq/L)	147	148						141～152
K(mEq/L)	3.5	3.7						3.8～5.5
Cl(mEq/L)	114	108						102～117
Mg(mg/dL)	1.6							1.6～2.4
iCa(mmol/L)	0.21							1.24～1.56
intact PTH(pg/mL)	11.1							8.0～36.0

表 3-5-11. 症例：カルチコール® 投与と心拍数の変化

時間	心拍数(回/分)	心電上の不整脈	対応
開始前	120	なし	
10 分後	66	なし	
20 分後	45	なし	いったん休止，心拍数が60 回/分以上に回復するのを待って再開
50 分後	66	なし	
1 時間後	60	なし	(休止と再開を繰り返す)
2 時間後	65	なし	終了

カルチコール® 1.2 mL/kg を生理食塩液で3倍に希釈し，3.0 mL/kg/h で投与開始した。

最終的にカルチコール® 1.2 mL/kg を投与した。

・点滴後，総 Ca 濃度は 6.1 mg/dL まで回復し，投薬中に振戦も治まった。

・その後は乳酸リンゲル液の静脈輸液 3 mL/kg/h で維持した。

・夕食時より下記の内服を開始した。
 −アルファカルシドール(アルファロール® 内用液[0.5 μg/mL])0.34 mL(0.06 μg/kg) 1 日 1 回
 −炭酸カルシウム(粉末)280 mg(100 mg/kg) 1 日 2 回
 −消化器サポート低脂肪缶の給与

・心拍数は 80～120 回/分であった。

第 2 ～ 7 病日(図 3-5-2)

・食欲および神経徴候(振戦，落ち着かない行動)の改善を認め，退院とした。

・下記の内服を継続・処方した。
 −アルファロール® 内 用 液(0.5 μg/mL)0.34 mL(0.06 μg/kg) 1 日 1 回
 −炭酸カルシウム(粉末)280 mg(100 mg/kg) 1 日 2 回
 −セベラマー塩酸塩(250 mg 錠)1/2 錠(44.6 mg/kg) 1 日 2 回

その後の経過

その後は 1 ～ 2 週間に 1 度，近医にて一般的な検査と総 Ca 濃度の測定を行い，総 Ca 濃度 8 ～ 9 mg/dL 程度を目標として投薬内容の微調整を行うこととした。

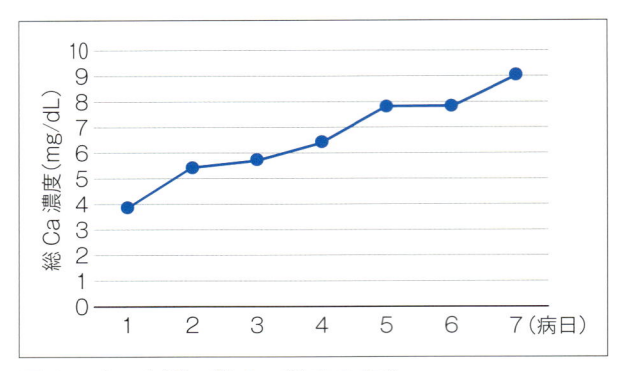

図 3-5-2. 症例：総 Ca 濃度の変化

考察

低カルシウム血症と発作

　発作の診断アプローチとして行うべきミニマムデータベースの中に Ca の測定は含まれている[9]。本症例は約 10 年前に経験した症例で，当時は総 Ca 濃度や IP 濃度の測定が初動時に省略されることが多かったが，2024 年現在では発作の診断アプローチの中で低カルシウム血症が発見されるだろう。ちなみに低カルシウム血症の神経徴候に抗てんかん薬は反応しない。

　むしろフェノバルビタールやフェニトインといった抗てんかん薬は肝シトクロム P450 を過剰に誘導し，ビタミン D 欠乏症に続発する低カルシウム血症を引き起こす原因になりうる[10]。

低マグネシウム血症について

　本症例では，Mg は参考基準範囲内下限の値であった。今回，原発性上皮小体機能低下症と診断したが，消化器徴候を伴う症例であったこともあり，低マグネシウム血症による二次性の低カルシウム血症の可能性が完全に排除されたわけではなかった。当院受診時には消化器徴候はほぼ認められず，低カルシウム血症による徴候のみであったため，どちらだとしても治療方針としては Ca やビタミン D 補充で問題なかったと思われる。

intact PTH の測定結果について

　当時の参考基準範囲に照らして，intact PTH は参考基準範囲内であった。2024 年現在の参考基準範囲とは大きく異なるため，各検査機関の最新の情報を確認されたい。

　原発性上皮小体機能低下症は比較的まれな疾患であるが，発症例ではここに示したような特徴的な所見を呈することが多い。除外診断で積極的な診断基準をもたない反面，鑑別や治療方針は比較的立てやすい疾患であるといえる。

参考文献

1．Ettinger S, Feldman E, Cote E, eds. Textbook of Veterinary Internal Medicine. 8th ed. 2016：pp.1727-1730. Saunders.

2．Dhupa N, Proulx J. Hypocalcemia and Hypomagnesemia. *Vet Clin North Am Small Anim Pract.* 1998；28(3)：587-608.

3．Feldman EC, Nelson RW, Reusch CE, et al. Canine and Feline Endocrinology. 4th ed. 2015. Saunders.

4．Nelson RW, Couto CG. Small Animal Internal Medicine. 6th ed. 2019：pp.763-766. Elsevier.

5．Galvão JFB, Schenck PA, Chew DJ. A Quick Reference on Hypocalcemia. *Vet Clin North Am Small Anim Pract.* 2017；47(2)：249-256.

6．Bruyette D. Diagnosis and Management of Calcium Disorders in Dogs and Cats. World Small Animal Veterinary Association World Congress Proceedings. 2015.

7．Rosol TJ. Disorders of Calcium. *In*：Fluid Therapy in Small Animal Practice. 2nd ed. DiBartola SP. 2000：p.108. Saunders.

8．Budde JA, McCluskey DM. Plumb's Veterinary Drug Handbook. 10th ed. 2023. Wiley-Blackwell.

9．De Risio L, Bhatti S, Muñana K, et al. International veterinary epilepsy task force consensus proposal：diagnostic approach to epilepsy in dogs. *BMC Vet Res.* 2015；11：148.

10．Gauci Z, Rizzo C, Mifsud S, et al. Paradoxical deterioration in seizure control due to anticonvulsant-induced hypocalcaemia. *BMJ Case Rep.* 2019；12(12)：e232429.

・　Russell NJ, Bond KA, Robertson ID, et al. Primary hypoparathyroidism in dogs：a retrospective study of 17 cases. *Aust Vet J.* 2006；84(8)：285-290.

（米澤智洋）

Chapter 4

副腎

副腎の基礎

副腎の疾患は人での発生率はさほど高くなく，クッシング病(いわゆる下垂体性副腎皮質機能亢進症)は国内で年に約100症例程度，アジソン病は年間10万人あたり約4人程度の発症率とされている[1,2]。しかし，これらは伴侶動物，特に犬では比較的発生率の高い内分泌疾患の1つであり，我々獣医師は頻繁に目にする疾患群である。本節では，副腎の基礎知識についておさらいしておきたいと思う。

解剖

発生学的・組織学的特徴

副腎は皮質と髄質の2層構造を呈している。外側を副腎皮質，内側を副腎髄質と呼ぶ。筆者が学生のころは，副腎皮質と生殖腺は同一起源であり，胎子期に泌尿生殖原基から副腎原基と性腺原基に分かれ，副腎原基は間葉組織とともに被膜に覆われて胎子副腎が形成されるとされていた[3]。多くの内分泌細胞が外胚葉由来であるのに対し，副腎皮質は中胚葉由来である。このことは一見風変わりにみえるものの，同じくステロイドホルモンを産生する生殖腺と発生学的に近しいことをもとに考えれば，納得のいくことのように感じられる。しかし近年では，副腎皮質と生殖腺の起源がそもそも異なるとする報告もある[4]。

胎子の発生が進むと，神経外胚葉を起源とするクロム親和性細胞が副腎被膜内に侵入し，髄質が内部に形成され，2層の副腎構造が完成する(**図 4-1-1**)。副腎髄質は交感神経節後線維が軸索を失って内分泌細胞として分化したものと捉えることができる。その証拠に副腎髄質は交感神経節前線維の支配を受けている。

副腎皮質は胎子期から出生後にかけて発達し，細胞の並び方が特徴的な3層の構造を形成する(**図 4-1-2**)。外側より球状帯，束状帯，網状帯と呼ばれる3層は，それぞれで主に産生されるステロイドホルモンが異なることが知られている。このように副腎は，発生学的に非常に独特な過程をたどって完成される内分泌器官であるといえる。

形態学的特徴

犬の副腎は左右の腎臓の頭側および内側に位置する。正常な左副腎はピーナッツ型または双葉型である。右副腎はコンマ型で，背側面で後大静脈に接している。正常な犬では左副腎の方が右副腎より大きいことが多い。形状や大きさに性差は認められない。

猫の副腎は犬にくらべて丸みを帯びており，楕円型〜豆型の形状である。後大静脈の脇，腎臓の頭側に左右とも似たような配置にある。

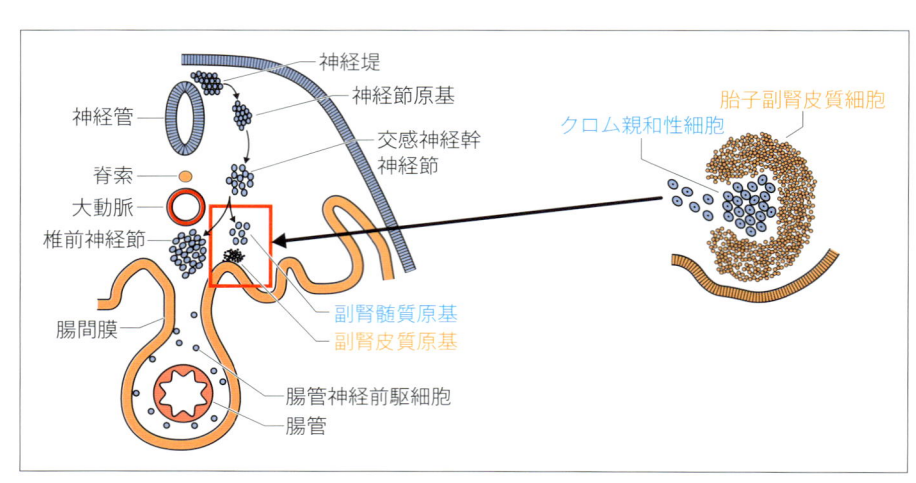

図 4-1-1. 副腎の発生
左：胎子の横断面。
右：胎子副腎の形成時，クロム親和性細胞が皮質細胞の内側へ侵入する。

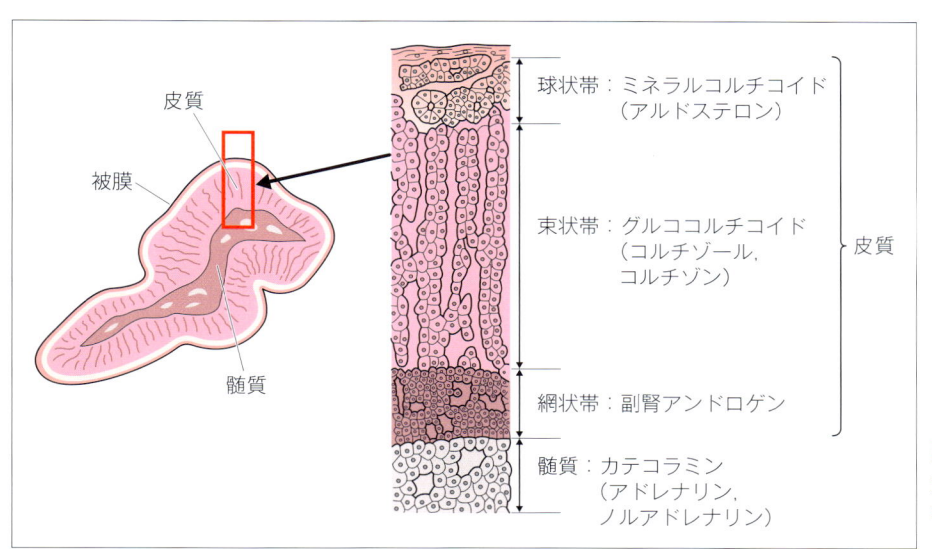

図 4-1-2. 副腎の構造
左：副腎の縦断面。
右：副腎の形態的構造と主な分泌物。

球状帯：ミネラルコルチコイド（アルドステロン）

束状帯：グルココルチコイド（コルチゾール，コルチゾン）

網状帯：副腎アンドロゲン

髄質：カテコラミン（アドレナリン，ノルアドレナリン）

皮質

生理

グルココルチコイド

　副腎皮質束状帯からは主にグルココルチコイド（糖質コルチコイド）が分泌されている（**図 4-1-3**）[5]。内因性のグルココルチコイドの中で最も中心的に分泌されているものは，犬・猫や人ではコルチゾールであり，ラットやマウスではコルチコステロンである。グルココルチコイドは糖質，蛋白質，脂質，電解質などの代謝や免疫反応などに関与するだけでなく，ストレス応答の制御にかかわるなど，生体の恒常性の維持に重要な役割を果たしている（**表 4-1-1**）[5]。

　ステロイドホルモンの受容体は細胞質および核内に発現している。この受容体がそれぞれのリガンドと結合すると，細胞質内から核内へ移行して，転写因子として遺伝子の特定の領域に結合し，様々な遺伝子発現を調節して，細胞の代謝や活性を変化させる。その作用が全身性で非常に多様であることからも想像できるとおり，グルココルチコイド受容体は全身の多くの組織に広く分布している。特に肝臓，腎臓，骨格筋，脳などで高く発現している。

　グルココルチコイドの分泌は，下垂体から分泌される副腎皮質刺激ホルモン（adrenocorticotropic hormone：ACTH）によって促進される。ACTH の分泌はさらに視床下部に由来する副腎皮質刺激ホルモン放出ホルモン（corticotropin-releasing hormone：CRH）によって促進される。これらのホルモンは，自らが分泌を促すホルモンであるグルココルチコイドによって分泌が抑制される，というネガティブフィードバック機構を有している。この調節系を特に視床下部－下垂体－副腎軸（hypothalamic-pituitary-adrenal［HPA］axis）と呼ぶ。健常な動物ではこの調節機構に環境や体調に応じた修飾が加えられて絶妙に制御されているため，恒常性を保つことができる。

ミネラルコルチコイド

　副腎皮質球状帯からは主にミネラルコルチコイド（鉱質コルチコイド）が分泌されている（**図 4-1-3**）[5]。内因性のミネラルコルチコイドのうち，アルドステロンは最も強力なミネラルコルチコイドで，生体の Na の貯留と K の排泄を促す。主に腎臓遠位尿細管と集合管において Na^+ が尿細管管腔から細胞内へと取り込まれ，引き換えに K^+ と H^+ が細胞内から尿細管管腔へ排出されているが，アルドステロンはこれを促進する。このため，アルドステロンの分泌不全では低ナトリウム・高カリウム血症を引き起こし，過剰な分泌では低カリウム血症と循環血液量の増加，すなわち高血圧を引き起こす。

　ミネラルコルチコイド受容体も他のステロイドホルモンの受容体と同様に核内受容体であり，アルドステロンと結合した後は特定の遺伝子の転写活性を増すことで効果が現れる。受容体の分布は前述の腎臓尿細管細胞のみならず，唾液腺，汗腺，腸管粘膜細胞なども知られており，細胞内への K 取り込みを刺激することが示されている。また，脳，心血管系，筋肉，脂肪，神経などにも発現している。

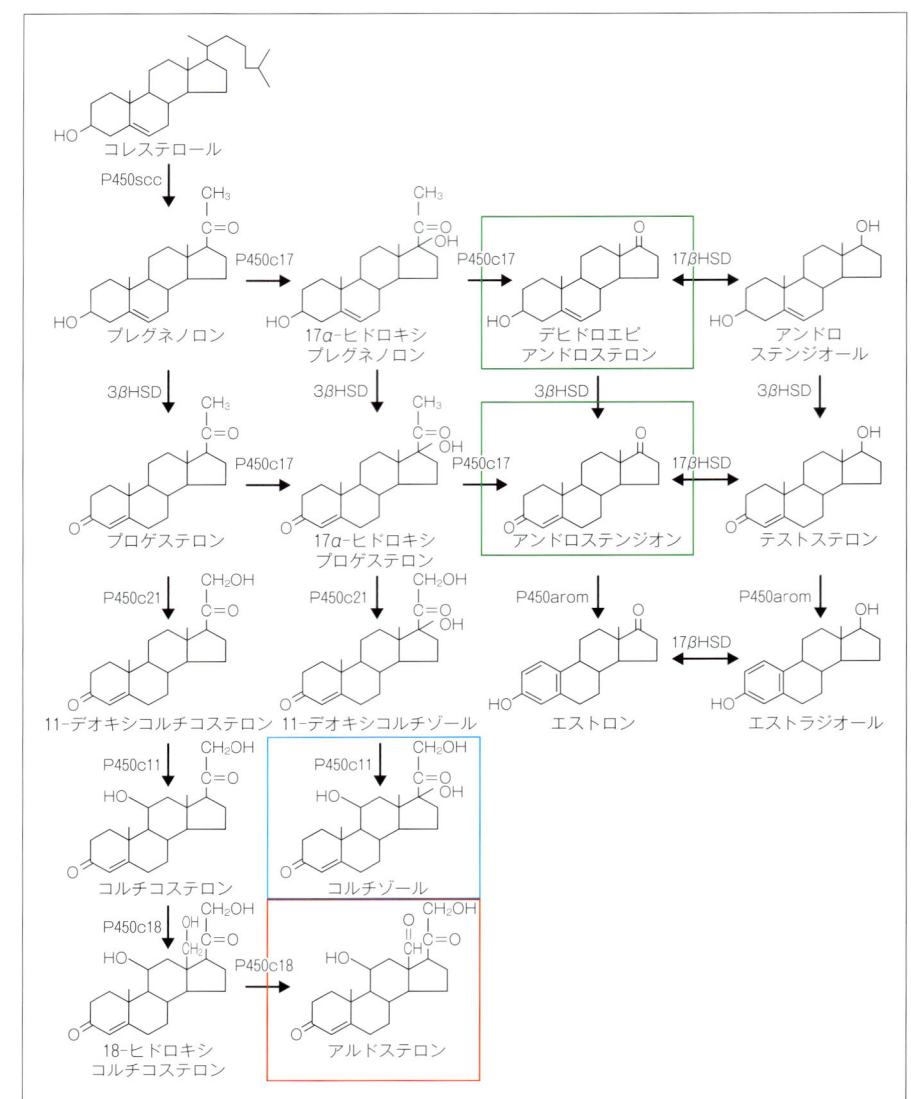

図4-1-3. ステロイドホルモンの合成経路

ステロイド骨格をもつこれらのホルモンはコレステロールから代謝，合成されてそれぞれのホルモンに成熟する。
青：伴侶動物における主なグルココルチコイドであるコルチゾール
赤：ミネラルコルチコイドであるアルドステロン
緑：副腎アンドロゲンとして分泌されるデヒドロエピアンドロステロンとアンドロステンジオン（その後，代謝されてテストステロンやエストロゲン［エストロン，エストラジオール］になる）
【主な酵素名】
scc：側鎖切断酵素
HSD：ヒドロキシステロイド脱水素酵素
arom：アロマターゼ
文献5より引用・改変

　アルドステロン分泌は主にアンジオテンシンや血中のK濃度の上昇によって促進される。アンジオテンシンは肝臓でアンジオテンシノーゲンとして合成，分泌される。アンジオテンシノーゲンは，循環血液量の減少をきっかけに腎臓の糸球体傍細胞から分泌されるレニンによってアンジオテンシンⅠに変換される。さらにアンジオテンシンⅠはアンジオテンシン変換酵素（ACE）によってアンジオテンシンⅡおよびⅢに変換される。そしてアンジオテンシンⅡは球状帯に作用してアルドステロンの分泌を引き起こす。アルドステロンの作用によって血中へのNa貯留が高まると，これによって循環血液量が増加し，レニンの分泌が抑制されることでネガティブフィードバックがかかり，恒常性が維持される（**図4-1-4**）[5]。また，血中K濃度の上昇は，球状帯細胞の脱分極を引き起こして直接的にア

ルドステロン分泌を促進する。これもアルドステロンの分泌量を調節する大きな要素である。ACTHは主にはコルチゾールの分泌を促進するホルモンだが，アルドステロン放出に対してもわずかに作用する[5]。ACTH刺激試験でアルドステロンの分泌能を評価する手法がある[6]のは，これを利用したものである。

性ステロイド（副腎アンドロゲン）

　副腎皮質網状帯からは特に性ステロイドが分泌されている（**図4-1-3**）[5]。この副腎から分泌される性ステロイドは副腎アンドロゲンと呼ばれ，具体的にはデヒドロエピアンドロステロンやアンドロステンジオンなどが合成，分泌される。これらのホルモン自体の性ステロイド活性はあまり強くないが，循環血液に乗って脂肪組織などでテストステロンやエストロゲンに代謝

表 4-1-1. グルココルチコイドに対する組織反応

効果器官	反応	効果器官	反応
血液	高トリグリセリド血症* 高コレステロール血症* 高血糖* 赤血球，血小板，好中球↑* リンパ球，好酸球，好塩基球↓* 抗体産生↓	免疫系	免疫応答↓ マクロファージのインターロイキン１放出↓ Ｔ細胞のインターロイキン２および６放出↓ TNFα↓ Ｂ細胞増殖↓ 抗体産生↓
骨	骨吸収↑＋骨形成↓＝骨量↓* Ⅰ型コラーゲン↓*	炎症系	炎症反応↓* ホスホリパーゼ A_2↓ アラキドン酸↓ ロイコトリエン↓ 好中球機能↓ 殺菌↓ シクロオキシゲナーゼ(COX-2)↓ プロスタグランジン↓ トロンボキサン↓ 血管拡張 血小板活性化因子↓ 一酸化窒素↓
結合組織	コラーゲン合成↓* 線維芽細胞活性↓*
CNS	食欲↑ 感覚の鋭敏さ↓ 不眠* 気分変動* 発作閾値↓* CRH 分泌↓
脂肪組織	ホルモン感受性リパーゼ合成↑ 脂肪分解↑ グルコース取り込み↓ 脂肪再分布(顔面，肩甲骨上，腹部)	腎臓	H_2O 負荷の排泄↑ GFR 維持(コルチゾール↓→尿量↓) ADH 放出および腎臓効果の低下* PU/PD* Ca^{2+} および PO_4^{3-} 再吸収↓* グルタミン→ NH_4^+ ＋グルコース
筋肉	正の変力作用 β アドレナリン受容体合成↑ 蛋白質分解↓* グルコース取り込み(インスリン無感受性)↓*	肝臓	糖新生↑ グリコーゲン生成↑ 脂質生成↑ ケトン生成↑ アンジオテンシノーゲン↑
成長 および 発育	CNS の成熟 網膜の成熟 消化管および肝酵素↑ 肺の表面活性物質合成↑ 若齢動物の成長↓*	下垂体	ACTH 分泌(急性)，合成(慢性)↓ TSH↓→T_4↓→LDL 受容体↓→コレステロール↑ GH↓ ADH↓
消化管	胃(潰瘍誘発)： HCl 分泌↑ HCO_3^- 分泌↓ プロスタグランジン産生↓ 十二指腸： Ca^{2+} 吸収↓	心血管系	正常血液量および血圧維持の補助： 心筋作用↑ ノルアドレナリンおよびアンジオテンシンⅡに対する細動脈の正常な反応性の許容 血管拡張性プロスタグランジンの産生↓ 血管内皮の透過性↓
許容作用	カテコラミン作用↑ グルカゴン作用↑

CNS：中枢神経 CRH：副腎皮質刺激ホルモン放出ホルモン TNF：腫瘍壊死因子 GFR：糸球体濾過量 ADH：抗利尿ホルモン
PU/PD：多飲・多尿 ACTH：副腎皮質刺激ホルモン TSH：甲状腺刺激ホルモン LDL：低比重リポ蛋白 GH：成長ホルモン
＊血漿中のコルチゾール力価が過剰に上昇した場合に生じる作用(例：副腎皮質機能亢進症［医原性を含む］，重度のストレス)。
文献５より引用・改変

され，生体機能に関与することがある[7]。

副腎アンドロゲンの産生は ACTH によってもわずかに刺激される。犬・猫の副腎アンドロゲンの産生は人や霊長類にくらべてわずかである。

カテコラミン

副腎髄質は実質的には神経伝達物質を血液中に分泌する交感神経系のシナプス後神経節であると捉えることができる[7]。これは，副腎髄質が神経外胚葉由来であること，その合成・分泌物がカテコラミンであること(主にアドレナリンと少量のノルアドレナリン)とよく合致する。

副腎髄質のホルモン分泌は，副腎を支配する交感神経節前線維から分泌されたアセチルコリンにより刺激

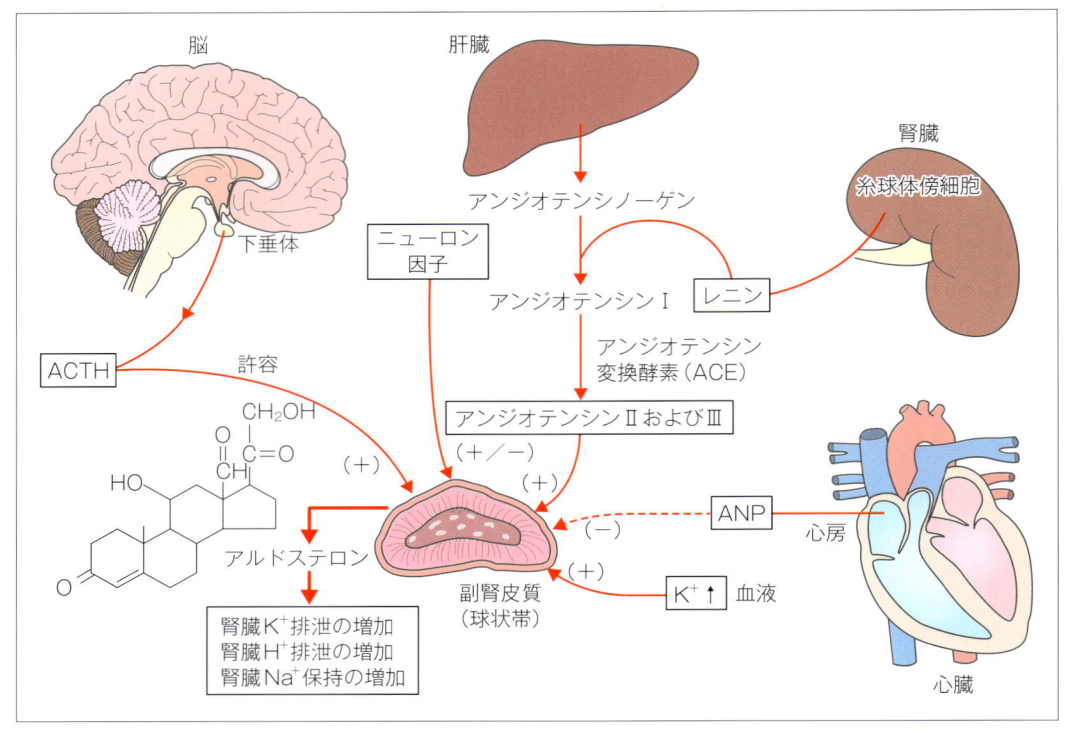

図 4-1-4.　アルドステロンの制御機構
ACTH：副腎皮質刺激ホルモン　ANP：心房性ナトリウム利尿ペプチド
文献5より引用・改変

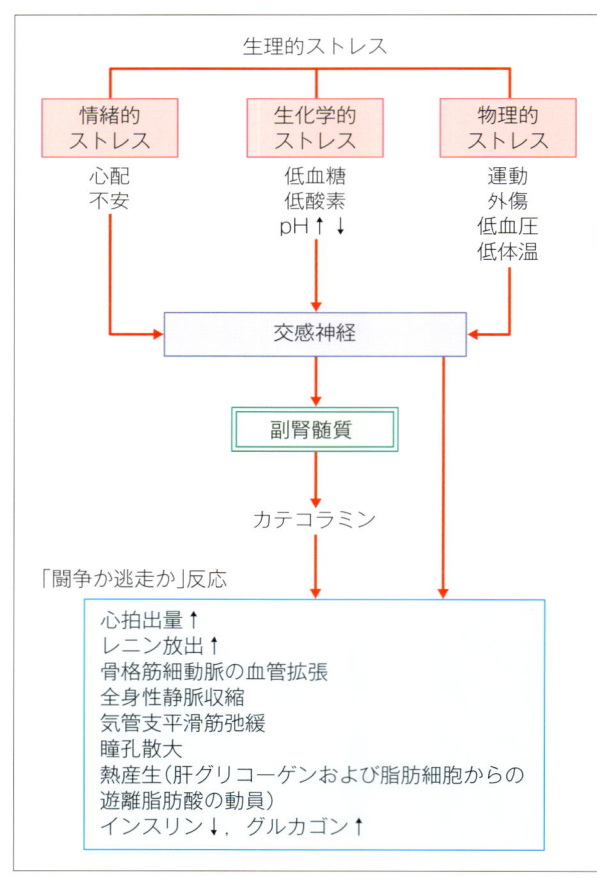

**図 4-1-5.　副腎髄質におけるカテコラミンの
　　　　　　分泌調節とその反応**

文献5より引用・改変

される。このため副腎髄質からの生理的なカテコラミン分泌は，交感神経優位な状況，すなわち動物がストレス環境に置かれたときなどによくみられる。

アドレナリン作動性受容体はαとβがあり，発現部位は幅広く多様であるが，そのほとんどはそれぞれの交感神経節後線維による支配を受けている。主に血中に分泌される副腎髄質由来のアドレナリンの標的は，多くが内臓の細動脈平滑筋α受容体で，平滑筋を収縮することによって血圧上昇を引き起こすとともに，心臓の収縮力や心拍数を上昇させたり，肝臓や筋における糖新生，基礎代謝の増加を促したりする。こうした生体がストレスに立ち向かう対処機構は「闘争か逃走か」反応と呼ばれ，生体が環境に適応して生き延びていく上で重要な意義がある（**図 4-1-5**）[5]。

血中カテコラミンはアルブミンとゆるく結合した状態で循環し，半減期は約1～2分である。カテコラミンは，カテコラミン-O-メチル基転移酵素（catechol-O-methyltransferase：COMT）やモノアミン酸化酵素（monoamine oxidase：MAO）によって速やかに代謝される。代謝酵素は多くの組織のミトコンドリアに認められるが，特に肝臓，腎臓，消化管に存在する[5]。半減期が短いために，カテコラミンそのものの測定は

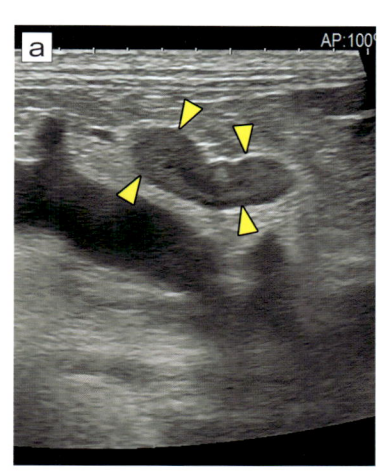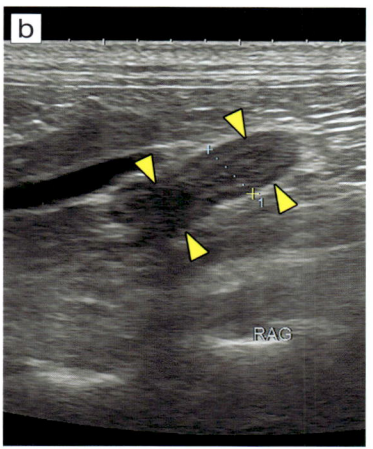

図 4-1-6. 健常犬の副腎の超音波画像
a：左副腎　b：右副腎
矢頭は副腎を示す。

臨床では用いられていない。一方，その代用としてカテコラミン代謝物の測定が行われている。メタネフリンおよびノルメタネフリンはアドレナリンおよびノルアドレナリンの代謝物であり，肝臓で抱合された後に尿中に排泄される。この代謝物の尿中濃度は褐色細胞腫の評価に有効であることが知られている[6]。

画像検査

犬（図 4-1-6）

　臨床現場において超音波検査は副腎の大きさを評価するのに有用なスクリーニング方法の1つである。副腎は左右腎臓の内側およびやや頭側寄りに位置する。まず腎臓をランドマークとして描出し，そこから腹大動脈，後大静脈付近の後腹膜腔内を探索すると，周囲よりやや低エコー性に副腎が描出される。腹腔内に脂肪が多いとコントラストがつきやすく，明瞭に認められる。ただし，個体によっては腎臓よりもかなり頭側に存在することがあり，特に右副腎は肋骨に囲まれて描出が難しいことがある。

　臨床的には，中～高齢の小型犬では最大短径3～5 mm，中～大型犬では5～8 mm 程度を正常とし，小型犬では6 mm 以上，中～大型犬では10 mm 以上で腫大として評価すると，診断の役に立つと考えられる[8]。また，超音波画像上でも皮質と髄質の層状構造が認められることがある。

　しかし，文献上は副腎サイズには個体差が大きく，結論的な基準が得られているとは言いがたいことに注意が必要である。犬や猫の副腎の超音波検査による評価に関する文献数報をまとめてレビューした論文で

は，そのバリエーションが明確に示されている[9]。例えば1997年の論文では，193頭の副腎皮質機能亢進症ではないと考えられる犬の副腎尾極の短径の範囲は，左副腎で1.9～12.4 mm，右副腎で3.1～12 mm とかなり幅がある[10]。内分泌病学の成書として汎用性の高い Canine and Feline Endocrinology では，複数の文献を挙げた上で，正常な副腎短径の上限は7.5 mm とするのが最もよいだろうとしている[6]。この際の下垂体性副腎皮質機能亢進症（PDH）の診断精度は感度77％，特異度80％で，必ずしも十分とはいえない。こうしたバリエーションの背景には，犬種や体重などによる影響が考えられている。

　小型犬を診察することの多い日本の獣医師においては，2011年の論文が最も参考になると考えられる[11]。この論文では体重10 kg 未満の小型犬において回顧的研究を行っており，健常犬189頭とPDHの犬22頭について調べたところ，健常犬の副腎最大短径の中央値は4.2 mm，PDHの犬の副腎最大短径の中央値は6.3 mm であった（**図 4-1-7**）[11]。二者のカットオフ値を6.0 mm とすると感度と特異度はそれぞれ75％と94％で，PDHの診断に有用であると結論付けている。

　また，CT画像をもとに48頭の健常犬の副腎サイズを計測した報告では，左副腎は0.60 cm^3（範囲：0.20～0.95），右副腎は0.55 cm^3（範囲：0.22～1.01）であった。この論文では，副腎の体積と犬の体重の間に有意な相関は認められていない[12]。その他，MRI検査による副腎の評価も可能であることが報告されている[13]。

猫（図 4-1-8）

　健常猫の副腎の超音波検査所見に関する論文も複数

存在する。超音波検査における猫の副腎の描出は，犬と同様に腎臓をランドマークとして探索すると，腎臓の可動域が広く，腎臓との位置関係で推し量るのが困難なことがある。そうした場合は，大動脈から分岐する腹腔動脈と前腸間膜動脈の分岐部をみつけ，その左右を探索すると比較的発見しやすい。

猫は犬にくらべて副腎疾患の発生率が低いためか，

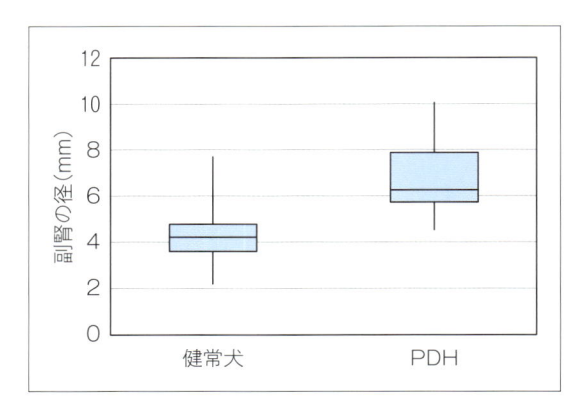

図 4-1-7. 健常犬の副腎（n＝189）と PDH の犬の副腎（n＝22）の最大短径の比較
健常犬の副腎最大短径の中央値は 4.2 mm だったのに対し，PDH の犬の副腎最大短径の中央値は 6.3 mm であった。
文献 11 より引用・改変

副腎の描出はしばしば省略される。しかし，そうした風潮が原発性アルドステロン症をはじめとする潜在的な副腎疾患の見逃しにつながっているとも考えられており[14]，猫のスクリーニング検査においても副腎を評価するよう心掛けたい。臨床現場では，正常は最大短径 3 ～ 4 mm 程度で，6 mm 以上で腫大と評価する[8]。猫でも副腎の 2 層性が超音波検査で確認できることがある[15]。

副腎サイズのバリエーションは，犬ほど多くは認められないが，報告によって多少の変動がある。健常猫 10～94 頭の副腎サイズを調べた 3 つの報告をまとめたレビューによれば，健常猫の副腎尾極の最大短径は左副腎で 3.8±0.8～4.3±0.3 mm，右副腎で 3.7±0.9～4.3±0.3 mm であり，左右差はほとんど認められなかった[15]。Canine and Feline Endocrinology では，20 頭の健常猫を用いた報告をもとに，正常な副腎の最大短径を左副腎 3 ～ 5 mm（中央値 4 mm），右副腎 3 ～ 4.5 mm（中央値 4 mm）と紹介している[6]。ただ，超音波検査による数値は機器や検査者の技術・経験に大きく依存し，主観的指標として捉えるべきと述べられており，カットオフ値は明記されていない。

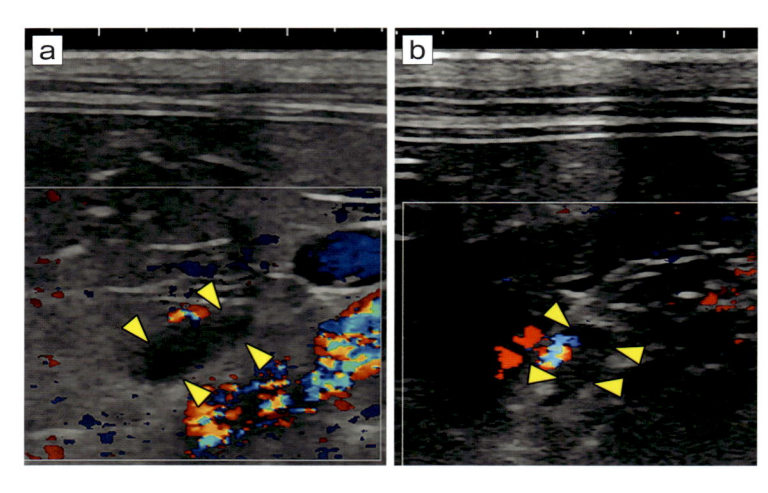

図 4-1-8. 健常猫の副腎の超音波画像
a：左副腎　b：右副腎
カラードプラにより血管ではなく副腎（充実組織）であることを確認している（矢頭）。

冒頭で述べたように，本節では疾患の各論に向けて復習しておきたい副腎の基礎知識について述べた。すでにご存じの内容ばかりで退屈かもしれないと思い，臨床的な解剖・生理学に留まらず，関連の偉人についてもコラムとして紹介する。

コラム：クッシング現象とクッシング病とクッシング症候群

　クッシング症候群の「クッシング」は，提唱者であるハーベイ・ウィリアムズ・クッシング（Harvey Williams Cushing, 1869〜1939年）にちなんで名付けられたものである。クッシング氏はアメリカの脳神経外科医である。脳神経外科医がクッシング症候群の名前の由来というのは違和感を覚えるかもしれないが，初めてホルモンとして認識されたセクレチンの発見が1902年，牛の副腎皮質から生理活性のある化合物が抽出され化合物Eとして発表されたのが1935年，Hench氏が関節リウマチ患者にコルチゾンを初めて使用したのが1948年のことなので[16]，彼の生きた当時，内分泌科の臨床医と呼べる者はまだいなかったと考えられる。

　クッシングといえば，「クッシング現象」という用語があるが，これも同一人物のクッシング氏の功績である。クッシング現象とは，脳圧の上昇に基づく高血圧，徐脈，不規則な呼吸（主にチェーン・ストークス呼吸）の3徴候を指し，臨床的にかなり危機的な状況として知られ，1901年にクッシング氏によって初めて報告された[17]。クッシング氏はジョンズ・ホプキンス病院の外科准教授やハーバード大学医学部の外科教授などを務め，脳神経外科の第一人者として活躍し，脳手術や脳の生理学に関連した数多くの知識や技術を残している。

　そんな彼のもとに紹介された数多くの症例の中には，下垂体にかかわる症例も多く含まれていた。1912年に刊行されたクッシング氏の著書，「The pituitary body and its disorders, clinical states produced by disorders of the hypophysis cerebri（下垂体とその障害—大脳・下垂体の障害によって生じる臨床所見—）」では，下垂体に関する解剖や生理学的背景を述べた後，クッシング氏が下垂体疾患と判断した47症例のケースレポートが詳細に記されている（2024年現在，本著はgoogle scholarから閲覧可能である[18]）。この中のケース45，肥満，無月経，多毛症などの徴候を示した23歳女性について，クッシング氏は本症例が副腎腫瘍の徴候と近しいと看破し，さらには下垂体の好塩基性に染まる細胞の腫瘍による可能性を提唱した。1932年にはさらにこの下垂体腺腫について詳述した論文を公表し，本疾患の臨床徴候について説明している[19]。このような背景にちなんで，この特徴的な徴候を引き起こす下垂体腺腫をクッシング病と呼び，クッシング病に認められる徴候を引き起こす疾患群をクッシング症候群と呼ぶようになった。現在，成書においては，クッシング症候群という表現は通称として残るものの，副腎皮質の機能亢進に伴う病態生理学的な定義付けを行った副腎皮質機能亢進症という名称が用いられている[8]。また，獣医療ではクッシング病と呼ぶことはほとんどなく，代わりに下垂体性副腎皮質機能亢進症と呼ぶことが多い。

参考文献

1．難病情報センター．クッシング病（下垂体性ACTH分泌亢進症）（指定難病75）．https://www.nanbyou.or.jp/entry/78
2．難病情報センター．アジソン病（指定難病83）．https://www.nanbyou.or.jp/entry/206
3．柳瀬敏彦．副腎の発生分化と再生．日内会誌．2006；95：1557-1563．
4．Saito D, Tamura K, Takahashi Y. Early segregation of the adrenal cortex and gonad in chicken embryos. *Develop Growth Differ*. 2017；59：593-602.
5．米澤智洋 監訳．イラストレイテッド獣医代謝・内分泌学．2015．エデュワードプレス．
6．Feldman EC, Nelson RW, Reusch CE, et al. Canine and Feline Endocrinology. 4th ed. 2015；pp.377-484. Elsevier.
7．鈴木浩悦 監修．原書13版 デュークス獣医生理学．2020．学窓社．
8．松木直章．犬と猫の内分泌疾患ハンドブック．2019．学窓社．
9．Barthez PY, Nyland TG, Feldman EC. Ultrasonography of the Adrenal Glands in the Dog, Cat, and Ferret. *Vet Clin North Am Small Anim Pract*. 1998；28(4)：869-885.
10．Douglass JP, Berry CR, James S. Ultrasonographic adrenal gland measurements in dogs without evidence of adrenal disease. *Vet Radiol Ultrasound*. 1997；38(2)：124-130.
11．Choi J, Kim h, Yoon J. Ultrasonographic Adrenal Gland Measurements in Clinically Normal Small Breed Dogs and Comparison with Pituitary-Dependent Hyperadrenocorticism. *J Vet Med Sci*. 2011；73(8)：985-989.
12．Bertolini G, Furlanello T, De Lorenzi D, et al. Computed tomographic quantification of canine adrenal gland volume and attenuation. *Vet Radiol Ultrasound*. 2006；47(5)：444-448.
13．Llabres-Diaz FJ, Dennis R. Magnetic resonance imaging of the presumed normal canine adrenal glands. *Vet Radiol Ultrasound*. 2003；44(1)：5-19.
14．Kooistra HS. Primary Hyperaldosteronism in Cats：An Underdiagnosed Disorder. *Vet Clin North Am Small Anim Pract*. 2020；50(5)：1053-1063.
15．Combes A, Saunders JH. Ultrasonographic examination of the feline adrenal glands：A review. *Revue Vétérinaire Clinique*. 2014；49(1)：1-12.
16．赤真秀人．ステロイドの話題—関節リウマチ治療を中心として—．*Jpn J Clin Immunol*. 2011；34(6)：464-475.
17．山本勇夫．脳神経外科の先人達—Cushing, Dandyの業績を顧みて—．*Jpn J Neurosurg*. 2012；21(2)：128-131.
18．Cushing H. The pituitary body and its disorders, clinical states produced by disorders of the hypophysis cerebri. An amplification of the Harvey lecture for December, 1910. 1912. J.B. Lippincott Company.
19．Cushing H. The basophil adenomas of the pituitary body. *Ann R Coll Surg Engl*. 1969；44(4)：180-181.

（米澤智洋）

副腎皮質機能亢進症

　副腎皮質機能亢進症(HAC)は犬で発生が多く，診断・治療する機会も非常に多い内分泌疾患である。HAC は下垂体の腫瘍によって副腎皮質刺激ホルモン(ACTH)が過剰に分泌される下垂体性 HAC(PDH)と，副腎皮質の腫瘍が原因となる副腎性 HAC(ADH)，そしてプレドニゾロンなどグルココルチコイド製剤の長期間投与に起因する医原性 HAC に分けられる。PDH は割合が高いが，様々な徴候や検査方法があるためしっかりと理解しないと過剰に診断し，誤診を招く可能性がある。一方，ADH は PDH よりも症例数が少ないことから，見逃しやすくなかなか診断に至らないことが多い。本節では，HAC の臨床徴候，診断，治療について，全体像が分かるように解説する。

犬の副腎皮質機能亢進症

概要・病態

　副腎皮質機能亢進症(hyperadrenocorticism：HAC)は，副腎皮質から分泌されるステロイドホルモンであるコルチゾール(グルココルチコイド)が過剰に分泌されることで発症する疾患である。

　グルココルチコイドは，**図4-2-1** のように視床下部−下垂体−副腎軸によってコントロールされている。視床下部からは，副腎皮質刺激ホルモン放出ホルモン(CRH)が分泌され，下垂体前葉による副腎皮質刺激ホルモン(ACTH)の分泌を制御する。ACTH は副腎皮質に作用して，グルココルチコイドの分泌を刺激する。グルココルチコイドは，視床下部および下垂体へのフィードバック機構により，それぞれのホルモン分泌を制御する。

　HAC の病態生理学的分類は下記のようになる[1](**図4-2-2**)。

①下垂体の腫瘍によって ACTH が過剰に分泌される下垂体性 HAC(pituitary-dependent hyperadrenocorticism：PDH)
②副腎皮質の腫瘍が原因となる副腎性 HAC(adrenal-dependent hyperadrenocorticism：ADH，adrenal tumor：AT)
③プレドニゾロンなど，グルココルチコイド製剤の長期間投与に起因する医原性 HAC
④下垂体以外の異所性部位からの ACTH 分泌[2]
⑤食物依存性のグルココルチコイド分泌[3]
⑥視床下部からの CRH 過剰分泌による，下垂体過形成および二次的な副腎皮質過形成(人でも非常にまれ。犬，猫では報告なし)

　上記の中で，④〜⑥はまれか報告がないため，実際に診察する場合は，①〜③の原因が重要となる。

　自然発症する HAC のうち，PDH は症例の数も多く(80〜85%)，一次診療の獣医師が診断・治療することも多いと思われる。一方，ADH(機能性 AT)は PDH よりも症例数が少ない(15〜20%)。

　なお，「クッシング症候群」という呼び方は，グルココルチコイドが過剰に分泌されることで発生する臨床的な異常を指しており，HAC と同義である。「クッシング病」は，ACTH の過剰に起因するグルココルチ

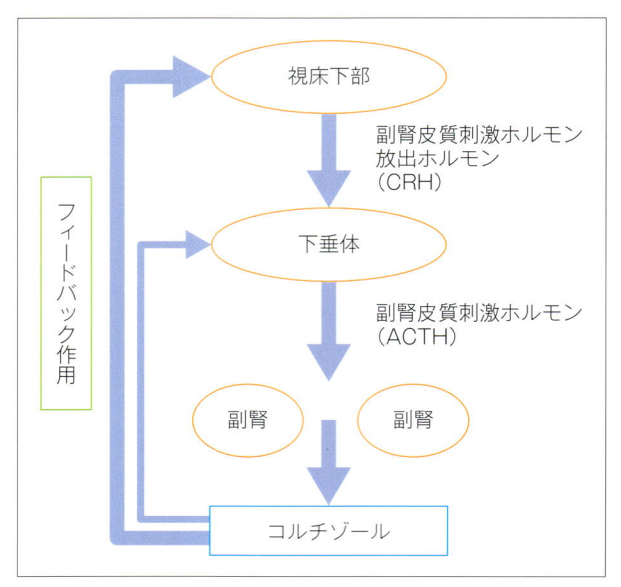

図4-2-1. グルココルチコイド分泌の調節

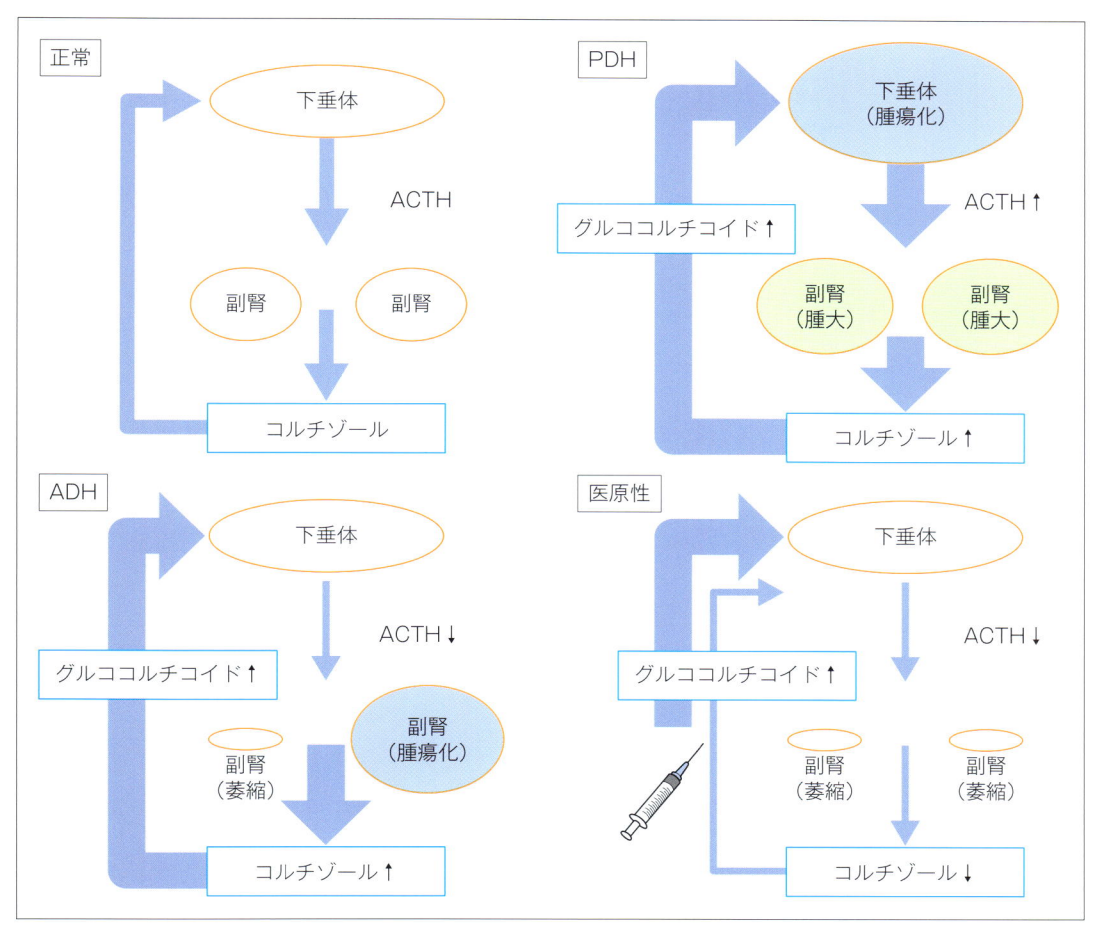

図 4-2-2. HAC の病態生理学的分類

コイドの過剰分泌が原因となる疾患であり，PDH を示す（Chapter4-1「副腎の基礎」コラムを参照）。

シグナルメント

有病率

犬における HAC の有病率（ある時点［検査時］において集団の中で疾病に罹患している割合）は 0.20〜0.28％と推定されている[4]。これは，人と比較してかなり高い。

年齢

HAC は中高齢の疾患であることが知られており，多くは 6 歳齢以上で罹患する。PDH に罹患する犬の平均年齢は 10 歳齢前後であり，ADH はそれより高齢の傾向がある[1,5,6]。

性差

多くの研究で雌犬の割合が高く，6〜7 割を占めている[1,5,6]。しかし，性別による発生率の差については議論中である。

犬種

HAC は純血種および雑種のどちらでも発生し，PDH，ADH ともにほとんどの犬種でみられる。海外の文献では，プードル，ボクサー，ダックスフンド，ビション・フリーゼ，スタンダード・シュナウザー，フォックス・テリアが好発犬種として報告されている[4,6,7]。一方，日本では大規模な調査は行われていないが，多くの犬種で発症している。

臨床徴候・身体検査

HAC は臨床診断が重要であり，HAC の臨床徴候がない犬では ACTH 刺激試験や低用量デキサメタゾン抑制試験などの検査をするべきではない。HAC でない犬に誤ってこれらの検査を行うと間違った陽性（偽陽性）となることがあり，誤診につながる可能性がある。

そのため，アメリカ獣医内科学会（ACVIM）のコンセンサス・ステートメントでは，一般的な臨床徴候・検査所見を 1 つ以上認めることが，診断の第一の目安となると記載されている[8]。また，最近発表されたア

表 4-2-1. 犬の HAC の臨床徴候

一般的	あまり一般的ではない	まれ
多飲	活動性低下	血栓塞栓症
多尿	皮膚色素沈着	靱帯断裂
多食	面皰	顔面神経麻痺
パンティング	皮膚菲薄化	偽筋緊張症（pseudomyotonia）
腹囲膨満	発毛不全	精巣萎縮
内分泌性脱毛	尿失禁	持続性無発情
肝腫大	インスリン抵抗性糖尿病	あざ（血腫）
筋力低下・筋萎縮		
全身性高血圧		

文献 1，8 より引用・改変

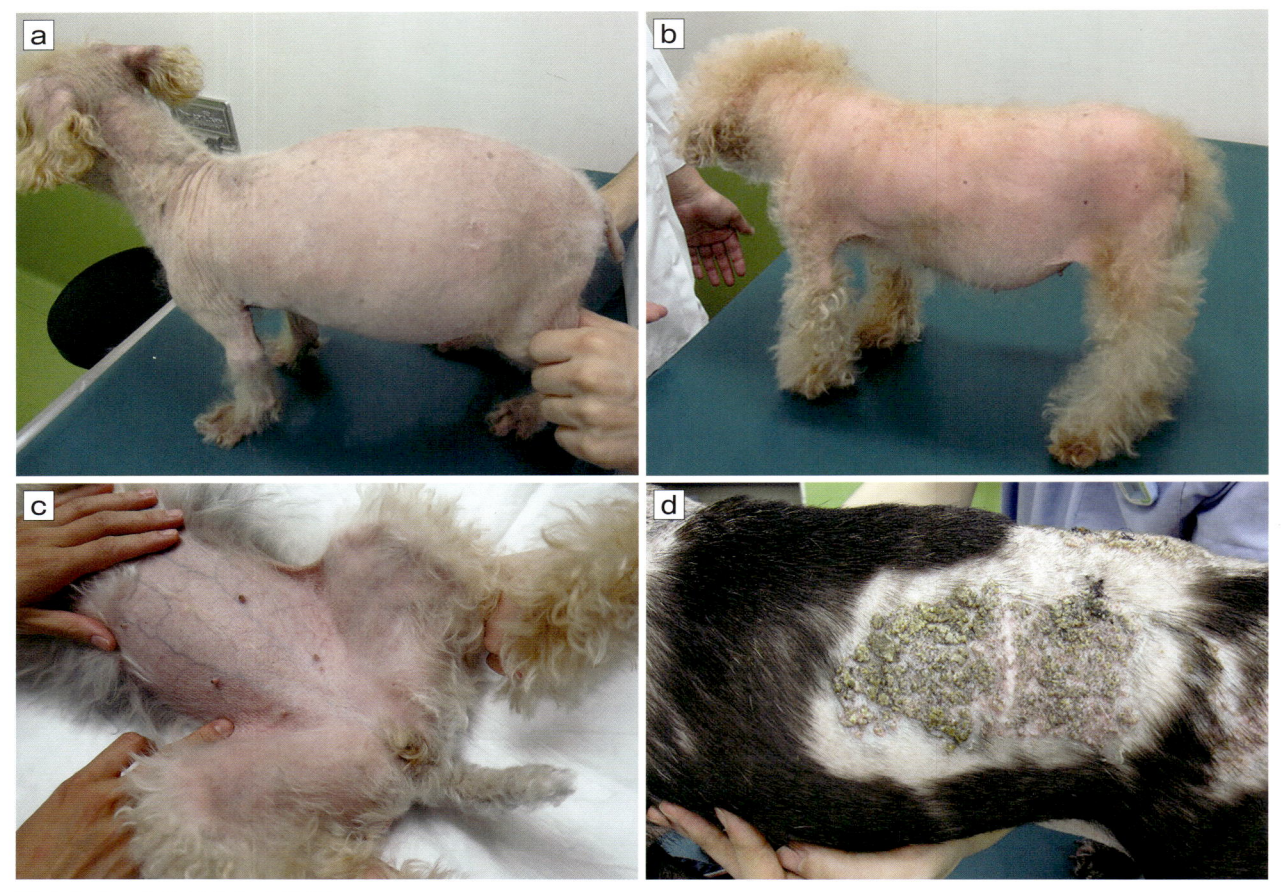

図 4-2-3. 犬の HAC の外観
a，b：腹囲膨満，内分泌性脱毛が観察される。
c：皮膚菲薄化により皮下の血管が明瞭になっている。
d：皮膚石灰沈着がみられることもある。

メリカ動物病院協会（AAHA）のガイドラインでは，HAC を示唆する臨床的または生化学的異常が 2 つ以上存在する場合にのみ，検査をすべきであると記載されている[9]。さらに，HAC の治療は臨床徴候の改善が主な目的となるため，しっかりと問診・身体検査を行い，臨床徴候を把握しておく必要がある。

犬の HAC は様々な臨床徴候を示す。前述の ACVIM のコンセンサス・ステートメントで提示された臨床徴候を**表 4-2-1** に示す[1,8]。これらのうち，多くの文献で示されている最も一般的な臨床徴候は，多飲，多尿，多食，パンティング，腹囲膨満，内分泌性脱毛，および軽度の筋力低下である。また身体検査では，内分泌性脱毛，皮膚菲薄化（薄い皮膚），発毛不全，腹囲膨満，肝腫大，筋萎縮が認められる[8-10]（**図 4-2-3**）。

表4-2-2. 犬のHACでみられる合併症

血栓塞栓症
下垂体巨大腫瘍症候群
全身性高血圧
インスリン抵抗性糖尿病
胆嚢粘液嚢腫
膵炎
腎盂腎炎
膀胱結石(リン酸カルシウム，シュウ酸カルシウム)
糸球体腎症
蛋白尿
うっ血性心不全
ステロイド性肝障害
持続性無発情
副腎皮質機能亢進症性筋症／ミオパチー
偽筋緊張症(pseudomyotonia)

文献1，6，10より引用・改変

表4-2-3. 犬のHACで確認される検査異常

CBC	血液化学検査	尿検査
白血球増加 好中球増加 リンパ球減少 好酸球減少 単球増加 血小板増加 軽度赤血球増加	ALP 上昇 ALT 上昇 高コレステロール血症 高トリグリセリド血症 BUN 低下 高血糖	比重 1.018～1.020 以下 尿糖 蛋白尿 膀胱炎

文献8より引用・改変

合併症

慢性的なグルココルチコイド過剰の結果，多くの合併症が発生する(**表4-2-2**)[1,6,10]。以下に重要な合併症について説明する。

血栓塞栓症

凝固亢進によって血栓症が発生する。肺血栓塞栓症は，急性発症の頻呼吸，起立呼吸，呼吸困難を引き起こす。その他，腎臓，消化管，心臓，中枢神経系などにも血栓を形成する可能性がある。

下垂体巨大腫瘍症候群

PDHの犬では，下垂体腫瘍が腫大した結果，神経徴候を発現することがある(下垂体巨大腫瘍症候群[pituitary macrotumor syndrome])。一般的にはPDHと診断されて12カ月以上経過してから発症する[10]。最も一般的な神経徴候は昏睡であり，食欲不振，徘徊，運動失調，旋回，行動の変化などもみられる。視床下部の圧迫が重度になると，食欲不振，体温低下などの自律神経系の機能不全が発生する。

全身性高血圧

HAC罹患犬の高血圧の発生率は31～86％と報告されている[1]。高血圧は軽度～中等度であることが多い。HACにおける高血圧の発症には，複数の要因が関与していると考えられている。高血圧は通常，HACの治療により改善するが，すべての犬で改善するわけではない[1]。高血圧は，心疾患や腎疾患に影響を及ぼす可能性があるため，注意が必要である。

インスリン抵抗性糖尿病

HAC罹患犬の10％程度が同時に糖尿病と診断されている[1,6,11]。グルココルチコイド過剰はインスリン抵抗性を引き起こし，さらに肝臓における糖新生を促進することで高血糖となる。糖尿病とHACは臨床徴候と臨床病理学的特徴が類似しており，糖尿病の症例ではHACに罹患していなくてもホルモン検査でHAC偽陽性となる可能性があるため，誤診に注意する。

胆嚢粘液嚢腫

HAC罹患犬の1.6～23％で報告されており[11,12]，健常犬と比較して胆嚢粘液嚢腫の割合が非常に高い。この原因として，ステロイド過剰により生じる肝外胆管内の非抱合胆汁酸の濃度が著しく高くなるため，胆管上皮の損傷とその後の粘液過形成を引き起こす可能性が考えられている[6]。

膵炎

HACでは犬膵特異的リパーゼ(cPL)の上昇がみられる。また，超音波検査では健常犬よりもHAC罹患犬で膵臓のエコー源性が上昇することが多く確認されている[6]。これらの結果は，HACが潜在的に膵炎のリスクとなる可能性を示している。しかしながら，HACと膵炎の関係については議論中であり，さらなる研究が必要である。

血液検査

血液検査で確認できる一般的な異常について，ACVIMのコンセンサス・ステートメントでは**表4-2-3**のようにまとめられている[8]。しかし，これらの検査異常はHACのみに特徴的なものではなく，他の疾患でもみられるため，この結果だけでHACと診断してはならない。検査結果は，常に病歴と身体検査を含めて総合的に解釈する。逆にこれらの異常が全く認められない症例では，HACの可能性は低くなる。

CBC

好酸球減少(54〜81.2％)，リンパ球減少(14〜79.4％)，単球増加(約30％)，赤血球増加(9.5〜17％)がみられる。血小板増加も37.9〜78.6％の症例で発生する[6]。

血液化学検査

ALP(76〜100％)およびALT(80〜95％)上昇，高コレステロール血症(73〜90％)，BUNの低下(34〜56％)，および高血糖(20〜57％)がみられる[6]。ALPとコレステロール濃度の上昇は，血液化学検査で最もよく確認される異常である。ALP上昇の主な原因は，肝細胞の毛細胆管膜に由来するコルチコステロイド誘導性のALPのアイソザイムと空胞性肝障害の組み合わせによるものである。一部の犬ではHACに罹患していてもALPが正常なこともあるため，ALPのみではHACを診断できない。また，ALT上昇は空胞性肝障害に続発すると考えられ，高コレステロール血症はステロイド誘発性脂肪分解によって引き起こされる。なお，これらの臨床病理学的所見は，PDHとADHの犬で類似している。

尿検査

尿検査でも，**表4-2-3**のような異常が認められる[8]。

低比重尿

多くの症例で多飲多尿を呈し，比重1.018〜1.020以下の低比重尿となる。多くのHAC罹患犬で尿比重<1.015との報告もある[1]。1回のみ低比重尿を確認しても多飲多尿と判断せず，複数回の検査を実施する。また，糖尿病を併発している場合は尿比重が上昇することもあるため，注意が必要である。

糖尿

HAC罹患犬は10％程度が糖尿病を併発しており[1,6,11]，これらの症例では尿糖が検出される。

蛋白尿

HAC罹患犬の半数以上に蛋白尿がみられる[6]。蛋白尿は重度になることはなく，軽度〜中等度の尿蛋白/クレアチニン比(UPC)の上昇を示すことが多い。ADHではPDHよりもUPCが有意に高いとの報告もある[13]。蛋白尿の正確な原因は不明であるが，グルココルチコイド誘発性の全身性高血圧や糸球体腎炎などによって引き起こされる可能性がある。治療後に蛋白尿が改善する症例も多いが，改善せず持続する個体も

いる。

感染

尿路感染はしばしば認められる。10〜50％の症例で細菌尿または尿培養陽性となる[6]。しかし，感染があっても臨床徴候を示さないことも多いため，注意が必要である。これは，尿中コルチゾール濃度が高くなり，炎症が抑えられて臨床徴候を示さないためと推測される。したがって，HACが疑われる場合は尿沈渣を観察し，細菌がいないかしっかりと確認する。

画像検査

X線検査

胸部X線検査では，一般的に気管および気管支の石灰化が観察される。その他，肺血栓塞栓症がある場合は肺のX線透過性亢進，肺胞浸潤影，右肺動脈の拡大などが認められることがある[10]。ADHの場合，転移を評価するために胸部X線検査を行うべきであるが，肺転移はまれである[1]。

腹部X線検査では，一般的に肝腫大や膀胱拡張が観察される(**図4-2-4**)。さらに，腹部(主に前胸部)の脂肪沈着によるコントラストの増強もよくみられる。腎盂，肝臓，胃粘膜，腹部大動脈などの石灰化も報告されている[1]。ADHでは副腎の石灰化が確認できることがある。腫瘍内の石灰化や腫瘍の可視化により，ADHの半分程度がX線検査で検出されている[14]。

超音波検査

主に副腎の形態・大きさをみるために使用する。その他，肝腫大，肝臓のエコー源性の上昇，尿貯留による膀胱拡張などが共通して観察される。また，膀胱結石，副腎腫瘍の脈管侵襲などの確認もできる。

健常犬では，左副腎は縦断(長軸)で描出するとピーナッツ型であり，右副腎はコンマ型である(**図4-2-5**)。副腎の大きさは厚さ(短径)で評価する。これが一番正確で，観察者内および観察者間の変動が最も少ない[15]。

PDH罹患犬では副腎が左右対称性に腫大する(**図4-2-6**)。以前の報告では，副腎の厚さが7.4mmを超えると副腎が腫大していると考えられてきた[16]。しかし，この基準は小〜中型犬の判定には適さない。近年，正常な副腎のサイズは，品種，体の大きさ，年齢によって異なることが分かってきている[17]。ある報告では**表4-2-4**のようなデータが出ており，体重によっ

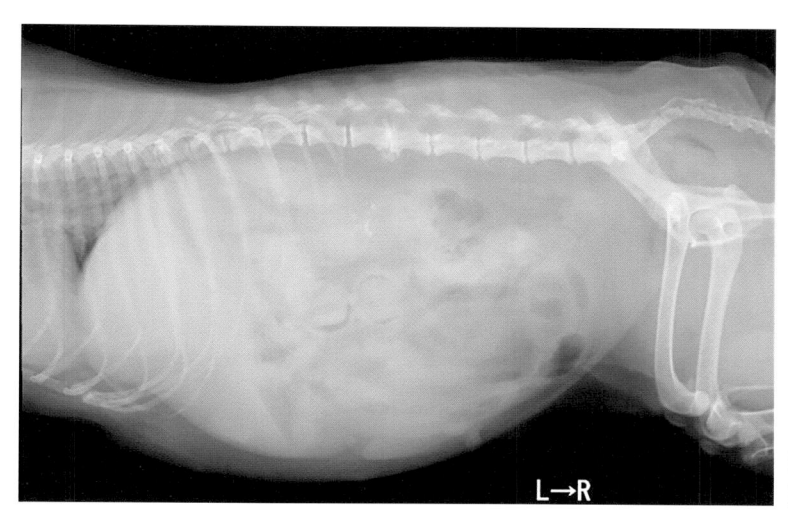

図 4-2-4. PDH 罹患犬の腹部 X 線画像
肝腫大と腎盂の石灰沈着がみられる。

L→R

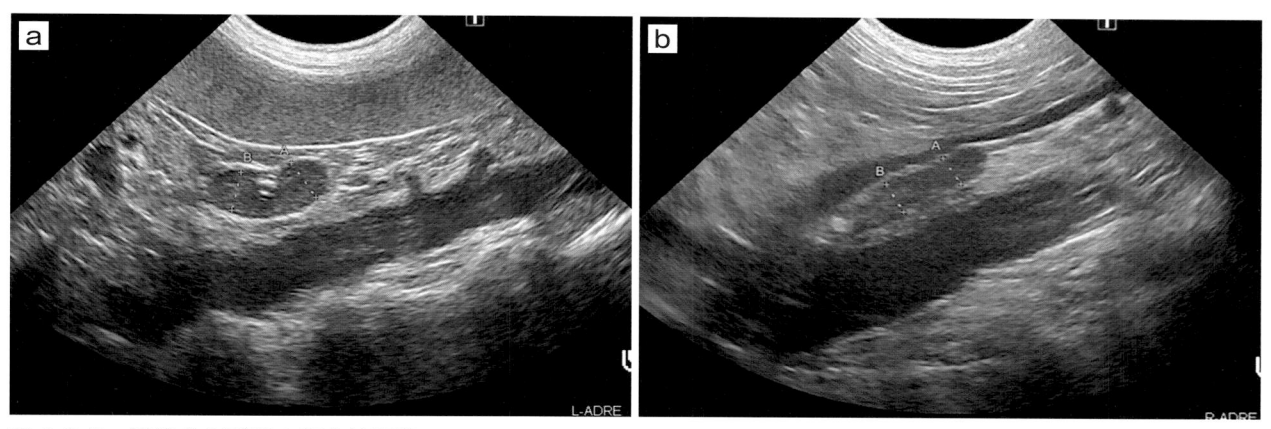

図 4-2-5. 健常犬の副腎の超音波画像
a：左副腎，ピーナッツ型　b：右副腎，コンマ型

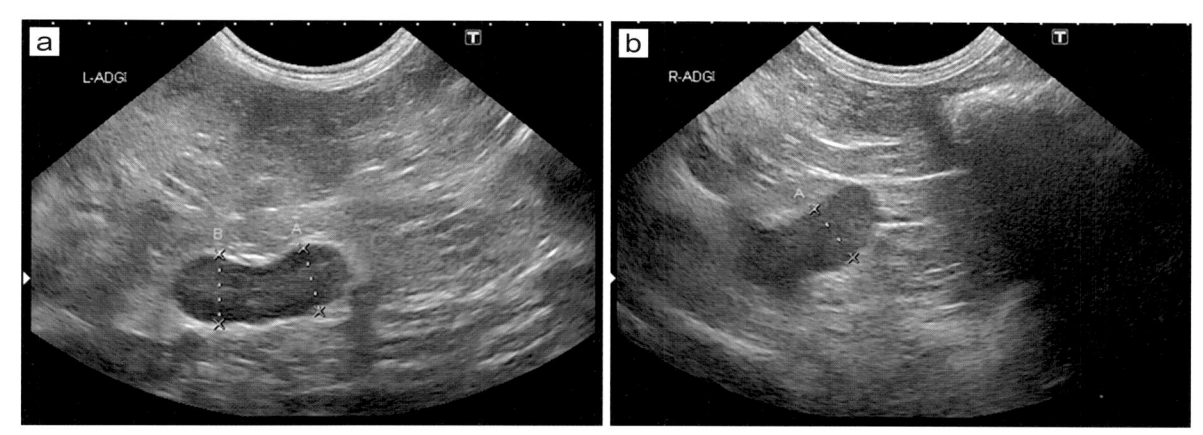

図 4-2-6. PDH 罹患犬の副腎の超音波画像
a：左副腎，短径 9.7 mm　b：右副腎，短径 8.6 mm

て正常な副腎の大きさを考慮するべきである[18]。この論文では，① 10 kg 未満の犬では≦5.4 mm，② 10〜30 kg の犬では≦6.8 mm，③ 30 kg を超える犬では≦8.0 mm であれば，副腎の大きさは正常である可能性が高いと提案している。また別の論文では，10 kg 以下の犬における正常な副腎と過形成を区別する基準として，6.0 mm のカットオフ値が提案されている[19]。しかし，これらの正確な基準値はまだ確定しておらず，あくまで参考値として解釈するべきである。

　ADH の場合，病変側の副腎は通常より腫大する

表 4-2-4.　犬の正常な副腎の厚さと PDH 診断のカットオフ値

●正常な副腎の厚さ

正常な副腎の厚さ（平均値）	10 kg 未満	10〜30 kg	30 kg を超える
頭極	3.5 mm	4.3 mm	5.0 mm
尾極	3.7 mm	4.5 mm	5.4 mm

●副腎の厚さのカットオフ値

カットオフ値	10 kg 未満	10〜30 kg	30 kg を超える
厚さ（短径）	5.4 mm	6.8 mm	8.0 mm

体重が増加するごとに，副腎も厚くなる。
文献 18 より引用・改変

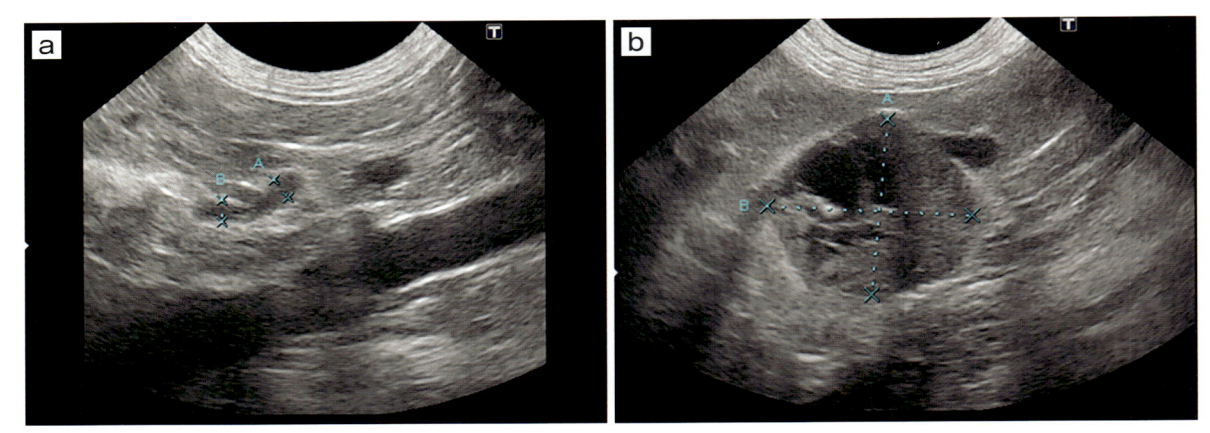

図 4-2-7.　ADH 罹患犬の副腎の超音波画像

a：左副腎，短径 2.6 mm　b：右副腎，24.4×27.6 mm
右副腎は腫大しているが，左副腎は通常よりも萎縮している。

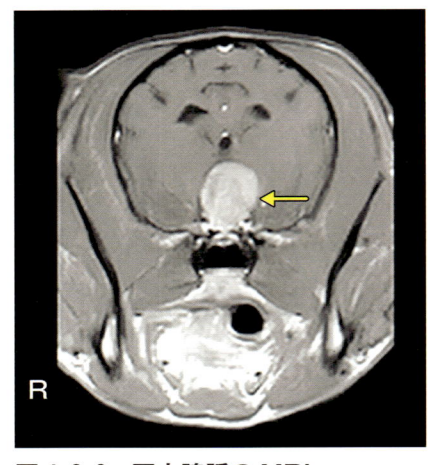

図 4-2-8.　巨大腺腫の MRI 造影 T1 強調画像

均一に造影増強される腫瘤性病変が確認される。

（図 4-2-7）。副腎の大きさは様々であり，10〜80 mm 以上になることもある。一方，対側の副腎は萎縮し，小さいか検出できない（最大短径は通常 4〜5 mm 未満）ことが多い。この厚さが 5 mm 未満の場合，ADH を感度 100％，特異度 96％で診断できる[20]。しかし，対側の副腎が正常サイズであっても ADH を否定する

ことはできない。また，腫瘤内の石灰化で腺腫と腺癌の鑑別はできないが，直径 20 mm を超える副腎腫瘍は腺癌である可能性が高い[21]。不整な副腎腫大および血管浸潤がある場合や肝臓に転移がある場合も，腺癌が示唆される。

CT・MRI 検査

CT や MRI 検査といった画像検査を行う理由は 2 つある。1 つ目は下垂体腫瘍の評価である。下垂体の画像検査では，治療の選択肢と予後に影響を与える情報が得られる。

PDH では，下垂体腫瘍の直径が 10 mm 未満のものは微小腺腫に，10 mm を超えるものは巨大腺腫に分類される[1]（図 4-2-8）。PDH の診断時には，31〜48％の犬が直径 3 mm 未満の下垂体腫瘍を有している[1]。

巨大腺腫の治療は，放射線治療や外科手術が必要となる。放射線治療によって下垂体を小さくすることで，下垂体の腫大に伴う神経徴候（沈うつ，痴呆徴候，失明，発作など）の改善が期待できる。腫瘍が小さく，神経徴候が軽い（またはない）ほど治療に対する反応がよく，生存期間が長くなる[22,23]。そのため，すべての PDH に下垂体の画像検査が推奨されている

表4-2-5. 猫のHACの臨床徴候

臨床徴候	%
多飲多尿	81
腹囲膨満（太鼓腹）	61
多食	60
皮膚萎縮	59
筋力低下・筋萎縮	47
体重減少	47
活動性低下	41
脱毛	37
皮膚脆弱性（皮膚の裂傷）	32
被毛粗剛	30
脱力／蹠行姿勢（踵歩き）	18
肝腫大	13
体重増加	12

文献24より引用・改変

表4-2-6. 猫のHACの血液化学的異常

血液化学的異常	%
高血糖	84
高コレステロール血症	34
BUNの軽度～中等度の上昇	30
ALTの軽度～中等度の上昇	30
高グロブリン血症	21
ALPの軽度～中等度の上昇	17
Creの上昇	13
低カリウム血症	10
TPの上昇	7
高リン血症	7
高トリグリセリド血症	7
高ナトリウム血症	4

文献24より引用・改変

が，現実的には設備や費用面から難しいことも多い。しかし，PDHで神経徴候のある犬は，画像検査によってその原因が下垂体巨大腺腫かどうか確認するのがよい。

画像検査を行う理由の2つ目は，副腎の大きさ，転移，血管浸潤などの腹部の評価である。特にADH症例の場合，手術前に副腎腫瘍の大きさや，周囲血管との関連性，その他の臓器への浸潤・転移を評価することに役立つ。

猫の副腎皮質機能亢進症

概要・病態

猫のHACは比較的まれな内分泌疾患であり，犬よりも診察することが少ない。約80％はPDHで，PDH症例の多くが下垂体腺腫を原因としている。また，ADHでは50～60％が副腎皮質腺腫であり，腺癌の割合はやや少ない。PDHの猫では，剖検で下垂体微小腺腫，巨大腺腫，または腺癌が確認される[10]。医原性HACは猫ではまれであり，数カ月間プレドニゾロンを投与しないと発生しない。

シグナルメント

高齢の猫に発生し，平均発症年齢は10歳齢である。雌よりも雄の方が発生割合は若干高い[24]。

臨床徴候・身体検査

HACと糖尿病の間には強い相関関係が認められており，HACと診断された時点では，ほぼすべての猫が糖尿病または前糖尿病の状態にある。猫のHACの一般的な初期臨床徴候（多尿，多飲，多食）は，HACよりも糖尿病によって引き起こされる可能性が高い。他の臨床徴候や身体検査所見は犬とくらべると頻度が低いため，病気の初期段階では分からない可能性がある（**表4-2-5**）[24]。

血液検査

犬でみられる典型的な臨床病理学的変化は，猫ではほとんどみられない（**表4-2-6**）[24]。猫で最もよく観察される異常は，高血糖，高コレステロール血症だが，HACではなく併発する糖尿病が原因となる。犬と比較すると，ALTとALPの上昇は，非常に少ない。また，CBCの変化などは，HACの猫では一般的ではない。

尿検査

尿糖がよく認められる。また犬とは異なり，HACの猫は尿比重＞1.020であることが多く，尿糖によって尿比重の軽度な上昇が引き起こされている可能性もある。また，蛋白尿も一部の猫で報告されている[24]。

画像検査

X線検査

腹囲膨満，肝腫大，腹腔内脂肪量の増加が確認される。

超音波検査

犬とは異なり，猫の副腎は左右とも同じ見た目で，一般的には楕円形である。健常猫の副腎の最大短径は通常5mm未満である。最近の研究では，副腎短径の最大は，体重が4kg未満の猫では3.9mm，体重が4〜8kgの猫では4.8mmと報告されている[25]。最大短径が6mmを超える場合は副腎腫大を疑う[26]。PDHでは両側の副腎腫大が観察されるが，犬と同様に臨床徴候，身体検査，各種ホルモン検査で総合的に判断する。

ADHの猫では，対側副腎の萎縮を伴う片側の副腎腫瘍が観察される。しかし，対側の副腎の大きさは基準範囲内のこともある[24]。また，猫の副腎腫瘍は原発性アルドステロン症などの可能性も高いので注意する。

CT・MRI検査

CTおよびMRI検査により，下垂体巨大腺腫を評価することが可能である。下垂体巨大腺腫を伴うHACの猫に放射線治療を実施し，神経徴候や皮膚徴候が改善した報告もある[27]。また，PDH症例の半数は，CTやMRI検査で検出可能な下垂体巨大腺腫であると考えられている[24]。

ADH症例では，副腎切除術の前に副腎腫瘍のサイズと周囲の血管および臓器への浸潤の程度をCT検査で判定することができる。

診断

HACの治療はそれぞれが高額でリスクを伴うため，治療開始前に正確な診断を行う必要がある。ここでは，疾患の診断と鑑別のために実施されるACTH刺激試験と低用量デキサメタゾン抑制試験，高用量デキサメタゾン抑制試験について述べる。

ACTH刺激試験の目的は，HACが自然発生か医原性かを鑑別し，HAC以外の疾患を除外することにある。検査が短時間で済むというメリットがあり，特異度が高い（HAC以外の疾患の除外が可能）[28]。一方で，ACTH刺激試験は感度（HACであると診断する）が比較的低い（PDHに対し80〜85％，ADHに対し50〜

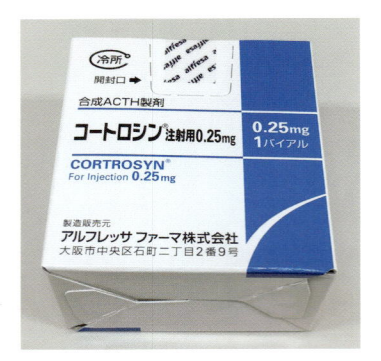

**図4-2-9. 合成ACTH製剤
（コートロシン®）**

60％）[28]。そのため，ACTH刺激試験でHACと確定できない場合は，低用量デキサメタゾン抑制試験を併用する必要がある。また，ADHが疑われる症例はACTH刺激試験において偽陰性となる可能性が高いため不向きである。

低用量デキサメタゾン抑制試験は，自然発生のHACを診断するために行う。感度が高く特異度が低い（PDHの95％，ADHの100％で診断可能）[28]。検査に時間を要するというデメリットはあるものの，HACが強く疑われる症例に対して1回の検査で診断できるメリットがある。ただしHACではない症例も偽陽性となる可能性があり，その他の疾患の疑いがある症例に対してはACTH刺激試験が適応となる。また，検査に8時間かかるため，興奮性が高い症例や長時間の絶食が困難な症例には適さない。

ACTH刺激試験

原理

過剰量のACTHを投与することで，副腎からのコルチゾール（グルココルチコイド）分泌能を評価する。

適応

HAC以外の疾患を除外することでPDHとADHを診断する。他にも，HACの治療評価や，医原性HAC，副腎皮質機能低下症の診断にも有用である。

方法

合成ACTH製剤（コートロシン®，**図4-2-9**）を筋肉内あるいは静脈内投与する（5μg/kg，または5kg以上の犬には0.25mg/頭，5kg未満の犬および猫には0.125mg/頭）。投与前と投与1時間後に採血し，血清または血漿中コルチゾール濃度を測定する。猫では投与前と投与30分後，1時間後に採血する。試験中，

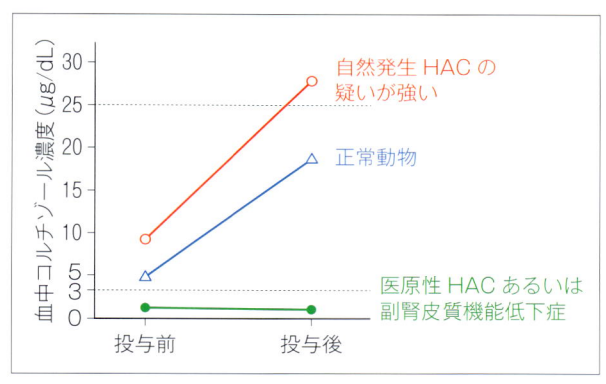

図 4-2-10. ACTH 刺激試験

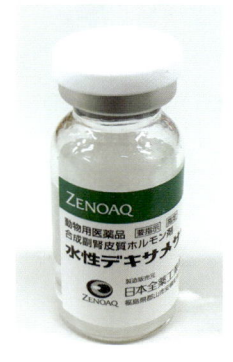

図 4-2-11.
デキサメタゾン
（水性デキサメサゾン注 A）

症例は安静を保ち，絶食・自由飲水とする。

解釈

　ACTH 投与後のコルチゾール濃度が高値（検査機関により異なるが，25 μg/dL を上回る場合）であれば，自然発生の HAC である疑いが強い（**図 4-2-10**）。一方，ACTH 投与後のコルチゾール濃度が 3 μg/dL 未満であれば，医原性 HAC あるいは副腎皮質機能低下症と診断する。

注意点

　HAC と糖尿病を併発している症例では，ACTH 刺激試験を実施することでグルココルチコイドが過剰に産生され，インスリン抵抗性が増し，血糖値のコントロールが不良となることがある。そのため，そのような症例には低用量デキサメタゾン抑制試験が推奨される。さらに，まれな副作用として，ACTH 投与後に症例がショック徴候を呈することがある。低血圧などの徴候がみられる場合は，静脈輸液や昇圧薬の投与，酸素吸入などの対応が必要となる。

低用量デキサメタゾン抑制試験

原理

　正常な視床下部－下垂体－副腎機能をもつ動物は，低用量のデキサメタゾンを投与することでネガティブフィードバックが生じ，下垂体の ACTH 分泌が抑制され，副腎からのグルココルチコイド分泌が抑えられる。PDH や ADH 症例では生理的なフィードバック機構が破綻しているため，デキサメタゾン投与後にグルココルチコイド分泌が抑制されない。

適応

　ADH が疑われる症例，ACTH 刺激試験で診断に至らない症例，過剰なグルココルチコイド分泌により基礎疾患の悪化が予想される症例に対し実施する。

方法

　一晩絶食させた症例にデキサメタゾン（**図 4-2-11**）を静脈内投与する（犬は 0.01〜0.015 mg/kg，猫は 0.1 mg/kg）。投与前と投与 4 時間後，8 時間後に採血し，血清または血漿中コルチゾール濃度を測定する。試験中，症例は安静を保ち，絶食・自由飲水とする。多くの動物は病院内でストレスを感じるため，可能な限り検査中は院内で預からず，4 時間ごとに来院してもらう。

解釈

　正常では，4 時間後，8 時間後のコルチゾール濃度が 1.5 μg/dL 未満となる。ADH 症例と PDH 症例の一部は 4 時間後，8 時間後ともにグルココルチコイド分泌の抑制がかからず，コルチゾール濃度が投与前の値の 50% 以上，かつ 1.5 μg/dL 以上となる（**図 4-2-12**）。ただし PDH 症例の中には，①4 時間後に抑制がかかるものの 8 時間後に 1.5 μg/dL 以上となる，②4 時間後は抑制がかからず，8 時間後に 1.5 μg/dL 未満となる，③4 時間後，8 時間後のどちらかが投与前の 50% 未満にまで抑制されるものの 1.5 μg/dL 以上，というものもいる（**図 4-2-13**）。

高用量デキサメタゾン抑制試験

原理

　大部分の PDH 症例では，下垂体腫瘍が存在していても高用量のデキサメタゾンを投与されるとネガティブフィードバックが生じる。それにより下垂体の ACTH 分泌が抑制され，副腎からのグルココルチコイド分泌が抑えられる。一方，ADH 症例は ACTH と無関係に副腎からグルココルチコイドを分泌してい

る。したがって，高用量のデキサメタゾンにより下垂体にネガティブフィードバックが生じても，グルココルチコイドの分泌は妨げられない。また，一部のPDH 症例ではネガティブフィードバックが生じないため，本試験で鑑別できないことがある。

適応

自然発生の HAC と診断後，腹部超音波検査や CT 検査で PDH と ADH の鑑別が困難な症例に対し実施する。

方法

一晩絶食させた症例にデキサメタゾンを静脈内投与する（犬は 0.1 mg/kg，猫は 1 mg/kg）。投与前と投与4 時間後，8 時間後に採血し，血清または血漿中コルチゾール濃度を測定する。試験中，症例は安静を保ち，絶食・自由飲水とする。多くの動物は病院内でストレスを感じるため，可能な限り検査中は院内で預からず，4 時間ごとに来院してもらう。

解釈

4 時間後または 8 時間後のコルチゾール濃度が，デキサメタゾン投与前の数値と比較して 50％未満，あるいは 1.5 μg/dL 未満となっていれば，PDH と診断される。4 時間後または 8 時間後のコルチゾール濃度が十分に抑制されていない場合，ADH あるいは PDH の一部と診断される（図 4-2-14）。

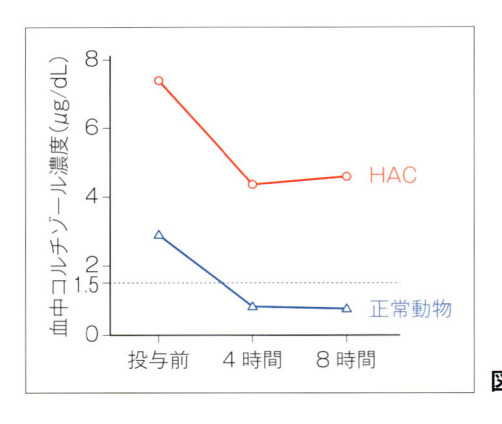

図 4-2-12．低用量デキサメタゾン抑制試験

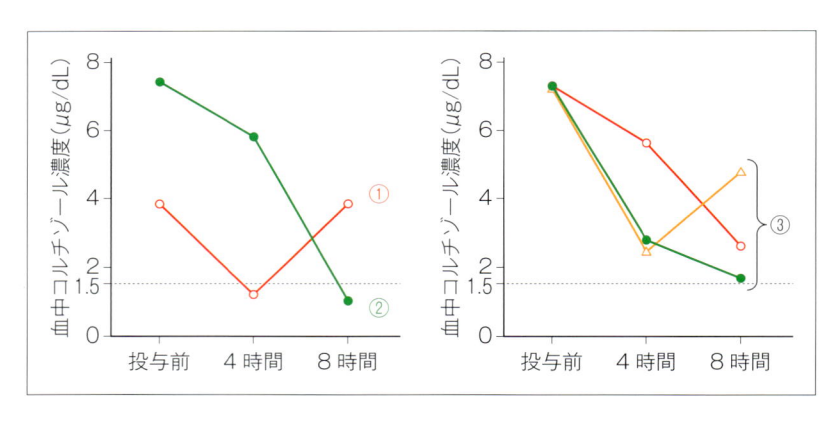

図 4-2-13．低用量デキサメタゾン
抑制試験（PDH 症例の一部）
① 4 時間後に抑制がかかるものの 8 時間後に1.5 μg/dL 以上
② 4 時間後は抑制がかからず，8 時間後に1.5 μg/dL 未満
③ 4 時間後，8 時間後のどちらかが投与前の50％未満にまで抑制されるものの 1.5 μg/dL以上

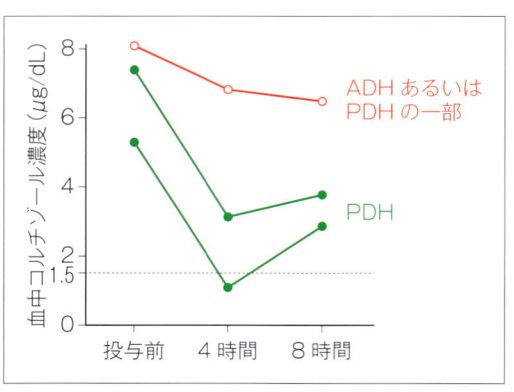

図 4-2-14．高用量デキサメタゾン抑制試験

鑑別

症例に HAC を疑う臨床徴候や身体検査所見が認められる場合，血液検査と尿検査，腹部超音波検査を実施する。その際に，血栓塞栓症や全身性高血圧，糖尿病，胆嚢粘液嚢腫，膵炎などの合併症の有無を確認する。検査結果より HAC，特に PDH が疑われる場合は，日を改めて ACTH 刺激試験または低用量デキサメタゾン抑制試験に進む。HAC と診断した上で PDH と ADH の鑑別が困難な場合は，追加で高用量デキサメタゾン抑制試験を実施する。

治療および管理法

HAC の治療目標は，血中コルチゾール濃度を適正化することで臨床徴候をコントロールし，合併症などの死亡リスクを減らすことである。HAC に対する一般的な治療選択を**表 4-2-7** に示す。

表 4-2-7. PDH と ADH に対する治療選択

	治療法
下垂体性 HAC（PDH）	内科的治療 放射線治療 外科手術（経蝶形骨下垂体切除術）
副腎性 HAC（ADH）	外科手術（患側副腎切除術） 内科的治療

PDH の場合

PDH に対する治療の第一選択は，血中コルチゾール濃度のコントロールを目的とした内科的治療である。また，下垂体腫瘍が原因となり神経徴候を呈する，あるいは CT や MRI 検査で下垂体の腫大（直径 10 mm 以上）がみられる場合は，放射線治療や外科手術も選択肢となる[29, 30]。

内科的治療

・トリロスタン

トリロスタンは，3β-ヒドロキシステロイド脱水素酵素を可逆的に阻害することで，コレステロールから産生されるすべてのステロイドホルモンの合成を抑制する（**図 4-2-15**）。

副作用として，副腎皮質機能低下症に伴う臨床徴候（食欲不振，活動性低下，嘔吐，下痢，血便，振戦）と血液検査上の変化（低ナトリウム血症，高カリウム血症，高窒素血症，軽度の低アルブミン血症，低血糖，CRP の上昇など）が挙げられる。副作用を飼い主に伝え，投与後に副作用を疑う臨床徴候がみられる場合は，速やかに休薬するよう指示しておく。来院時に副腎皮質機能低下症を疑う重篤な徴候が認められる場合は，静脈輸液やヒドロコルチゾンの投与などの治療が必要となることもある。副作用が認められトリロスタンを休薬した後，HAC の徴候が再発した段階で，休薬前より投与量を漸減してトリロスタンの投与を再開

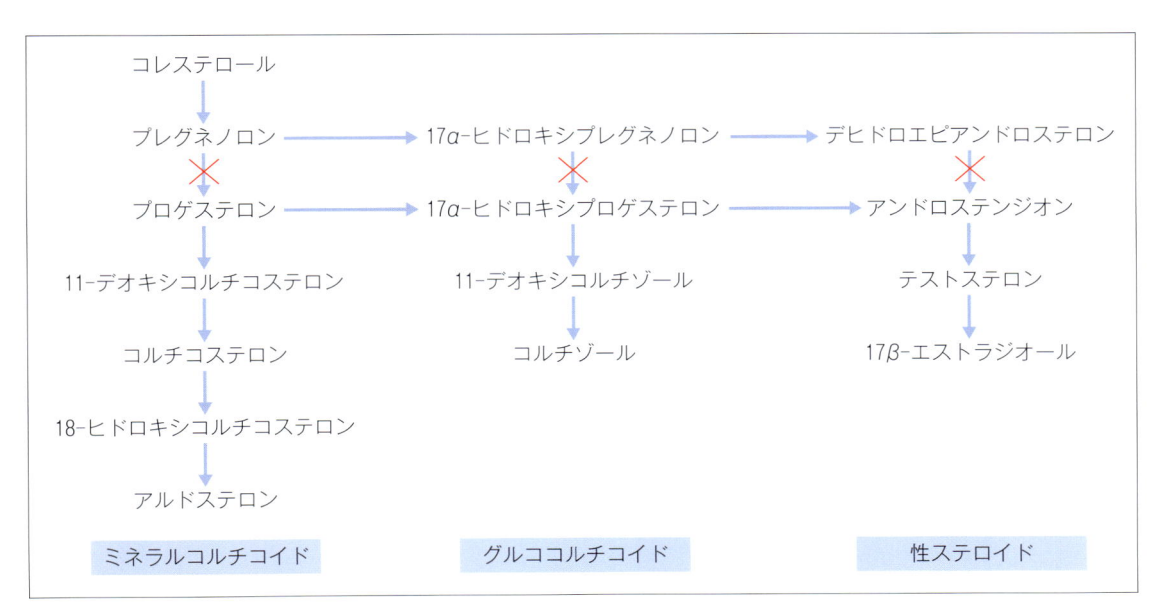

図 4-2-15. トリロスタンの作用点
トリロスタンは 3β-ヒドロキシステロイド脱水素酵素を可逆的に阻害する。3β-ヒドロキシステロイド脱水素酵素の作用点を×で示す。

表 4-2-8. ACTH 刺激試験を用いた治療評価

ACTH 刺激後の コルチゾール濃度と臨床徴候	トリロスタンの投与量
【投与開始後 2 〜 4 週まで】	
<1.45 µg/dL	減量
1.45〜9.10 µg/dL	維持
>9.10 µg/dL	増量
【投与開始後 4 週以降】	
<1.45 µg/dL	減量
1.45〜5.40 µg/dL	維持
5.40〜9.10 µg/dL 臨床徴候の改善あり 臨床徴候の改善なし	維持 増量
>9.10 µg/dL	増量

トリロスタン投与 4 〜 6 時間後に ACTH 刺激試験を実施し，刺激後のコルチゾール濃度で評価する。
文献 33 より引用・改変

**表 4-2-9. ACTH 刺激試験を実施せず
コルチゾール濃度で行う治療評価**

トリロスタン 投与前の コルチゾール濃度	治療評価
<1.45 µg/dL	非常に良好なトリロスタン投与量
1.45〜5.00 µg/dL	良好なトリロスタン投与量
>5.00 µg/dL	不十分なトリロスタン投与量
トリロスタン 投与 3 時間後の コルチゾール濃度	治療評価
≦2.24 µg/dL	良好なトリロスタン投与量
>2.24 µg/dL	不十分なトリロスタン投与量

トリロスタン投与前と投与 3 時間後のコルチゾール濃度で評価する。
文献 34 より引用・改変

する。ただし，中にはトリロスタンの治療中に副腎壊死に伴う永続的な副腎皮質機能低下症となり，適切な治療が行われなければ死亡する症例もいるため注意が必要である[31]。これはトリロスタンにより内因性コルチゾール濃度が低下し，ネガティブフィードバックが抑制されることで，内因性 ACTH 濃度が急激に上昇して副腎壊死が起こるのではないかと考えられている。

トリロスタンが使用禁忌となるのは，腎機能低下時（国際獣医腎臓病研究グループ［IRIS］ステージ 3 以上）や重度の肝障害，播種性血管内凝固症候群（DIC），手術侵襲時，妊娠時とされる。また，併用禁忌である薬剤は，ミトタン（ミトタンの副作用を増幅する），アンジオテンシン変換酵素（ACE）阻害薬，アンジオテンシン Ⅱ 受容体拮抗薬（ARB），スピロノラクトン（3 剤とも高窒素血症と高カリウム血症が増悪する）が挙げられる。

PDH 症例に内科的治療を行う場合，生涯にわたり投薬が必要となる。AAHA のガイドラインによると，トリロスタンの初期投与における承認量は 2.2〜6.7 mg/kg/day（1 日 1 回または 2 回，食事とともに経口投与）だが，2 〜 3 mg/kg/day が一般的であるとされている。しかしながら，これよりも低用量（0.5〜1 mg/kg，1 日 2 回）で投与することで，臨床的効果を維持しつつ，1 日の薬の総量を減らし，副作用も軽減するという報告もある[32]。また，治療反応は個体差がみられるため，症例の状態を確認しつつ投与量を調節する必要がある。

なお，トリロスタンは錠剤とカプセルが入手可能であるが，取り扱う人（獣医師，その他のスタッフ，飼い主）の安全性を考慮し，錠剤を分割したりカプセルを開けて分包しないようにする。

トリロスタンの作用発現は早く，治療開始後数日で飲水量の改善が認められることが多い。治療の評価は臨床徴候の改善の有無（飲水量の減少など）を主体として行い，肝酵素値やコルチゾール濃度もモニタリングする。同時に，副作用の有無も確認する（電解質，BUN，Alb，血糖値など）。コルチゾール濃度のモニタリングについては様々な方法があるが，筆者らはアドレスタン®の添付文書に記載されている，トリロスタンの投与 4 〜 6 時間後に ACTH 刺激試験を行い刺激 1 時間後のコルチゾール濃度で評価する方法と[33]，トリロスタンの投与前と投与 3 時間後のコルチゾール濃度を測定する方法を用いている（費用的に頻回の測定が困難である場合は，トリロスタンの投与 3 時間後のコルチゾール濃度のみ測定する）[34]。各方法の評価基準は**表 4-2-8，4-2-9** に示す[33, 34]。

トリロスタンの投与開始後 1 〜 2 週間経過した段階で診察し，上記の項目を確認する。投与量を調節している期間中は 2 〜 3 週間ごとに診察し，投与量が安定すれば診察間隔を広げ，約 2 カ月を目安に診察を行う。状態が安定している場合でも，下垂体腫瘍の腫大による神経徴候の発現に注意が必要である。沈うつ，痴呆徴候，失明，発作などの徴候が認められる場合は，頭部 MRI 検査を検討する。なお，トリロスタン

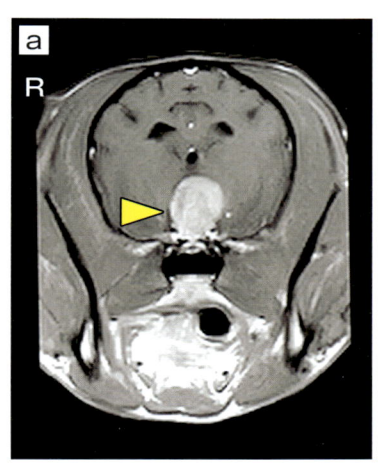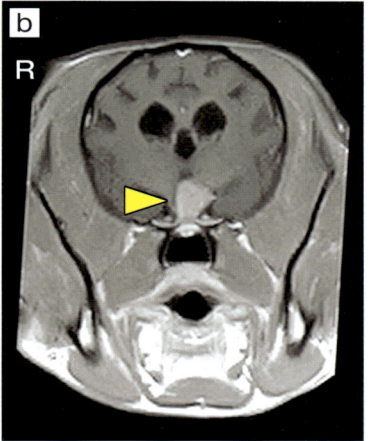

図 4-2-16. 放射線治療前後での下垂体の MRI 造影 T1 強調横断像

a：放射線治療前の下垂体（矢頭）。
b：放射線治療後2年半が経過した同一症例の下垂体（矢頭）。

の治療を受けた PDH の犬の生存期間中央値は549〜852日とされている[34, 35]。

・ミトタン

ミトタン（o,p'-DDD）は副腎皮質束状帯を破壊・萎縮させる作用を有する。適切な用量で使用すると束状帯（グルココルチコイド）のみに作用し，球状帯（ミネラルコルチコイド）や網状帯（性ステロイド）への影響は少ないとされるが，高用量で使用すると副腎皮質全体を破壊する。作用発現には2〜3週間の時間を要する。

初期投与量は5〜10 mg/kg，1日1回から開始し，飲水量を観察しつつ7日ごとに漸増（20〜25 mg/kg，1日2回）する。症例により投与量は大きく異なる。ミトタンは脂溶性であるため，食事とともに投与する。飲水量が改善した段階で ACTH 刺激試験を実施し，刺激後コルチゾール濃度が10 µg/dL 未満であれば，ミトタンを休薬する，あるいは最終的な1日投与量を1週間あたりの投与量として，週2〜3回に分割し投与を継続する。その後，数カ月ごとに診察して治療評価を行うとともに，副作用の有無を確認する。ミトタンの副作用は，嘔吐や下痢などの消化器徴候，肝障害，神経障害が挙げられる。これらの徴候がみられた場合は速やかに休薬する。多くの症例は休薬により数週間以内に副作用が消失するが，トリロスタン同様，副腎皮質機能低下症に伴う徴候が認められる場合は，ヒドロコルチゾンやプレドニゾロンの投与が必要である。

放射線治療

直径10 mm 以上に下垂体が腫大した症例や，下垂体の腫大に伴う神経徴候（沈うつ，痴呆徴候，失明，発作など）を呈する症例に対し，放射線治療が適応と

なる。照射後比較的早期に神経徴候が改善し，下垂体も縮小する症例が多い[29]（**図 4-2-16**）。ただ，内因性 ACTH 濃度については変化せず，放射線治療後もトリロスタンなどの内科的治療を必要とすることが多いとされ，筆者らも同様の症例を経験している[29]。そのため，あくまで放射線治療は下垂体腫大に伴う神経徴候の緩和が主目的であることを理解しておく必要がある。また，複数回麻酔下での照射を行うため，その他の重篤な疾患（心疾患や腎疾患，呼吸器疾患など）を伴う場合は，インフォームド・コンセントが必要である。合併症として，照射数カ月後に下垂体出血を呈し，沈うつや食欲不振などの徴候を伴う可能性がある。重篤な合併症を伴わない場合，予後は比較的良好で，44%の症例が1年以上神経徴候を伴わず生存したという報告や[29]，生存期間中央値は539日との報告がある[36]。

外科的治療

下垂体切除は下垂体腫瘍あるいは過形成の症例に実施される。ただし，腫瘍が頭蓋内や蝶形骨を越えて浸潤している場合は適応外となる。腫大した下垂体を切除するため，根治的な治療となりうる。しかしながら，術後に下垂体で分泌・合成される各種ホルモンが枯渇するため，生涯ホルモン補給が必要となる[30]。詳細な手技については割愛する。下垂体切除を行った PDH 症例の生存期間中央値は781日とされている[37]。

ADH の場合

ADH に対する治療の第一選択は，腫大した副腎の外科的切除である。ただし，その他の疾患により外科手術が困難な症例や，術前に転移巣が認められる，あるいは隣接した血管に腫瘍が浸潤している症例では，

血中コルチゾール濃度のコントロールを目的とした内科的治療が選択される。しかしながら，PDH と比較して ADH の内科的治療によるコントロールは困難なことが多い。

外科的治療

ADH の症例は血栓症のリスクを伴うため，術前にトリロスタンを用いた内科的治療を 2 ～ 3 週間実施する。トリロスタンは低用量(0.5～ 1 mg/kg，1 日 1 回)で投与する。しかしながら，ADH 症例では反対側の副腎が萎縮していることが多く，副腎切除直後から副腎皮質機能低下症に陥ることがある。したがって，手術前日にトリロスタンを休止し，術前あるいは術中にコハク酸ヒドロコルチゾン(2 mg/kg)やコハク酸メチルプレドニゾロン(1 ～ 2 mg/kg)，デキサメタゾン(0.1～0.2 mg/kg)などを静脈内投与する。詳細な手技については，Chapter4-5「副腎に対する手術手技」を参考にされたい。

術後はグルココルチコイドを補充するためプレドニゾロンの投与(0.5 mg/kg，1 日 2 回)を行う。一般状態を観察するとともに電解質の測定と ACTH 刺激試験を行って，副腎皮質機能低下症に陥っているか否か確認する。十分なコルチゾール濃度が測定されれば，プレドニゾロンの漸減，休薬を目指す。電解質の異常を呈する場合は酢酸フルドロコルチゾンの投与を検討する(0.01 mg/kg，1 日 2 回)。副腎切除を実施し周術期を超えた AT 症例の生存期間中央値は 778～953 日とされている[32]。

内科的治療

ADH 症例のうち，外科手術が選択されない場合は，トリロスタンを用いて内科的治療を行う。ADH は PDH と比較してトリロスタン感受性が高い傾向があり，トリロスタンの投与は低用量から開始する(0.5～ 1 mg/kg，1 ～ 2 日に 1 回)。飲水量などの一般状態を観察しつつ，投与量を調整する。トリロスタンの治療を受けた ADH 症例の生存期間中央値は 353～427 日とされている[32]。

症例

アメリカン・コッカー・スパニエル，9 歳 11 カ月齢，未去勢雄

ヒストリー

当院を受診する 4 カ月前にホームドクターで ALT の軽度上昇と ALP の上昇を認めた。食事を低脂肪食に変更し，ウルソデオキシコール酸の投与を開始するも改善はなかった。基礎コルチゾール濃度は 4.9 µg/dL，FT_4 は 2.3 ng/dL でともに基準値内であり，飲水量の増加もみられなかった(57 mL/kg/日)。原因精査を求めて当院を受診した(第 1 病日とする)。

検査所見

身体検査

来院時の症例の一般状態は良好で，身体検査上，特記すべき所見は認められなかった。体重は 11.3 kg(BCS 3/5)で，脱水を疑う所見もみられなかった。

血液検査

ALP が上昇し，ALT は参考基準範囲上限，T-Cho は参考基準範囲内であった(**表 4-2-10**)。cPL は高値を示した(289 µg/L：参考基準範囲≦200 µg/L)。

表 4-2-10．症例：血液検査(第 1 病日)

検査項目	値	検査項目	値
RBC(×10⁴/µL)	720	TP(g/dL)	6.0
HGB(g/dL)	16.6	Alb(g/dL)	3.1
HCT(%)	49.3	Glob(g/dL)	2.9
MCV(fL)	67.9	AST(U/L)	21
MCH(pg)	22.8	ALT(U/L)	94
MCHC(g/dL)	33.6	ALP(U/L)	1,569
WBC(/µL)	8,970	T-Cho(mg/dL)	300
Band(/µL)	0	TG(mg/dL)	61
Seg(/µL)	7,100	T-Bil(mg/dL)	0.1
Lym(/µL)	1,270	Glu(mg/dL)	96
Mon(/µL)	450	BUN(mg/dL)	18
Eos(/µL)	150	Cre(mg/dL)	0.4
PLT(×10⁴/µL)	34.6	Ca(mg/dL)	9.0
Na(mEq/L)	146	CRP(mg/dL)	0.1
K(mEq/L)	4.0	PT(秒)	7.9
Cl(mEq/L)	111	APTT(秒)	23.0
		Fib(mg/dL)	333

赤字は高値を示す。

画像検査

　X線検査で軽度の肝腫大を認め（**図 4-2-17**），腹部超音波検査で肝臓実質のエコー源性は上昇していた（**図 4-2-18a**）。また，左右副腎の腫大（両側とも短径7 mm 強，**図 4-2-18b**，**c**）と脾臓の混合エコー性結節（12×14 mm，**図 4-2-18d**）が確認された。

尿検査

　尿比重は低下しており（1.013），尿蛋白は＋＋でUPC は 3.0 であった。

ACTH 刺激試験

　PDH が強く疑われたため，第 4 病日に ACTH 刺激試験を実施した。症例は非常に興奮性の高い性格であったため，検査中は飼い主とともに院外で待機していたが安静を保つことは困難であった。結果として，基礎コルチゾール濃度は 2.6 μg/dL，刺激後のコルチゾール濃度は 24.2 μg/dL であった（**表 4-2-11**）。

方針

　臨床徴候として飲水量の増加を呈さず，肝臓の著明

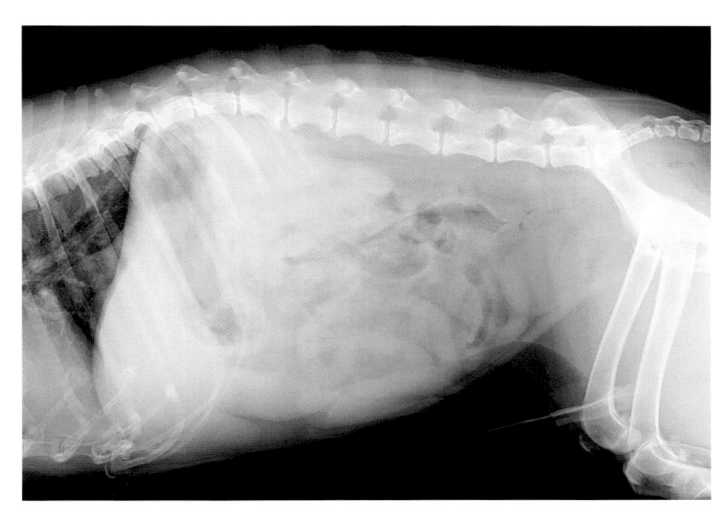

図 4-2-17. 症例：X 線画像（第 1 病日）

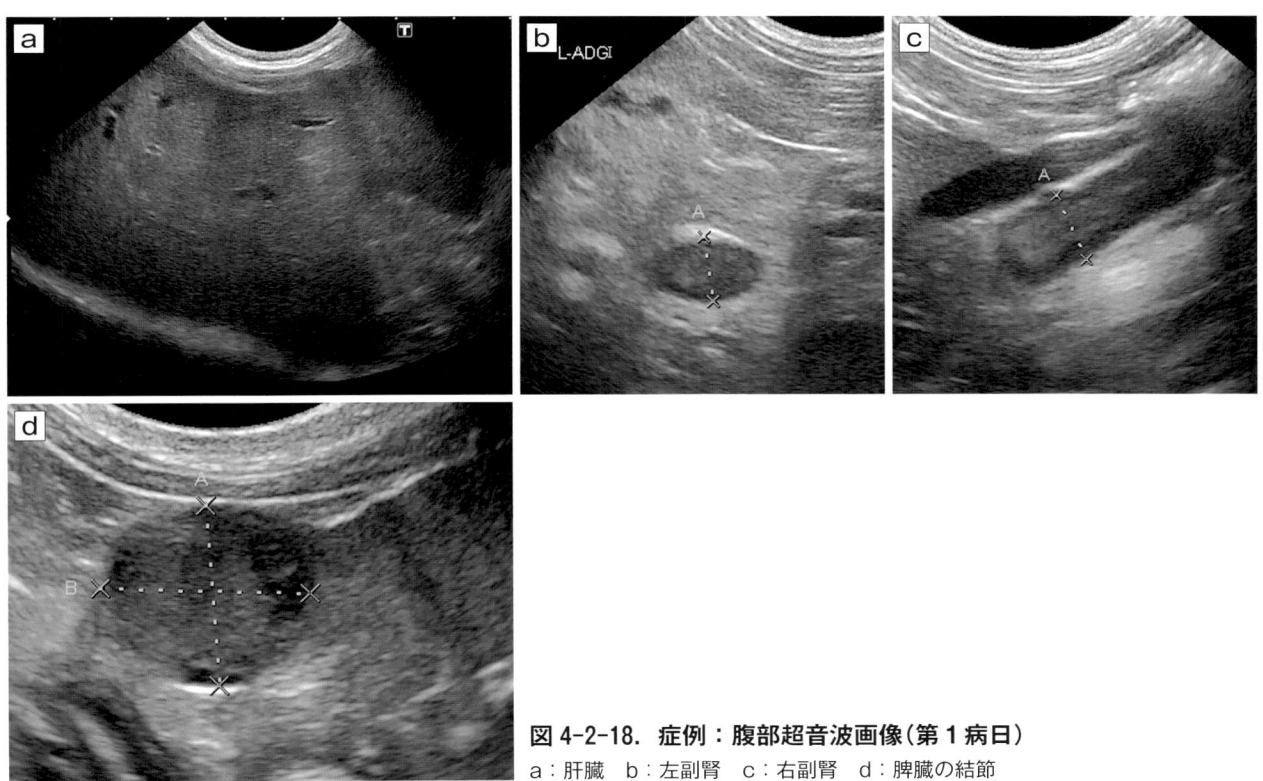

図 4-2-18. 症例：腹部超音波画像（第 1 病日）
a：肝臓　b：左副腎　c：右副腎　d：脾臓の結節

表 4-2-11. 症例：ACTH 刺激試験によるコルチゾール濃度

	第 4 病日	第 158 病日	第 183 病日	第 203 病日	第 235 病日	第 282 病日
基礎コルチゾール濃度(μg/dL)	2.6	7.5	11.2	4.9	5.0	3.1
刺激後コルチゾール濃度(μg/dL)	24.2	—	35.7	12.4	9.7	7.6

表 4-2-12. 症例：血液化学検査（第 65, 158, 282 病日）

	第 65 病日	第 158 病日	第 282 病日
TP(g/dL)	6.0	5.6	—
Alb(g/dL)	3.2	3.2	3.0
Glob(g/dL)	2.8	2.4	—
AST(U/L)	17	19	—
ALT(U/L)	76	200	94
ALP(U/L)	1,693	3,550	2,721
T-Cho(mg/dL)	351	446	290
TG(mg/dL)	57	96	—
T-Bil(mg/dL)	0.1	0.1	—
Glu(mg/dL)	101	96	104
BUN(mg/dL)	20	20	36
Cre(mg/dL)	0.4	0.5	0.6
CRP(mg/dL)	0.1	0.1	0.1
Na(mEq/L)	144	145	149
K(mEq/L)	4.3	4.1	4.1
Cl(mEq/L)	109	105	111

赤字は高値を示す。

な腫大や高脂血症を伴わず，基礎コルチゾール濃度が参考基準範囲内で，刺激後のコルチゾール濃度も興奮の影響が考えられることから，HAC と診断することは難しいと判断した。低用量デキサメタゾン抑制試験も検討したが，症例の性格上検査に不適応と思われた。したがって，飼い主と相談して数カ月経過観察することとし，以下の方針を決定した。

・多飲多尿などの臨床徴候を呈する場合は，再度 ACTH 刺激試験を実施する。
・脾臓の結節が腫大する場合は，脾臓切除とともに肝生検を実施する。
・臨床徴候を伴わず脾臓の結節も変化しない場合は，肝生検のみを検討する。

肝生検の実施

第 28 病日，依然として症例の飲水量は増加しておらず，身体検査上の変化も認められなかった。血液検査では ALT，ALP と T-Cho に改善傾向がみられ，副腎の腫大と脾臓の結節にも著変は認められなかった。

第 65 病日，ALP と T-Cho の上昇を認めたが（**表 4-2-12**），副腎の腫大と脾臓の結節に変化はみられなかった。この時点で飼い主が脾臓切除を希望したため，同時に肝生検を実施することとなった。

第 85 病日，定法に従い開腹し，肝生検と脾臓切除を実施した。肝臓の色調は肉眼上問題ないものの辺縁の鈍化が認められ，外側左葉と内側右葉で生検を行った。病理検査で，肝臓は重度のグリコーゲン変性，脾臓は B 細胞濾胞性リンパ腫との診断であった。肝酵素値の上昇の原因として HAC の関与を疑い，さらに経過を追うこととした。

PDH の診断

第 158 病日，飲水量の増加はみられないものの，血液検査で ALP と T-Cho の上昇に加え ALT の上昇が認められた（**表 4-2-12**）。また，基礎コルチゾール濃度が 7.5 μg/dL と上昇し（**表 4-2-11**），超音波検査で左右副腎短径が 8 mm 前後に腫大していた。

第 183 病日，ACTH 刺激試験と甲状腺ホルモンの測定を行った。基礎コルチゾール濃度は 11.2 μg/dL，刺激後のコルチゾール濃度は 35.7 μg/dL と上昇しており，甲状腺ホルモンは参考基準範囲内であったため，PDH と診断した（**表 4-2-11**）。

トリロスタンの投与開始

第 189 病日よりトリロスタンの投与を開始した（2.6 mg/kg，1 日 1 回）。トリロスタンの投与開始後に明らかな副作用はみられず，14 日後の第 203 病日に他院にて ACTH 刺激試験を実施した。基礎コルチゾール濃度は 4.9 μg/dL，刺激後のコルチゾール濃度は 12.4 μg/dL であり，やや刺激後の数値が高かった（**表 4-2-11**）。しかしながら，飼い主の事情により当面病院を受診することが困難となる可能性があったため，投与量を変更せず投薬を継続した。

第 235 病日，他院にて ACTH 刺激試験を実施し，基礎コルチゾール濃度は 5.0 μg/dL，刺激後のコルチゾール濃度は 9.7 μg/dL であった（**表 4-2-11**）。肝酵素

値と T-Cho も参考基準範囲内であったため(他院での測定のため数値不明)，同用量で投薬を継続した。

膵炎の発症

　第 282 病日，当院を受診した。一般状態は良好であったものの，体重減少が確認された(11.9 kg →11.0 kg)。血液検査で ALP と BUN の上昇がみられ(**表 4-2-12**)，cPL が上昇していた(995 μg/L：参考基準範囲≦200 μg/L)。超音波検査時に症例は右上腹部に強い疼痛を示し，膵右葉の腫大(厚さ 15 mm)が観察されたため，膵炎と診断した。また，左右副腎短径はさらに腫大していた(10 mm)。ACTH 刺激試験では基礎コルチゾール濃度が 3.1 μg/dL，刺激後のコルチゾール濃度が 7.6 μg/dL であり(**表 4-2-11**)，HAC のコントロールは良好と判断した。その後膵炎は改善し，数カ月に 1 回他院にて状態を確認しつつトリロスタンの投与を継続した。症例は第 732 病日，膵炎を疑う徴候を呈し死亡した。

考察

　本症例は興奮性の高い症例であり，ACTH 刺激試験のみで診断がつかず，低用量デキサメタゾン抑制試験を選択することができなかった。そのため，確定診断に時間を要した。前述のとおり，HAC の治療は費用が高額であり，副作用も伴うため，診断には慎重を期す必要がある。

　また，本症例は ALP の上昇が確認されてから 10 カ月後に HAC と診断したが，著明な飲水量の増加はみられなかった。HAC の症例は臨床徴候を呈して発見されることが多いため，臨床徴候を伴わない「隠れ HAC」の症例は想像よりも多い可能性がある。一度のホルモン検査で HAC の診断が困難な場合でも，経過を追い臨床徴候や各種検査結果を総合的に判断し，HAC か否かを診断するべきであると考える。それにより，血栓症や膵炎，胆嚢粘液嚢腫，神経徴候などの合併症を生じる前に治療を始めることができる。

> 　HAC の症例は一見すると元気で食欲が旺盛であるため，健康診断時や別の主訴で動物病院を受診した際に，偶発的に HAC がみつかることが多い。しかし，HAC は合併症の多い疾患であり，正確に診断されて適切な治療を実施されることが望ましい。

参考文献

1．Feldman EC, Nelson RW, Reusch CE, et al. Canine and Feline Endocrinology. 4th ed. 2015. Saunders.

2．Galac S, Kooistra HS, Voorhout G, et al. Hyperadrenocorticism in a dog due to ectopic secretion of adrenocorticotropic hormone. *Domest Anim Endocrinol*. 2005；28(3)：338-348.

3．Galac S, Kars VJ, Voorhout G, et al. ACTH-independent hyperadrenocorticism due to food-dependent hypercortisolemia in a dog：a case report. *Vet J*. 2008；177(1)：141-143.

4．O'Neill DG, Scudder C, Faire JM, et al. Epidemiology of hyperadrenocorticism among 210, 824 dogs attending primary-care veterinary practices in the UK from 2009 to 2014. *J Small Anim Pract*. 2016；57(7)：365-373.

5．Gallelli MF, Cabrera Blatter MF, Castillo V. A comparative study by age and gender of the pituitary adenoma and ACTH and alpha-MSH secretion in dogs with pituitary-dependent hyperadrenocorticism. *Res Vet Sci*. 2010；88(1)：33-40.

6．Bennaim M, Shiel RE, Mooney CT. Diagnosis of spontaneous hyperadrenocorticism in dogs. Part 1：Pathophysiology, aetiology, clinical and clinicopathological features. *Vet J*. 2019；252：105342.

7．Carotenuto G, Malerba E, Dolfini C, et al. Cushing's syndrome-an epidemiological study based on a canine population of 21,281 dogs. *Open Vet J*. 2019；9(1)：27-32.

8．Behrend EN, Kooistra HS, Nelson R, et al. Diagnosis of spontaneous canine hyperadrenocorticism：2012 ACVIM consensus statement(small animal). *J Vet Intern Med*. 2013；27(6)：1292-304.

9．Bugbee A, Rucinsky R, Cazabon S, et al. 2023 AAHA Selected Endocrinopathies of Dogs and Cats Guidelines. *J Am Anim Hosp Assoc*. 2023；59(3)：113-135.

10．Nelson RW, Couto CG. Disorders of the Adrenal Gland. *In*：Small Animal Internal Medicine. 6th ed. 2019：pp.857-895. Elsevier.

11．Hoffman JM, Lourenço BN, Promislow DEL, et al. Canine hyperadrenocorticism associations with signalment, selected comorbidities and mortality within North American veterinary teaching hospitals. *J Small Anim Pract*. 2018；59(11)：681-690.

12．Kim KH, Han SM, Jeon KO, et al. Clinical Relationship between Cholestatic Disease and Pituitary-Dependent Hyperadrenocorticism in Dogs：A Retrospective Case Series. *J Vet Intern Med*. 2017；31(2)：335-342.

13．Ortega TM, Feldman EC, Nelson RW, et al. Systemic arterial blood pressure and urine protein/creatinine ratio in dogs with hyperadrenocorticism. *J Am Vet Med Assoc*. 1996；209(10)：1724-1729.

14．Behrend EN, Kemppainen RJ. Diagnosis of canine hyperadrenocorticism. *Vet Clin North Am Small Anim Pract*. 2001；31(5)：985-1003, viii.

15．Barberet V, Pey P, Duchateau L, et al. Intra- and interobserver variability of ultrasonographic measurements of the adrenal glands in healthy Beagles. *Vet Radiol Ultrasound*. 2010；51(6)：656-660.

16．Barthez PY, Nyland TG, Feldman EC. Ultrasonographic evaluation of the adrenal glands in dogs. *J Am Vet Med Assoc*. 1995；207(9)：1180-1183.

17．Bento PL, Center SA, Randolph JF, et al. Associations between sex, body weight, age, and ultrasonographically determined adrenal gland thickness in dogs with non-adrenal gland illness. *J Am Vet Med Assoc*. 2016 ; 248(6) : 652-660.

18. Soulsby SN, Holland M, Hudson JA, et al. Ultrasonographic evaluation of adrenal gland size compared to body weight in normal dogs. *Vet Radiol Ultrasound*. 2015 ; 56(3) : 317-326.

19. Choi J, Kim H, Yoon J. Ultrasonographic adrenal gland measurements in clinically normal small breed dogs and comparison with pituitary-dependent hyperadrenocorticism. *J Vet Med Sci*. 2011 ; 73(8) : 985-989.

20. Benchekroun G, de Fornel-Thibaud P, Rodríguez Piñeiro MI, et al. Ultrasonography criteria for differentiating ACTH dependency from ACTH independency in 47 dogs with hyperadrenocorticism and equivocal adrenal asymmetry. *J Vet Intern Med*. 2010 ; 24(5) : 1077-1085.

21. Pagani E, Tursi M, Lorenzi C, et al. Ultrasonographic features of adrenal gland lesions in dogs can aid in diagnosis. *BMC Vet Res*. 2016 ; 12(1) : 267.

22. Goossens MM, Feldman EC, Theon AP, et al. Efficacy of cobalt 60 radiotherapy in dogs with pituitary-dependent hyperadrenocorticism. *J Am Vet Med Assoc*. 1998 ; 212(3) : 374-376.

23. Théon AP, Feldman EC. Megavoltage irradiation of pituitary macrotumors in dogs with neurologic signs. *J Am Vet Med Assoc*. 1998 ; 213(2) : 225-231.

24. Boland LA, Barrs VR. Peculiarities of feline hyperadrenocorticism : Update on diagnosis and treatment. *J Feline Med Surg*. 2017 ; 19(9) : 933-947.

25. Pérez-López L, Wägner AM, Saavedra P, et al. Ultrasonographic evaluation of adrenal gland size in two body weight categories of healthy adult cats. *J Feline Med Surg*. 2021 ; 23(8) : 804-808.

26. Griffin S. Feline abdominal ultrasonography : what's normal? what's abnormal? The adrenal glands. *J Feline Med Surg*. 2021 ; 23(1) : 33-49.

27. Yayoshi N, Hamamoto Y, Oda H, et al. Successful treatment of feline hyperadrenocorticism with pituitary macroadenoma using radiation therapy : a case study. *J Vet Med Sci*. 2022 ; 84(7) : 898-904.

28. Bennaim M, Shiel RE, Mooney CT. Diagnosis of spontaneous hyperadrenocorticism in dogs. Part 2 : Adrenal function testing and differentiating tests. *Vet J*. 2019 ; 252 : 105343.

29. Sawada H, Mori A, Lee P, et al. Pituitary size alteration and adverse effects of radiation therapy performed in 9 dogs with pituitary-dependent hypercortisolism. *Res Vet Sci*. 2018 ; 118 : 19-26.

30. Hara Y, Ogasawara S, Sako T, et al. Successful treatment of pituitary macroadenoma with transsphenoidal hypophysectomy in a dog. *Jpn J Vet Anesth Surg*. 2003 ; 34(2) : 29-36.

31. King JB, Morton JM. Incidence and risk factors for hypoadrenocorticism in dogs treated with trilostane. *Vet J*. 2017 ; 230 : 24-29.

32. Sanders K, Kooistra HS, Galac S. Treating canine Cushing's syndrome : Current options and future prospects. *Vet J*. 2018 ; 241 : 42-51.

33. 共立製薬株式会社. アドレスタン®添付文書. https://www.kyoritsuseiyaku.co.jp/products/detail/l7oaqs0000000ybc-att/20005_t.pdf

34. Macfarlane L, Parkin T, Ramsey I. Pre-trilostane and three-hour post-trilostane cortisol to monitor trilostane therapy in dogs. *Vet Rec*. 2016 ; 179(23) : 597.

35. Neiger R, Ramsey I, O'Connor J, et al. Trilostane treatment of 78 dogs with pituitary-dependent hyperadrenocorticism. *Vet Rec*. 2002 ; 150(26) : 799-804.

36. de Fornel P, Delisle F, Devauchelle P, et al. Effects of radiotherapy on pituitary corticotroph macrotumors in dogs : a retrospective study of 12 cases. *Can Vet J*. 2007 ; 48(5) : 481-486.

37. van Rijn SJ, Galac S, Tryfonidou MA, et al. The Influence of Pituitary Size on Outcome After Transsphenoidal Hypophysectomy in a Large Cohort of Dogs with Pituitary-Dependent Hypercortisolism. *J Vet Intern Med*. 2016 ; 30(4) : 989-995.

（鳩谷晋吾，鍋谷知代）

原発性アルドステロン症

原発性アルドステロン症はコーン症候群(Conn's syndrome)とも呼ばれるアルドステロン過剰による疾患である。猫での発生はまれであるとされてきたが，近年では診断されずに見落とされている症例が意外と多いのではないかという意見もある。犬において原発性アルドステロン症は猫よりもさらにまれであり，症例報告があるのみである。アルドステロン過剰による病態を理解し，適切な場面で原発性アルドステロン症を鑑別診断に入れて検査を進めることで，正しい診断を行うことができるだろう。本節では猫の原発性アルドステロン症の病態，診断および治療について解説する。

概要・病態

アルドステロンの分泌

アルドステロンは副腎皮質の球状帯から分泌される代表的なミネラルコルチコイドである。原発性アルドステロン症および二次性アルドステロン症の病態を理解するためには，アルドステロン分泌の調節機構について理解しておく必要がある。

副腎からのアルドステロンの分泌は3つの機構により制御されている。1つ目はレニン・アンジオテンシン・アルドステロン(RAS)系である(**図4-3-1**)。腎臓の傍糸球体装置が血圧低下などを感知してレニンを分泌すると，アンジオテンシノーゲンがアンジオテンシンⅠに変換され，さらにアンジオテンシン変換酵素(ACE)によってアンジオテンシンⅡが生成される。このアンジオテンシンⅡが副腎皮質に作用してアルドステロンを分泌させる。このカスケードによって，血圧の恒常性が保たれている。

2つ目は血中K濃度である。KはCaチャネルを開いて細胞内Caシグナル伝達を促進し，アルドステロン合成の律速酵素であるCYP11B2の転写を誘導する。アルドステロンは尿細管に作用し，Kの排泄を促進して血中K濃度を低下させるため，K濃度によるアルドステロン分泌の調節はネガティブフィードバック機構としてもはたらいているのである。

3つ目は副腎皮質刺激ホルモン(ACTH)による分泌刺激である。ACTHはアルドステロン分泌を強く促進するが，ACTHによる刺激がなくともアルドステロンの分泌は行われる。これはRAS系など他の制御機構がアルドステロンの分泌調節において優位であるからである。実際に，下垂体異常によって生じる二次性副腎皮質機能低下症ではACTH分泌が低下するが，アルドステロン分泌は維持される。

病態

原発性アルドステロン症

原発性アルドステロン症は2つの病態に分けられる。1つ目は機能性副腎腫瘍によるアルドステロンの自律的分泌である。原発性アルドステロン症と診断される猫の多くは片側性の機能性副腎腫瘍(良性または悪性)が存在している。腫瘍の組織診断としては，

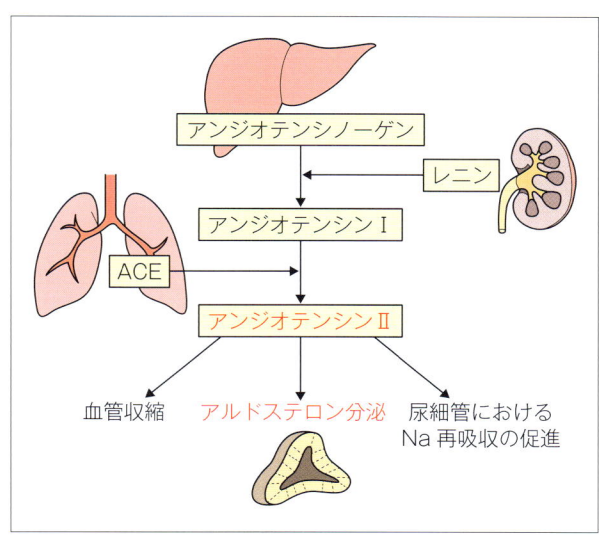

**図4-3-1. レニン・アンジオテンシン・
アルドステロン(RAS)系**
アルドステロンはカスケードの下流に位置し，血圧，体液量および血清電解質の調節を担っている。
ACE：アンジオテンシン変換酵素

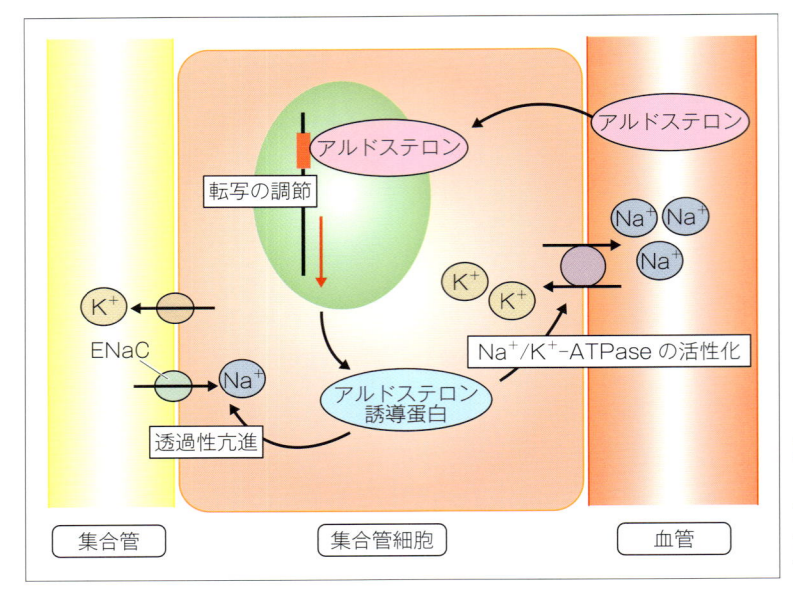

図 4-3-2. 集合管におけるアルドステロンの作用

アルドステロンは上皮性 Na チャネル(ENaC)および Na⁺/K⁺-ATPase を活性化し，Na 再吸収および K 排泄を促進する。

32%が副腎皮質腺腫，68%が副腎皮質腺癌と報告されている[1]。

2つ目は副腎の非腫瘍性変化に伴うアルドステロン分泌増加である("特発性"原発性アルドステロン症と呼ばれることもある)[2]。この病態では球状帯の過形成が生じていると考えられているが，詳細については不明な点が多い。画像検査で大きな異常がみられず，徴候や検査異常が軽度といわれている。しばしば見逃されているといわれる原発性アルドステロン症は，この病態のことを指している。

二次性アルドステロン症

原発性アルドステロン症を診断する際に必ず鑑別すべき病態として，二次性アルドステロン症が挙げられる。これは心疾患など循環不全を伴う疾患によってRAS 系が活性化され，副腎からのアルドステロン分泌が亢進する病態である。RAS 系の活性化によって高レニン血症がみられることから，高レニン性アルドステロン症と呼ばれることもある。二次性アルドステロン症の原因として，心疾患，腎疾患，肝疾患などが代表的である。二次性アルドステロン症においてもアルドステロン作用が過剰となる病態は共通しており，原発性アルドステロン症と同様の臨床徴候や検査異常が生じる可能性がある。原発性アルドステロン症では二次性アルドステロン症とは対照的に血中レニンは抑制されていることから，両者の病態を鑑別するためには血中レニン活性の測定が有用となる。

臨床徴候

アルドステロンは腎臓の遠位尿細管，集合管，そして腸管上皮において上皮性 Na チャネル(ENaC)および Na⁺/K⁺-ATPase を活性化し，Na 再吸収および K 排泄を促進する(**図 4-3-2**)。よってアルドステロン過剰によって生じる異常の多くは，Na 過剰と K 欠乏によって説明することができる。

K の欠乏は様々な臓器に影響を与えるが，最も影響が現れるのが骨格筋である。骨格筋の障害により筋力低下，活動性低下，歩様異常，頚部の腹側屈曲(ventroflexion，"首下がり")などがみられる[2,3]。その他，食欲不振，不整脈，多尿などがみられることがある。血中 K 濃度が 2.5 mEq/L を下回ると臨床徴候が現れることが多い[2]。ただし，臨床徴候の重篤度は必ずしも低カリウム血症の重症度に相関しない。

多くの場合，血中 Na 濃度は参考基準範囲内であるが，高ナトリウム血症がみられることもある。また，高血圧により網膜剥離や眼内出血が生じることもある[3]。

検査および診断

身体検査・血液化学検査

原発性アルドステロン症におけるスクリーニング検査での最大の特徴は低カリウム血症である。よって多くの場合，低カリウム血症の原因を追究する中で副腎

表4-3-1. 低カリウム血症の原因

原発性アルドステロン症
重度の下痢
慢性腎臓病
尿細管性アシドーシス
閉塞後利尿
甲状腺機能亢進症
低マグネシウム血症
低栄養
代謝性アルカローシス
炭酸水素ナトリウム製剤の投与
インスリンの投与
不適切な輸液
利尿薬の投与

疾患を疑うことになる(**表4-3-1**)。また,低カリウム血症による筋障害に関連してCKの上昇がみられることが多い。さらに原発性アルドステロン症の猫では高窒素血症がみられることが多い。アルドステロン過剰による腎障害のメカニズムには未だ不明な点が多いが,細動脈収縮による腎虚血や,線維化の促進などの直接作用,全身性高血圧による可能性などが考えられている[2,4]。

原発性アルドステロン症の診断では血圧測定も重要である。原発性アルドステロン症の猫の報告では,血圧測定した12頭全頭で高血圧(収縮期血圧160〜250 mmHg)がみられている[3]。失明や網膜血管の蛇行などの眼異常も38%でみられており[3],視覚や眼底についての評価も欠かせない。

内分泌学的検査

原発性アルドステロン症の確定診断は,内分泌学的検査によって行われる。副腎からの自律的アルドステロン分泌を証明するためには,血中アルドステロン濃度の高値に加えて,血中レニン活性が低値であることが必要である。二次性アルドステロン症ではRAS系の活性化が血中アルドステロン濃度上昇の原因であるため,血中レニン活性は非常に高くなっている。よって原発性アルドステロン症では血中アルドステロン濃度/血中レニン活性比が高値となり,二次性アルドステロン症では低値となる。典型的には原発性アルドステロン症では血中アルドステロン濃度/血中レニン活性比だけでなく血中アルドステロン濃度の絶対値も非

常に高値となることから,その他の疾患との鑑別はそれほど困難ではない。しかし,副腎過形成による原発性アルドステロン症では血中アルドステロン濃度がわずかに上昇しているのみであることが多いとされており[2],このような場合の判断は難しい。Kの欠乏はアルドステロンの分泌を抑制することから,低カリウム血症が存在するにもかかわらず血中アルドステロン濃度が抑制されていない場合,異常と考えるべきかもしれない。もちろんこれはRAS系の活性とあわせて評価する必要がある。

原発性アルドステロン症の診断の最大の障害は,猫における血中アルドステロン濃度およびレニン活性の測定系にある。アルドステロンは人用の抗体を用いて直接測定され,レニン活性は単位時間あたりのアンジオテンシンIの生成量をもとに数値化される。血中レニン濃度を酵素抗体法により直接測定する場合もある。これらの測定を受託している動物用の検査機関もあるが,基準値が設定されていない場合がある。その場合は,健常猫における測定値と比較するなどの方法で高値・低値を評価せざるを得ない。

画像検査

原発性アルドステロン症の多くは片側性の副腎腫瘍であるため,超音波検査による副腎腫瘤の検出が診断のために重要である。超音波検査により副腎腫大が偶発的に発見され,診断に至ることもある。

該当する臨床病理学的な異常に加えて副腎腫瘤が検出された場合,原発性アルドステロン症の診断は確定的となる。超音波検査に加えてCT検査を行うことで,副腎腫瘤の形態やサイズ,周囲血管への浸潤の有無,遠隔転移病巣の有無などについてより詳細に評価することが可能であり,副腎切除を検討する上で非常に重要な情報を得ることができる。しかし副腎過形成による原発性アルドステロン症においては,超音波検査などの画像検査で異常を検出できないこともある[2]。低カリウム血症や内分泌学的検査で原発性アルドステロン症が疑われるにもかかわらず副腎の形態に異常がない場合,過形成による原発性アルドステロン症を考慮する必要がある。逆に「副腎腫瘤の存在=原発性アルドステロン症」でないことにも注意が必要である。特に副腎偶発腫(adrenal incidentaloma)においては非機能性副腎腫瘍であることも多く,また他の機

能性副腎腫瘍（コルチゾール産生性，プロゲステロン産生性など）の可能性もあるため，臨床徴候，血液化学検査および内分泌学的検査とあわせた総合的な診断が必須である。

尿検査

原発性アルドステロン症の診断のために，血中アルドステロン濃度＋血中レニン活性以外の診断方法についても検討されている。理論的には原発性アルドステロン症においては尿中アルドステロン排泄量が増加しているため，尿中アルドステロン/クレアチニン比による診断が試みられたが，個体間のばらつきが大きく，診断精度に欠ける[2]。他の試みとして，フルドロコルチゾンを投与すると正常ではアルドステロンの分泌量が減少することを利用し，フルドロコルチゾン投与前および4日後の尿中アルドステロン/クレアチニン比を調べたところ，原発性アルドステロン症の猫ではフルドロコルチゾンによる減少がみられないことが分かった[5]。また，アンジオテンシンⅡ受容体拮抗薬であるテルミサルタンの投与も，正常ではアルドステロン分泌を抑制することから，原発性アルドステロン症の猫の診断における有用性が検討された[6]。しかし，この研究ではテルミサルタン抑制試験の診断精度は不十分であるとの結果に終わっている。

明らかな血中アルドステロン濃度の高値がみられる症例では診断はそれほど難しいものではないが，血中アルドステロン濃度があまり上昇せず，画像検査での副腎異常も明確でない"特発性"原発性アルドステロン症の猫の診断は今も困難である。フルドロコルチゾンやテルミサルタンを用いた抑制試験はこのような猫の診断を目的として研究されているが，現在もまだその診断方法は確立されているとはいえない。

治療および管理法

外科的治療

片側性副腎腫瘍による原発性アルドステロン症の猫の治療は，外科的切除が第一選択となる[2]。報告では罹患副腎の切除により，多くの猫（85％）で血中K濃度が正常化し，内服が不要となった[1]。高血圧も91％で改善したが，9％の猫では術後も高血圧が持続しており，おそらく慢性腎臓病による高血圧であると考察されている[1]。

転移病巣がなければ副腎切除に成功した猫の予後は良好であり，術後の生存期間中央値は1,082日（183〜1,551日）[1]または1,297日（2〜1,582日）[7]であった。このように片側性副腎腫瘍による原発性アルドステロン症の場合，副腎切除によって長期予後の改善が期待できるため，外科的治療を積極的に行うことが推奨される。前述のとおり，良性腫瘍よりも悪性腫瘍の方が多いことも手術を推奨する理由である。ただし周術期に10頭中2頭[7]，または29頭中1頭[1]が死亡したと報告されていることもあり，飼い主には手術でのリスクについても十分な説明が必要である。

内科的治療

副腎切除の術前の治療として，また手術を実施しない場合（切除不可能，転移病巣の存在，両側性副腎腫瘍，副腎過形成による原発性アルドステロン症，重度の合併症の存在，経済的な理由など）においては，薬物療法が行われる[2]。低カリウム血症に対してはアルドステロン拮抗薬であるスピロノラクトンおよび経口カリウム製剤（グルコン酸カリウムなど）を投与する。全身性高血圧に対してはカルシウム拮抗薬（アムロジピンなど）が用いられる。薬物療法を実施しても低カリウム血症は改善しにくいが，低カリウム血症による筋障害の徴候は緩和されることが多い[3]。

内科的治療を行った際の予後に関するデータは多くないが，3頭でそれぞれ診断から50日，304日，984日後に腎不全などに関連して安楽死の転帰をとったという報告がある[3]。内科的治療のみで管理し，手術を実施しなかった理由が不明のため，外科的治療の場合の予後と単純に比較することはできないが，内科的治療のみで長期的に維持することは難しい場合が多いようである。副腎過形成による原発性アルドステロン症では外科的治療は推奨されていないが，上記のような薬物療法によって，副腎腫瘍の場合よりも比較的容易に管理できるといわれている[2]。

表 4-3-2. 症例：血液検査

CBC	値	血液化学検査	値
RBC（×10⁴/μL）	1,200	ALT（IU/L）	17
HGB（g/dL）	15.9	ALP（IU/L）	118
HCT（%）	49.5	Glu（mg/dL）	528
MCV（fL）	41.3	BUN（mg/dL）	45
MCH（pg）	13.3	Cre（mg/dL）	1.8
MCHC（g/dL）	32.1	IP（mg/dL）	2.5
WBC（/μL）	10,900	Ca（mg/dL）	9.9
PLT（×10⁴/μL）	33.6	Na（mEq/L）	149
		K（mEq/L）	2.3
		Cl（mEq/L）	105

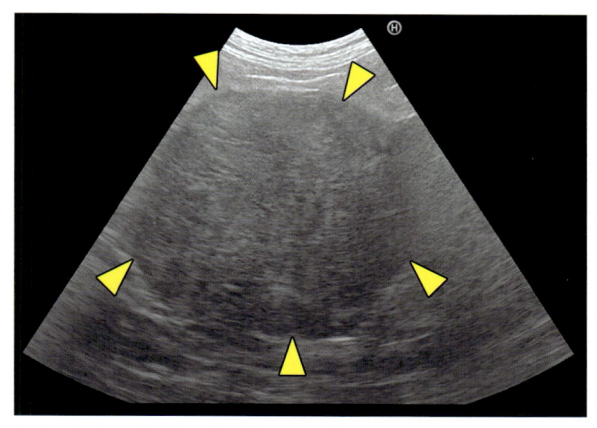

図 4-3-3. 症例：左副腎の超音波画像
左副腎は球状に腫大しており，直径は約6cmであった。

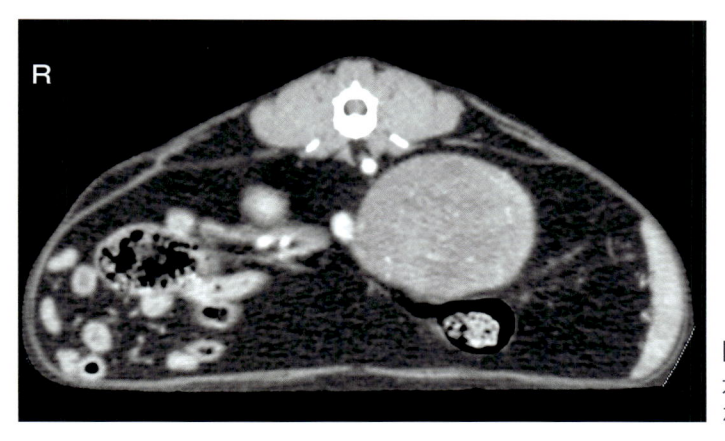

図 4-3-4. 症例：腹部造影 CT 画像
左副腎は顕著に腫大し，左腎臓および腎血管に密着していた。

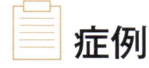 **症例**

雑種猫，10歳齢，去勢雄

ヒストリー

多飲多尿を主訴に来院した。脱毛など外観の異常は認められなかった。

検査所見

身体検査

重度の全身性高血圧がみられた（収縮期血圧202mmHg）。

血液検査・尿検査

著明な高血糖（528mg/dL）がみられた他，尿糖陽性であったことから糖尿病と診断された。その他に軽度の高窒素血症（BUN 45mg/dL，Cre 1.8mg/dL），低カリウム血症（2.3mEq/L）がみられた（表4-3-2）。

画像検査

超音波検査およびCT検査で直径約6cmの左副腎腫瘍が認められた（図4-3-3，4-3-4）。右副腎短径は2mmであった。

内分泌学的検査

機能性副腎腫瘍を疑い，各種内分泌学的検査を実施した（表4-3-3）。低用量デキサメタゾン抑制試験では8時間後のコルチゾール濃度が軽度の高値となり，血清アルドステロン濃度の著明な高値，血漿レニン活性の低値，血清プロゲステロン濃度の高値がみられた。

診断

内分泌学的検査では複数の異常がみられたが，Kの補充を行っても重度の低カリウム血症が持続すること，全身性高血圧がみられること，高アルドステロン・低レニン血症がみられることなどから，原発性アルドステロン症と診断した。低用量デキサメタゾン抑制試験での異常は軽度であり，ストレスによる偽陽性の可能性も否定できなかった。

原発性アルドステロン症の猫ではアルドステロンの前駆体であるプロゲステロンの血中濃度が高くなる可

表4-3-3. 症例：内分泌学的検査

検査項目		値	基準値
低用量デキサメタゾン抑制試験	Pre	4.8 µg/dL	
	4時間後	2.2 µg/dL	
	8時間後	1.8 µg/dL	
血清アルドステロン濃度		4,100 pg/mL	健常猫での測定値：41〜110 pg/mL（平均73.6±24.3 pg/mL）
血漿レニン活性		0.2 ng/mL/hr	健常猫での測定値：0.3〜1.1 ng/mL/hr（平均0.58±0.32 ng/mL/hr）
血清プロゲステロン濃度		2.47 ng/mL	<0.5 ng/mL

能性がある[2]。本症例は糖尿病を発症していたが，糖代謝に対して高プロゲステロン血症が影響していたかどうかは不明である。本症例と同じように糖尿病に加えて，原発性アルドステロン症と高プロゲステロン血症が診断された猫の報告もあるが[8]，この報告の症例では全身の脱毛，皮膚菲薄化，腹囲膨満など，明らかな高プロゲステロン血症による臨床徴候が観察されており，その点では本症例と異なっていた。

治療

　原発性アルドステロン症の治療として副腎腫瘍の切除が推奨されるが，本症例の副腎腫瘍は非常に大きく，切除のためには腎臓切除を同時に行う必要があると考えられた。すでに高窒素血症が存在するため，腎機能低下がさらに悪化する可能性が高く，飼い主は手術を希望しなかった。そのため糖尿病の治療に加えてスピロノラクトンおよびグルコン酸カリウムによる内科的治療を行いつつ，副腎腫瘍に対する放射線治療を試みることとなった。しかし，残念ながら放射線治療による腫瘍の縮小はほとんどみられなかった。また，薬物療法を行っても血中K濃度は正常化せず，低カリウム血症によると思われる食欲不振がその後も間欠的にみられた。

　原発性アルドステロン症に遭遇することは多くないかも知れないが，猫の低カリウム血症の症例においては重要な鑑別診断となる。低カリウム血症の猫では頭の片隅に原発性アルドステロン症を思い浮かべておき，必ず血圧測定や副腎の画像検査を実施することを心掛けてほしい。

参考文献

1. Del Magno S, Foglia A, Rossanese M, et al. Surgical findings and outcomes after unilateral adrenalectomy for primary hyperaldosteronism in cats : a multi-institutional retrospective study. *J Feline Med Surg.* 2023 ; 25(1) : 1098612X221135124.

2. Kooistra HS. Primary Hyperaldosteronism in Cats : An Underdiagnosed Disorder. *Vet Clin North Am Small Anim Pract.* 2020 ; 50(5) : 1053-1063.

3. Ash RA, Harvey AM, Tasker S. Primary hyperaldosteronism in the cat : a series of 13 cases. *J Feline Med Surg.* 2005 ; 7(3) : 173-182.

4. Javadi S, Djajadiningrat-Laanen SC, Kooistra HS, et al. Primary hyperaldosteronism, a mediator of progressive renal disease in cats. *Domest Anim Endocrinol.* 2005 ; 28(1) : 85-104.

5. Djajadiningrat-Laanen SC, Galac, Boevé MH, et al. Evaluation of the oral fludrocortisone suppression test for diagnosing primary hyperaldosteronism in cats. *J Vet Intern Med.* 2013 ; 27(6) : 1493-1499.

6. Kurtz M, Fabrès V, Dumont R, et al. Prospective evaluation of a telmisartan suppression test as a diagnostic tool for primary hyperaldosteronism in cats. *J Vet Intern Med.* 2023 ; 37(4) : 1348-1357.

7. Lo AJ, Holt DE, Brown DC, et al. Treatment of aldosterone-secreting adrenocortical tumors in cats by unilateral adrenalectomy : 10 cases(2002-2012). *J Vet Intern Med.* 2014 ; 28(1) : 137-143.

8. Briscoe K, Barrs VR, Foster DF, et al. Hyperaldosteronism and hyperprogesteronism in a cat. *J Feline Med Surg.* 2009 ; 11(9) : 758-762.

（西飯直仁）

副腎腫瘍

副腎腫瘍の鑑別は治療方針や予後を大きく左右するが，臨床現場ではその検査や診断に頭を悩ませることも多いように思う。本節では副腎腫瘍の臨床徴候，検査所見，治療について概説し，その後に筆者らが実際に診察を行った副腎腫瘍の4症例を参考に，診療におけるポイントを紹介する。

概要・病態

副腎腫瘍は犬の0.17〜0.76％に発生し，臨床現場では腹部超音波検査で偶発的にみつかることも多い。副腎腫瘍の約80％は副腎皮質腫瘍，約20％は副腎髄質腫瘍（褐色細胞腫：カテコラミンの分泌が特徴）とされる[1]。その他の比較的まれな副腎腫瘍としてリンパ腫[2]や転移性悪性腫瘍[3]，非腫瘍性の副腎腫大の原因として下垂体性副腎皮質機能亢進症（PDH），骨髄脂肪腫，肉芽腫などが知られている。

臨床徴候

機能性副腎皮質腫瘍

副腎皮質機能亢進症（HAC）に準ずる（Chapter4-2「副腎皮質機能亢進症」を参照）。

非機能性副腎皮質腫瘍

臨床徴候に乏しいとされるが，食欲不振，腹囲膨満，腹痛，消化器徴候などが認められることがある。

褐色細胞腫

臨床徴候に乏しいとされるが，高血圧や呼吸促迫などが認められることがある。

その他の特記事項

副腎腫瘍からの出血が生じた場合には，ショック状態を呈することがある。

検査および診断

機能性副腎皮質腫瘍の検査所見はHACに準ずるため，Chapter4-2「副腎皮質機能亢進症」を参照されたい。

身体検査

非機能性副腎皮質腫瘍

腹水貯留による腹囲膨満や波動感，腹痛，浮腫などが認められることがあるが，明確な異常がないことも多い。

褐色細胞腫

腫瘍からのカテコラミン分泌により頻拍，不整脈，呼吸促迫，発咳，腹囲膨満，運動失調，多飲多尿，高血圧などが認められることがあるが，明確な異常がないことも多い。

血液検査

非機能性副腎皮質腫瘍

特異的な所見はない。

褐色細胞腫

特異的な所見はないが，好中球増加，リンパ球減少，好酸球減少，軽度の赤血球増加，ALP上昇，ALT上昇，高コレステロール血症などがみられることがある。

尿検査

非機能性副腎皮質腫瘍

特異的な所見はない。

褐色細胞腫

特異的な所見はないが，尿比重の低下がみられることがある。

画像検査

機能性副腎皮質腫瘍

　X線検査では，一般にHACと同様の変化(肝腫大，多尿による膀胱拡張，皮膚・気管・血管の石灰化など)がみられる。一方，副腎腫瘍では約50％において副腎の石灰化がみられる。また，腹部超音波検査などでは，副腎の一部のみが腫瘤状に変化していることもある。腫瘍から過剰分泌されるコルチゾールに対するネガティブフィードバックにより，反対側の副腎は萎縮していることが多い。CT検査において，腺腫では腺癌と比較して造影前のCT値が高く，静脈相から平衡相へのCT値がより低下すると報告されている[4]。

非機能性副腎皮質腫瘍

　腫瘍化した副腎については，おおむね機能性副腎皮質腫瘍と同様の特徴がみられる。一方，その他の臓器にHACでみられるような変化はなく，反対側の副腎も正常に観察される。

褐色細胞腫

　CT検査において，腺癌と比較して動脈相で最も顕著な造影増強効果を示すと報告されている[4]。

その他の特記事項

　副腎腫瘍の20～48％では血管浸潤がみられ，血管浸潤を伴う副腎腫瘍の約80％は褐色細胞腫である[5]。まれではあるが，両側の副腎がそれぞれ腫瘍性に変化しているケースもある。筆者らは，左側の非機能性副腎皮質腫瘍を経過観察していたところ，約2年後から多飲多尿などの臨床徴候を呈するようになった症例を経験している。本症例に対して再精査を実施したところ，右副腎も腫瘤状に変化しており，内分泌学的検査から右側の機能性副腎皮質腫瘍の併発と診断するに至った。

鑑別

機能性副腎皮質腫瘍

　HACの臨床徴候の有無，および内分泌学的検査(副腎皮質刺激ホルモン[ACTH]刺激試験，低用量デキサメタゾン抑制試験，高用量デキサメタゾン抑制試験)により臨床的に診断される。

非機能性副腎皮質腫瘍

　その他の副腎腫瘍の除外により臨床的に診断される。

褐色細胞腫

　ノルアドレナリンの代謝物質であるノルメタネフリンの尿中濃度の測定(尿中ノルメタネフリン・クレアチニン比)の有用性が報告されている[6,7]。本検査は北海道大学One Healthリサーチセンターなどで利用可能だが，文献や検査機関によってカットオフ値が異なり，共通見解は得られていない。

その他の特記事項

　いずれの副腎腫瘍においても，病理検査により確定診断される。また，細胞診や造影画像検査により副腎皮質腫瘍と褐色細胞腫を鑑別可能とする論文が報告されている[8,9]。ただし，穿刺部位からの出血のリスクがあるため，一般に副腎腫瘍の針生検は推奨されない。

治療および管理法

機能性副腎皮質腫瘍

　内科的治療(トリロスタンなどによるHACのコントロール)や外科的治療が適応となる。PDHと比較して副腎腫瘍によるHACはトリロスタン要求量が少ないことが多く，投与開始時の薬用量に注意が必要である。また，腫瘍の増大や壊死に伴って要求量は変化するため，PDHと比較して内科的治療によるコントロールが困難なことが多い。HACに対する内科的治療において最も警戒すべきことは，医原性に副腎皮質機能低下症を発生させることであり，トリロスタンの投与量には十分注意しなくてはならない。また，外科的治療ではHACの根治が期待できるが，HACによる血栓症，易感染性，術創の治癒遅延などのリスクが挙げられる。

非機能性副腎皮質腫瘍

　内科的治療は原則的に適応外であり，外科的治療が適応となる。

褐色細胞腫

　内科的治療(フェノキシベンザミンなどのアドレナリン受容体遮断薬による高血圧のコントロール)や外科的治療が適応となる。

その他の特記事項

　副腎腫瘍は周術期合併症のリスクが高い疾患の1つである。過去の報告では，血管浸潤を伴う副腎腫瘍症例の24％(多くは褐色細胞腫)が入院期間中に死亡し

ている[5]。外科手術中の代表的な合併症として出血や心停止，術後管理中の代表的な合併症として膵炎，心停止，腹腔内での再出血，急性腎障害，急性呼吸促迫症候群などが報告されている。

📋 症例1

ミニチュア・ダックスフンド，14 歳齢，避妊雌

ヒストリー

約半年前から多飲多尿傾向を疑っていた①。当院初診の約1カ月前に多飲多尿が悪化傾向であったためホームドクターを受診したところ，腹部超音波検査にて左副腎の腫大②を指摘された。その他の一般状態に異常は認められなかった。

検査所見

身体検査

体重 5.9 kg（BCS 3/5），体温 38.7℃，心拍数 126 回/分，呼吸数 30 回/分。体幹部における被毛減少①が認められた。

CBC・血液化学・血液凝固検査（表 4-4-1）

血小板の増加，ALT の上昇，ALP の上昇，総胆汁酸の上昇①が認められた。

胸部・腹部 X 線検査（図 4-4-1）

肝陰影辺縁の鈍化①，第 1 〜 3 腰椎における椎間板腔の狭小化が認められた。

胸部・腹部超音波検査（図 4-4-2）

胆泥貯留が認められた他，左副腎は頭側が円形・高エコー性を示して腫大（31.1 mm × 19.9 mm）②していた。左副腎腫瘤の腎臓や血管内への明らかな浸潤はな

く，右副腎の萎縮（最大短径：2.7 mm）②がみられた。

尿検査（穿刺尿）

色調：淡黄色，比重：1.015 ①。その他に特記すべき所見は認められなかった③。

非観血的血圧測定④

- ・収縮期血圧：194 mmHg（185〜198 mmHg）
- ・拡張期血圧：96 mmHg（87〜100 mmHg）
- ・平均血圧：106 mmHg（126〜140 mmHg）
- ・心拍数：131 回/分（123〜141 回/分）

評価

多飲多尿や被毛減少などの臨床徴候，肝酵素値の上

表 4-4-1. 症例1：CBC・血液化学・血液凝固検査

CBC	値	血液化学検査	値
RBC（×10^4/μL）	711	TP（g/dL）	6.3
HGB（g/dL）	16.4	Alb（g/dL）	3.6
HCT（%）	52.8	AST（U/L）	52
MCV（fL）	74.2	ALT（U/L）	538
MCH（pg）	23.1	ALP（U/L）	186
MCHC（g/dL）	31.2	T-Cho（mg/dL）	254
WBC（/μL）	8,900	T-Bil（mg/dL）	0.01
Band（/μL）	0	TBA（μmol/L）	8.8
Seg（/μL）	7,387	NH_3（μg/dL）	34
Lym（/μL）	1,424	Glu（mg/dL）	93
Mon（/μL）	356	BUN（mg/dL）	14
Eos（/μL）	0	Cre（mg/dL）	0.6
PLT（×10^4/μL）	56.8	Na（mEq/L）	147
血液凝固検査	値	K（mEq/L）	3.9
PT（秒）	7.5	Cl（mEql/L）	111
APTT（秒）	19.8	CRP（mg/dL）	0.2
Fib（mg/dL）	311		

赤字は高値を示す。

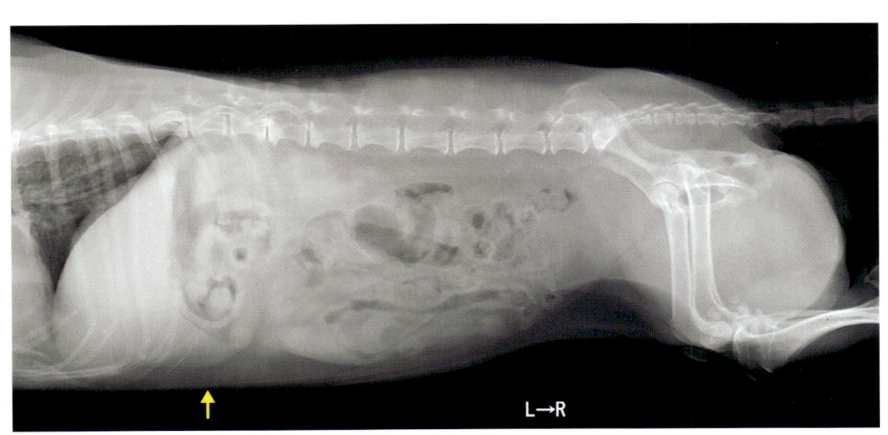

図 4-4-1. 症例1：腹部 X 線画像
肝陰影辺縁の鈍化（矢印）が認められた。

L→R

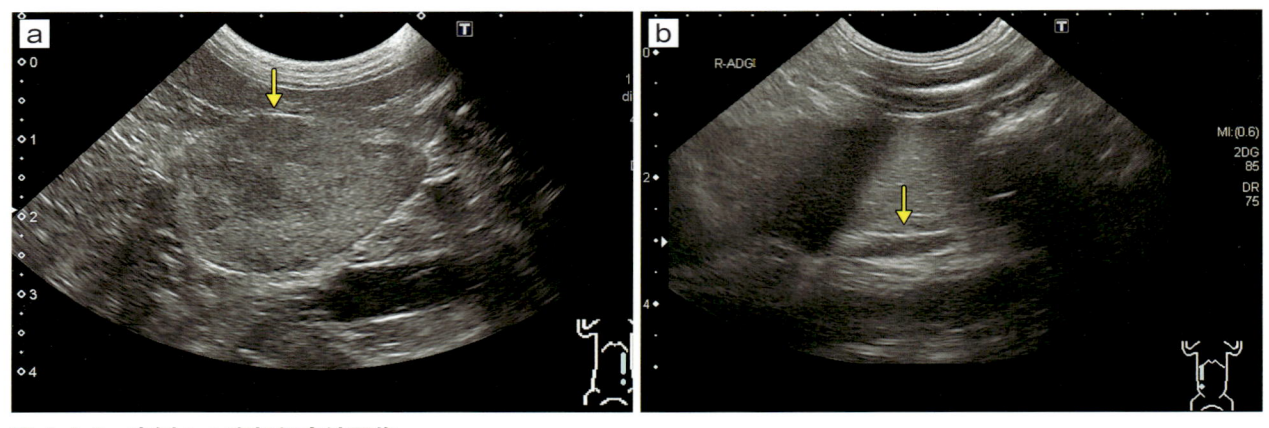

図 4-4-2. 症例 1：腹部超音波画像
a：左副腎は頭側が円形・高エコー性を示して腫大していた（31.1 mm×19.9 mm）。
b：右副腎の萎縮が認められた（最大短径：2.7 mm）。

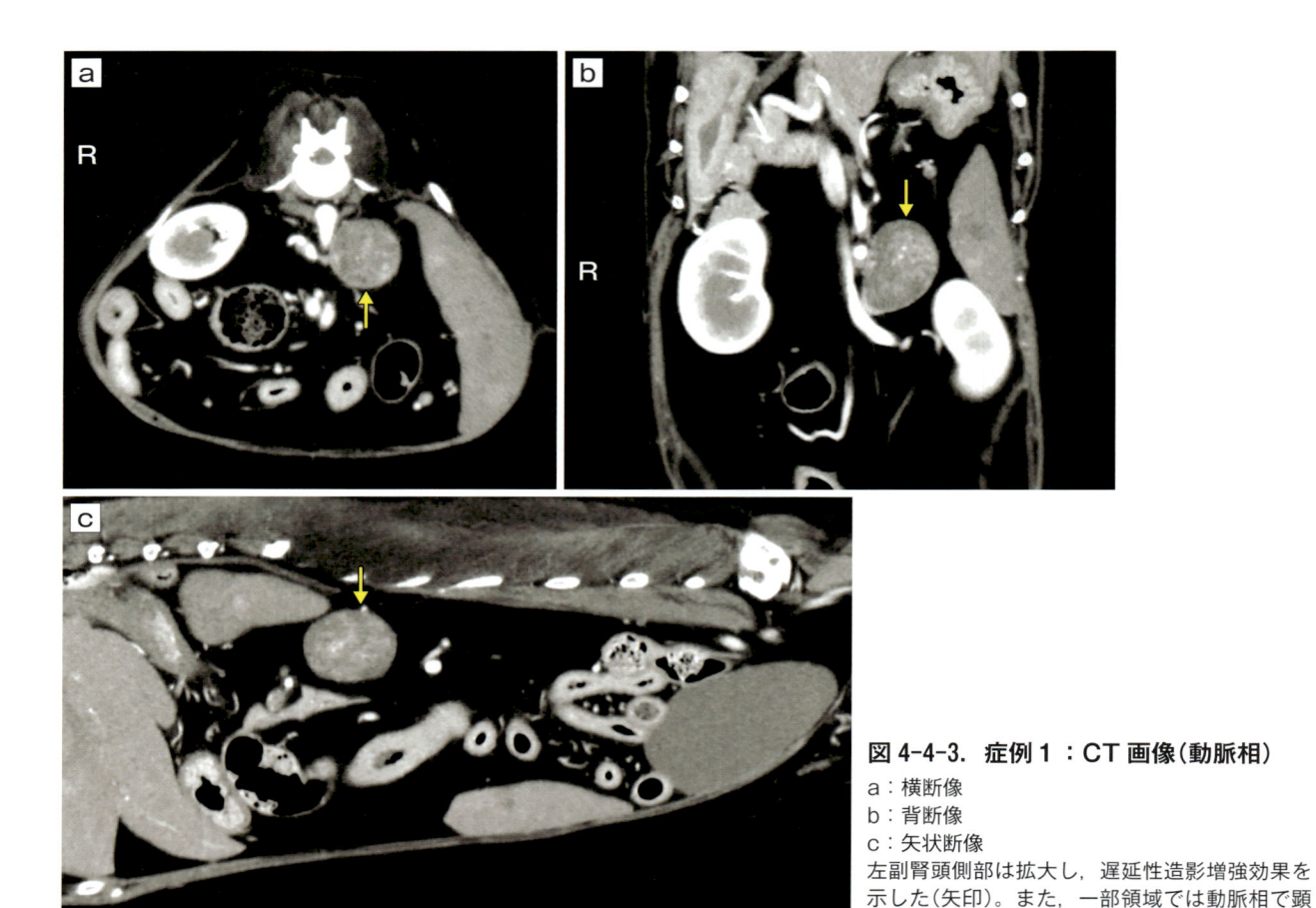

図 4-4-3. 症例 1：CT 画像（動脈相）
a：横断像
b：背断像
c：矢状断像
左副腎頭側部は拡大し，遅延性造影増強効果を
示した（矢印）。また，一部領域では動脈相で顕
著な造影増強効果を示した。

昇，画像検査，尿比重の低下などの検査所見から，機
能性の左副腎皮質腫瘍を疑った。また，院内での非観
血的血圧測定では全身性高血圧を認めた。第一に
HAC による合併症を疑ったが，褐色細胞腫の除外は
慎重に行うべきと判断した[10]。

追加検査

尿中ノルメタネフリン・クレアチニン比

・166.6 nmol/mmol・Cre（褐色細胞腫の可能性は低
い[6,7]）

低用量デキサメタゾン抑制試験

・基礎コルチゾール濃度：2.55 μg/dL
・投与 4 時間後のコルチゾール濃度：3.03 μg/dL

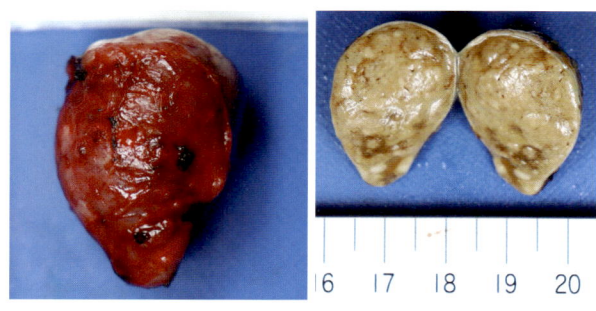

図 4-4-4. 症例 1：摘出した左副腎腫瘤の外観
a：肉眼所見　b：割面

・投与 8 時間後のコルチゾール濃度：1.97 µg/dL

CT 検査（図 4-4-3）

　左副腎頭側部は拡大し，遅延性造影増強効果を示した。また，一部領域では動脈相で顕著な造影増強効果を示した。

暫定診断

　左側の機能性副腎皮質腫瘍

治療・転帰

　左副腎腫瘤の外科的切除を計画した。周術期合併症のリスク（血栓形成，易感染性，術創の治癒遅延など）低減を期待し，トリロスタンの投与（0.8 mg/kg 1 日 1 回）を開始した[5]。投与期間中は副腎皮質機能低下症の臨床徴候（元気消失，食欲不振，嘔吐，下痢など）に注意し，これらの異常を認めた場合には，直ちに投薬を中止することとした。トリロスタン開始後，多飲多尿の改善を認めた。その他の一般状態に変化は認められなかった。

　左副腎腫瘤切除にあたり，術前 24 時間はトリロスタンを休薬した。また，左副腎腫瘤切除の際にはコハク酸プレドニゾロン 1 mg/kg の静脈内投与，術後は低分子ヘパリン 150 単位/kg の皮下投与およびプレドニゾロン（術後 1 ～ 3 日目：0.5 mg/kg 1 日 2 回，術後 4 日目以降：0.2 mg/kg 1 日 2 回）の皮下投与または経口投与を実施した。術後 14 日目よりプレドニゾロンの漸減および休薬を実施したが，副腎皮質機能低下症を疑う臨床徴候や検査所見はみられなかった。

診断

　副腎皮質腺癌（**図 4-4-4**）

本症例のポイント

① HAC の臨床徴候や検査所見を見逃さない

　HAC の診断において最も重要なことは臨床診断であり，臨床徴候を適切に評価すべきである。詳細については Chapter4-2「副腎皮質機能亢進症」を参考にしていただきたい。筆者らの経験では，内分泌疾患に関連する臨床徴候を飼い主が異常だと認識しておらず，積極的に問診を行わないと稟告が聴取できないことがある。一方，非機能性副腎皮質腫瘍や褐色細胞腫などでは，臨床徴候は乏しい。

②副腎疾患の超音波検査は非常に重要

　本症例は機能性副腎皮質腫瘍による HAC であった。一方で実際の臨床現場では，臨床徴候から HAC を疑ったがその他の原因疾患であった症例，HAC の原因が機能性副腎皮質腫瘍ではなく PDH であった症例などにも多く遭遇する。これらの紛らわしい症例の鑑別において，腹部超音波検査はきわめて有用である。HAC の症例では副腎が腫大しており，腹部超音波検査で確認しやすいことが多い。腹部超音波検査に苦手意識をもつ獣医師にもぜひ，副腎の超音波検査にチャレンジしていただきたい。

③機能性副腎皮質腫瘍のすべてが典型的な徴候・検査結果を示すわけではない

　本症例は，HAC を疑う臨床徴候や検査所見が多くみられた。一方，多食，白血球系の異常，蛋白尿などはみられなかった。しかし，HAC の症例はすべての臨床徴候や異常所見を示すわけではない。そのため，代表的な臨床徴候や異常所見がみられないことを根拠として，HAC を除外してはいけない。

④ HAC は全身性高血圧の原因の 1 つである

　全身性高血圧は様々な疾患との関連性が指摘されており，HAC もその原因の 1 つとして知られている[10]。副腎腫瘤を有する症例で全身性高血圧が認められたとしても，褐色細胞腫と診断できるわけではないことに注意してほしい。なお，本症例は副腎皮質腺癌の切除後に改めて血圧測定を実施したところ，全身性高血圧の改善が認められた。

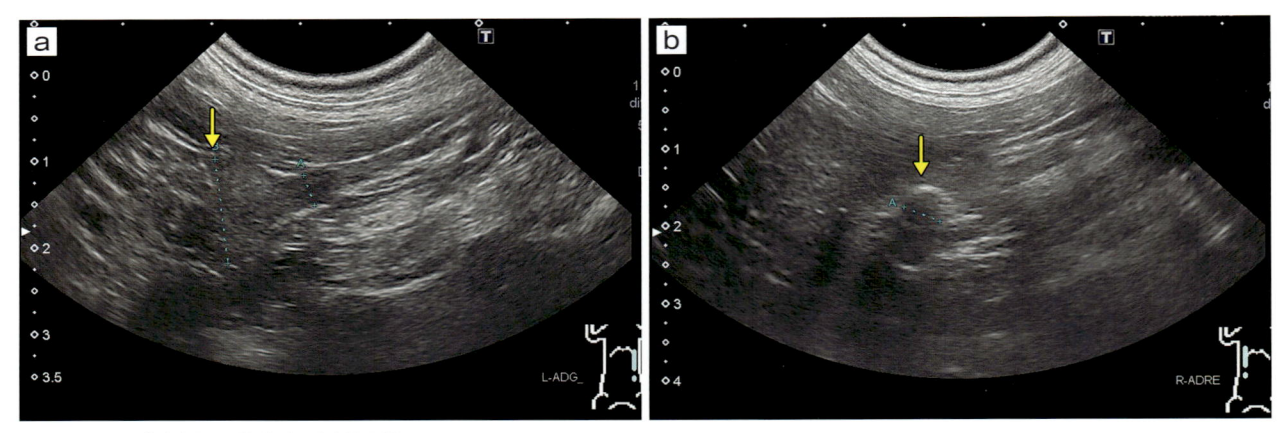

図 4-4-5. 症例 2：腹部超音波画像
a：左副腎頭側の拡大が認められた（最大径：12.3 mm）。
b：右副腎の形態に異常はみられなかった。

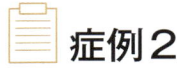 症例 2

ポメラニアン，9 歳齢，避妊雌

ヒストリー

当院初診の約 1 カ月前に下痢を呈したため，ホームドクターにて腹部超音波検査を実施し，左中腹部に由来不明の腫瘤が認められた。腫瘤の精査を目的に，当院を紹介され受診した。下痢については対症療法により改善し，一般状態は良好に維持されていた。

検査所見

身体検査

体重 4.7 kg（BCS 2/5），体温 38.4℃，心拍数 120 回/分，呼吸数 30 回/分。特記すべき所見は認められなかった。

CBC・血液化学・血液凝固検査

ALP の上昇（648 U/L）が認められた。

胸部・腹部 X 線検査

特記すべき所見は認められなかった。

胸部・腹部超音波検査（図 4-4-5）

左副腎頭側の拡大が認められた（最大径：12.3 mm）。右副腎に明らかな異常はみられなかった（最大短径：4.9 mm）。

尿検査（穿刺尿）

色調：黄色，比重：1.029。その他に特記すべき所見は認められなかった。

非観血的血圧測定

・収縮期血圧：149 mmHg（138〜157 mmHg）

・拡張期血圧：101 mmHg（99〜103 mmHg）

・平均血圧：116 mmHg（112〜118 mmHg）

・心拍数：123 回/分（120〜125 回/分）

評価

画像検査所見から，左副腎腫瘤と診断した。本症例は HAC を直ちに疑う臨床徴候や検査所見，褐色細胞腫を疑う明らかな全身性高血圧を認めなかった。そのため，非機能性副腎皮質腫瘍やその他の非腫瘍性疾患（骨髄脂肪腫や肉芽腫など）を疑った。しかしながら，褐色細胞腫からのカテコラミン分泌や HAC は麻酔検査および周術期合併症のリスク因子となると考え，これらの疾患の除外を慎重に行うべきと判断した[5]。

追加検査

尿中ノルメタネフリン・クレアチニン比

・148.4 nmol/mmol・Cre（褐色細胞腫の可能性は低い[6,7]）

ACTH 刺激試験①

・基礎コルチゾール濃度：2.0 μg/dL

・刺激後コルチゾール濃度：10.4 μg/dL

低用量デキサメタゾン抑制試験①

・基礎コルチゾール濃度：2.1 μg/dL

・投与 4 時間後のコルチゾール濃度：0.5 μg/dL

・投与 8 時間後のコルチゾール濃度：0.5 μg/dL

暫定診断

左側の非機能性副腎皮質腫瘍

治療・転帰

飼い主と十分に相談したところ，現在は臨床徴候がみられないことや外科的切除におけるリスクなどを重視し，左副腎腫瘤に対する外科手術を実施せず，経過観察を行うこととした。その際，腫瘍が急速に増大する場合や腫瘍内出血が疑われる場合には，改めて外科手術を検討する必要性について確認した[11]。本症例はその後，約3年間の経過観察を実施している。左副腎腫瘤は緩徐な増大傾向（最大径：12.3 mm → 22.1 mm）を示しているが，一般状態の変化や血液学的異常は認められていない。非機能性副腎皮質腫瘍の外科手術をしない場合の生存期間中央値は17.8カ月（1〜96カ月の範囲）と報告されており[1]，本症例は良好な経過をたどっているケースといえる。

本症例のポイント

① ACTH 刺激試験だけで機能性副腎皮質腫瘍を除外しない

本症例は血液検査において HAC の可能性が示唆されたため，内分泌学的検査として第一に ACTH 刺激試験を実施し，陰性であった。副腎腫瘍による HAC の症例の約半数は ACTH 刺激試験で陰性となることが報告されており，本結果のみで HAC を除外してはいけない[12]。筆者らは副腎腫瘍に対する内分泌学的検査として低用量デキサメタゾン抑制試験を第一に選択することが多いが，本症例では検査時間などの理由から飼い主が ACTH 刺激試験を選択した。その後，改めて低用量デキサメタゾン抑制試験を実施し，HAC の除外（非機能性副腎皮質腫瘍の疑い）に至った。

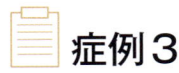

症例3

ヨークシャー・テリア，10 歳齢，去勢雄

ヒストリー

当院初診の約2カ月前にホームドクターでの健康診断で実施した腹部超音波検査において，右副腎の腫大が認められた。明らかな臨床徴候や血液学的異常が認められなかったため，経過観察とされた。約2週間前

表 4-4-2. 症例3：CBC・血液化学・血液凝固検査

CBC	値	血液化学検査	値
RBC（×10⁴/μL）	892	TP（g/dL）	7.5
HGB（g/dL）	20.0	Alb（g/dL）	4.1
HCT（%）	61.4	AST（U/L）	31
MCV（fL）	68.8	ALT（U/L）	53
MCH（pg）	22.4	ALP（U/L）	38
MCHC（g/dL）	32.6	T-Cho（mg/dL）	132
WBC（/μL）	6,580	T-Bil（mg/dL）	0.01
Band（/μL）	0	TBA（μmol/L）	30.0
Seg（/μL）	4,869	NH₃（μg/dL）	49
Lym（/μL）	1,382	Glu（mg/dL）	99
Mon（/μL）	143	BUN（mg/dL）	27
Eos（/μL）	36	Cre（mg/dL）	0.8
PLT（×10⁴/μL）	16.0	Na（mEq/L）	150
血液凝固検査	値	K（mEq/L）	4.0
PT（秒）	8.1	Cl（mEql/L）	114
APTT（秒）	32.2	CRP（mg/dL）	0.8
Fib（mg/dL）	290		

赤字は高値を示す。

に腹部超音波検査を再実施したところ，右副腎の緩徐な増大傾向が疑われたため，当院を紹介され受診した。

検査所見

身体検査

体重 5.5 kg（BCS 3/5），体温 39.2℃，心拍数 126 回/分，呼吸数 54 回/分。特記すべき所見は認められなかった。

CBC・血液化学・血液凝固検査（表 4-4-2）

HCT の上昇，Alb の上昇，総胆汁酸の上昇，APTT の延長が認められた。

胸部・腹部 X 線検査

特記すべき所見は認められなかった。

胸部・腹部超音波検査（図 4-4-6）

右副腎は低エコー性を示して類円形に腫大していた（14.7 mm×20.1 mm）。左副腎に形態的異常は認められなかった（最大短径：4.6 mm）。

尿検査（穿刺尿）

色調：淡黄色，比重：1.036。その他に特記すべき所見は認められなかった。

非観血的血圧測定

・収縮期血圧：138 mmHg（131〜147 mmHg）

・拡張期血圧：88 mmHg（76〜94 mmHg）

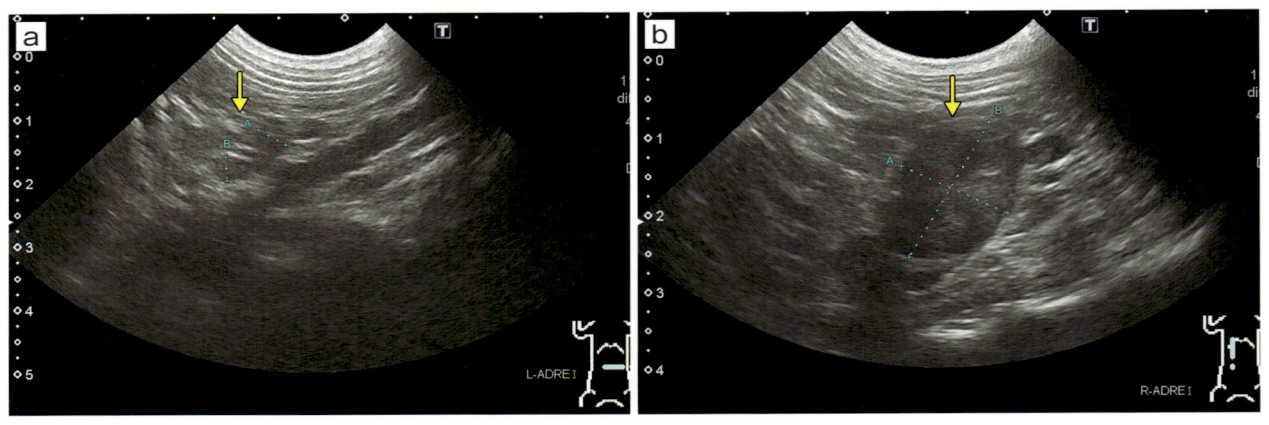

図 4-4-6. 症例3：腹部超音波画像
a：左副腎の形態に異常はみられなかった。
b：右副腎は低エコー性を示して類円形に腫大していた（14.7 mm×20.1 mm）。

・平均血圧：107 mmHg（101〜115 mmHg）
・心拍数：122 回/分（116〜125 回/分）

評価 1

　画像検査所見から，右副腎腫瘤と診断した。本症例は HAC を直ちに疑う臨床徴候や検査所見，褐色細胞腫を疑う明らかな全身性高血圧①を認めなかった。そのため，非機能性副腎皮質腫瘍やその他の非腫瘍性疾患（骨髄脂肪腫や肉芽腫など）を疑った。しかしながら，褐色細胞腫からのカテコラミン分泌や HAC は麻酔検査および周術期合併症のリスク因子となると考え，これらの疾患の除外を慎重に行うべきと判断した[5]。

追加検査 1

尿中ノルメタネフリン・クレアチニン比

・1,982 nmol/mmol・Cre（褐色細胞腫の可能性が高い[6,7]）①

低用量デキサメタゾン抑制試験

・基礎コルチゾール濃度：6.42 μg/dL
・投与4時間後のコルチゾール濃度：0.21 μg/dL
・投与8時間後のコルチゾール濃度：0.43 μg/dL

評価 2

　上記の追加検査結果から，本症例の右副腎腫瘤は副腎髄質腫瘍（褐色細胞腫）の疑いが強く，麻酔検査および外科手術実施時などに心拍数や血圧の急激な変化が生じる可能性があると考えた。また，低用量デキサメタゾン抑制試験においてデキサメタゾン投与後のコル

チゾール濃度は低下（＜1.5 μg/dL）しており，機能性副腎皮質腫瘍の可能性はきわめて低いと判断した。

追加検査 2

CT 検査（図 4-4-7）

　右副腎は拡大し，動脈相で最も顕著で不均一な遅延性造影増強効果を示した。腫瘍の周囲組織や血管への浸潤はみられなかった②。また，本検査中に心拍数や血圧の著しい変化はみられなかった①。

暫定診断

　右副腎の褐色細胞腫

治療・転帰

　飼い主と治療方針について相談し，外科手術を行うこととした。腹部正中切開および右傍肋骨切開によりアプローチし，右副腎腫瘤（直径：約 20 mm）を確認した。同腫瘤は右腎静脈を尾側に圧排し，表面には多数の微小な血管新生がみられた。腫瘤外側で後腹膜を切開し，腎臓との剥離を行った。本手技の開始時点より，急速な心拍数および血圧の上昇①がみられため，ニトロプルシド 1〜8 μg/kg/分およびフェントラミン 1〜2 μg/kg/分の静脈内持続点滴を開始し，その後にエスモロール 0.2 mg/kg の静脈内投与を実施した。本手技の実施時に右副腎腫瘤の明らかな血管浸潤がないことを確認し②，頭側の正常組織と思われる領域を周囲組織から剥離して右副腎を全切除した（図4-4-8）。腫瘤の切除と同時にニトロプルシドおよびフェントラミンの投与を終了した。その後，心拍数お

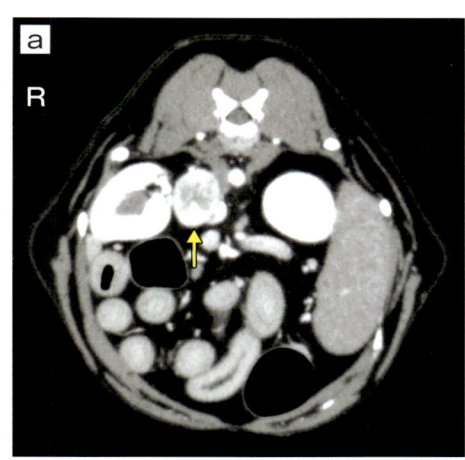

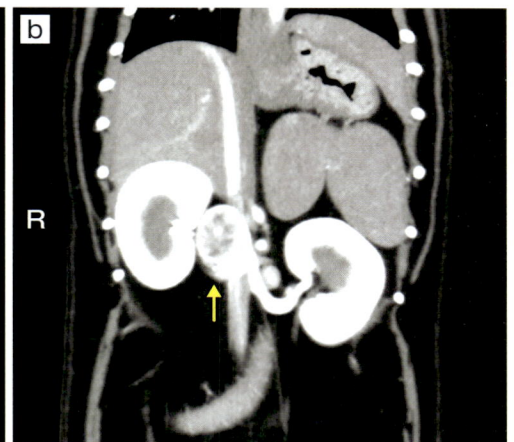

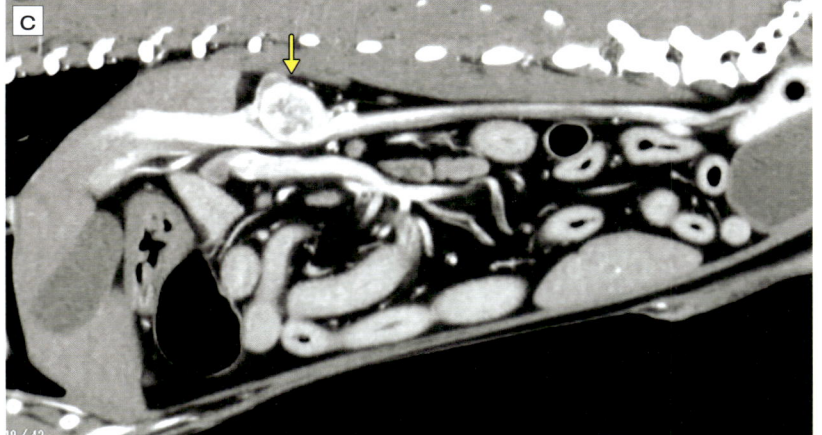

図 4-4-7. 症例 3：CT 画像（動脈相）
a：横断像
b：背断像
c：矢状断像
右副腎は拡大し，動脈相で最も顕著で不均一な遅延性造影増強効果を示した（矢印）。腫瘍の周囲組織や血管への浸潤はみられなかった。

および血圧は安定し，定法どおりに閉腹した。

　術後の入院管理において，手術部位からの再出血や副腎皮質機能低下症を疑う所見はなく，術後 3 日目に退院とした。術後 1 カ月間の経過観察においても一般状態は良好に維持され，明らかな合併症は確認されなかった。

診断
　褐色細胞腫（副腎髄質腫瘍）

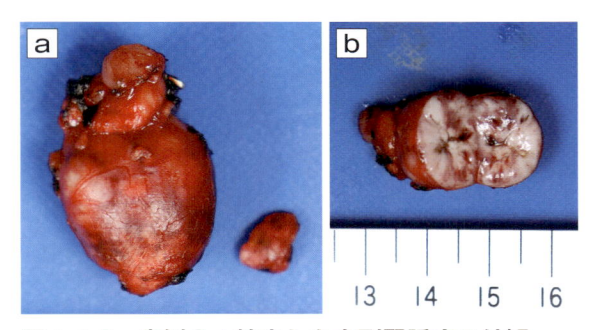

図 4-4-8. 症例 3：摘出した右副腎腫瘍の外観
a：肉眼所見　b：割面

本症例のポイント
①褐色細胞腫の除外は慎重に！
　本症例は覚醒下，および CT 検査時の全身麻酔下での非観血的血圧測定において，全身性高血圧はみられなかった。一方，副腎腫瘍の切除中には顕著な頻脈および血圧上昇（心拍数：96～216 回/分，収縮期血圧：90～259 mmHg［手術中は観血的血圧測定］）を呈し，病理検査において褐色細胞腫と診断された。褐色細胞腫が真に除外できるのは病理診断が得られた後であり，副腎腫瘍の症例では常に褐色細胞腫への備えが必要であると肝に銘じておきたい。

　筆者らは過去の文献を参考に尿中ノルメタネフリン定量を行っている[6,7]。本検査のカットオフ値は文献や検査機関によって異なるが，褐色細胞腫の可能性について獣医師ならびに飼い主が認識・準備できることが重要であり，これらの検査の利用は適切な検査・治療計画の立案やインフォームに寄与すると考える。

②血管浸潤の範囲は予後に大きく影響する
　副腎腫瘍の 20～48％では血管浸潤がみられ，血管浸潤を伴う副腎腫瘍の約 80％は褐色細胞腫である[5]。

表 4-4-3. 症例 4：ホームドクターでの CBC・血液化学検査

CBC	値	血液化学検査	値
RBC（×10⁴/μL）	1,072	TP（g/dL）	5.2
HCT（%）	73.2	ALT（U/L）	154
WBC（/μL）	10,100	ALP（U/L）	69
PLT（×10⁴/μL）	18.1	Glu（mg/dL）	Low
ACTH 刺激試験	値	BUN（mg/dL）	43.4
基礎コルチゾール濃度（μg/dL）	1.7	Cre（mg/dL）	0.74
		Na（mEq/L）	136
刺激後コルチゾール濃度（μg/dL）	1.7	K（mEq/L）	6.9
		Cl（mEql/L）	101

赤字は高値，青字は低値を示す。

腫瘍の血管浸潤は周術期合併症のリスクであることはもちろんだが，血管浸潤の範囲も予後に大きく影響することが知られている。血管浸潤がみられる症例全体の生存期間中央値は 547 日だが，横隔膜レベルを越えて後大静脈内に浸潤しているケースの予後はきわめて厳しい。外科手術計画の段階で，CT 検査などにより血管浸潤の有無およびその範囲を明らかにすることで，より適切なインフォームが可能となる。

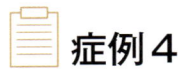

症例4

小型犬雑種，5 歳齢，避妊雌

ヒストリー

当院初診の約 3 週間前に活動性低下および食欲不振を呈し，ホームドクターを受診した。受診時にはショック状態を呈し，血液検査（**表 4-4-3**）から副腎皮質機能低下症と診断された。その後，酢酸フルドロコルチゾン（フロリネフ®錠）の投与および入院下での輸液療法により，活動性および血液学的異常は改善した。一方，同時に実施した腹部超音波検査では両側副腎の腫大（最大短径：約 1 cm）①が認められた。その後，再び活動性および食欲の低下がみられ，肝酵素値の上昇を併発したため，当院を紹介され受診した。

検査所見

身体検査

体重 2.9 kg（BCS 2/5～3/5），体温 38.2℃，心拍数 120 回/分，呼吸数 36 回/分。特記すべき所見は認められなかった。

表 4-4-4. 症例 4：当院での CBC・血液化学・血液凝固検査

CBC	値	血液化学検査	値
RBC（×10⁴/μL）	691	TP（g/dL）	5.3
HGB（g/dL）	16.1	Alb（g/dL）	3.1
HCT（%）	51.6	AST（U/L）	108
MCV（fL）	74.7	ALT（U/L）	534
MCH（pg）	23.4	ALP（U/L）	892
MCHC（g/dL）	31.3	T-Cho（mg/dL）	224
WBC（/μL）	25,810	T-Bil（mg/dL）	0.6
Band（/μL）	258	TBA（μmol/L）	103.2
Seg（/μL）	19,874	NH₃（μg/dL）	53
Lym（/μL）	2,581	Glu（mg/dL）	75
Mon（/μL）	2,839	BUN（mg/dL）	23
Eos（/μL）	258	Cre（mg/dL）	1.1
PLT（×10⁴/μL）	23.0	IP（mg/dL）	5.7
血液凝固検査	値	Ca（mg/dL）	10.2
PT（秒）	8.6	Na（mEq/L）	144
APTT（秒）	28.8	K（mEq/L）	5.0
Fib（mg/dL）	92	Cl（mEql/L）	104
		CRP（mg/dL）	0.7

赤字は高値，青字は低値を示す。

CBC・血液化学・血液凝固検査（**表 4-4-4**）

白血球増加（好中球主体），肝酵素値の上昇，総ビリルビンの上昇，無機リンの上昇，総胆汁酸の上昇，PT および APTT の延長，フィブリノゲンの低下が認められた。

胸部・腹部 X 線検査（**図 4-4-9**）

肝腫大および辺縁の鈍化，両側腎臓の腫大（左長径：第 2 腰椎× 4 倍，右長径：第 2 腰椎×3.5 倍）が認められた。

胸部・腹部超音波検査（**図 4-4-10**）

肝臓はび漫性に高エコー性を示し，肝内血管構造が不明瞭化しており，両側腎臓は辺縁不整・皮髄不明瞭化・腎盂拡張が認められた。また，左右副腎は不均一な低～無エコー性を示して腫大していた（左最大短径：14.1 mm，右最大短径：10.0 mm）。

尿検査（穿刺尿）

色調：淡黄色，比重：1.011，尿蛋白/クレアチニン比：4.24。尿試験紙にてビリルビン（＋），沈渣の鏡検にて赤血球が認められた。

非観血的血圧測定

・収縮期血圧：244 mmHg（232～256 mmHg）
・拡張期血圧：176 mmHg（165～185 mmHg）

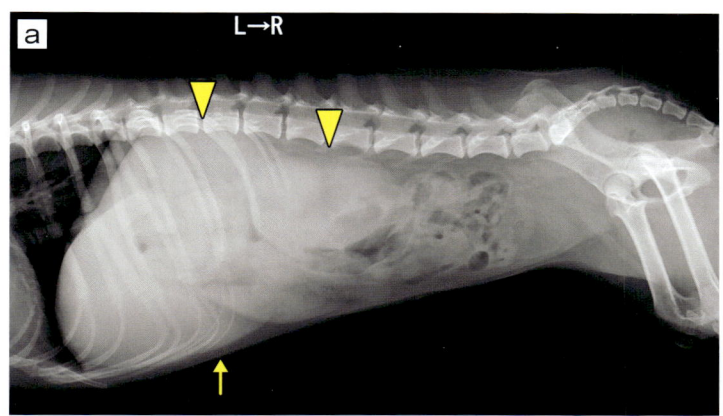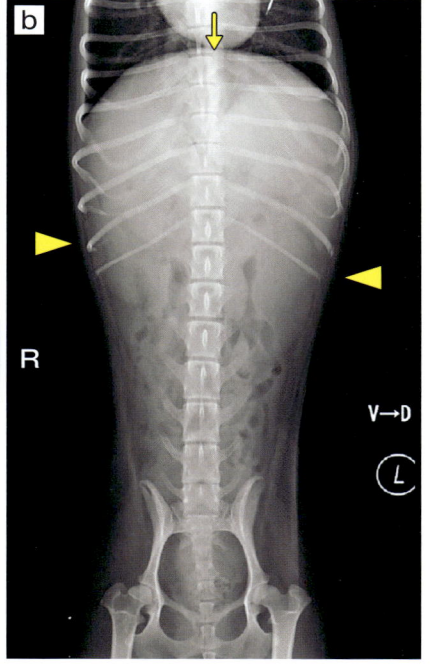

図 4-4-9. 症例 4：腹部 X 線画像
a：ラテラル像　b：VD 像
肝腫大および辺縁の鈍化(矢印)，両側腎臓の腫大(矢頭)が認められた。

・平均血圧：197 mmHg(188～207 mmHg)
・心拍数：127 回/分(118～136 回/分)

評価

　ホームドクターでの各種検査結果から，副腎皮質機能低下症の診断に誤りはないと判断した。一方，肝臓・腎臓・副腎において，副腎皮質機能低下症やその治療反応で説明できない異常を認めた①。そのため，これらの臓器のより詳細な評価を目的とし，飼い主に全身麻酔下での CT 検査および細胞診を提案した。

追加検査

CT 検査

・肝臓：肝葉の辺縁鈍化，肝内門脈周囲に造影増強効果を示さない帯状病変を認めた。
・腎臓：両側の腫大，造影早期において腎皮質の不染領域を広範囲に認めた。
・副腎：両側の腫大が認められ，均一な遅延性の造影増強効果を示した。
・その他：複数の腹腔内リンパ節の軽度腫大が認められた。

細胞診(図 4-4-11)

・肝臓・腎臓・副腎：中～大型リンパ球が多数採取さ

れた(大型で明瞭な核小体・偏在性かつ類円型の核，少量の好塩基性細胞質，少数の細胞分裂像)。

リンパ球クローナリティ検査

・腎臓：T 細胞の腫瘍性増殖を疑った。

診断

　高悪性度リンパ腫(肝臓・左右腎臓・左右副腎への浸潤)

治療・転帰

　上記診断を踏まえ，飼い主と治療方針について相談したところ，飼い主は化学療法による積極的治療を希望しなかった。そのため，プレドニゾロン 0.5～1 mg/kg 1 日 2 回の投与による緩和治療を提案した。また，本症例は血液凝固異常および全身性高血圧の条件下で複数臓器の針生検を実施したため，腹腔内臓器から出血が生じる危険性について，十分にインフォームを行った。幸い，翌日以降のホームドクター受診時においても，血様腹水の貯留や貧血の増悪などは認められず，プレドニゾロンの増量に伴い症例の一般状態は顕著に改善した。その後，約 4 週間は一般状態が良好に維持されていたが，急速に一般状態および高窒素血症の悪化を呈し，検査から約 5 週後に死亡した。

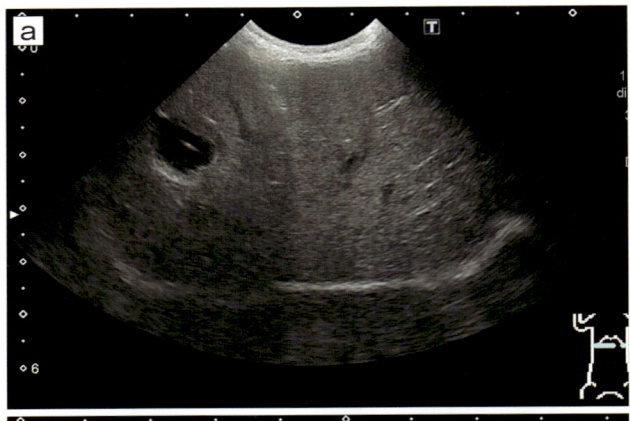

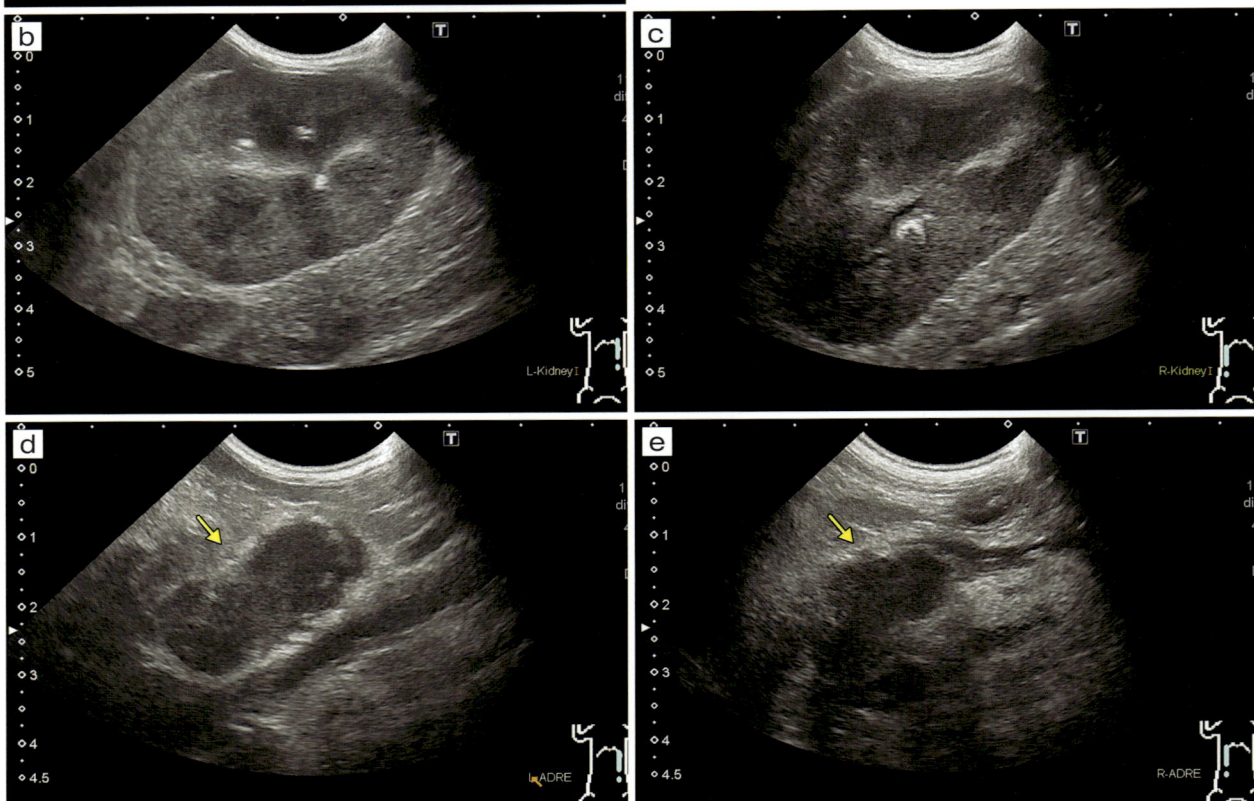

図 4-4-10．症例 4：腹部超音波画像

a：肝臓　b：左腎臓　c：右腎臓
d：左副腎　e：右副腎

肝臓はび漫性に高エコー性を示し，肝内血管構造が不明瞭化しており，両側腎臓は辺縁不整・皮髄不明瞭化・腎盂拡張が認められた。左右副腎は不均一な低〜無エコー性を示して腫大していた（矢印，左最大短径：14.1 mm，右最大短径：10.0 mm）。

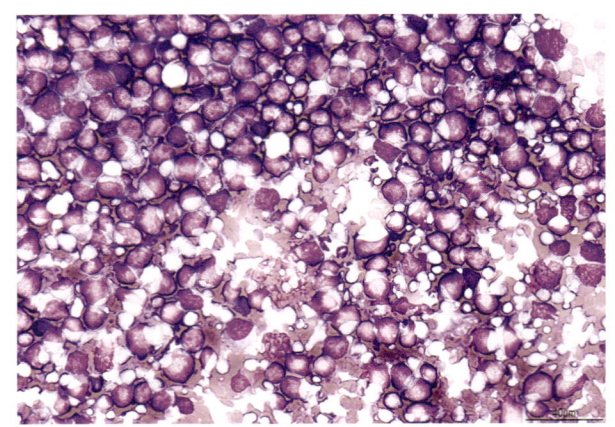

図 4-4-11．症例 4：細胞診

中〜大型リンパ球が多数採取され，大型で明瞭な核小体・偏在性かつ類円型の核，少量の好塩基性細胞質，少数の細胞分裂像などを認めた。

本症例のポイント

①非典型的な検査所見や治療反応には必ず理由がある[2,3]

本症例はホームドクター初診時の血液検査結果や内分泌学的検査から，「典型的な」副腎皮質機能低下症と考える。一方，投薬開始後も一般状態が安定しなかった。また，一般的な副腎皮質機能低下症の症例では両側副腎が重度に萎縮し，腹部超音波検査で描出困難なことも多い[13]。しかしながら，本症例ではホームドクターにおいて諦めずに腹部超音波検査にチャレンジした結果，両側副腎の腫大という「非典型的な」所見がみられ，真の原因疾患の診断に大きく貢献した。「普通ではない所見」には隠れた問題があり，治療や予後に大きな影響を与えることも少なくない。

本節では，副腎腫瘍の典型的な3症例，非典型的な1症例を紹介した。典型的な3症例の検査内容はおおむね統一されており，HACに関する稟告の聴取，血圧測定，血液検査，内分泌学的検査(ACTH刺激試験，デキサメタゾン抑制試験，尿中ノルメタネフリン定量)，画像検査(特に腹部超音波検査)である。不慣れなうちは煩雑さや不安を感じるかもしれないが，これらの多くは基本的な検査であり，ぜひともチャレンジしてほしい。

一方，非典型的な1症例(リンパ腫の浸潤による副腎皮質機能低下症)については，臨床現場における「落とし穴」的な症例として紹介した。初診時の稟告，血液検査，内分泌学的検査の結果から，副腎皮質機能低下症と診断することは比較的容易かと思われるが，臨床経過の違和感や超音波検査が適切な診断に結びついたと考える。

参考文献

1. Arenas C, Pérez-Alenza D, Melián C. Clinical features, outcome and prognostic factors in dogs diagnosed with non-cortisol-secreting adrenal tumours without adrenalectomy : 20 cases(1994-2009). *Vet Rec*. 2013 ; 173(20) : 501.
2. Buckley ME, Chapman PS, Walsh A. Glucocorticoid-deficient hypoadrenocorticism secondary to intravascular lymphoma in the adrenal glands of a dog. *Aust Vet J*. 2017 ; 95(3) : 64-67.
3. Labelle P, De Cock HE. Metastatic tumors to the adrenal glands in domestic animals. *Vet Pathol*. 2005 ; 42(1) : 52-58.
4. Yoshida O, Kutara K, Seki M, et al. Preoperative Differential Diagnosis of Canine Adrenal Tumors Using Triple-Phase Helical Computed Tomography. *Vet Surg*. 2016 ; 45(4) : 427-435.
5. Mayhew PD, Boston SE, Zwingenberger AL, et al. Perioperative morbidity and mortality in dogs with invasive adrenal neoplasms treated by adrenalectomy and cavotomy. *Vet Surg*. 2019 ; 48(5) : 742-750.
6. Quante S, Boretti FS, Kook PH, et al. Urinary catecholamine and metanephrine to creatinine ratios in dogs with hyperadrenocorticism or pheochromocytoma, and in healthy dogs. *J Vet Intern Med*. 2010 ; 24(5) : 1093-1097.
7. Salesov E, Boretti FS, Sieber-Ruckstuhl NS, et al. Urinary and plasma catecholamines and metanephrines in dogs with pheochromocytoma, hypercortisolism, nonadrenal disease and in healthy dogs. *J Vet Intern Med*. 2015 ; 29(2) : 597-602.
8. Bertazzolo W, Didier M, Gelain ME, et al. Accuracy of cytology in distinguishing adrenocortical tumors from pheochromocytoma in companion animals. *Vet Clin Pathol*. 2014 ; 43(3) : 453-459.
9. Bargellini P, Orlandi R, Dentini A, et al. Use of Contrast-Enhanced Ultrasound in the Differential Diagnosis of Adrenal Tumors in Dogs. *J Am Anim Hosp Assoc*. 2016 ; 52(3) : 132-143.
10. Acierno MJ, Brown S, Coleman AE, et al. ACVIM consensus statement: Guidelines for the identification, evaluation, and management of systemic hypertension in dogs and cats. *J Vet Intern Med*. 2018 ; 32(6) : 1803-1822.
11. Whittemore JC, Preston CA, Kyles AE, et al. Nontraumatic rupture of an adrenal gland tumor causing intra-abdominal or retroperitoneal hemorrhage in four dogs. *J Am Vet Med Assoc*. 2001 ; 219(3) : 329-333, 324.
12. Behrend EN, Kooistra HS, Nelson R, et al. Diagnosis of spontaneous canine hyperadrenocorticism : 2012 ACVIM consensus statement(small animal). *J Vet Intern Med*. 2013 ; 27(6) : 1292-1304.
13. Wenger M, Mueller C, Kook PH, et al. Ultrasonographic evaluation of adrenal glands in dogs with primary hypoadrenocorticism or mimicking diseases. *Vet Rec*. 2010 ; 167(6) : 207-210.

(金城綾二，鳩谷晋吾)

副腎に対する手術手技

副腎切除術は腫瘍外科の中で難易度の高い手術手技である。腫瘍の後大静脈への浸潤／腫瘍栓形成を認める場合は，血管縫合などの繊細な外科技術も求められる。手術合併症を抑えて周術期死亡率を低くするためには，画像評価に基づいた的確な手術計画と周術期管理が重要である。本節では，副腎切除術を成功に導くための要点について解説する。

解剖

副腎は後腹膜腔内に存在する後腹膜臓器で左右腎臓の頭内側に位置し，副腎腹側を横隔腹静脈，背側を横隔腹動脈が走行している。腹大動脈，腎動脈，前腸間膜動脈，後横隔動脈などの小さな分岐から豊富な血液供給を受けている。副腎からの静脈血は副腎静脈へ流れるが左右で終止は異なり，右側では直接後大静脈へつながるが，左側では左腎静脈を介して後大静脈へ入る。悪性腫瘍の副腎皮質腺癌や褐色細胞腫は腎静脈，横隔腹静脈，後大静脈へ浸潤する（腫瘍栓の形成）ことがある。

副腎は外側の皮質と内側の髄質から構成され，皮質は中胚葉性腹腔上皮（中皮）の局所増殖，髄質は神経堤（外胚葉性細胞）の浸潤・増殖により形成される。副腎皮質は外側から内側に向けて球状帯，束状帯，網状帯の３層構造を呈し（**図 4-5-1**），球状帯ではミネラルコルチコイド（アルドステロン），束状帯ではグルココルチコイド（コルチゾール），網状帯では副腎アンドロゲン（雄性ホルモン）などのステロイドホルモンが産生される。これに対して，副腎髄質ではアドレナリン，ノルアドレナリンといったカテコラミンが産生される。

術前管理

術前アプローチ

副腎腫瘍は，内分泌学的検査でホルモンの過剰産生を認める機能性腫瘍と，ホルモンの過剰産生を認めない非機能性腫瘍に大別される。

副腎皮質腫瘍

副腎皮質の機能性腫瘍と非機能性腫瘍では，手術実施までのアプローチが異なる。非機能性腫瘍では通常，術前治療は必要としないが，機能性腫瘍は術前治療が必要となる。

機能性腫瘍では，束状帯の機能亢進により高コルチゾール血症が生じ，多飲多尿，多食，腹囲膨満，脱毛，虚弱，パンティングなどの臨床徴候の発現（クッシング症候群）が一般的に認められる。また，コルチゾールは免疫抑制作用による易感染，凝固亢進作用による血栓塞栓症，創傷治癒抑制作用による癒合不全のリスクの増加や高血圧，高血糖などを起こす。副腎切除術では様々な周術期合併症が生じることがあり，重篤な合併症はときに致命的なものとなる。したがって，高コルチゾール血症が認められる場合，周術期合併症の発現リスクを減らすため，術前にトリロスタンによる内科的治療を行う。トリロスタン投与開始２週間後に副腎皮質刺激ホルモン（ACTH）刺激試験を行い，高コルチゾール血症の改善が認められた場合は副腎腫瘍の切除を計画する。

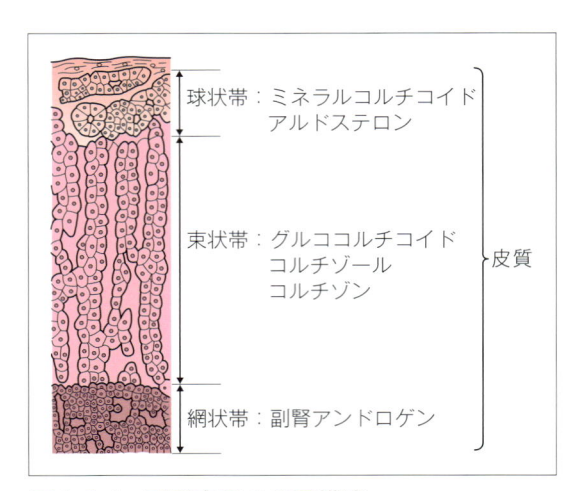

図 4-5-1. 副腎皮質の３層構造
外層より球状帯，束状帯，網状帯と呼ばれる。

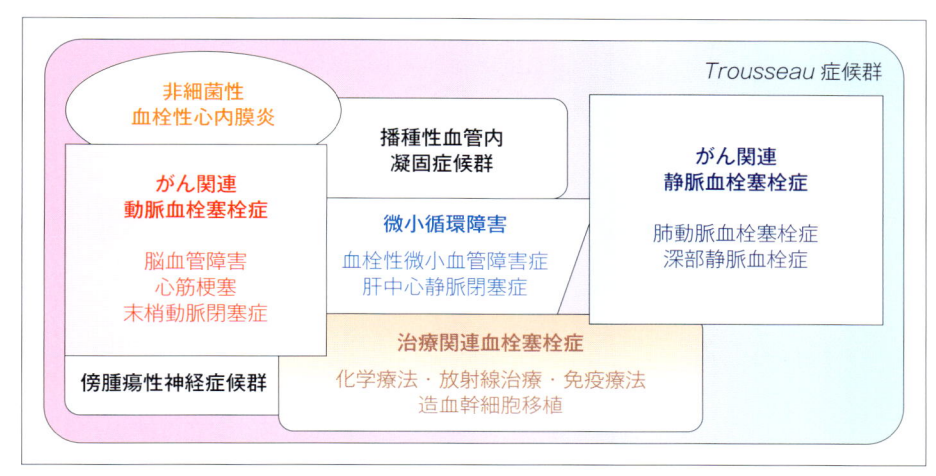

図 4-5-2. 医療におけるがんに合併する血栓症：がん関連性血栓症（CAT）
文献4より引用・改変

球状帯の機能亢進ではアルドステロンの過剰分泌による高血圧や，低カリウム血症（K 尿中排泄の促進）が認められることがある。高アルドステロン血症による臨床徴候の発現が認められる場合には，スピロノラクトンなどのアルドステロン拮抗薬を使用する。アルドステロン拮抗薬は，腎臓の遠位尿細管のミネラルコルチコイド受容体に拮抗的に作用し，アルドステロンのはたらきを阻害することで Na 排泄を促し，降圧作用をもたらす効果がある。K の排泄が抑制されるため，アルドステロン拮抗薬を使用する場合には高カリウム血症に注意して，定期的に電解質をモニタリングする。

副腎髄質腫瘍

副腎髄質では褐色細胞腫が発生し，アドレナリンやノルアドレナリンなどのカテコラミン産生に伴い，食欲不振，嘔吐，パンティング，呼吸困難，多飲多尿，虚脱，頻脈や徐脈，高血圧や低血圧，高血糖などの様々な臨床徴候が発現する。術前に実施する CT 検査では，体位変換の際の物理的刺激で褐色細胞腫からカテコラミンが放出されると，心拍数や血圧に急激な変化が認められることがある。尿中ノルメタネフリン濃度の高値など，術前検査で褐色細胞腫が疑われ高血圧を呈する症例に対して，術前にα遮断薬（フェノキシベンザミンなど）が使用されている。Herrera らは褐色細胞腫の犬 48 頭のうち 23 頭で術前にフェノキシベンザミンを使用して治療したところ，周術期死亡率は未治療群では 48%（12/25 頭）であったのに対して，治療群では 13%（3/23 頭）に有意に減少した（$P=0.014$）

と報告している[1]。しかしながら，この研究では術前のフェノキシベンザミンの使用で死亡率が減少する理由は，明らかにはならなかった。

褐色細胞腫に対するα遮断薬の有用性については疑問視されている。Enright らは褐色細胞腫の犬 53 頭で術前のα遮断薬使用の短期的および長期的生存に及ぼす影響について研究したが，α遮断薬の使用の有無で周術期死亡率に有意差は認められなかった（$P=0.68$）と報告している[2]。同様に，Piegols らは原発性副腎腫瘍の治療として片側副腎切除を実施した犬 302 頭で退院までの死亡に影響を与えるリスク因子について研究し，その中で褐色細胞腫の犬は 107 頭含まれ，フェノキシベンザミンによる術前治療と周術期死亡率の低下の関連はみられなかった（$P=0.730$）[3]。このように褐色細胞腫に対するα遮断薬の術前治療の有用性は示されていないことから，筆者は褐色細胞腫が疑われる副腎腫瘍の切除時にフェノキシベンザミンによる術前治療は実施しておらず，褐色細胞腫と診断されて周術期に死亡した犬の経験は 1 頭のみである。その死因は播種性血管内凝固症候群（DIC）で，術前および術後に測定した血中アドレナリン・ノルアドレナリン濃度は顕著な高値を示していた。

血栓塞栓症

副腎皮質機能亢進症などでは血栓塞栓症のリスクが高まり，ときに術前の造影 CT 検査で血栓が発見されることがある。医療ではがん関連性血栓症（cancer-associated thrombosis：CAT）の要因として**図 4-5-2**が知られている[4]。CAT で最も頻度が高く重要な血栓

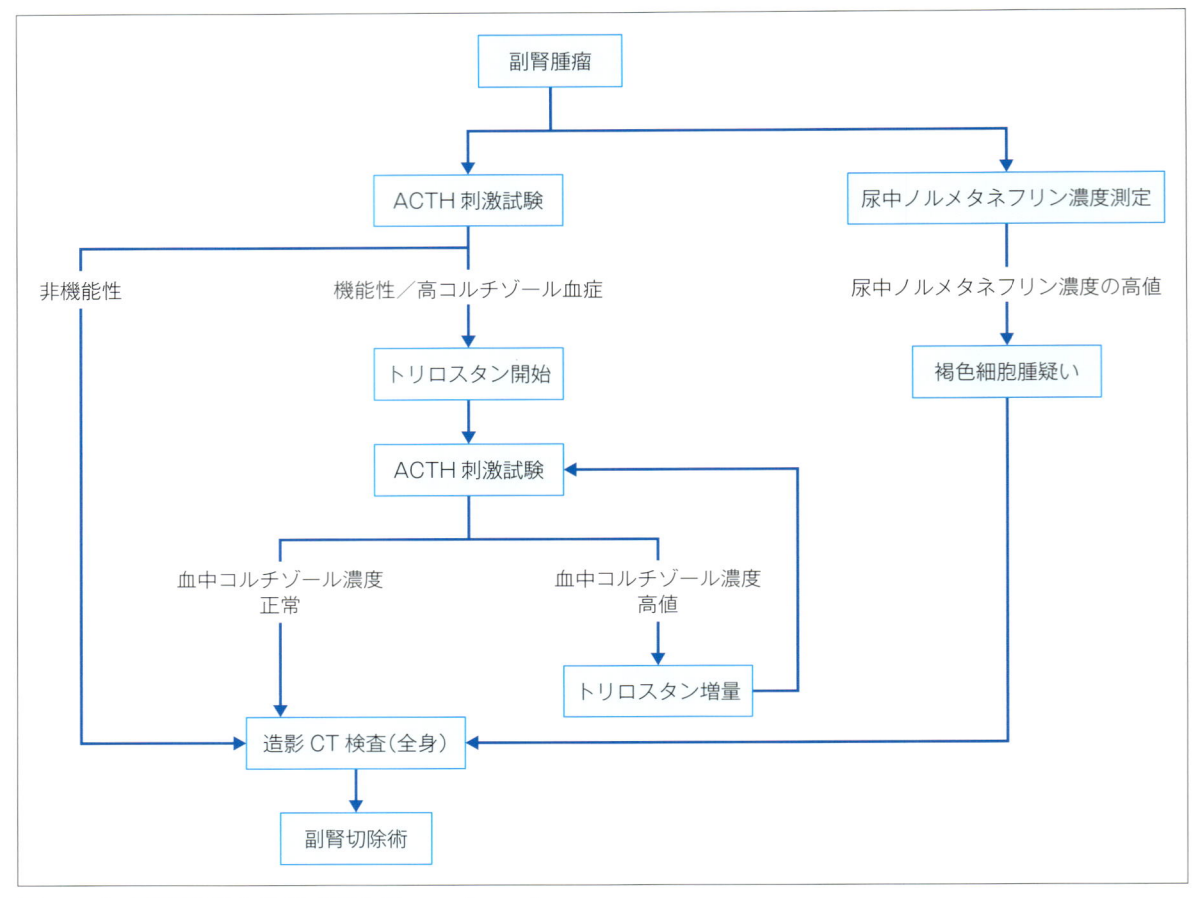

図 4-5-3. 副腎腫瘍の外科手術のフローチャート

症はがん関連静脈血栓塞栓症（cancer-associated venous thromboembolism：CAVT）で，外科手術や化学療法といったがん治療に関連した血栓症がCAVTの増加に影響し，がんの進行と血栓症には密接な関係がある[4]。予防的抗血栓療法は血栓形成評価リスク評価ツールを用いて血栓発症リスクを層別化し，その適応が決定されている。しかしながら，獣医療ではがん症例における術前および術後の抗血栓療法の有用性についてはよく分かっていない。そのため，筆者は副腎腫瘍の症例で術前および周術期の抗血栓療法は実施していない。

副腎腫瘍に対する術前アプローチは**図 4-5-3**のとおりである。

術前のチェックポイント

①腫瘍サイズとアプローチ法の選択

副腎腫瘍のアプローチ法には，腹部正中切開アプローチ（左右），肋間アプローチ（右のみ）[5]や腹腔鏡下アプローチ（左右）[6-9]がある。本節では多くの症例で選択される術式である腹部正中切開アプローチについて解説する。

一般的に腫瘍サイズが小さいものより大きいものでは，手術リスクは増加する。腫瘍サイズが大きいものでは，腹部正中切開のみでは十分な術視野や剥離操作のスペースの確保が難しいことがある。また，副腎腫瘍が腎臓の背側へ伸展して腎臓と癒着したり，腎静脈との分離が困難な場合には，腎臓の切除が必要となることがある。このような場合には，腹壁に横切開を加えることで，副腎腫瘍の背側へのアプローチや腎臓の切除の際に，腎臓周囲の剥離が容易となる。さらに，横隔腹静脈を確保する際に後大静脈と副腎腫瘍との間でスペースが確保でき，血管確保の際に安全にミクスター鉗子を挿入できる。

副腎腫瘍の切除では手術準備の段階で患側の十分に広範囲の剃毛・消毒とドレーピングを行い，腹壁横切開に対応できるようにしておく。

②腫瘍栓および血栓塞栓症の評価

副腎皮質腺癌や褐色細胞腫では，腎静脈，横隔腹静

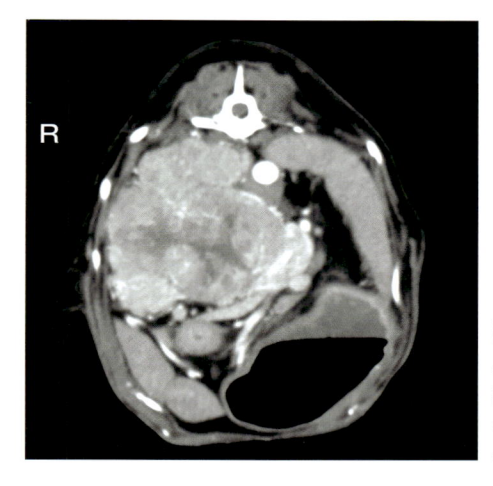

図 4-5-4. 手術不適応と診断した右副腎腫瘍の CT 画像

キャバリア・キング・チャールズ・スパニエル，9 歳 5 カ月齢，去勢雄。
67×70 mm の非機能性副腎腫瘍。横隔腹静脈から後大静脈への腫瘍栓の浸潤を認め，後大静脈は腫瘍により拡張し，広範囲にわたり血管壁と腫瘍の境界は不明瞭であった。分子標的治療薬を含む内科的治療により，1,176 日生存した。

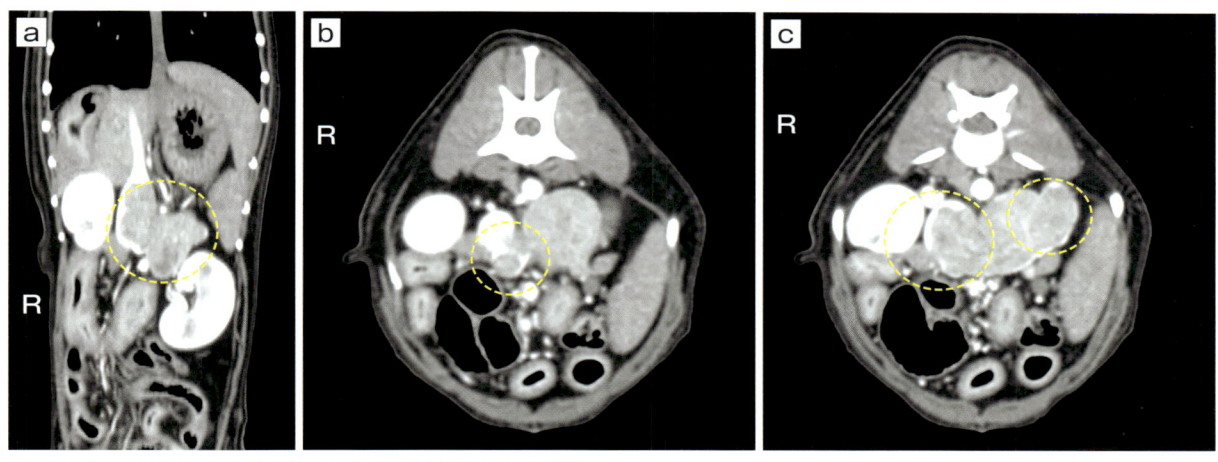

図 4-5-5. 手術適応と診断した左副腎腫瘍の CT 画像

シー・ズー，11 歳 7 カ月齢，避妊雌。
a：背断像　b，c：横断像
22×34×23 mm の非機能性左副腎腫瘍。後大静脈内腫瘍栓は 20×14×25 mm，横隔腹静脈内腫瘍栓は 16×10×10 mm であった。横隔腹静脈および左腎静脈より後大静脈へ浸潤した腫瘍栓（破線）を認め，後大静脈は拡張していた。横隔腹静脈切開または後大静脈切開で切除可能と診断したが，飼い主は分子標的治療薬による内科的治療を希望したため，外科手術に至らなかった。

脈や後大静脈への腫瘍栓の浸潤を認めることがある。腫瘍栓はときに右心房まで到達することがあり，術前に超音波検査や造影 CT 検査で腫瘍栓の有無を評価する。腫瘍栓の腹部超音波検査による検出の感度と特異度はそれぞれ 80 ％と 90 ％で[10]，造影 CT 検査による検出の感度と特異度はそれぞれ 92％と 100％と報告されている[11]。副腎皮質腺癌の血管浸潤は 11～21.5％であるのに対し[1,11-14]，褐色細胞腫の血管浸潤は 15～55％と[1,10,14-17]，副腎皮質腫瘍より褐色細胞腫の方が後大静脈へ浸潤する傾向があるが，左右差は認められていない[10]。腫瘍栓は，横隔腹静脈切開または後大静脈切開で除去が可能で，腫瘍栓の浸潤範囲が広範囲なことは必ずしも切除不能と判断されるものではないが，肝門部を越えた広範囲の腫瘍栓の浸潤を認めた犬は，肝門部を越えた浸潤を認めない犬にくらべて短期

的死亡率（14 日以内）が 4 倍以上高かったと報告されている[18]。横隔腹静脈から後大静脈へ浸潤した腫瘍栓は横隔腹静脈切開のみで切除可能であり[19]，実際に筆者はこのような腫瘍栓を，これまで後大静脈切開をせずに除去している。

外科手術実施の可否については造影 CT 検査を実施して評価を行う（**図 4-5-4，4-5-5**）。後大静脈への腫瘍栓以外に門脈血栓などを併発している症例もいるため注意が必要である。**図 4-5-6** は急性の元気消失，虚弱を認めてホームドクターを受診したところ，腹腔内出血が認められた右副腎皮質腺癌の症例である。当院で実施した造影 CT 検査では，後大静脈浸潤による腫瘍栓は認められなかったが，門脈本幹に血栓が認められた。静脈血栓に対してはリバーロキサバンの使用により血栓の溶解も期待できるが，副腎腫瘍からの再出

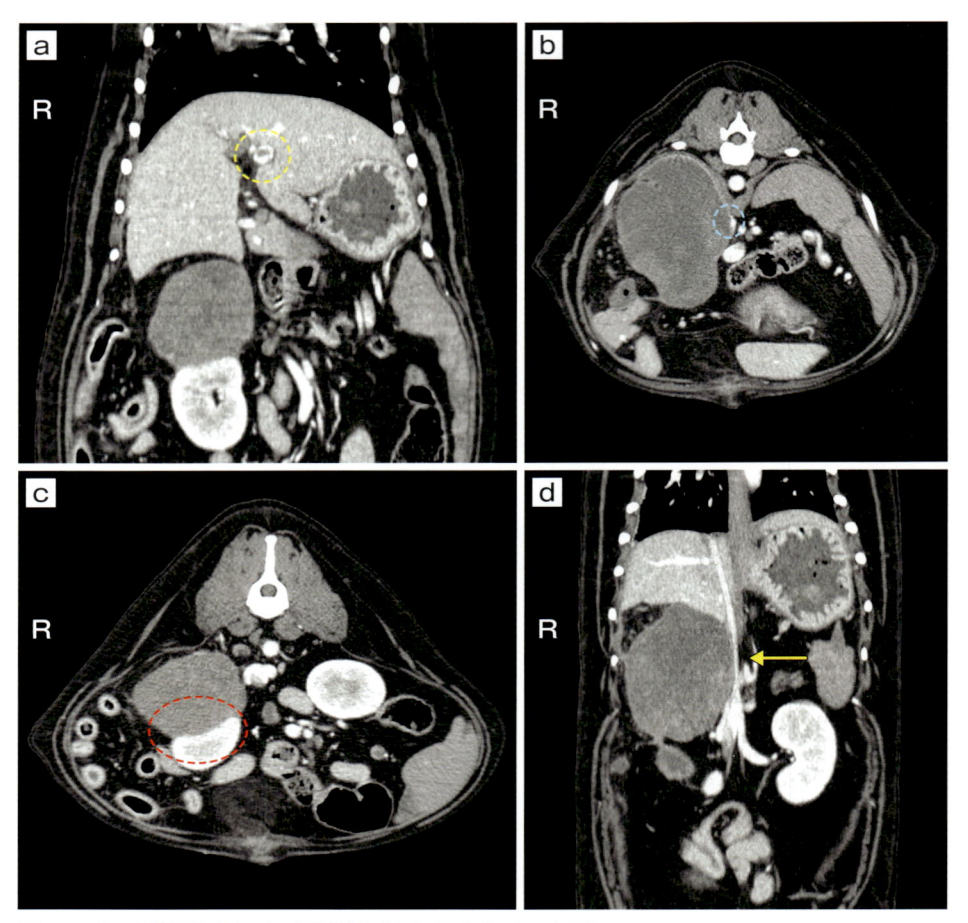

図 4-5-6.　副腎腫瘍による門脈血栓を認めた CT 画像

ゴールデン・レトリーバー，8 歳 6 カ月齢，避妊雌。
a：造影 CT 背断像。門脈本幹に血栓（黄破線）が認められた。
b：造影 CT 横断像（横隔腹静脈レベル）。
c：造影 CT 横断像（腎臓レベル）。
d：造影 CT 背断像。
100×82×101 mm の非機能性右副腎皮質腺癌。右腎臓は右副腎腫瘍により腹側へ圧迫されていた
（赤破線）ため，腹部正中切開アプローチのみでは右副腎腫瘍背側面の剥離が困難であった。後大静
脈（青破線，矢印）は腫瘍により広範囲で圧排され，横隔腹静脈が判別できなかった。

血が懸念されたため術前に抗血栓療法は行わなかっ
た。横隔腹静脈は巨大な腫瘍で重度に圧排されていた
ため（**図 4-5-6b〜d**）血管確保の際に出血のおそれが
あったが，腹壁横切開を加えて副腎腫瘍と後大静脈の
間にスペースを確保することができた。本症例では横
隔膜や右腎臓への強固な癒着を認めたことから，横隔
膜の部分切除と右腎臓切除が必要であった（**図 4-5-7**）。

　腫瘍栓の除去の際には血行遮断が必要で，ルーメル
ターニケットを使用する（**図 4-5-8**）[20]。**図 4-5-9** は左
右副腎，左右横隔腹静脈，左右腎臓，左右腎静脈およ
び後大静脈と大動脈の位置を表したものである[21]。遮
断部位は，副腎腫瘍が右副腎か左副腎か，また腫瘍栓
の浸潤範囲により異なる。右副腎腫瘍による後大静脈
への腫瘍栓では，頭側は腫瘍栓の前方，尾側は右横隔

腹静脈〜右腎静脈間の後大静脈（**図 4-5-9b**），左副腎
腫瘍による後大静脈への腫瘍栓では，頭側は右横隔腹
静脈合流部より尾側の後大静脈，尾側は左右腎静脈な
らびにその合流部の尾側の後大静脈にルーメルターニ
ケットを設置する（**図 4-5-9c**）。後大静脈遮断時間
は，健常犬を用いた実験において 8 分間まで安全であ
ると報告されている[22]。

　ターニケットなどで血行遮断を行った後に横隔腹静
脈または後大静脈にマイクロメスで切開を加え，腫瘍
栓を除去する。横隔腹静脈から後大静脈内の腫瘍栓の
除去が可能であった場合は，横隔腹静脈は吸収性縫合
糸で 2 重結紮し，腫瘍とともに切除する（**図 4-5-10〜
4-5-13**）。後大静脈切開を実施した場合は，逆流を防
ぐために部分的にサテンスキー血管鉗子などで遮断

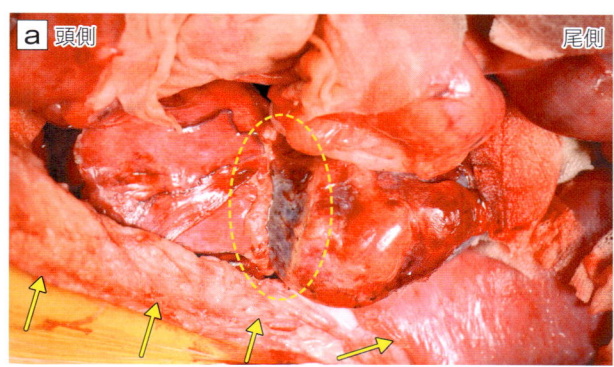

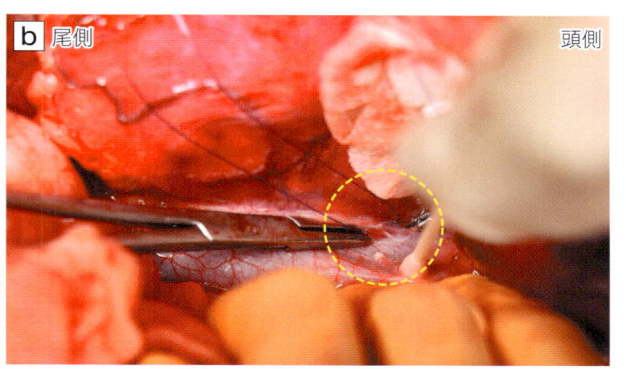

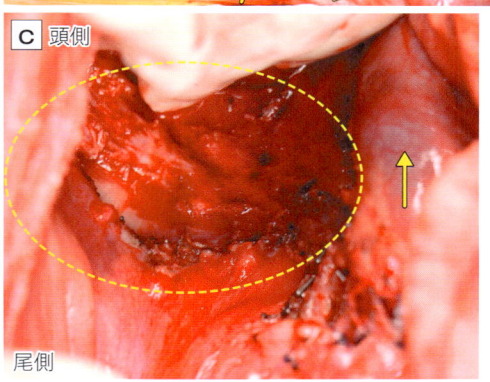

図 4-5-7. 横隔膜の部分切除および右腎臓切除

図 4-5-6 と同一症例。

a：腹壁横切開後。右腎臓は右副腎腫瘍により腹側へ圧迫されていた。腹壁横切開を加え（矢印），術視野と手術操作スペースを確保した。腫瘍との境界は不明瞭（破線）で分離は困難なため，腎臓は腫瘍とともに一括切除した。

b：横隔腹静脈（破線）は腫瘍により後大静脈とともに圧排されていた。

c：右副腎腫瘍切除後。腫瘍を癒着していた横隔膜と壁側腹膜の一部（破線）とともに切除した。後大静脈（矢印）の圧排が解除されていた。

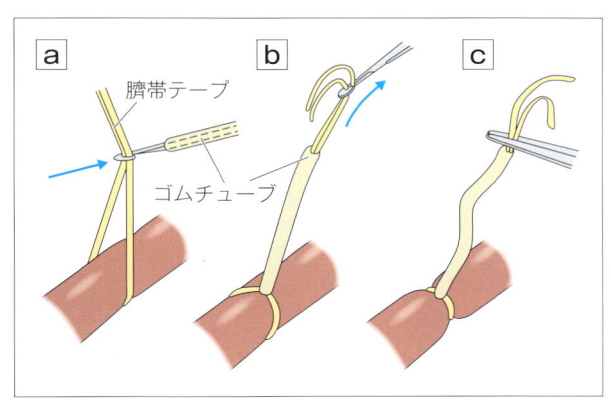

図 4-5-8. ルーメルターニケット

a：血管を圧迫して出血を抑えるため，ゴムチューブ内に金属製の鈍性フックまたはループ状の軟性ワイヤーを通したターニケット（止血帯）を使用する。血管周囲に臍帯テープを通した後にフックまたは軟性ワイヤーループを介して臍帯テープをゴムチューブ内に引き込む。

b：ゴムチューブを臍帯テープに沿って血管側へ押し込むことでゴムチューブ内の臍帯テープに張力が加わり，目的とする血管がゴムチューブで圧迫・止血される。

c：ゴムチューブ端の臍帯テープを鉗子で把持することで，圧迫・止血が維持される。

文献 20 より引用・改変

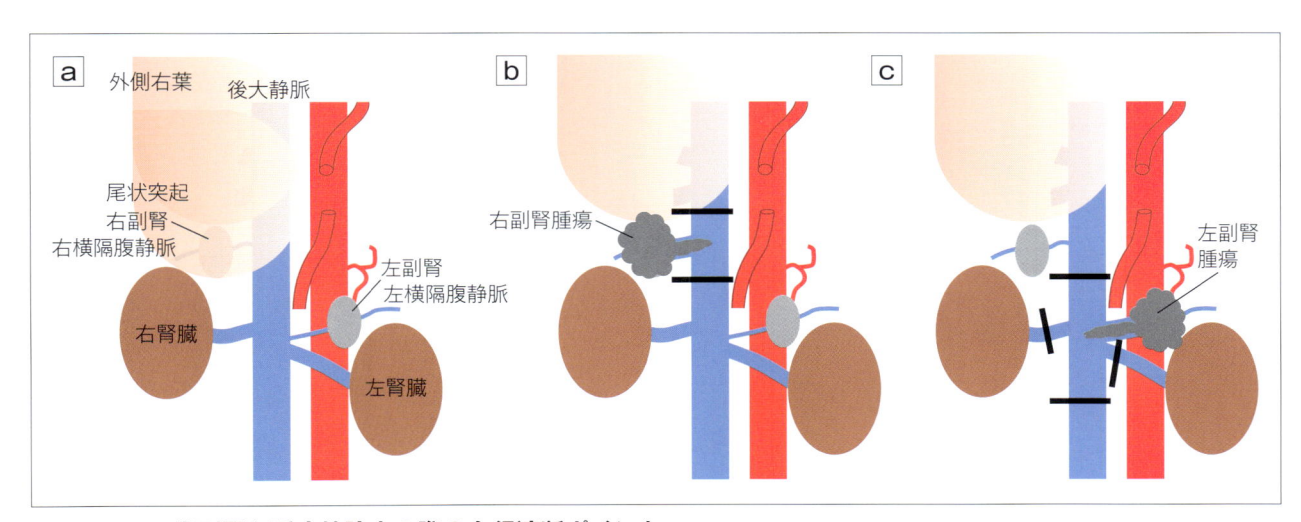

図 4-5-9. 正常副腎と腫瘍栓除去の際の血行遮断ポイント

a：正常解剖　b：右副腎腫瘍の腫瘍栓　c：左副腎腫瘍の腫瘍栓

文献 21 より引用・改変

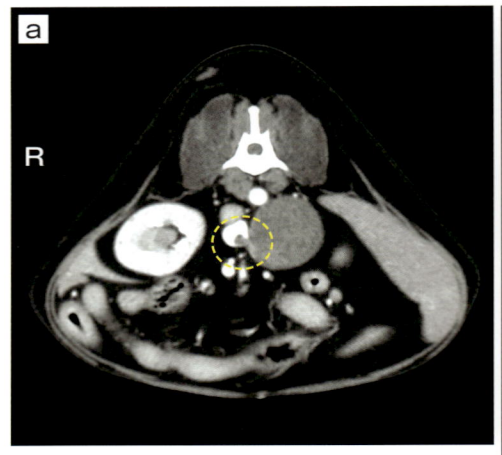
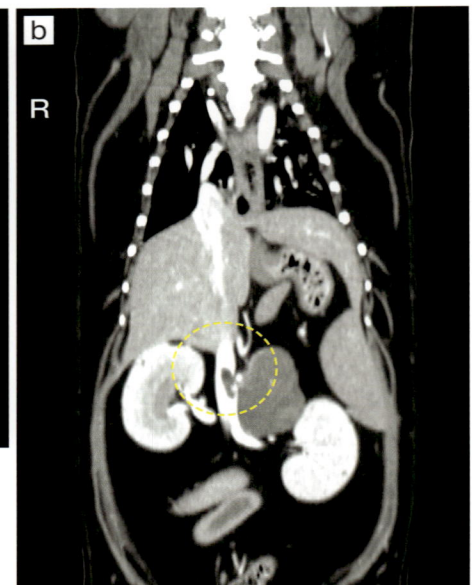

図 4-5-10. 後大静脈の腫瘍栓を認めた CT 画像 1

ミニチュア・ダックスフンド，11 歳 2 カ月齢，避妊雌。
a：造影 CT 横断像　b：造影 CT 背断像
27×32×86 mm の機能性副腎皮質腺癌。後大静脈内の腫瘍栓（破線）が認められた。

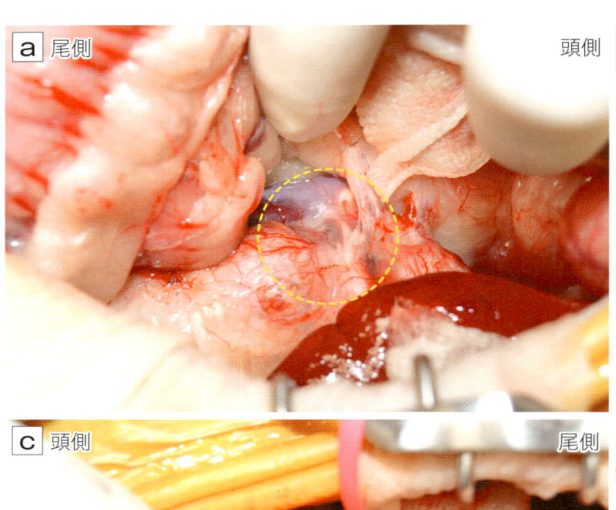
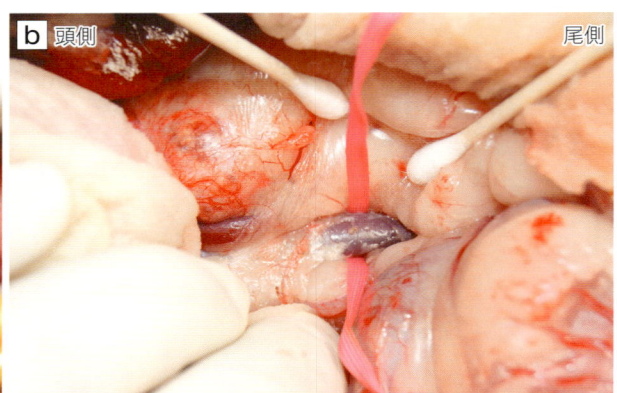
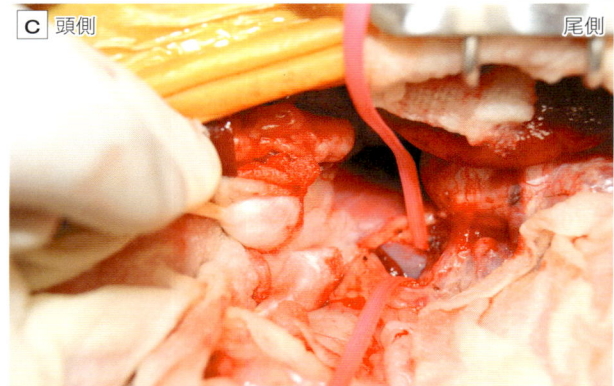
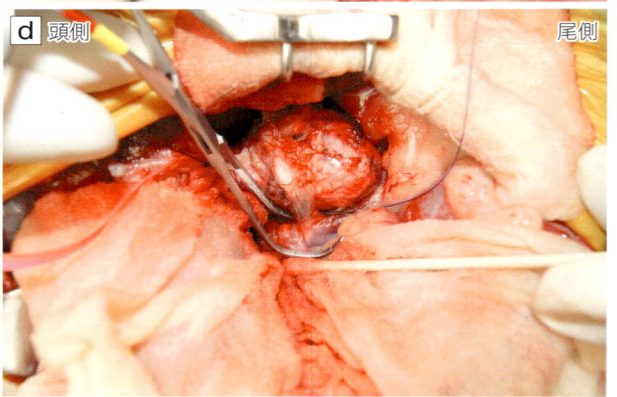
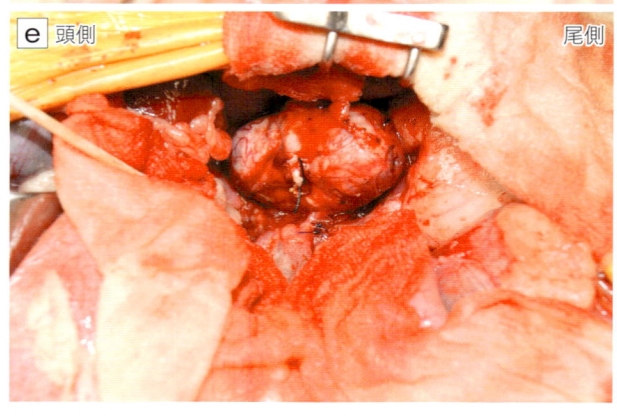

図 4-5-11. 横隔腹静脈からの後大静脈内の腫瘍栓の除去 1

図 4-5-10 と同一症例。
a：横隔腹静脈から後大静脈へ浸潤する腫瘍栓（破線）がみられた。
b：尾側の後大静脈に臍帯テープをかけて血管確保を行った。
c：右腎静脈尾側で後大静脈に臍帯テープをかけて血管確保を行った。
d：左腎静脈を越えて後大静脈へ腫瘍栓が浸潤していたため，横隔腹静脈切開で腫瘍栓を取り除いた後に横隔腹静脈－腎静脈流入部にサテンスキー血管鉗子をかけて血行遮断した。
e：横隔腹静脈切開部から腫瘍栓を引き抜いた後に吸収性縫合糸で結紮・切離した。

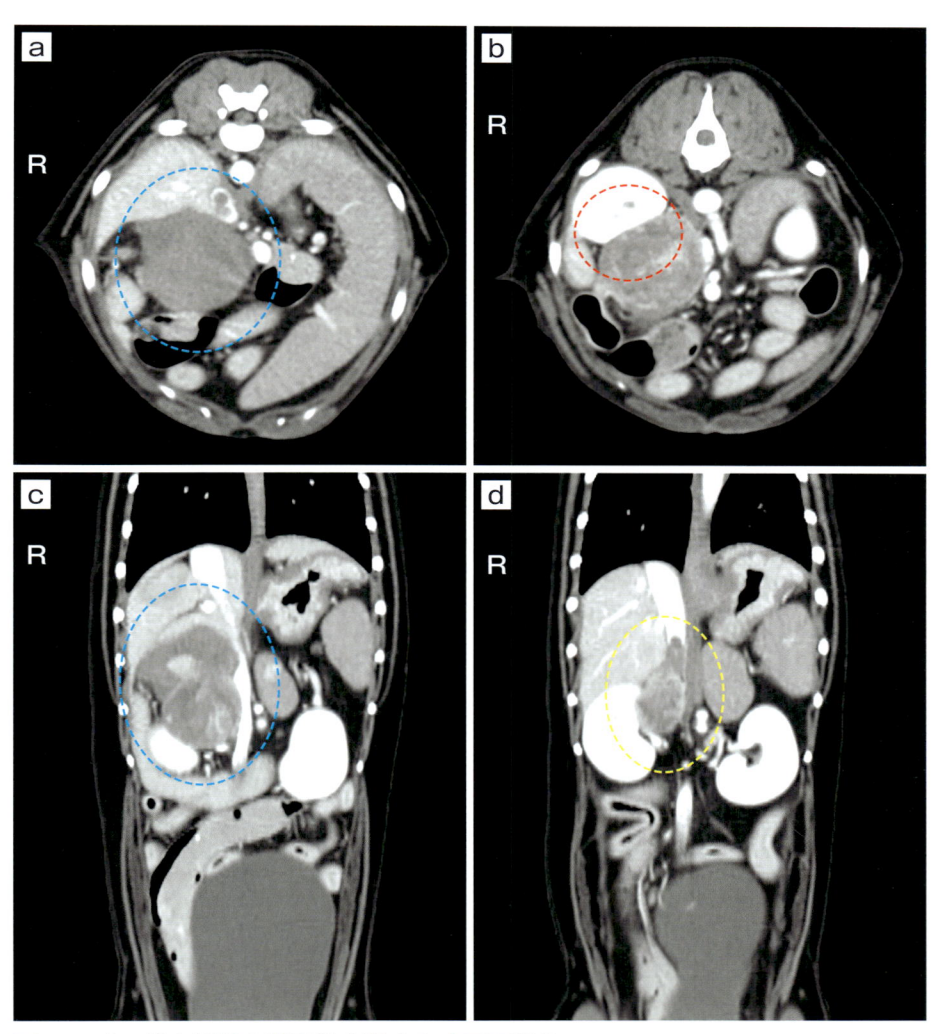

図 4-5-12. 後大静脈の腫瘍栓を認めた CT 画像 2

柴，11 歳 8 カ月齢，避妊雌。
a，b：造影 CT 横断像　　c，d：造影 CT 背断像
47×43×50 mm の非機能性副腎皮質腺癌。右副腎腫瘍は右腎臓を圧迫し（赤破線），後大静脈内の
腫瘍栓（黄破線）と腫瘍周囲における後腹膜出血（青破線）を認めた。

し，血管径に応じた非吸収性縫合糸で連続縫合して閉
創する。サテンスキー血管鉗子を外して血行遮断を解
除し，縫合部からの出血の有無を確認して出血が多い
場合には縫合を追加する。

　2024 年現在までのところ，獣医療における血栓予
防の種類と期間に関するガイドラインはないが，静脈
血栓塞栓症のリスクが高まることから機能性副腎腫瘍
の切除[10]や後大静脈切開を実施した症例[23]で，手術中
と術後に一定期間のヘパリン投与を実施している報告
もある。しかしながら，血栓予防の有無による転帰の
評価や，副腎腫瘍の犬における凝固亢進状態を明確に
証明した研究はない。そのため，筆者は血行遮断を行
う症例では，血行遮断の 5 分前にヘパリン 100 単位/
kg の単回静脈内投与のみを実施し，術後の抗血栓療

法は行っていない。

③腎臓切除術の可能性の評価

　副腎腫瘍ではときに腎臓被膜への腫瘍の浸潤，腎静
脈への腫瘍栓の浸潤や，腫瘍が腎静脈を圧排して分離
ができないなどの理由により腎臓の温存が困難とな
り，副腎腫瘍とともに腎臓の切除が必要なことがあ
る。副腎切除術の際の腎臓切除術の実施が予後に与え
る影響については，予後に影響したというものや[3,16]，
予後に影響はなかったとする報告もあり[24]，明確に示
されていない。しかしながら，腎臓切除術を実施した
際には残存腎機能が減少するため，筆者は術前の画像
検査で腎臓切除術の併用の可能性を評価し，腎臓（**図
4-5-14**）や腎静脈（**図 4-5-15，4-5-16**）との分離が困難
な場合を除き，腎臓の温存を図っている。

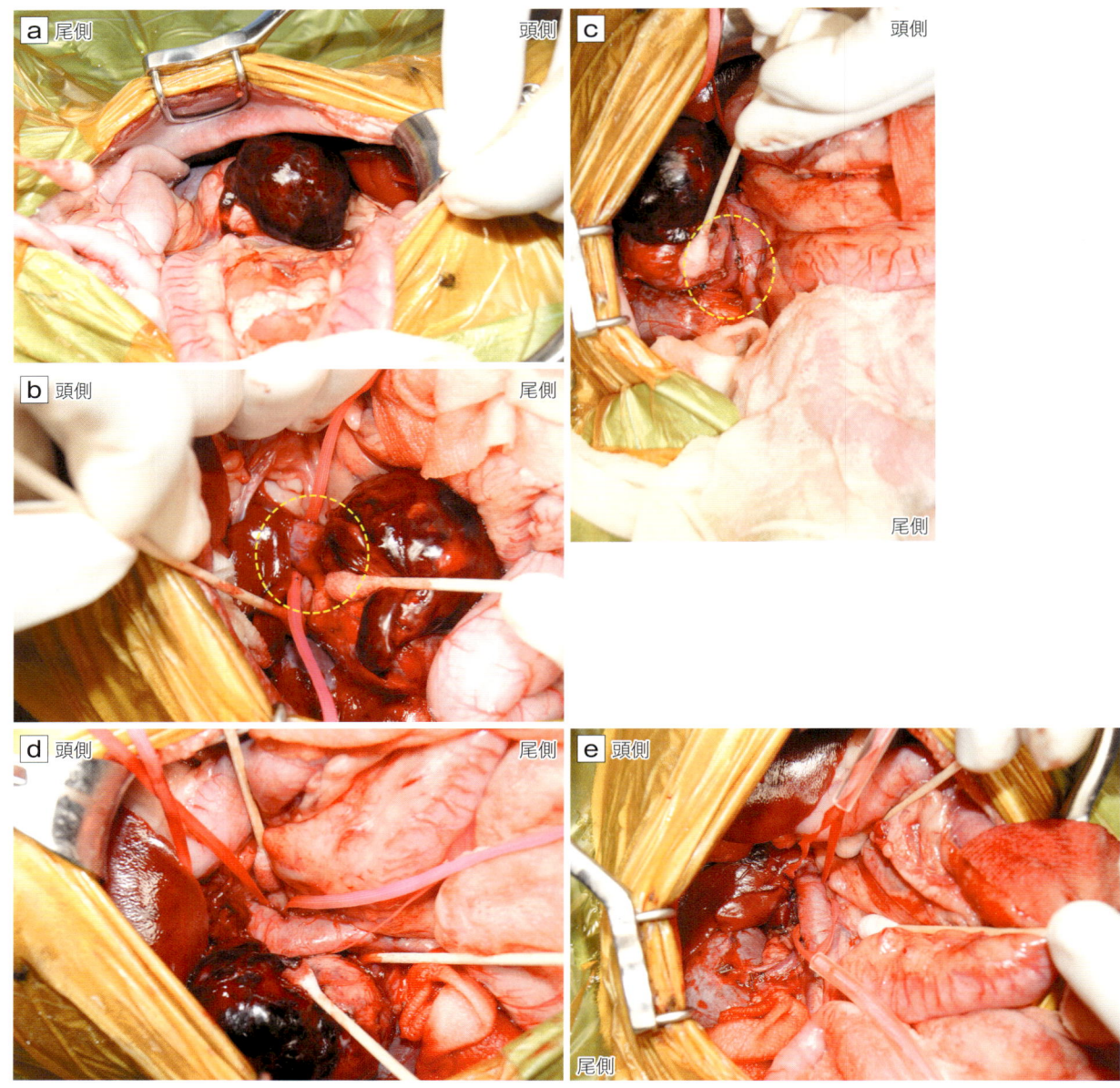

図 4-5-13. 横隔腹静脈からの後大静脈内の腫瘍栓の除去2

図 4-5-12 と同一症例。
a：開腹すると後腹膜腔に血腫が認められた。
b：後大静脈へ浸潤する白色の腫瘍栓が認められた。腫瘍栓の頭側に臍帯テープをかけて後大静脈を確保した（破線）。
c：右副腎腫瘍は後大静脈を圧迫し，右腎静脈との癒着が認められた（破線）。
d：右腎静脈頭側に臍帯テープをかけて後大静脈を確保した。
e：後大静脈内の腫瘍栓は前後の後大静脈にターニケットをかけて血行遮断し，横隔腹静脈に切開を加えて腫瘍栓を引き抜いて除去した。

④血圧測定

　副腎腫瘍では術前に非機能性／機能性にかかわらず，非観血的血圧測定を行い高血圧の有無を評価する。副腎皮質腫瘍による高コルチゾール血症に関連する高血圧では，トリロスタンの使用で改善が認められることがある。前述のとおり，術前の α 遮断薬の使用では周術期死亡率に有意な差は認められていないため，筆者は腫瘍のタイプにかかわらず α 遮断薬の術前

投与を行っていない。

⑤輸血療法

　後大静脈の腫瘍栓除去のために後大静脈切開が必要で大量出血が予想される場合や，副腎腫瘍が破裂して後腹膜出血を伴う場合などに，輸血療法が必要となることがある。予定手術で術中に出血が予想される際には事前に血液型判定を行い，血液型の合う供血犬との交差適合試験（クロスマッチ）を実施しておく。供血犬

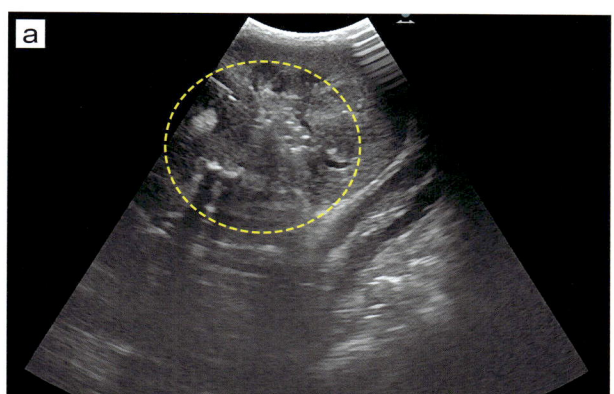
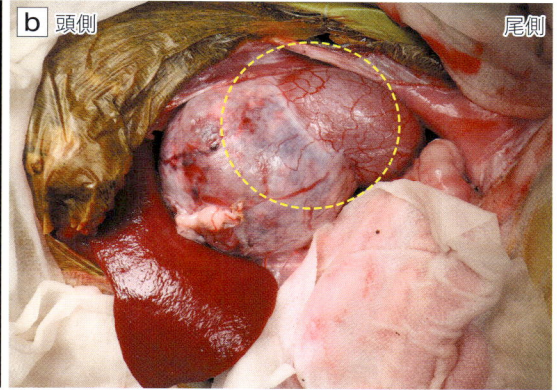
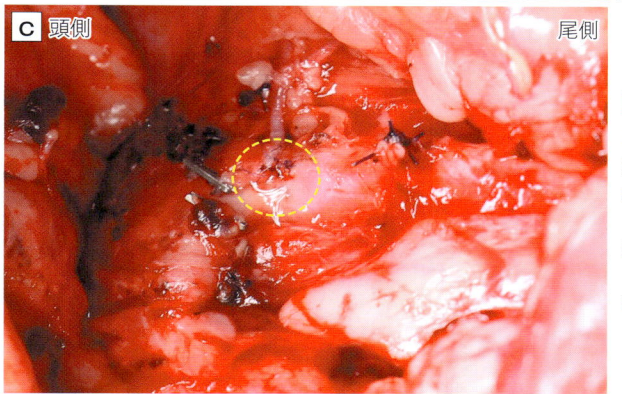

図 4-5-14. 副腎腫瘍と腎臓の一括切除

ミニチュア・ピンシャー，13 歳 3 カ月齢，避妊雌。
51×59 mm の非機能性副腎皮質腺癌。

a：術前の超音波検査では，左腎臓頭側面の左副腎腫瘍と
の境界は不明瞭（破線）であった。

b：副腎腫瘍は腎臓と癒着を認め（破線），腎臓の温存は困
難で一括切除が必要であった。

c：腫瘍切除の際に腹部大動脈から左副腎への動脈枝から
出血を認めた。サテンスキー血管鉗子で一時的に血行
遮断し，7-0 吸収性縫合糸で単純結節縫合を行い止血
した（破線）。

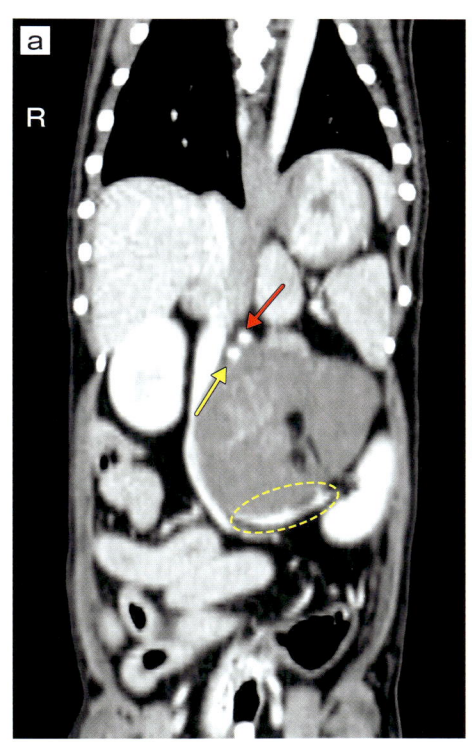
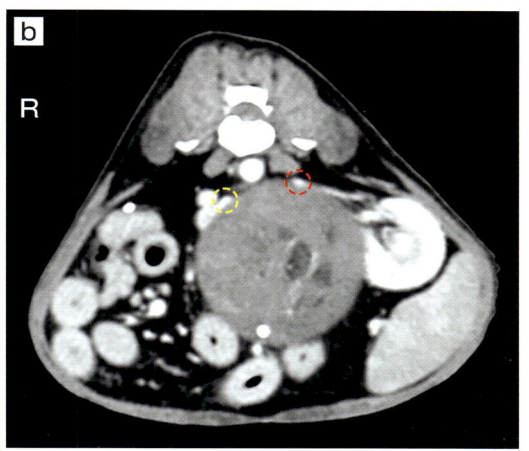

図 4-5-15. 腎静脈の圧迫を認めた CT 画像

ヨークシャー・テリア，12 歳 2 カ月齢，避妊雌。
46×54×54 mm の機能性副腎皮質腺腫／潜在的悪性。

a：造影 CT 背断像。腹腔動脈（赤矢印），前腸間膜動
脈（黄矢印），腎静脈（破線）は左副腎腫瘍により圧
迫されていた。

b：造影 CT 横断像。腎動脈（赤破線）と腎静脈（黄破
線）は腫瘍により圧迫されていた。

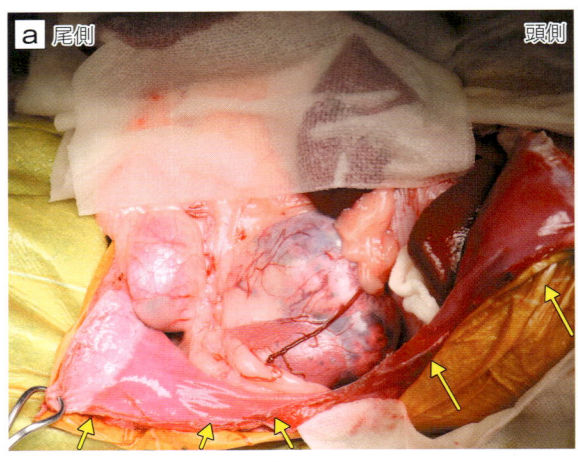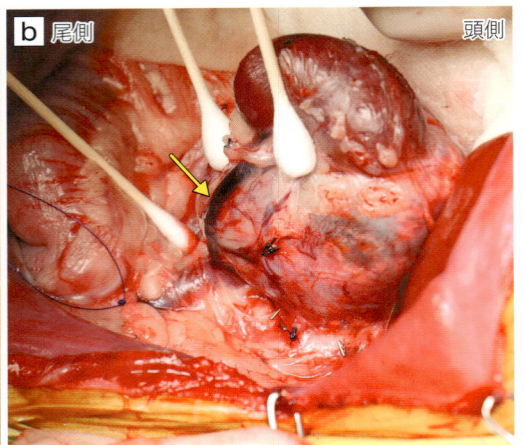

図 4-5-16. 腎静脈の圧排

図 4-5-15 と同一症例。
a：術視野と手術操作スペースを確保するために腹壁横切開を加えている（矢印）。腫瘍の癒着により腎動脈および腎
　静脈の視認は困難であった。
b：腎静脈（矢印）は腫瘍により圧排され分離は困難であった。腎動脈は視認できなかった。

からの献血が得られず血液の準備ができないことがあるが，その際には貧血が認められなければ自己血輸血を行うため手術の2週間前に手術予定の症例から輸血バッグを使用して採血を行い，保存血として保管しておく。

手術器具

　副腎は後腹膜臓器であり後腹膜に覆われているため，後腹膜を切開して副腎を露出する必要があるが，副腎腫瘍への栄養血管は非常に豊富で多数の血管が存在する。また，腫瘍栓を認める場合には血行遮断が必要となることもある。下記の手術器具を用いて，良好な術視野と手術スペースの確保，開創，腫瘍剥離と丁寧な止血処置を行う。

・一般手術器具
・開創：バルフォア開創器，アーミーネイビーリトラクターなど
・止血：バイポーラ，マイクロバイポーラ，ヘモクリップ，吸収性縫合糸
・組織把持：ドベーキー型アドソン鑷子，マイクロ鑷子
・血管確保／組織剥離：ミクスター鉗子，滅菌綿棒
・血行遮断：ルーメルターニケット，ブルドック血管鉗子，サテンスキー血管鉗子
・横隔腹静脈，後大静脈切開：マイクロメス
・血管縫合：非吸収性縫合糸（血管径に応じて7-0, 8-0 など），拡大鏡や手術用顕微鏡

手術手技

手術準備

①麻酔導入

　プロポフォール5 mg/kg の静脈内投与による麻酔導入後に気管チューブを挿管し，イソフルランの吸入麻酔で麻酔維持を行って各種モニターを装着する。筆者の施設では，通常は自発呼吸ではなくベンチレーターを使用した人工呼吸管理を行っている。

　術中および術後の疼痛管理にはフェンタニル3～10 μg/kg/h の静脈内持続点滴を行う。また，予防的抗菌薬としてセファゾリン25 mg/kg の静脈内投与を行い，以降は2時間ごとに追加投与を行う。

　副腎腫瘍の切除では術中に急激な血圧の変動が生じることがある。そのため，観血的動脈血圧測定用に動脈ラインを確保する。なお，褐色細胞腫により高血圧が認められた際には，α遮断薬のフェントラミン（レギチーン®）の使用を検討する（詳細については他書を参照されたい）。

②剃毛・消毒・ドレーピング

　手術前室で剃毛を行い，手術室へ移動する。

　仰臥位で保定し，常法どおり術野の消毒とドレーピングを行う。皮膚常在菌からの感染を予防するため，皮膚切開用ドレープを使用する。

手術の手順

①皮膚切開〜術視野の確保

切皮の範囲は腫瘍のサイズにもよるが，通常は剣状突起から臍下部まで皮膚を切開し，腹部正中切開で開腹する。肝鎌状間膜は，小血管を腹膜付着部で電気メスを使用して焼烙しながら切除する。

副腎を露出し，手術操作の際の術野を確保するため空腸と脾臓を体腔外へ牽引し，乾燥を防ぐために湿らせたガーゼでこれらの臓器を覆う（図 4-5-17a）。

②副腎の露出

右副腎腫瘍の場合には，十二指腸を左側へ牽引して右副腎を露出する。不用意な膵臓の把持は術後の膵炎を誘発する可能性があるため，膵臓との接触は最小限に留める。

左副腎腫瘍の場合には結腸を右側へ牽引し，結腸と副腎間の間膜を切開して左副腎を露出する（図 4-5-17b）。

副腎腫瘍が大きい場合は，副腎背側面の術視野や剥離操作のスペースの確保が不十分なことがある。このような状況で副腎の剥離操作を進めると，副腎周囲の豊富な小血管からの出血を起こす原因となるため，腹壁横切開を加えて術視野と剥離操作のスペースを確保する。

③血管の処理

副腎の腹側面は後腹膜で覆われていて，左側では後腹膜下に横隔腹静脈が視認できる（図 4-5-17c）。後腹膜を切開し，小血管をバイポーラで焼烙しながら丁寧に副腎を周囲組織から剥離し，横隔腹静脈を確保する（図 4-5-17d）。横隔腹静脈は血管径に適した吸収性縫合糸で 2 重結紮し，切離する。

副腎静脈は右側では直接後大静脈へつながり，左側では左腎静脈を介して後大静脈へとつながる。血管径に適した吸収性縫合糸で 2 重結紮し，切離する（図 4-5-17e）。

さらに，前述のとおり副腎へは前腸間膜動脈などから細かな分岐が流入している。これらの小血管はバイポーラで焼烙して分離が可能であるが，ときに出血の原因となることから，筆者はヘモクリップを用いて小動脈の止血処置を確実に行いながら切離している。前腸間膜動脈を損傷させると出血のコントロールが難しく，腸管の血行不良を引き起こすため，左副腎の切除では注意が必要である。

切除した腫瘍は，腫瘍サイズを計測した後に写真を撮り記録する（図 4-5-17g）。

④デキサメタゾンの投与

副腎腫瘍切除後に，非機能性・機能性にかかわらずデキサメタゾン 0.1 mg/kg の単回静脈内投与を行う。

⑤止血の確認と組織生検

出血の有無を十分に確認し，必要に応じてバイポーラやヘモクリップで止血を行う（図 4-5-17f）。ウージング（滲出性出血）が認められる場合には，滅菌吸収性ゼラチンスポンジや血漿分画製剤（生理的組織接着剤）で止血することもある。

止血の確認後は，副腎周囲のリンパ節腫大や肝臓などへの遠隔転移の有無を確認し，遠隔転移が疑われる場合にはリンパ節切除や肝生検などを実施し，病理検査で転移の有無を評価する。

⑥閉創

手袋や使用した器具は交換する。ガーゼカウントを行った後に温かい生理食塩液で腹腔内洗浄を行い，常法どおり閉腹する。腹壁横切開を実施した際は，切開部のブピバカインの浸潤麻酔で疼痛管理を行う。

合併症と術後管理

術後管理

プレドニゾロンの投与

手術翌日は貧血や腎不全，電解質異常の有無などを確認するために血液検査（CBC，血液化学検査）とACTH 刺激試験を実施し，対側の副腎機能の評価を行う。ACTH 刺激試験後に水溶性プレドニン®（コハク酸プレドニゾロン）0.5 mg/kg の静脈内投与を 1 日 2 回，ACTH 刺激試験の検査結果が分かるまで継続する。血中コルチゾール濃度が正常であった場合は，プレドニゾロンは休薬する。血中コルチゾール濃度が低値の場合には同量で継続投与を行い，自力飲食が可能になれば経口プレドニゾロンへ変更する。

術後に一過性の低ナトリウム血症や高カリウム血症が認められることはあるが，両側の副腎切除を実施した場合を除き，ミネラルコルチコイドの補充が必要となることはまれである。手術から 2 週間後に再度ACTH 刺激試験を実施し，血中コルチゾール濃度の正常化が認められた場合は 2 週間かけてプレドニゾロンを漸減・休薬する。改善が認められない場合は同量

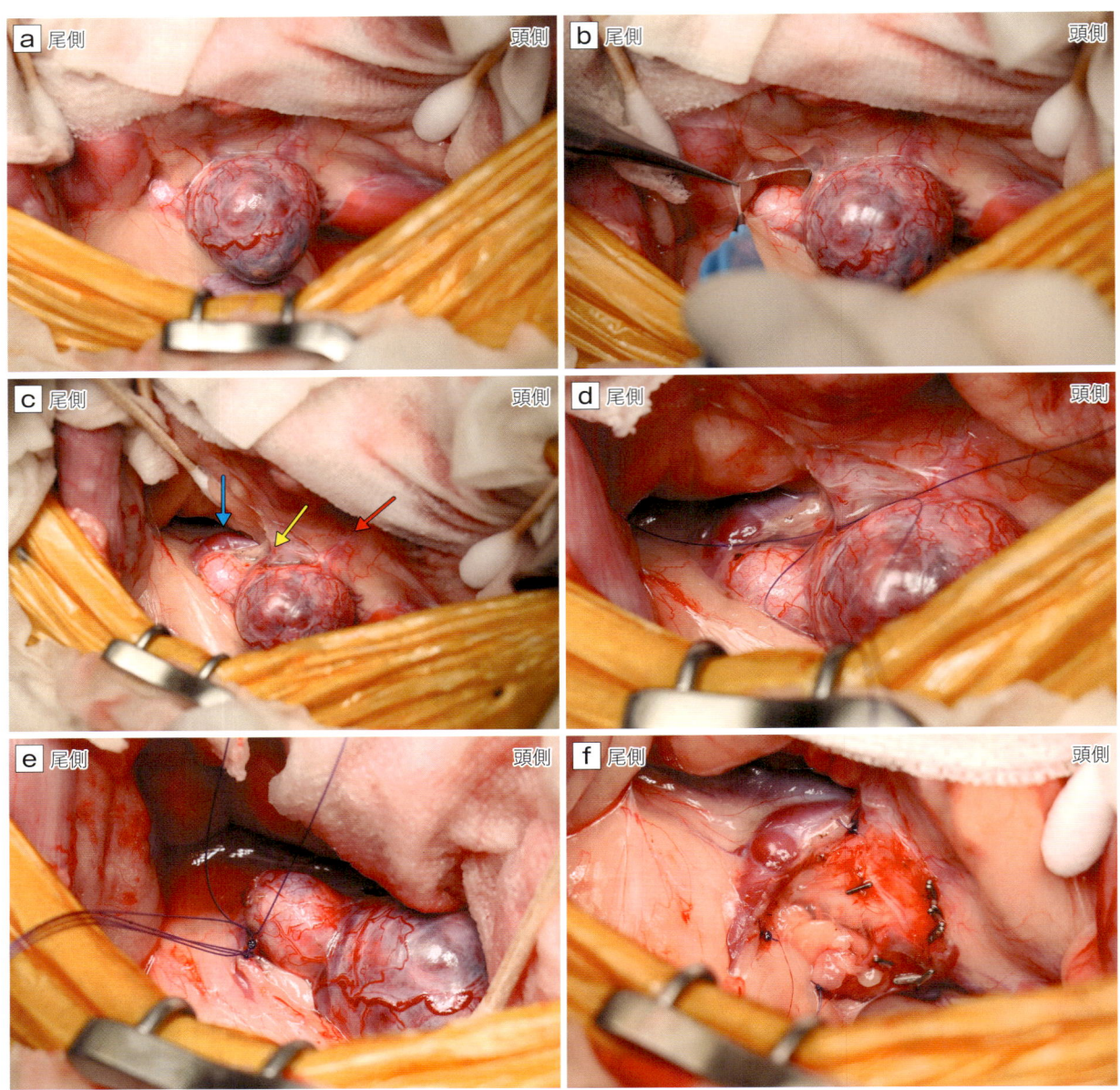

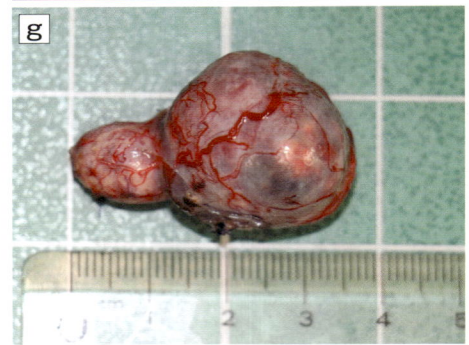

図 4-5-17. 副腎の手術手技

ミニチュア・ダックスフンド，10 歳 3 カ月齢，避妊雌。
25×28×15 mm の機能性副腎皮質腺癌。

a：機能性左副腎皮質腺癌の外観。小腸および脾臓を体腔外へ出し，結腸を牽引することで左副腎が良好に露出できる。

b：結腸と副腎間の間膜の小血管をバイポーラで丁寧に焼烙して切離すると，後腹膜に包まれた副腎や腎臓が視認できる。

c：左から腫瘍に圧迫されている左腎静脈（青矢印），中央に横隔腹静脈（黄矢印），右側に副腎と接した前腸間膜動脈（赤矢印）が視認できる。

d：横隔腹静脈を吸収性縫合糸で確保し，2 重結紮を行い切離する。

e：腎静脈へ流入する血管は吸収性縫合糸で 2 重結紮して切離することで，不用意な出血を回避する。

f：切除後。副腎へ流入する小動脈はバイポーラのみでの止血では術後出血の可能性があるため，ヘモクリップなどを使用して確実に止血する。腫瘍栓のない小さな副腎腫瘍では適切な止血処置を行うことで，出血なく切除が可能である。

g：切除した左側の機能性副腎皮質腺癌。

表 4-5-1.　周術期合併症

術中合併症	術後合併症
・出血	・出血
・高血圧または低血圧	・呼吸困難／低酸素血症／急性肺障害
・頻脈または徐脈	・誤嚥性肺炎
・心室細動／不整脈	・心室頻拍／不整脈
・心停止	・電解質異常
	・副腎皮質機能低下症
	・急性腎不全
	・膵炎
	・敗血症性腹膜炎
	・血栓塞栓症
	・多臓器不全
	・播種性血管内凝固症候群(DIC)
	・突然死

で継続投与とし，1～2カ月後にACTH刺激試験で副腎機能を再評価し，漸減を検討する。改善に乏しい場合には，筆者は3カ月ごとの術後検診の際に副腎機能の再評価を行っている。

両側副腎切除を実施した際には，急性の副腎皮質機能低下症が生じる。そのため術後は電解質，輸液量，尿量に注意して適切な補正を行い，低用量プレドニゾロン0.5～1.0 mg/kg/日とミネラルコルチコイド(ピバル酸デソキシコルチコステロン［DOCP］：2.2 mg/kg筋肉内投与／皮下投与 25日ごと，または酢酸フルドロコルチゾン［フロリネフ®］：0.01～0.02 mg/kg 経口投与 1日1～2回)で継続治療を行う。

疼痛管理

疼痛管理は，術後1～2日間はフェンタニル3 μg/kg/h の静脈内持続点滴とトラマドール5 mg/kg 1日2回の経口投与で行っている。トラマドールは疼痛反応の程度により術後7～14日まで継続する。

抗血栓療法

前述のとおり獣医療では，がん症例における術前および術後の抗血栓療法の有用性についてよく分かっていない。そのため，筆者は副腎腫瘍の症例で，術前および周術期の抗血栓療法は実施していない。

周術期合併症

副腎切除術での術中および術後の重篤な合併症として**表4-5-1**が報告されている[1-3, 10, 16, 18, 19, 23-28]。

周術期死亡率と生存期間，予後因子

副腎切除術の周術期死亡率は様々で，腫瘍のタイプ(副腎皮質腺腫，副腎皮質腺癌，褐色細胞腫など)，腫瘍栓の有無や範囲，腫瘍のサイズなど，各研究が対象とする組み入れ基準で大きく異なる。過去とくらべて近年の報告では，周術期死亡率は低下傾向にあり，術前のCT検査などの画像検査技術の向上，麻酔技術の進歩，外科手術技量の向上などが周術期死亡率の改善に寄与していると考えられる。筆者はこれまで，副腎腫瘍切除において術後の副腎クリーゼとDICの2頭のみ周術期死亡例を経験している。

副腎腫瘍では，周術期を生存した犬の予後は良好であることが多く，遠隔転移の有無にもよるが長期の生存が期待でき，中央生存期間は525日～3.96年と長く[2, 3, 5, 16, 18, 23-28]，再発率(0～22%)[10, 16, 18, 23]と遠隔転移率(5～24%)[15-18]は低い。副腎切除術の予後因子も同様に報告により異なるため解釈には注意が必要であるが，原発性副腎腫瘍に対して片側副腎切除を実施した犬302頭で周術期死亡率や予後因子について研究した報告では，手術時間の延長($P=0.002$)，フェノキシベンザミン以外の術前の内科的治療($P=0.024$)は周術期合併症の増加に有意に関連し，腎臓切除術(adjusted hazard ratio［aHR］：2.7，$P=0.021$)，術後膵炎(aHR：1.96，$P=0.025$)，術後誤嚥性肺炎(aHR：3.32，$P<0.001$)は全生存期間の短縮に有意に関連していた[3]。また，術前のフェノキシベンザミン治療は，周術期死亡率(術前治療なし8/45頭：18% vs 術前治療あり9/59頭：15%，$P=0.73$)に影響はみられなかった[3]。これまでに報告されている副腎切除術での周術期死亡率，生存期間，主な予後因子などは**表4-5-2**のとおりである[1-3, 5, 10, 12, 15, 16, 18, 19, 21, 23-28]。

表 4-5-2. 副腎切除術での周術期死亡率，生存期間，主な予後因子

文献	研究	頭数	術中死亡率	周術期死亡率	生存期間中央値	予後因子 生存に関連 outcome に関連	生存に関連なし outcome に関連なし
1	回顧的研究	犬 48		術前フェノキシベンザミン治療なし：48%（12/25頭）治療あり：13%（3/23頭）			
2	回顧的研究	犬 53	0%	17%（9/53頭）※14日以内	1,150日/53頭 1,169日/周術期生存44頭		【生存に関連なし】・術後抗血栓療法・術前α遮断薬治療
3	多施設間回顧的コホート研究	犬 302		13%（39/302頭）	3.96年	【予後因子／多変量解析】・手術時間・フェノキシベンザミン以外の術前内科的治療【生存に関連】・腎臓切除術・術後膵炎・術後誤嚥性肺炎	【生存に関連なし】・術前フェノキシベンザミン使用
5	死体研究とケースシリーズ	犬 11 犬死体 6	9%（1/11頭）		786日		
10	回顧的研究	犬 40		22%（9/40頭）			【outcome に関連なし】・手術時の腹腔内転移・後大静脈切開（腫瘍栓）
12	回顧的研究	犬 25	28%（7/25頭）	44%（8/18頭）			【生存に関連なし】・術前と術中の血圧
15	回顧的研究	犬 61		29%（5/17頭）	生存期間1日〜3.25年		
16	回顧的ケースシリーズ	犬 41	4.8%（2/41頭）	22%（9/41頭）※退院まで	690日/41頭	【予後因子／多変量解析】・術前低カリウム血症・術前BUN上昇・腎臓切除術【生存に関連】・術前衰弱または活力低下・血小板減少症・BUN上昇・PTT延長・AST上昇・低カリウム血症・術中出血・腎臓切除術	【生存に関連なし】・副腎切除側・腫瘍栓の有無・術中の低血圧または高血圧

次ページへつづく

表4-5-2. 副腎切除術での周術期死亡率，生存期間，主な予後因子(つづき)

文献	研究	頭数	術中死亡率	周術期死亡率	生存期間中央値	予後因子 生存に関連 outcome に関連	生存に関連なし outcome に関連なし
18	回顧的研究	犬86	8.1% (7/86頭) 皮質腺癌：1 褐色細胞腫：6	25.6% (22/86頭) ※14日以内	腺癌：48カ月 (範囲：38.1～54.5カ月) 褐色細胞腫：到達せず	【予後因子／多変量解析】 ・後大静脈への広範囲浸潤 【outcome に関連】 ・DIC ・膵炎 ・低血圧 ・低酸素血症 ・腎不全	【生存に関連なし】 ・長期的生存に後大静脈浸潤の有無
19	回顧的研究	犬8		25%(2/8頭)			
21	回顧的ケースシリーズ	犬19		21% (4/19頭)			
23	回顧的研究	犬52	1.9% (1/52頭)	15.4% (8/52頭) ※10日以内	953日 (範囲：0～1,941日)/52頭 腫瘍サイズ大きい犬：156日 (10/46頭)	【予後因子／多変量解析】 ・腫瘍サイズ 　(5cm以上) ・遠隔転移 ・静脈血栓	【生存に関連なし】 ・組織学的タイプ
24	回顧的研究	犬59 猫3		20.9% ※14日以内 ・合併症死：4 ・安楽死：7	574日 900日(短期死亡を除外)	【予後因子／単変量解析】 ・緊急手術 ・術中の低血圧 ・他の追加手術	【outcome に関連なし】 ・術前のフェノキシベンザミン使用 ・腎臓切除術 ・術後急性腎不全 ・術後合併症全体
25	回顧的研究	犬9	0%	11% (1/9頭)	525日 (範囲：67～966日) ※退院まで生存した犬		
26	回顧的研究	犬45		24% (11/45頭)	547日 (範囲：146～710日)	【生存に関連】 ・横隔膜を越えた腫瘍栓の伸展	【生存に関連なし】 ・術前と術中の血圧 ・体重 ・腫瘍種類 ・腫瘍サイズ ・後大静脈への伸展
27	回顧的研究	犬51		7.8% (4/51頭) ※14日以内	到達せず (フォローアップロスト，副腎腫瘍非関連死を除外)		【生存に関連なし】
28	回顧的研究	犬21		19% (4/21) ※2週以内	腺癌：778日 (範囲：1～1,593日) 腺腫：未到達 (範囲：11～730日)		【生存に関連なし】 ・術前と術中の血圧 ・年齢 ・組織学的タイプ ・診断時の腫瘍サイズ 【outcome に関連なし】 ・病理組織学的的特徴 ・年齢 ・腫瘍サイズ
Takayuki F*	回顧的研究	犬35	0%	5.7% (2/35頭)			

＊未発表データ

腫瘍サイズが小さく血管浸潤のない副腎腫瘍に対する副腎切除術は比較的安全に実施できるが，腫瘍サイズが大きく血管浸潤を伴う副腎腫瘍では一般的に手術リスクは高い。しかしながらハイリスク手術であっても，丁寧かつ慎重な手術操作と綿密な周術期管理を行うことで，手術合併症や周術期死亡率を抑えることは可能である。

参考文献

1．Herrera MA, Mehl ML, Kass PH, et al. Predictive factors and the effect of phenoxybenzamine on outcome in dogs undergoing adrenalectomy for pheochromocytoma. *J Vet Intern Med.* 2008；22(6)：1333-1339.

2．Enright D, Dickerson VM, Grimes JA, et al. Short- and long-term survival after adrenalectomy in 53 dogs with pheochromocytomas with or without alpha-blocker therapy. *Vet Surg.* 2022；51(3)：438-446.

3．Piegols HJ, Abrams BE, Lapsley JM, et al. Risk factors influencing death prior to discharge in 302 dogs undergoing unilateral adrenalectomy for treatment of primary adrenal gland tumours. *Vet Comp Oncol.* 2023；21(4)：673-684.

4．Mukai M, Oka T. Mechanism and management of cancer-associated thrombosis. *J Cardiol.* 2018；72(2)：89-93.

5．Andrade N, Rivas LR, Milovancev M, et al. Intercostal approach for right adrenalectomy in dogs. *Vet Surg.* 2014；43(2)：99-104.

6．Mayhew PD, Culp WT, Hunt GB, et al. Comparison of perioperative morbidity and mortality rates in dogs with noninvasive adrenocortical masses undergoing laparoscopic versus open adrenalectomy. *J Am Vet Med Assoc.* 2014；245(9)：1028-1035.

7．Taylor CJ, Monnet E. A comparison of outcomes between laparoscopic and open adrenalectomies in dogs. *Vet Surg.* 2021；50 Suppl 1：O99-O107.

8．Collivignarelli F, Bianchi A, Paolini A, et al. Two-Port Laparoscopic Adrenalectomy in Dogs. *Animals (Basel).* 2022；12(21)：2917.

9．van Bokhorst KL, Galac S, Kooistra HS, et al. Laparoscopic vs. open adrenalectomy：perioperative data and survival analysis in 70 dogs with an adrenal tumor. *Front Vet Sci.* 2023；10：1156801.

10．Kyles AE, Feldman EC, De Cock HE, et al. Surgical management of adrenal gland tumors with and without associated tumor thrombi in dogs：40 cases(1994-2001). *J Am Vet Med Assoc.* 2003；223(5)：654-662.

11．Schultz RM, Wisner ER, Johnson EG, et al. Contrast-enhanced computed tomography as a preoperative indicator of vascular invasion from adrenal masses in dogs. *Vet Radiol Ultrasound.* 2009；50(6)：625-629.

12．Scavelli TD, Peterson ME, Matthiesen DT. Results of surgical treatment for hyperadrenocorticism caused by adrenocortical neoplasia in the dog：25 cases(1980-1984). *J Am Vet Med Assoc.* 1986；189(10)：1360-1364.

13．Labelle P, Kyles AE, Farver TB, et al. Indicators of malignancy of canine adrenocortical tumors：histopathology and proliferation index. *Vet Pathol.* 2004；41(5)：490-497.

14．Lang JM, Schertel E, Kennedy S, et al. Elective and emergency surgical management of adrenal gland tumors：60 cases(1999-2006). *J Am Anim Hosp Assoc.* 2011；47(6)：428-435.

15．Barthez PY, Marks SL, Woo J, et al. Pheochromocytoma in dogs：61 cases(1984-1995). *J Vet Intern Med.* 1997；11(5)：272-278.

16．Schwartz P, Kovak JR, Koprowski A, et al. Evaluation of prognostic factors in the surgical treatment of adrenal gland tumors in dogs：41 cases(1999-2005). *J Am Vet Med Assoc.* 2008；232(1)：77-84.

17．Gilson SD, Withrow SJ, Wheeler SL, et al. Pheochromocytoma in 50 dogs. *J Vet Intern Med.* 1994；8(3)：228-232.

18．Barrera JS, Bernard F, Ehrhart EJ, et al. Evaluation of risk factors for outcome associated with adrenal gland tumors with or without invasion of the caudal vena cava and treated via adrenalectomy in dogs：86 cases(1993-2009). *J Am Vet Med Assoc.* 2013；242(12)：1715-1721.

19．Mayhew PD, Culp WTN, Balsa IM, et al. Phrenicoabdominal venotomy for tumor thrombectomy in dogs with adrenal neoplasia and suspected vena caval invasion. *Vet Surg.* 2018；47(2)：227-235.

20．Amin P. Rumel Tourniquet. Cardiac Outlines. https://publish.obsidian.md/cardiacoutlines/Textbook/Rumel+Tourniquet

21．Knight RC, Lamb CR, Brockman DJ, et al. Variations in surgical technique for adrenalectomy with caudal vena cava venotomy in 19 dogs. *Vet Surg.* 2019；48(5)：751-759.

22．Hunt GB, Malik R, Bellenger CR, et al. A new technique for surgery of the caudal vena cava in dogs using partial venous inflow occlusion. *Res Vet Sci.* 1992；52(3)：378-381.

23．Massari F, Nicoli S, Romanelli G, et al. Adrenalectomy in dogs with adrenal gland tumors：52 cases(2002-2008). *J Am Vet Med Assoc.* 2011；239(2)：216-221.

24．Traverson M, Zheng J, Tremolada G, et al. Adrenal tumors treated by adrenalectomy following spontaneous rupture carry an overall favorable prognosis：retrospective evaluation of outcomes in 59 dogs and 3 cats(2000-2021). *J Am Vet Med Assoc.* 2023；261(12)：1-9.

25．Oblak ML, Bacon NJ, Covey JL. Perioperative Management and Outcome of Bilateral Adrenalectomy in 9 Dogs. *Vet Surg.* 2016；45(6)：790-797.

26．Mayhew PD, Boston SE, Zwingenberger AL, et al. Perioperative morbidity and mortality in dogs with invasive adrenal neoplasms treated by adrenalectomy and cavotomy. *Vet Surg.* 2019；48(5)：742-750.

27．Cavalcanti JVJ, Skinner OT, Mayhew PD, et al. Outcome in dogs undergoing adrenalectomy for small adrenal gland tumours without vascular invasion. *Vet Comp Oncol.* 2020；18(4)：599-606.

28．Anderson CR, Birchard SJ, Powers BE, et al. Surgical treatment of adrenocortical tumors：21 cases(1990-1996). *J Am Anim Hosp Assoc.* 2001；37(1)：93-97.

（古川敬之）

副腎皮質機能低下症

副腎皮質機能低下症は犬でまれな疾患である。しかし，一度症例を経験すると診断や治療がスムーズにできるようになる。本節では，確定診断の方法と適切な治療プロトコルについて概説する。

概要・病態

副腎皮質機能低下症（アジソン病）は，副腎皮質から分泌されるステロイドホルモンが不足することによって起こる疾患である。副腎皮質が自己免疫的に破壊されて生じると考えられている（**図 4-6-1**）。しかしながら，臨床的には特発性と呼ばれ，原因が分からないことが多い。副腎皮質機能低下症には定型（症例の70～90%）および非定型（症例の10～30%）が存在する。定型副腎皮質機能低下症はコルチゾール（グルココルチコイド）およびアルドステロン（ミネラルコルチコイド）の両方が低下し，電解質異常が起こる。非定型ではグルココルチコイドのみが低下し，電解質の異常は伴わず，診断は非常に難しい。

シグナルメント

犬ではまれに認められる。若年～壮年（1～6歳齢）の雌犬で好発し，日本ではトイ・プードルやパピヨンで発生が多い。

猫ではきわめてまれである。

臨床徴候

定型副腎皮質機能低下症の徴候は，食欲不振，元気消失，嘔吐，下痢，体重減少，多尿，乏尿，徐脈，振戦および痙攣などが挙げられる。一方で非定型副腎皮質機能低下症の徴候は食欲不振，嘔吐，下痢，元気消失，体重減少などの消化器徴候が主であり，消化器疾患と徴候が重なるため，診断に苦慮することが多い。

重度の副腎皮質機能低下症では，急激なグルココルチコイドおよびミネラルコルチコイドの不足により急性副腎不全（副腎クリーゼ）を生じて循環障害を来し，見過ごしていると最終的にショック徴候がみられる。

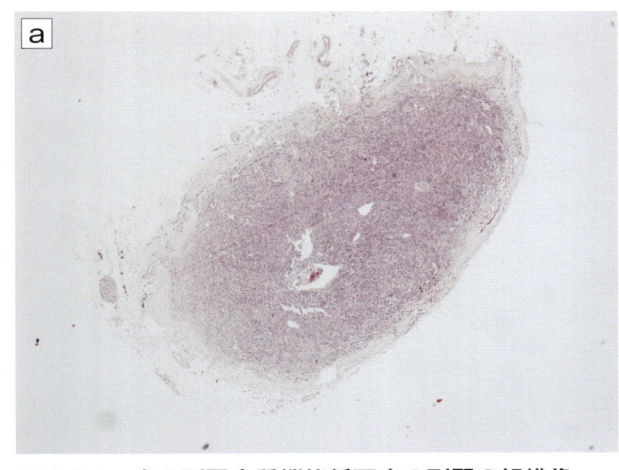
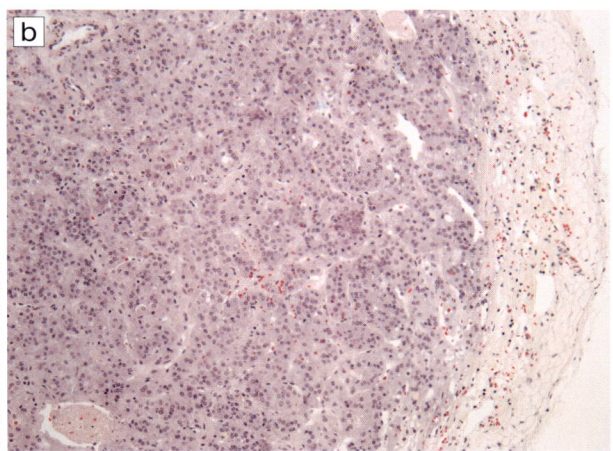

図4-6-1．犬の副腎皮質機能低下症の副腎の組織像
a：低倍率　b：高倍率
副腎皮質の著しい萎縮がみられる。
画像提供：日本獣医生命科学大学獣医学部獣医学科 獣医病理学研究室 道下正貴先生のご厚意による

検査および診断

身体検査

脱水が認められることが多い。そのため，ツルゴール試験，口腔内の渇き，毛細血管再充満時間(CRT)の確認を行い，脱水率を評価するとよい(Chapter1-2「尿崩症」を参照)。また，体重減少，沈うつ，虚弱，徐脈，低体温なども認められる。

血液検査

CBC

定型・非定型のどちらも特徴的所見はあまりないが，非再生性貧血が起こることがある。これはグルココルチコイド不足によって生じる。また，徴候が重篤であるのにストレスパターン(好中球・単球の増加，リンパ球・好酸球の減少)が認められない場合，この疾患を疑うヒントになることがある。

血液化学検査

定型副腎皮質機能低下症では電解質異常が最も顕著に現れる。低ナトリウム血症(135 mEq/L 以下)および高カリウム血症(5.5 mEq/L 以上)が認められ，Na/K比が<25 であれば定型副腎皮質機能低下症の診断の目安となる。そのため，原因不明の消化器徴候を呈する症例では，ルーチンの血液化学検査の項目に電解質を必ず加えるとよい。また，食欲不振，嘔吐や下痢などの徴候により K が見かけ上は正常であることもあるので，注意が必要である。さらに脱水による高窒素血症が起こるため，BUN，Cre，IP の上昇が認められることがある。高カルシウム血症は 1 割以下の症例で認められる。グルココルチコイドの不足により，低血糖が認められることもある。

非定型副腎皮質機能低下症では，特徴的な血液化学検査所見はあまりないため(しばしば低血糖がみられる)，診断が困難になることが多い。

画像検査

超音波検査

副腎皮質機能低下症では副腎は両側が萎縮しており，描出できないことが多い。そのため，正常な位置に描出できる副腎がないということを確認した方がよい。難易度としては，右副腎より左副腎の方が描出しやすく，左副腎が 3.2 mm 以下の場合に副腎皮質機能

低下症が強く示唆されるという報告がある[1]。

内分泌学的検査

ACTH 刺激試験

唯一の確定診断方法は，副腎皮質刺激ホルモン(ACTH)刺激試験である。ACTH 刺激試験では，合成 ACTH 製剤(コートロシン®) 5 μg/kg，または 5 kg 以上の犬には 0.25 mg/頭，5 kg 未満の犬および猫には 0.125 mg/頭を静脈内もしくは筋肉内投与する。ACTH 負荷前(pre)，負荷後(1 時間)の血清中のコルチゾール濃度を測定する。負荷後のコルチゾール濃度が 3.0 μg/dL 未満で副腎皮質機能低下症の確定診断となる。一度副腎皮質機能低下症と確定診断すれば，その後はモニタリング中に ACTH 刺激試験を行うことはない。これは筆者がよく質問されたり，モニタリングで間違えやすいポイントでもある。

> 一度副腎皮質機能低下症と確定診断すれば，その後は ACTH 刺激試験を行わない

内因性 ACTH 濃度

内因性 ACTH 濃度を測定し，上昇していれば有用な補助診断となる。また，治療モニタリングに用いることもできる(後述の症例で解説する)。

非定型副腎皮質機能低下症の診断

非定型副腎皮質機能低下症の診断は，電解質の異常がないため非常に難しいことが多い。診断するコツとしては，消化器徴候を呈する症例で血液検査や腹部超音波検査において明らかな炎症所見がない場合，鑑別診断として副腎皮質機能低下症を考慮し，pre の(基礎)コルチゾール濃度の測定(3.0 μg/dL 以上であれば副腎皮質機能低下症は否定できる)や ACTH 刺激試験を行うことも考慮に入れるとよい。

慢性腸症の犬の 4 ％の診断が非定型副腎皮質機能低下症だったという海外での報告もあり，慢性腸症を呈している犬ではルーチンで ACTH 刺激試験をした方がよいという意見もある[2]。

治療および管理法

副腎皮質機能低下症には内科的治療を実施するが，

急性副腎不全の治療と維持期の治療がある。

急性副腎不全の治療

副腎皮質機能低下症が重症であると脱水に伴う循環血液量の減少により，腎前性の腎不全が起こっていることがあるため，集中的な輸液療法が必要となる。特に尿量のモニタリングを行い，治療の反応性を確認するとよい。そのため，尿道カテーテルを設置することが望ましい。また，グルココルチコイドおよびミネラルコルチコイドを補充する。以下は筆者が実施している方法である。

①生理食塩液の静脈輸液

10〜15 mL/kg/h から開始し，利尿が認められたら漸減する（5 mL/kg/h）。

②コハク酸ヒドロコルチゾン（ソル・コーテフ®）の静脈内投与

5 mg/kg を静脈輸液開始と同時に静脈内投与し，以降6時間ごとに1〜2 mg/kg を追加投与し，飲水と食欲が回復するまで継続する。

維持治療

飲水および食欲の改善が認められたら，維持治療に移行する。維持治療には酢酸フルドロコルチゾン（フロリネフ®）を0.01〜0.02 mg/kg 1日2回で開始する。酢酸フルドロコルチゾンは，必ず1日2回投与すべきである。また，酢酸フルドロコルチゾンを投与しても食欲不振，元気消失や低血糖が続く場合，グルココルチコイド製剤の併用を検討する。用量は以下のとおりである。

- プレドニゾロン 0.01〜0.3 mg/kg 1日1回
- ヒドロコルチゾン（コートリル®）0.1〜1.0 mg/kg 1日1回

プレドニゾロンやヒドロコルチゾンは本学でもよく用いられているが，症例によってはこの用量の範囲内でも副腎皮質機能亢進症の徴候を呈することがあるため，投与量の範囲が非常に広いことに注目してほしい。その後は，血液検査（Na, K, Cl, BUN, Cre, IP, Glu, ALT, ALP）を行いながら用量を調節する。非定型副腎皮質機能低下症ではグルココルチコイド製剤のみを投与する。

それぞれの成分の糖質および鉱質作用の力価比（対コルチゾール）を**表4-6-1**に示す。プレドニゾロンは

表 4-6-1. それぞれの成分の糖質および鉱質作用の力価比

薬剤	糖質作用	鉱質作用
コルチゾール（生体内のもの）	1	1
アルドステロン（生体内のもの）	0.3	3,000
フルドロコルチゾン	10	125
ヒドロコルチゾン	1	1
プレドニゾロン	4	0.8
メチルプレドニゾロン	5	0.2
デキサメタゾン	25	0
デオキシコルチコステロン（DOC）	0.2	100

ヒドロコルチゾンの約4倍の糖質作用があることが分かる。

モニタリングのポイント

コルチゾール測定装置とそれぞれのグルココルチコイド製剤の交差率については，ヒドロコルチゾンは100%であり，プレドニゾロンは10〜30%である。そのため，ヒドロコルチゾンを投与中にのみ，基礎コルチゾール濃度を測定する意義がある。プレドニゾロンは交差率が低いため，測定してしまうと解釈が混乱することが多い。筆者は，副腎皮質機能低下症の診断後には基礎コルチゾール濃度は混乱するので測っておらず，臨床徴候，電解質，内因性 ACTH 濃度で治療モニタリングをする方法をお勧めしたい（後述の症例を参照）。

> **⊕ PLUS**
>
> **ピバル酸デソキシコルチコステロン（DOCP）製剤**
>
> 副腎皮質機能低下症におけるミネラルコルチコイドの補充療法では，酢酸フルドロコルチゾンの代わりにピバル酸デソキシコルチコステロン（DOCP）を用いることができる。DOCP 製剤は強い鉱質作用を有するが，糖質作用を有しないことが特徴である。残念ながら DOCP 製剤は2024年現在，日本国内では販売されていない。
>
> DOCP の投与量は2.2 mg/kg，皮下投与であり，25日間作用が持続するため便利である。最近ではやや低用量（1.5 mg/kg）から開始して必要に応じて用量を調節することが推奨されており，また投与間隔についても1〜2カ月ごとでよい個体もいる。酢酸フルドロコルチゾンにより十分な治療効果が得られない場合や，電解質を改善させ

ようとすると過剰な糖質作用によって医原性副腎皮質機能亢進症の徴候が生じるような個体では，DOCPへの変更を検討するとよい。なお，DOCPは糖質作用を有しないため，必ずプレドニゾロン（0.1〜0.2 mg/kg，1日1〜2回）と併用する必要がある。

（西飯直仁）

予後

副腎皮質機能低下症の予後は一般的によく，適切なホルモン補充療法が行われる限り，動物は寿命を全うできることがほとんどである。

表 4-6-2. 症例：血液化学検査（初診時）

項目	値	参考基準範囲
TP（g/dL）	7.4	4.9〜7.2
Alb（g/dL）	3.4	2.0〜3.2
AST（U/L）	16	14〜44
ALT（U/L）	29	14〜68
ALP（U/L）	220	47〜254
ALP（IFCC）（U/L）	76	0〜89
GGT（U/L）	4	2〜15
T-Cho（mg/dL）	293	105〜322
TG（mg/dL）	102	17〜113
T-Bil（mg/dL）	0	0〜0.2
D-BIL（mg/dL）	0	0〜0.1
TBA（μmol/L）	0.8	0.3〜20
Glu（mg/dL）	96	75〜128
Amy（U/L）	999	248〜2,284
Lip（U/L）	33	16〜160
BUN（mg/dL）	24.6	9.2〜29.2
Cre（mg/dL）	0.76	0.4〜1.45
IP（mg/dL）	4	1.9〜5.0
Ca（mg/dL）	11.2	9.1〜12.3
CK（U/L）	55	47〜168
LDH（U/L）	34	20〜119
LDH（IFCC）（U/L）	34	0〜109
Na（mEq/L）	133	141〜152
K（mEq/L）	5.9	3.8〜5.1
Cl（mEq/L）	100	102〜117
CRP（mg/dL）	0.52	0〜1.0
Fe（μg/dL）	91.8	50.4〜212.8
UIBC（μg/dL）	376.4	114.3〜433.5
TIBC（μg/dL）	468.2	233.9〜577.1

Fe：血清鉄　UIBC：不飽和鉄結合能　TIBC：総鉄結合能

インフォームド・コンセントのポイント

筆者が飼い主に特に説明するポイントには，以下の4つがある。これらの項目は，初診の飼い主には必ず伝えている。
①投薬を止めると死んでしまう。
②費用はかかるが，投薬を続ければ寿命を全うできる。
③シャンプーや車での移動など，動物にストレスが加わることに注意する。
④イベント前にグルココルチコイドの量を調整する。

イベント前の投薬調整

副腎皮質機能低下症の症例では，シャンプーや車での移動など，動物にストレスが加わることによりグルココルチコイドが不足して徴候が悪化することがある（主に嘔吐，下痢および虚脱など）。そのため，このようなイベントがあるとあらかじめ分かっている場合は，前日および当日のグルココルチコイド製剤の投与量をいつもの2〜3倍量にすることで，徴候を抑えることができる。

症例

トイ・プードル，10歳齢，避妊雌

ヒストリー

ホームドクターで副腎皮質機能低下症を治療中だが，血中K濃度が依然として高いということで，紹介され来院した。酢酸フルドロコルチゾンを増量していて，朝0.1 mg（0.02 mg/kg），夜0.075 mg（0.015 mg/kg）を投与していた。酢酸フルドロコルチゾンの値段が高いのもあり，飼い主はこれ以上は投薬量が増やせないとのことであった。徴候はたまに震えるとのことで，元気・食欲はあり，消化器徴候は認められなかった。

検査所見

体重は5.1 kgであった。血液検査より，Naは133 mEq/Lと低く，Kは5.9 mEq/Lと高かった（**表4-6-2**）。その他，明らかな異常は認められなかった。

方針

この症例で考えるべき点は，酢酸フルドロコルチゾンが足りないのか，グルココルチコイド製剤が足りないのか，ということである。

ここで筆者は，追加検査として内因性 ACTH 濃度を測定した。その結果，>2,500 pg/mL（参考基準範囲：5〜36 pg/mL）と非常に高値であった。そのため，この症例は酢酸フルドロコルチゾンも足りないが，グルココルチコイド製剤も足りないのではないかと考えた。飼い主の希望は酢酸フルドロコルチゾンを増やさないことだったので，グルココルチコイド製剤の併用を考えた。

それでは，プレドニゾロンとヒドロコルチゾンのどちらを使用すべきだろうか。**表4-6-1** より，ヒドロコルチゾンは糖質：鉱質作用が 1：1 である。そのため，電解質の改善も目指して，ヒドロコルチゾンを併用することにした。すなわち，酢酸フルドロコルチゾンは朝 0.1 mg，夜 0.075 mg の投与量でそのままにして，ヒドロコルチゾンを 0.24 mg/kg 1日1回で併用を開始した。

治療経過

2週間後の再診では様子は大きく変わらないが，震えはなくなったとのことであった。

血液検査では，Na は 138 mEq/L，K は 4.6 mEq/L と大幅に改善し（**表4-6-3**），内因性 ACTH 濃度は 676 pg/mL と大幅に低下した。その後は酢酸フルドロコルチゾンの用量は変更せず，ヒドロコルチゾンを 0.32 mg/kg 1日1回に増量したところ，電解質は正常化し，内因性 ACTH 濃度は 100 pg/mL 以下まで低下した。

表4-6-3. 症例：血液化学検査（2週間後）

項目	値	参考基準範囲
Na（mEq/L）	138	141〜152
K（mEq/L）	4.6	3.8〜5.1
Cl（mEq/L）	106	102〜117

考察

以上のような治療反応性をみると，本症例はグルココルチコイド製剤の追加により徴候や内因性 ACTH 濃度の改善がみられたことから，ミネラルコルチコイドのみならず，グルココルチコイドも足りなかったということが分かる。治療モニタリングに内因性 ACTH 濃度を加えることで，その判断の一助となった。「内因性 ACTH 濃度が上がっている＝下垂体がグルココルチコイドやミネラルコルチコイドが足りないと感じている」，もしくは「内因性 ACTH 濃度が下がっている＝下垂体がグルココルチコイドやミネラルコルチコイドが十分量あると感じている」と考えると，分かりやすいかもしれない。

今までは，副腎皮質機能低下症の治療を行っても元気・食欲がない場合や，低血糖が改善しない場合にグルココルチコイド製剤を併用するなど，徴候や電解質のみで治療反応の評価・投薬量の調整を行うことが多かったと思われるが，内因性 ACTH 濃度の測定は副腎皮質機能低下症の新たな客観的モニタリングツールとして使用できるかもしれない。

犬の副腎皮質機能低下症は，昔から診断方法や治療方法が大きくは変わっていない。しかしながら，症例数が少ないため，実際に遭遇した場合に戸惑うこともあるかと予想される。適切な診断を行い，一般的な治療プロトコルに沿って治療を行うことが重要である。

参考文献

1. Wenger M, Mueller C, Kook PH, et al. Ultrasonographic evaluation of adrenal glands in dogs with primary hypoadrenocorticism or mimicking diseases. *Vet Rec.* 2010：167（6）：207-210.
2. Hauck C, Schmitz SS, Burgener IA. et al. Prevalence and characterization of hypoadrenocorticism in dogs with signs of chronic gastrointestinal disease：A multicenter study. *J Vet Intern Med.* 2020：34（4）：1399-1405.
・ Feldman EC, Nelson RW, Reusch CE. et al. Canine and Feline Endocrinology. 4th ed. 2015. Saunders.
・ Mooney CT, Peterson ME. BSAVA Manual of Canine and Feline Endocrinology. 4th ed. 2012. BSAVA.

（森　昭博）

Chapter 5
膵臓

膵臓の基礎

膵臓の重要な役割として，内分泌と外分泌の2つを挙げることができる。内分泌はホルモンの合成，分泌であり，特に血糖値の恒常性を維持する上で，膵臓ほど重要な臓器は他にない。外分泌は消化管への消化液の分泌が主な機能であり，消化液中の膵酵素は食物の分解および吸収において重要な役割を果たしている。

小動物臨床において，膵内分泌疾患に関連するホルモンとしてまずインスリンが挙げられる。インスリンの絶対的または相対的欠乏は糖尿病を引き起こし，逆にインスリン産生腫瘍（インスリノーマ）ではインスリン過剰による低血糖が生じる。まれにグルカゴンやガストリンを産生する機能性腫瘍（グルカゴノーマ，ガストリノーマ）がみられることもある。

解剖

犬と猫の膵臓は上腹部に位置し，胃の尾側〜十二指腸内側に隣接するV字型の臓器である（**図 5-1-1**）。十二指腸に隣接する部位を膵右葉，幽門付近を膵体，胃大弯に隣接する部位を膵左葉と呼ぶ。

膵臓に血液を供給する主な血管として，前および後十二指腸動脈が膵右葉に，脾動脈の膵枝が膵左葉に分布している。膵臓の静脈は門脈系の血管（門脈，脾静脈，胃十二指腸静脈，前膵十二指腸静脈，右胃大網静脈，後膵十二指腸静脈）に流入する。

膵臓の組織の大部分は膵外分泌器官であり，内分泌のための組織はごく一部である。内分泌器官として，膵島（ランゲルハンス島）があり，膵外分泌組織である膵腺房細胞の中に浮かぶ「島」のようであることからこの名が付けられた（**図 5-1-2**）。膵島には数種類の分泌細胞が含まれており，膵内分泌の機能を担っている。

生理

膵島のα細胞からはグルカゴン，β細胞からはインスリン，δ細胞からはソマトスタチン，F細胞からは膵ポリペプチドが分泌される。

インスリン

インスリンは膵β細胞より分泌されるペプチドホルモンであり，血糖値を低下させるなど，糖代謝をはじめとした全身の恒常性維持のために非常に重要な役

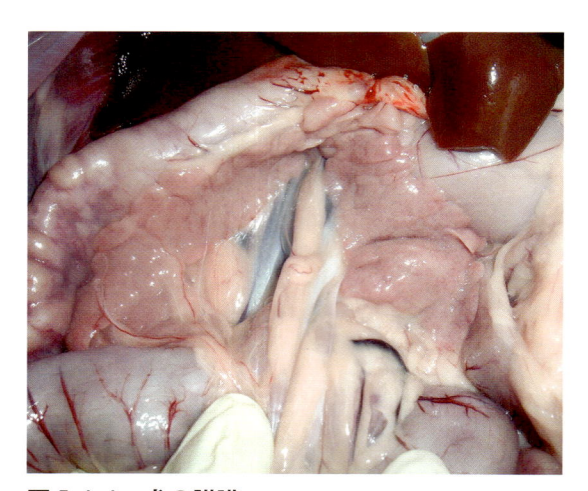

図 5-1-1. 犬の膵臓
犬の膵臓は上腹部に位置し，胃〜十二指腸に隣接したV字型の臓器である。周囲の脂肪組織よりも暗赤色を呈する。

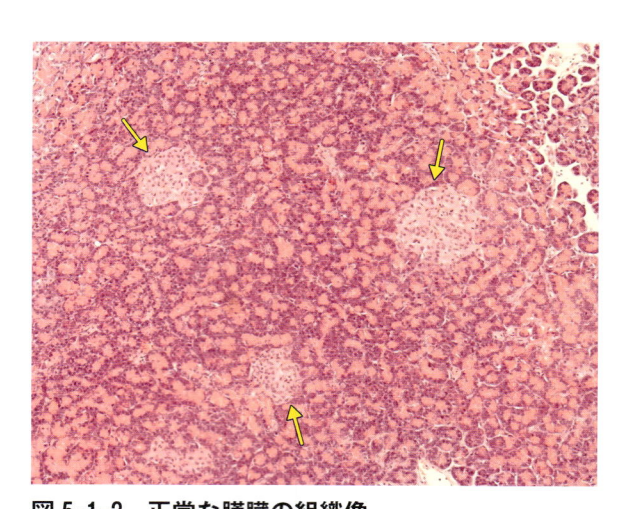

図 5-1-2. 正常な膵臓の組織像
膵腺房細胞の中に浮かぶ「島」のように膵島が存在する（矢印）。

割を果たす。β細胞はグルコーストランスポーター（GLUT）2を介してグルコースを細胞内に取り込み，その代謝物による感知機能によって細胞内の分泌顆粒内に貯蔵されたインスリンを開口分泌させる（**図 5-1-3**）[1]。よってβ細胞は自律神経系やアミノ酸（アルギニンなど），インクレチン（GLP-1 および GIP）などの影響も受けるが，基本的には血糖値の上昇に反応して自発的にインスリンを分泌し，血糖値を一定に維持するメカニズムをもっているのである。

分泌されたインスリンは全身の細胞の細胞膜上の受容体に結合し，特に骨格筋および脂肪細胞ではGLUT4を介したグルコースの細胞内取り込みを促進する。また，それ以外にも肝臓などにおける糖新生の抑制，脂質や蛋白質の異化の抑制および同化促進など，幅広い代謝作用を有している。

グルカゴン

グルカゴンは血糖値を上昇させる作用をもつペプチドホルモンであり，膵α細胞から分泌される。グルカゴンは全身の組織で異化を亢進させるなど，インスリンと拮抗するはたらきをすることが多いが，組織によってはインスリンと同様の作用を示すこともある。グルカゴンは血糖値の低下によって分泌が促進され，

逆に血糖値の上昇により分泌が抑制される。しかしグルカゴンの分泌は血糖値のみによって決められているわけではなく，同じ膵島内でのインスリンの分泌や，神経系の作用によって調節されている。しかしグルカゴンの分泌調節には不明な点がまだ多く，α細胞が直接血糖値などを感知してグルカゴン分泌を調節しているかどうかについても結論が出ていない。また，糖尿病状態では高血糖かつインスリン作用の低下がみられるにもかかわらず，グルカゴン分泌が亢進していることが分かっており[2]，糖尿病の新たな病態として興味深いだけでなく，新たな治療標的として注目されている。

ガストリン

ガストリンは胃酸分泌などの消化管機能を調節するペプチドホルモンである。ガストリン産生腫瘍（ガストリノーマ）が膵臓に発生することがあるが，本来ガストリンは胃の内分泌細胞（G 細胞）で合成・分泌されており，成犬の膵臓ではガストリン産生は行われていない[3]。しかし胎子期や生後間もなくの犬の膵臓には，ガストリン産生細胞が存在する[3]。これらの細胞が残存し，腫瘍化するという説の他に，膵臓の内分泌細胞がガストリン産生細胞に再分化するという説があ

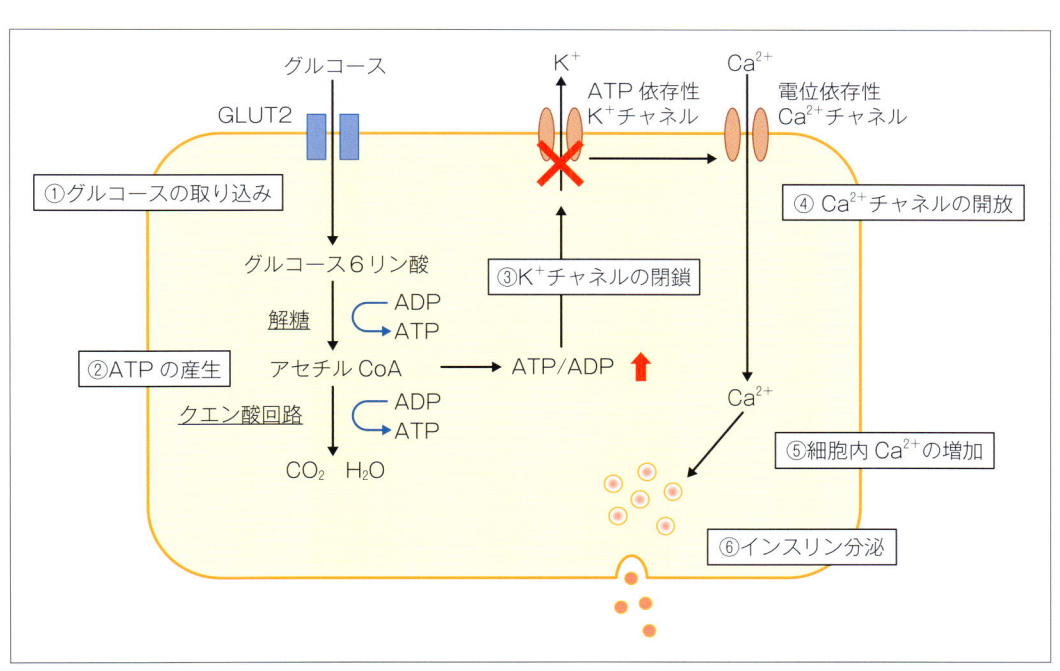

図 5-1-3. インスリンの分泌調節
膵β細胞からのインスリン分泌は主にグルコースによる刺激によって促進される。
ADP：アデノシン二リン酸　ATP：アデノシン三リン酸　GLUT2：グルコーストランスポーター2
文献1より引用・改変

る。胃G細胞においては摂食による刺激に反応してガストリンが産生され，胃壁細胞からの胃酸分泌促進，胃主細胞からのペプシノゲン分泌促進などの作用を示す。

血液検査

血中インスリン濃度

犬と猫の血中インスリン濃度は外部検査機関に依頼し，CLIA法またはELISA法により測定することができる。血中インスリン濃度を測定する場面として，①インスリノーマを疑うとき，②糖尿病の病態を評価するときが考えられる。

①インスリノーマを疑うとき

インスリノーマを疑ってインスリンを測定する場合，必ず低血糖（＜60 mg/dL）がみられた際の血液サンプルを用いなければならない。ブドウ糖液投与などにより治療し，血糖値がある程度改善した後の血中インスリン濃度では，インスリノーマとそれ以外の疾患を鑑別することが難しくなってしまう。

成書には修正インスリン・グルコース比（AIGR）によるインスリノーマ診断についても記載されているが，特に血糖値が非常に低い場合には，インスリノーマ以外による低血糖でもAIGRが高値となることが少なくないため，その診断的価値はあまり高くない。

②糖尿病の病態を評価するとき

糖尿病の動物で血中インスリン濃度を測定する場合，インスリン投与を開始する前に測定しなければならない。投与したインスリンが測定系に干渉する可能性や，血糖値の低下によるインスリン分泌の影響などにより，正確な病態を評価することができなくなるからである。

血中グルカゴン濃度

血中グルカゴン濃度はグルカゴノーマを疑う際に測定する。検査機関によっては研究用検査として測定を受託しているが，基準値設定がないこと，測定に関するバリデーションが十分でないことなどの問題点がある。同条件の健常動物の血液サンプル（アプロチニン加EDTA血漿）と同時に測定することで，高値・低値について判断するしかないが，測定値が真の濃度を反映しているかどうかについての保証はない。

血中ガストリン濃度

血中ガストリン濃度はガストリノーマを疑う際に測定する。グルカゴンと同様に研究用検査として測定を依頼することが可能であるが，やはり基準値が設定されておらず，同条件の健常動物の血液サンプル（血清）と同時に測定して判断するしかない。人で従来行われていたガストリンのラジオイムノアッセイは正確性に欠けることが分かり，現在新しい測定系への移行について検討されているところである。動物検体の測定の正確性については情報がなく，従来の測定系，そしてこれから採用される測定系についても，正しい数値が得られているかどうかについて確認しなければ，診断に役立つのかどうかは不明である。

血糖異常がみられた際の鑑別診断

血糖異常がみられた場合，膵臓の疾患に起因する可能性を考えなければならない。以下に高血糖と低血糖に分けて，それぞれの鑑別診断の進め方について概説する。

高血糖の鑑別（表5-1-1）

持続する重度の高血糖がみられた場合，糖尿病と診断される。持続的高血糖は尿糖や糖化蛋白（糖化アルブミン，フルクトサミンなど）の測定によっても証明される。腎臓の糖再吸収の閾値（犬では200 mg/dL，猫では300 mg/dL程度）を超える高血糖がみられなければ，糖尿病による臨床徴候（多飲多尿，体重減少など）がみられることは少ない。

高血糖の重要な鑑別診断として，ストレス性高血糖がある。特に猫では採血や保定に伴うストレスによって，容易に高血糖（＞200 mg/dL）が生じる。ストレス性高血糖の除外のために，尿糖や糖化蛋白の評価が重要となる。また，疼痛を抱える動物ではストレス性高血糖となりやすいため，この点についても考慮が必要である。

様々な病態が高血糖を引き起こし，重度の場合には糖尿病の発症につながる可能性がある。糖尿病を発症した場合，糖尿病の治療（インスリン投与）が必要となるが，高血糖につながる基礎疾患が存在する場合，同時にその治療も行わなければならない。例えば，グルココルチコイドはインスリン作用を阻害し，高血糖を

表 5-1-1. 高血糖の鑑別

糖尿病
ストレス性高血糖
グルココルチコイド製剤投与
副腎皮質機能亢進症
炎症性疾患(膵炎など)
高プロゲステロン血症
先端巨大症／高ソマトトロピン症
甲状腺機能亢進症

表 5-1-2. 低血糖の鑑別

アーチファクト(採血から 30 分以上経過)
インスリン過剰投与
若齢・トイ犬種
インスリノーマ
肝機能不全
副腎皮質機能低下症
インスリノーマ以外の腫瘍 (肝細胞癌，平滑筋肉腫，平滑筋腫など)
敗血症

誘導する。治療のためのグルココルチコイド製剤投与や副腎皮質機能亢進症などが，糖尿病の発症やインスリン抵抗性の原因となる可能性がある。その他，膵炎をはじめとした炎症性疾患，発情周期や腫瘍からの分泌に伴う高プロゲステロン血症，先端巨大症／高ソマトトロピン症，甲状腺機能亢進症などが高血糖を引き起こし，インスリン療法を困難とする基礎疾患として要注意である。

低血糖の鑑別(表 5-1-2)

低血糖がみられた場合，まずアーチファクトの可能性を除外しなければならない。採血後，血液サンプルを室温で放置すると血球によるグルコース消費によって血糖値の測定結果は低値となる可能性がある。採血から 30 分以内に血漿分離されていれば，通常は問題となることはない。また，糖尿病の治療中でインスリンを投与している動物では，当然インスリン過剰投与による低血糖を疑うことになる。

真の低血糖であった場合，原因疾患を診断することも重要であるが，重度の低血糖の場合には速やかにブドウ糖液投与を行い，中枢神経系への影響を防がなければならない。治療によってその後の診断が難しくなることがあるため，治療前の血液サンプルを必要量採取しておくことが重要である。

症例が若齢動物である場合には，若齢・トイ犬種の低血糖を考える必要がある。また，別の原因として消化器疾患，肝疾患，ストレスなどの存在について十分評価することが必要である。

成犬・成猫において低血糖がみられた場合，まず評価すべきなのは血中インスリン濃度である。これによりインスリン過剰による低血糖であるのか，それ以外の原因(グルコース産生障害，消費亢進など)であるの

かを知ることができる。血中インスリン濃度が高い場合，インスリノーマの可能性が高くなる。逆にインスリン濃度が低い場合，インスリノーマは否定的である。インスリノーマの犬の 1/3 では血中インスリン濃度は参考基準範囲内にあるため，インスリノーマが疑われる症例では膵臓の画像検査によって腫瘍性病変を検出することも同時に重要となる。

インスリノーマ以外の原因による低血糖では，インスリン分泌は抑制されて血中インスリン濃度が低値となる。重度の肝機能不全も原因となるため，血液検査(肝酵素値，Alb，T-Bil，総胆汁酸など)および画像検査による精査を行い，肝機能について評価する。低ナトリウム・高カリウム血症がみられた場合，副腎皮質機能低下症による低血糖を疑う。しかし，電解質異常がみられない非定型副腎皮質機能低下症でも低血糖がみられる可能性があるため，最低限基礎コルチゾール濃度はチェックしておく方がよい。インスリノーマ以外にも様々な腫瘍(肝細胞癌，平滑筋肉腫，平滑筋腫など)が低血糖を引き起こすことが知られている。腫瘍自体によるグルコースの消費やインスリン様成長因子 2 (IGF-2)の過剰分泌による低血糖のメカニズムが知られている。これらの腫瘍については，画像検査で十分に探索しなければならない。発熱や白血球増加，CRP の著明な上昇がみられる場合には敗血症による低血糖を疑う必要がある。必要に応じて血液培養検査を実施し，抗菌薬による治療を開始する。

画像検査

超音波検査

正常な膵臓のエコー源性は周囲の脂肪組織と類似しており，その輪郭はしばしば不明瞭である。膵左葉は

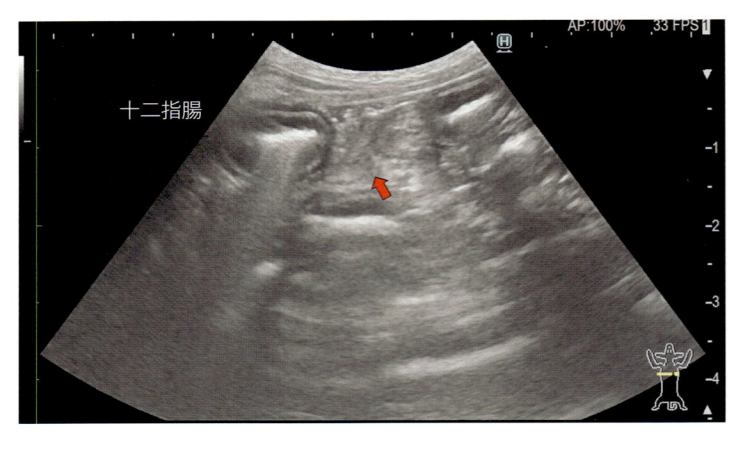

図5-1-4. 正常な膵臓の超音波画像
十二指腸に隣接した周囲の脂肪組織よりもやや低エコー性の膵右葉の断面像が描出されている（矢印）。

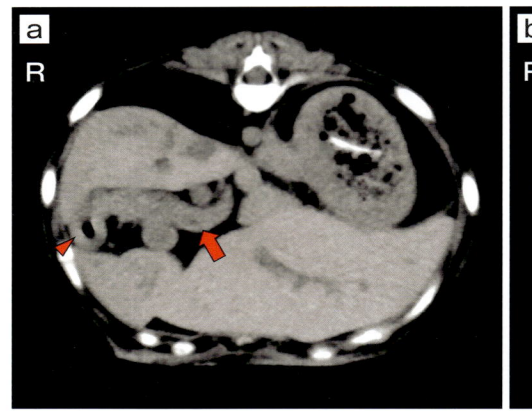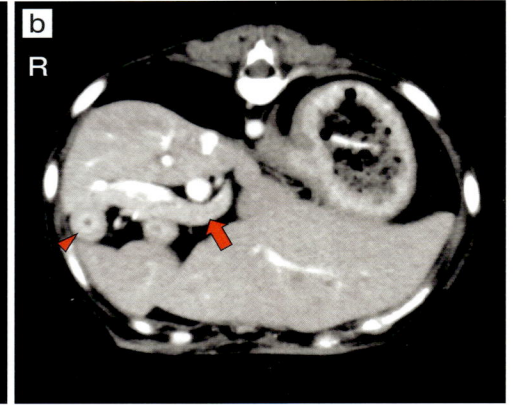

図5-1-5. 正常な膵臓のCT横断像
a：単純撮影　b：造影撮影
十二指腸（矢頭）から画像右側に伸びる膵体部～膵左葉が観察される（矢印）。周囲の脂肪組織よりもCT値は高く，造影増強がみられる。

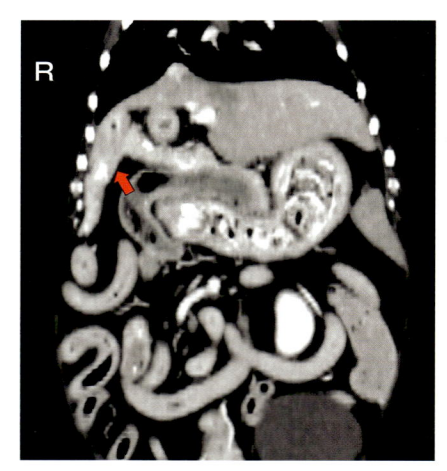

図5-1-6. 正常な膵臓の　　造影CT背断像

右上腹部にV字型の膵臓（膵右葉～膵体部～膵左葉）が観察される（矢印）。

胃大弯の尾側にあり，脾臓の動静脈に沿って存在することが多いため，これが描出のための指標となる。膵右葉は十二指腸の内側に隣接しており（**図5-1-4**），まず十二指腸を描出するところから始め，膵臓を探索するとよい。

　膵炎を呈した膵臓は低エコー性となり，また重度の膵炎では周囲脂肪組織が変性して高エコー性となるため，膵臓の輪郭が非常に明瞭に描出されるようになる。さらに，膵管の拡張が描出されることもある。

　膵臓の腫瘍は多くの場合，低エコー性の結節として描出される。インスリノーマでは膵臓に隣接したリンパ節への転移病巣がまず発見されることもある。

　超音波検査の弱点は消化管のガスによる描出阻害があることである。膵左葉は胃内ガス，膵右葉は結腸および盲腸のガス貯留によって描出が困難となる場合がある。このためインスリノーマが超音波検査で検出された割合は，36％に過ぎなかったという報告もある[4]。

CT 検査

CT 検査では膵臓の全体像を超音波検査よりも容易に視認することができる（**図 5-1-5**，**5-1-6**）。しかしその内部構造の詳細については，はっきり確認することは難しい。造影を行うことで膵臓を周囲臓器や血管と明瞭に区別することができ，また膵臓内の腫瘤性病変もみつけやすくなる。インスリノーマの腫瘤が CT 検査で検出される割合は 71％ともいわれているが[4]，近年では CT 撮影装置の性能が向上していることから，この数値はもっと高いと考えてよいだろう。リンパ節や肝臓などへの転移病巣の検出にも役立つため，膵臓腫瘍を疑う場合には CT 検査が必要不可欠であるといってよい。

膵内分泌の基礎知識として，膵臓の解剖生理，膵内分泌に関連した検査・鑑別診断について記述した。これらの知識について十分におさらいしていただければ，本書で取り扱われる膵臓の内分泌疾患を，より深く理解することができるだろう。

参考文献

1. 小澤静司，福田康一郎 総編集. 標準生理学 第7版. 2009：p.977. 医学書院.
2. Shah P, Vella A, Basu A, et al. Lack of suppression of glucagon contributes to postprandial hyperglycemia in subjects with type 2 diabetes mellitus. *J Clin Endocrinol Metab*. 2000：85(11)：4053-4059.
3. Struthers JD, Robl N, Wong VM, et al. Gastrinoma and Zollinger-Ellison syndrome in canids：a literature review and a case in a Mexican gray wolf. *J Vet Diagn Invest*. 2018：30(4)：584-588.
4. Robben JH, Pollak YWEA, Kirpensteijn J, et al. Comparison of ultrasonography, computed tomography, and single-photon emission computed tomography for the detection and localization of canine insulinoma. *J Vet Intern Med*. 2005：19(1)：15-22.

（西飯直仁）

犬の糖尿病

犬の糖尿病はインスリン分泌が枯渇することがほとんどで，治療にはインスリンの投与が必須となる。犬の糖尿病の維持期の治療では，中間型～持効型インスリン製剤の皮下投与を1日2回行う。食事としては糖尿病療法食の給与が推奨されるが，インスリン療法により血糖コントロールを良好に維持（日中の血糖値が100～250 mg/dL の範囲が理想的）できるのであれば，市販の総合栄養食でもよい。

本節では犬の糖尿病について診断から治療，その後のモニタリングまですべてをカバーできるように概説する。

概要・病態

犬の糖尿病は中～高齢での発生が多く，5～12歳齢で診断されることが多い。また，6カ月齢以内で診断される若齢性糖尿病もある。

日本における明らかな好発犬種の報告はないが，筆者の経験ではトイ・プードルやミニチュア・シュナウザーで発生が多い。

臨床徴候

犬の糖尿病で覚えるべき主な初期徴候は，3つある。すなわち，多飲，多尿，体重減少である（目安として飲水量が100 mL/kg/日以上，5％以上の体重減少）。このような徴候が認められれば，必ず血糖値を測定すべきである。また，多尿に伴う脱水や，エネルギー不足に伴う多食が認められることも多い。

犬における糖尿病の原因の1つとして膵島萎縮（原因は現在のところ不明）が考えられている。その他の原因として，副腎皮質機能亢進症が併発している場合もあるため，その徴候（腹囲膨満や脱毛など）がないかも注意深く観察する必要がある。また，黄体期糖尿病も原因の1つであり，未避妊雌では必ず前回の発情出血を飼い主に確認する。その場合，発情出血1～2カ月後に糖尿病を発症していることが多い。膵炎も糖尿病のリスク因子となるので，血液検査や超音波検査にて除外をしておいた方がよい。また，ステロイドなどの投薬歴がないかなども確認する必要がある。

検査および診断

身体検査

身体検査で一番重要なことは，体重の測定である。必ず体重を測定し，以前の調子がよかったとき（それが一般的に理想体重となり，食事量も理想体重で計算する）とくらべて体重がどのくらい低下しているかを飼い主に問診する。また，維持期の来院時にも毎回必ず確認し，体重が低下していれば，糖尿病の状態の悪化を疑うきっかけとなる。体重が維持，もしくは増加している場合は，糖尿病の状態の維持もしくは良化を考える。それほど体重は重要な指標である。

BCS も確認するとよい（痩せ気味なのか，太り気味なのか）。初診時では痩せ気味の症例が多いが，そうであれば獣医師が正常体重より何％くらい体重が減少しているかを推測する。その結果から理想体重を推定し，その理想体重でのフードのカロリー量を決定する方法もある。

また，脱水状態を必ず確認し，ツルゴール試験，口腔粘膜の渇き，毛細血管再充満時間（CRT）を評価し，脱水状態を評価する（**表 5-2-1**）[1]。脱水状態が悪化していれば，糖尿病の状態の悪化を疑うきっかけとなる。さらに，初診時にケトアシドーシスを起こしていれば，脱水状態を評価することはその後の治療で輸液剤の流量を決めるヒントとなる。

その他，副腎皮質機能亢進症の徴候がないか，黄体期糖尿病の徴候がないか（陰部の腫れ，乳腺の腫れなど），膵炎での腹痛がないかなどは，身体検査で確認した方がよい。

表 5-2-1. 脱水の指標

脱水率	臨床所見
＜5%	特になし
5～6%	皮膚弾力性のわずかな低下(ツルゴール試験) 軽度の口腔粘膜の乾燥
6～10%	皮膚弾力性の低下(ツルゴール試験) 口腔粘膜の乾燥 毛細血管再充満時間(CRT)のわずかな延長 わずかな眼球陥没
10～12%	皮膚弾力性の重度低下(ツルゴール試験) 口腔粘膜の明らかな乾燥 CRT の明らかな延長 明らかな眼球陥没
12～15%	ショック状態(頻脈,弱い脈圧,冷感) 瀕死状態

文献 1 より引用・改変

副腎皮質機能亢進症・黄体期に伴う糖尿病

犬で副腎皮質機能亢進症の症例や黄体期に血糖値が約 150～250 mg/dL であれば,糖尿病の徴候はその時点ではないが,その後永続的な糖尿病に進行する可能性がある。そのような症例には早期に副腎皮質機能亢進症の治療を開始するか,黄体期であれば早期の避妊手術をすることが望ましい。必要があれば早期にインスリンを投与することもある。早く対応することにより,インスリン投与から寛解できることがある(特に黄体期糖尿病の場合)。

血液検査・尿検査

まず,血糖値を測定する。空腹時血糖値が望ましいが,明らかに糖尿病の徴候を呈している場合はその限りではない。血液では時間経過によりグルコースが消費されるため,採血後速やかに分離した血漿もしくは血清を用いて血液化学検査用の機器で測定する。その他,糖化アルブミン(GA)もしくはフルクトサミンなどの2週間の血糖コントロールマーカーを測定するとよい。尿検査では尿糖,ケトン体および膀胱炎の有無を確認する。血液ガス分析装置がある病院では,代謝性アシドーシスが起こっているかを確認するために測定した方がよい。また,脱水や腎疾患の確認およびその後の治療のため,BUN,Cre および電解質,Ca,IP の測定を行う。高脂血症の確認のため TG および T-Cho の測定も推奨される。副腎皮質機能亢進症が疑われる場合は,それに準じた検査をする。黄体期糖

尿病が疑われる場合は,膣のスメアや血清プロゲステロン濃度を確認する。血清プロゲステロン濃度は無発情期であれば 1 ng/mL 以下となっていることが多い。黄体期糖尿病の症例では 3～5 ng/mL 以上であることが多く,この場合は腹部超音波検査で子宮や卵巣の状態も確認する。膵炎が疑われる場合は,リパーゼ(犬膵特異的リパーゼも含む),CRP の測定や腹部超音波検査を行う。

まとめると,血液化学検査では血糖値以外にも ALT,ALP,BUN,Cre,TG,T-Cho,Na,K,Cl,Ca,IP を必ず測定する。ALT,ALP は副腎皮質機能亢進症を併発していると特に上昇する。BUN,Cre は腎疾患のスクリーニングのために測定する。TG,T-Cho は高脂血症や副腎皮質機能亢進症のときに上昇する。Na,K,Cl,Ca,IP は治療のための輸液剤の調整のために測定する。

血糖コントロールマーカー

フルクトサミンとは,血漿中の蛋白質(アルブミン,グロブリン,リポ蛋白など)が糖化されたものである。フルクトサミンをみることで高血糖が一過性かどうか判断でき,ストレス性高血糖との鑑別が容易になる。本学ではフルクトサミンの主成分である GA を血糖コントロールマーカーとして利用している。フルクトサミンと GA の間には強い相関があり,GA も犬や猫においてフルクトサミンと同様に約2週間の血糖コントロールマーカーとなることが知られている[2,3]。持続血糖測定器でモニタリングしている症例で評価をすると,1日の血糖値の範囲が 100～250 mg/dL の範囲であると,GA は 20% 程度になっていることが多い。すなわち,非常に良好な血糖コントロール状態である。1日の血糖値の範囲が 150～350 mg/dL であると,GA が 25% 程度となっていることが多い。そのため,本学では糖尿病犬の目標の GA 値を 20～25% に設定し,飼い主には,20～25% であれば「よい血糖コントロール(good)」と説明している。25～30% は「まあまあ(fair)」とし,この場合血糖値は 200～450 mg/dL の範囲であることが多い。30% 以上は「悪い血糖コントロール(bad)」で,血糖値はおおむね 350～400 mg/dL 以上であると伝えている。あくまでも目安ではあるものの,このように GA で糖尿病の状態を評価することはできる。しかしながら,実際の血糖値と GA の値には個体によるばらつきがあるため,2時

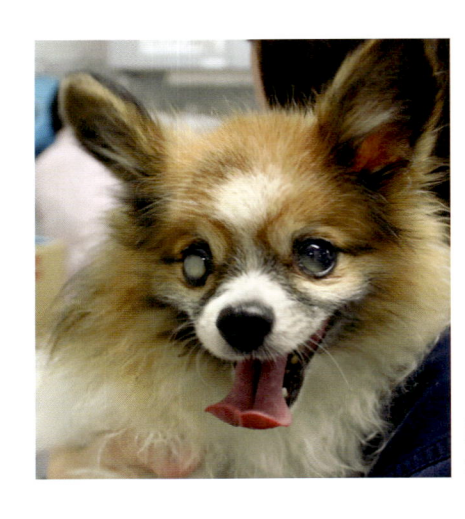

図 5-2-1. 白内障
右眼は白内障を起こしており，左眼は水晶体脱臼を起こしている。

間おきの血糖測定や持続血糖測定器によるモニタリングで確認し，「この症例で血糖値が 100〜300 mg/dL の範囲であれば GA は 22％になるのか」など，個体によってどの程度の血糖値でどのくらいの GA 値になるのかを認識できるとよい。なお，副腎皮質機能亢進症では GA が低く測定されることがあるため，注意が必要である。

> **副腎皮質機能亢進症を併発している糖尿病犬における GA**
>
> 副腎皮質機能亢進症を併発している糖尿病犬では，GA が実際の血糖値よりも低く測定されることがある（血糖値が 200〜400 mg/dL の範囲でも GA が 15〜20％など）。原因はよく分かっていないが，副腎皮質機能亢進症では肝腫大により肝臓でのアルブミン代謝が亢進するために起こるのかもしれない。そのため副腎皮質機能亢進症を併発している糖尿病犬では，インスリン療法による個体ごとの GA の推移を追ったり，血糖値の日内変動を同時に評価するなどの工夫が必要となる。

診断

犬の糖尿病の診断は非常にシンプルであり，

> 1．多飲，多尿，体重減少などの典型的な臨床徴候があること
> 2．空腹時血糖値の上昇（犬であれば空腹時血糖値 200〜250 mg/dL 以上）
> 3．尿糖の出現

の 3 つを満たせば糖尿病と診断してよい。

さらに，GA もしくはフルクトサミンの上昇が確認できれば，ストレス性高血糖と区別でき，さらに確実な診断となる。

糖尿病慢性合併症

犬の糖尿病慢性合併症は白内障である（**図 5-2-1**）。成犬では水晶体でのアルドース還元酵素の活性が高いので，高濃度のグルコースはソルビトールやフルクトースに変換され蛋白質と結合し，白内障が起こる。白内障は高血糖（＞400 mg/dL など）が持続すると短期間（数カ月など）でも進行することが多い。そのため，「白内障の進行を防ぎたい」と飼い主が言った場合は，血糖値を 100〜250 mg/dL の範囲に調整したり，GA の目標を 20％付近に設定するなど，厳格な血糖コントロールが必要となる。ただこのような厳格な血糖コントロールは低血糖になることも多いので，飼い主にそのリスクをしっかりと説明しておくとよい。

治療および管理法

維持期の定義として，本節では糖尿病の犬がケトアシドーシスの状態を脱し，脱水がなく，与えられた食事をすべて食べきれる状態のことを指す。そのため，今後「維持期」という単語が出てきたら，そのような糖尿病犬の症例を思い浮かべていただきたい。なお，緊急時の対応については，Chapter5-4「糖尿病の緊急治療」を参照されたい。

維持期の治療は，最初に①食事の選択および推定した理想体重からのカロリー設定を行う。次に②インス

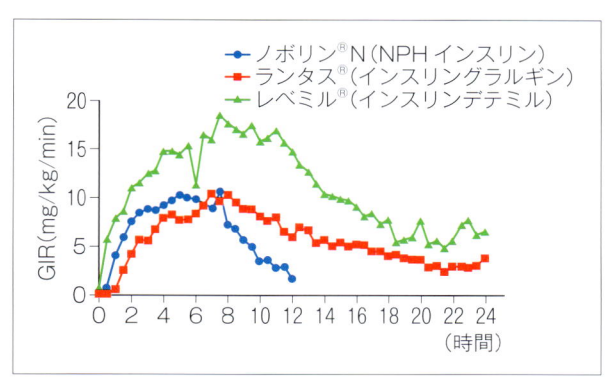

図 5-2-2. 健常犬（ビーグル）におけるインスリン投与後のグルコース注入率の推移

0.5 単位/kg のノボリン® N，ランタス®，レベミル® を投与した。
GIR：グルコース注入率
文献 4 より引用・改変

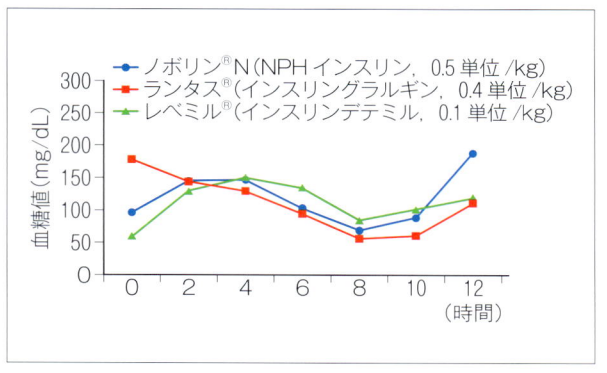

図 5-2-3. 糖尿病犬（ビーグル）におけるインスリン投与後の血糖コントロールの比較

ノボリン® N 0.5 単位/kg，ランタス® 0.4 単位/kg，レベミル® 0.1 単位/kg を投与した。
文献 4 より引用・改変

リンの選択および初期投与量の設定を行う。その後③入院もしくは日中の通院により数日かけて血糖コントロールの設定を行う（最近では後述の FreeStyle リブレを設置することがほとんどである）。④血糖コントロールの変動をみながら，食事量およびインスリン量の決定を行う。血糖コントロールが安定した後は，⑤1～2カ月おきに長期血糖コントロールマーカー（GA もしくはフルクトサミン）の測定もしくは血糖値の複数回測定によるモニタリング（必要であれば FreeStyle リブレを設置する）を行いながら，その都度食事量およびインスリン量の調節を行う。

糖尿病犬の治療について簡単に概説すると上記のようになるが，最も疑問が多いと考えられるインスリンの選択についてまず説明する。

インスリンの選択

現在，日本において犬の維持期の糖尿病治療に主に用いられているインスリン製剤は，動物用インスリン製剤である PZI（protamine zinc insulin，プロジンク®），人用のインスリン製剤で中間型インスリン製剤である NPH インスリン（ヒューマリン® N など）が挙げられる。そのため糖尿病の犬が来院したら，まず上記の2つのインスリン製剤のどちらかを使用して治療するのがよいと考える。

その他には持効型インスリン製剤であるインスリングラルギン（ランタス®），インスリンデテミル（レベミル®）およびインスリンデグルデク（トレシーバ®）がある。インスリンの使用の原則として，犬のサイズが小さいほど投与したインスリンの作用時間が短くなる

傾向がある。そのため，中型犬や大型犬では作用時間が比較的短いインスリン製剤を用い，小型犬や超小型犬では作用時間の長いインスリン製剤を選択するようにする。

前述したとおり，筆者はまず，動物用インスリン製剤であるプロジンク®か，中間型インスリン製剤である NPH インスリンから使用を開始し，これらのインスリンで効果が短いなどの理由で変更が必要と考えれば，持効型のインスリン製剤に変更することがある。

各インスリン製剤の犬におけるピーク時間と作用時間

本学で行った健常犬（ビーグル）に 0.5 単位/kg のノボリン® N（NPH インスリン），ランタス®，レベミル® を投与して，その後のグルコース注入率を検討した研究により（**図 5-2-2**）[4]，ノボリン® N では 4～6 時間後に，ランタス® では 6～8 時間後に，レベミル® では 8～10 時間後にインスリン作用のピークが来ることが分かっている。また，投与後 24 時間までのインスリン作用の比較では，ノボリン® N に比較してランタス® は約 1.5～2 倍の，レベミル® は約 4 倍の血糖降下作用があることが分かった。実際に本学で管理している糖尿病犬（ビーグル）において，ノボリン® N 0.5 単位/kg で血糖コントロールを行っている症例に対してランタス® では 0.4 単位/kg，レベミル® では 0.1 単位/kg でほぼ同様の血糖コントロールが得られた（**図 5-2-3**）[4]。レベミル® は他のインスリン製剤よりも犬において血糖降下作用が強いので，低血糖に十分に注意しなければならない。

それぞれのインスリンの効果時間の目安について**表 5-2-2** にまとめた。

表 5-2-2. 犬におけるインスリンの作用ピーク時間と作用持続時間の目安

分類	製品名	皮下投与における	
		作用ピーク時間	作用持続時間
速効型	ノボリン®R, ヒューマリン®R など	1〜2	2〜6
中間型	ノボリン®N, ヒューマリン®N など	4〜6	10〜14
持効型	プロジンク®	4〜8	12〜24
	ランタス®	6〜8	24 時間以上
	レベミル®	8〜10	24 時間以上
	トレシーバ®	不明	24 時間以上

過去の論文，添付文書，筆者の経験より作成

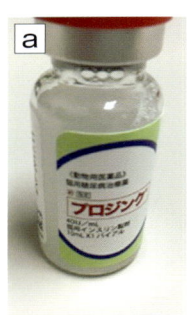
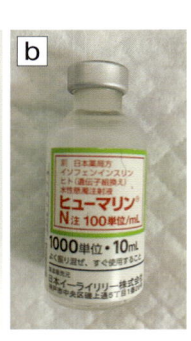
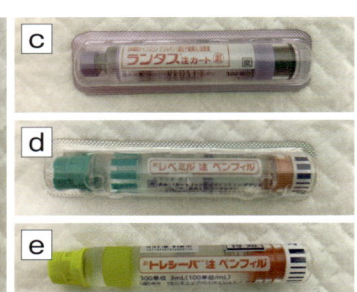

図 5-2-4. 犬におけるインスリンの選択

a：プロジンク®(PZI，0.2〜0.8 単位/kg，1 日 2 回，皮下投与)

b：ヒューマリン®N(NPH インスリン，0.3〜0.7 単位/kg，1 日 2 回，皮下投与)

c：ランタス®(インスリングラルギン，0.2〜0.5 単位/kg，1 日 2 回，皮下投与)

d：レベミル®(インスリンデテミル，0.05〜0.2 単位/kg，1 日 2 回，皮下投与)

e：トレシーバ®(インスリンデグルデク，0.2〜0.5 単位/kg，1 日 1〜2 回，皮下投与)

各インスリン製剤の初期投与量の目安

各インスリン製剤の初期投与量の目安と写真を**図5-2-4**に示した。これらについて簡単に説明する。

①プロジンク®(PZI)

プロジンク®は日本において犬用に認可されたインスリン製剤である。筆者は 0.2〜0.8 単位/kg，1 日 2回で皮下投与をしている。**表 5-2-2**にもあるように，論文によると，作用ピーク時間は 4〜8 時間であり，作用持続時間は 12〜24 時間である。NPH インスリンよりも効果がやや長い特徴がある。プロジンク®とそのシリンジを**図 5-2-5**に示すが，プロジンクのみ 40単位/1 mL の製剤であるため，必ずこのセットで使用することを獣医師は忘れてはならない。また，飼い主や病院スタッフにも同様に指導する※。

②ヒューマリン®N(NPH インスリン)

中間型インスリン製剤であるヒューマリン®N も犬で用いることが多い。筆者はおおよそ 0.3〜0.7 単位/kg，1 日 2 回で皮下投与している。犬の糖尿病治療においてインスリンの選択に迷ったら，多くの獣医師がまず思い浮かぶインスリン製剤であろう。プロジンク®とヒューマリン®N を比較した血糖変動を**図 5-2-6**

に示した。どちらも比較的よい血糖コントロールがなされていると考えられるが，NPH インスリンではインスリン投与 10 時間以降に血糖値が上昇する傾向にあるが，プロジンク®ではインスリン投与 10 時間で血糖値が最低値となっているのが分かる。このように，1 個体の紹介ではあるが，インスリンの作用ピーク時間や作用持続時間にそれぞれ特徴が存在する。

③ランタス®(インスリングラルギン)

小型犬(5 kg 以下など)はインスリンの作用が早まるために，持効型インスリン製剤であるランタス®を用いることがある。筆者はおおよそ 0.2〜0.5 単位/kg，1 日 2 回で皮下投与している。

④レベミル®(インスリンデテミル)

副腎皮質機能亢進症もしくは黄体期糖尿病などで，強いインスリン抵抗性が発現しているような症例では持効型インスリン製剤であるレベミル®を用いることが多い。筆者は 0.05〜0.2 単位/kg，1 日 2 回で皮下投与している。少量でもかなり効果が強いので，低血糖には十分に注意が必要である。

※　その他の人用のインスリン製剤は 100 単位/1 mL とプロジンク®よりインスリン濃度が濃いため，十分に注意が必要である。

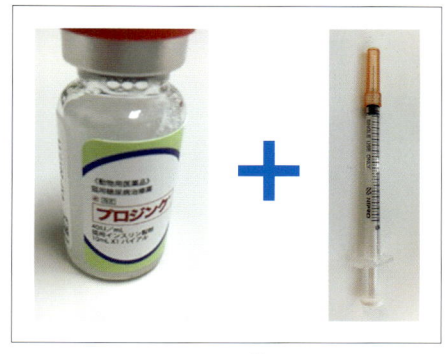

図 5-2-5. プロジンク® と専用シリンジ
必ずこのセットで使用する。

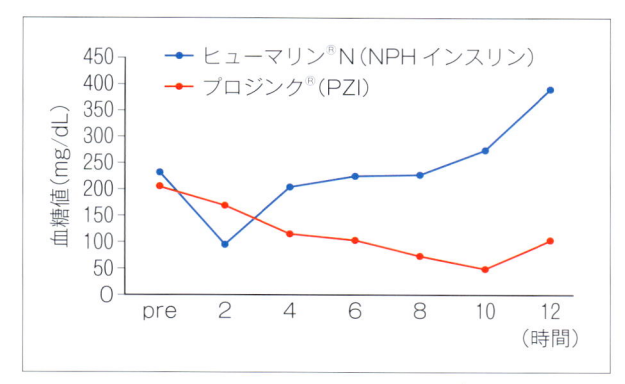

**図 5-2-6. 同一症例におけるプロジンク® と
ヒューマリン® N の比較**

トイ・プードル，1 歳齢，去勢雄，3.6 kg。インスリンは 1 単位強/頭。

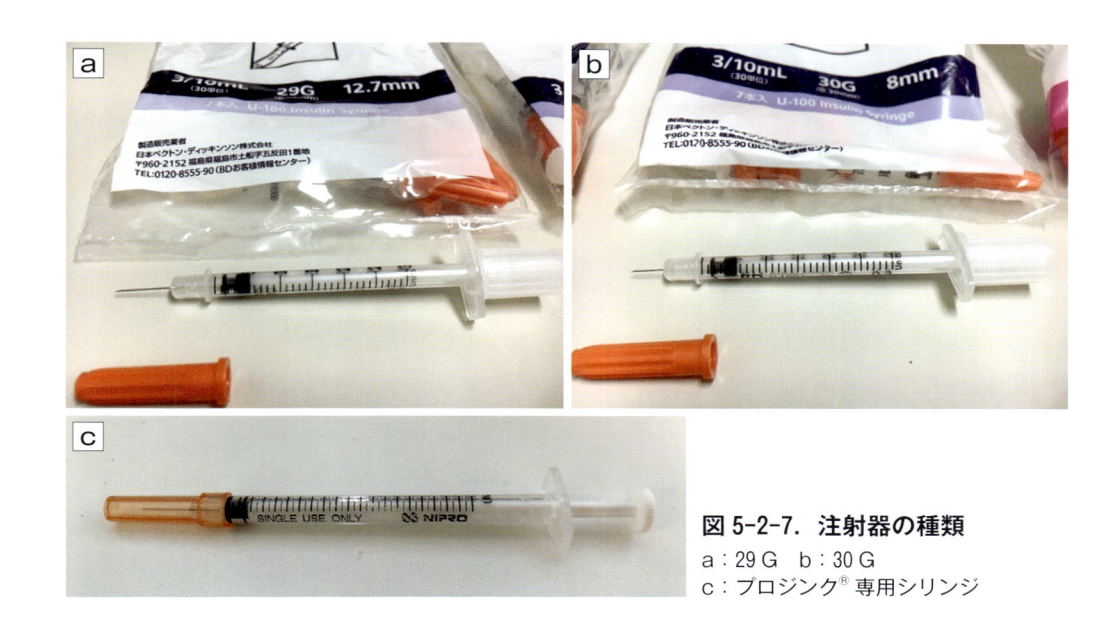

図 5-2-7. 注射器の種類
a：29 G　b：30 G
c：プロジンク® 専用シリンジ

⑤トレシーバ®（インスリンデグルデク）

トレシーバ® は，犬では超小型犬や小型犬で他のインスリン製剤でインスリンの効果が 12 時間継続しない場合や，飼い主が 1 日 1 回のインスリン投与を希望した場合（だらだら食べの犬に限る）に使用した経験がある。筆者は 0.2〜0.5 単位/kg，1 日 1 〜 2 回で皮下投与している。

※以上のインスリン製剤の投与量はあくまで初期投与量の目安であり，症例によってはその範囲を超えることもある。

注射器

プロジンク® の投与では，注射器にプロジンク® 専用シリンジを用いる。その他の人用のインスリン製剤を用いる際は，微量な調節が可能な小児用のインスリン用シリンジを用いている。中型〜大型犬では 29 G を用いることが多い。小型犬では 30 G の針が短いタイプを使用することも多い（**図 5-2-7**）。人用のペン型の注射器でも 0.5 単位刻みで注射が可能な製剤が増えてきているため，今後獣医療における使用も増えていくと考えられる。

インスリン療法の副作用

治療で用いるインスリンの最大の副作用は低血糖である。そのため，以下のように飼い主に自宅での低血糖の対処法を必ず説明しておく（また，低血糖発作の徴候を伝えておく）。低血糖徴候は元気消失，振戦，ふらつき，嘔吐，発作，失禁，昏睡の順で起こることが多い。

軽度（元気消失，振戦，ふらつきなど）であれば，普段の 1/5〜1/3 の量の食事を与える。食事を食べないもしくは昏睡している場合は，50%ブドウ糖液もしく

はガムシロップを，体重1kgあたり1mLをシリンジにて経口投与し，すぐに病院に来院してもらう。そのため，50%ブドウ糖液とシリンジはインスリン療法を開始する際に，必ず飼い主に渡すようにしている。

また，食事量にあわせてインスリンの投与量を決定しているため，食事を決められた分量食べない場合などは，インスリンは決められた分量を打たず，必ず獣医師に相談するよう伝えておく。本学では食事を半分しか食べなかった場合はいつもの半分量のインスリンを打つことや，全く食べない場合はインスリンを打たないか，ごく少量(通常量の1/5〜1/10程度)のインスリンを打つようにあらかじめ伝えておくことがある。

食事の選択

食事のタイプとして，高蛋白・低〜中炭水化物食，低〜中等度の脂肪・中〜高繊維食が糖尿病療法食として存在している。このようなフードを用いると，炭水化物の摂取が抑えられ，繊維による糖質の吸収の遅延効果が現れるため，食後の高血糖が抑えられるメリットがある。しかしながら，犬の糖尿病はインスリンの欠乏により起こるため，基本的にはインスリンを補充するのが一番の治療法となる。そのため，食事内容は一般的に制限がなく，年齢にあわせた一般的な総合栄養食を給与することも可能である。また，犬の糖尿病の徴候として体重減少があるため，削痩している症例が来院することも多くある。そのため本学では，削痩〜正常体重の症例ではその犬が最も好む嗜好性の高い総合栄養食(糖尿病療法食を好むのであれば与える)を，理想体重にあわせてカロリー計算を行い，1日2回に分けて給与する。給与は基本12時間おきに行うが，飼い主の都合により前後1〜2時間のずれは許容できると考えられる。肥満の犬では総合栄養食または糖尿病療法食(療法食の方が減量を達成しやすい)を理想体重にあわせて与えている。また，糖尿病の犬で膵炎，腎疾患などの併発疾患がある場合は，糖尿病療法食を優先させる必要はなく，併発疾患に応じた療法食を優先して与える。

犬の糖尿病の食事で一番重要なことは，毎日同じ量(飼い主には毎回はかりで測定して与えるように指示する)のフードを与え，毎日同じインスリン量の投与が可能な，その犬の好みにあった(できれば生涯食べつづけることができる)総合栄養食をみつけることであると考える。

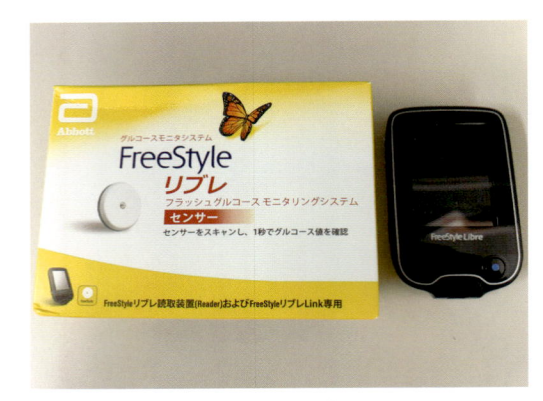

図 5-2-8. FreeStyle リブレ

経口血糖降下薬

犬の糖尿病では初診時に重度の糖尿病(血糖値：約400〜500 mg/dL 以上)であることが多く，インスリン分泌が枯渇しているものがほとんどであるため，現在のところ経口血糖降下薬は第一選択薬とならないと考えられ，やはりインスリンの投与が必須となる。また，犬の食後の血糖変動を緩やかにするインスラクト$_{TM}$ という，サラシノールを主成分とするサプリメントも近年発売されている。経口血糖降下薬やサプリメントは決してインスリンの代わりにはならず，インスリンで治療をするという大原則を獣医師は忘れてはならない。

一過性の糖尿病

犬において一過性の糖尿病はあまり存在しない。しかしながら，筆者がしばしば経験するのは，未避妊の雌犬において黄体期の糖尿病が疑われプロゲステロン濃度が高い場合に，早期に避妊を行うとインスリン投与から離脱できることがある。そのため，黄体期糖尿病が疑われて，プロゲステロン濃度が3〜5 ng/mL以上であった場合(無発情期であれば1 ng/mL 以下)は，入院により脱水や電解質異常の補正，ケトアシドーシスの離脱ができた時点で，早期の避妊手術を飼い主に勧めることが多い。避妊手術後は，1〜2週間かけてインスリン抵抗性が解除されることがありインスリンの調整が必要となるため，後述のFreeStyle リブレ(図 5-2-8)の設置が望ましい。

入院下での血糖曲線の作成

入院下で血糖変動を確認する場合は，2時間おきに採血を行い，血糖値を確認する。採血時にはストレスをかけすぎないように注意する。また，預かる際には

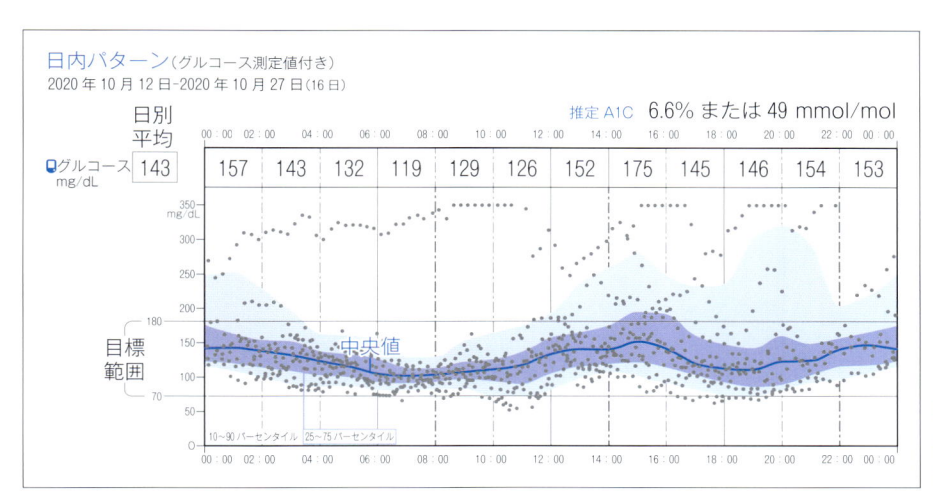

日内パターン（グルコース測定値付き）
2020年10月12日〜2020年10月27日(16日)

推定 A1C　6.6% または 49 mmol/mol

図 5-2-9.
FreeStyle リブレによる
14 日間の血糖変動の例

今まで食べていたフードを持参してもらうようにする。

　血糖値が 100〜350mg/dL に入ったら，退院を検討する。

FreeStyle リブレによるモニタリング

　「入院中には血糖コントロールがよく，退院したら血糖コントロールが安定しなくなった」という症例は，糖尿病を治療した獣医師であれば誰でも経験すると考えられる。これは当たり前のことで，入院中のストレスや運動量と帰宅してからのそれは全くの別物であり，その違いによる血糖コントロールの変化に苦慮することが多いと考えられる。フラッシュグルコースモニタリングシステムの FreeStyle リブレは，上記の悩みを解消できる可能性がある（**図 5-2-8**）。すなわち，維持期の糖尿病症例であれば，入院下で血糖コントロールをとることも，自宅で血糖コントロールをとることも可能となる。また，糖尿病性ケトアシドーシスのような急性合併症の場合でも，リアルタイムに血糖モニタリングができ，夜間でのインスリン量の調整も非常に行いやすい。

　FreeStyle リブレのセンサーは 500 円玉サイズと小型で，皮下に挿入されるメンブレンの長さも 5 mm と短いため，犬・猫にかかわらず日常生活に大きな支障が出ずに使用できることが多い。センサーで皮下の間質液中のグルコース濃度を 1 分ごとに連続測定し，15 分ごとの平均値がリーダーに表示される。間質液中のグルコース濃度は血糖値（血液中のグルコース濃度）ではないため，血糖値との間には多少のタイムラグが生じるが，血糖変動の把握は十分に可能である。

　装着が安定していれば，14 日間測定が可能であ

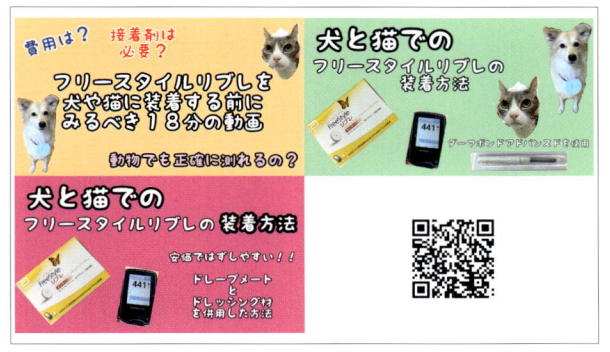

図 5-2-10. FreeStyle リブレについての動画
図内 QR コード，もしくは https://www.youtube.com/channel/UCKw5GwSKXlfUErcXsGe4TzA を参照。

る。14 日間の測定後にリーダーを読み取ることで，**図 5-2-9** のような 14 日間の血糖変動の推移の記録を確認でき，飼い主に渡すこともできる。装着期間中であれば飼い主がリーダーやアプリをダウンロードしたスマートフォンをセンサーにかざせば，何回でも血糖測定が可能となる。また，センサーの中に血糖値変動が記録されているため，夜間の血糖変動も 8 時間前まででではあるが，翌朝確認することで知ることができる。測定可能範囲は 40〜500 mg/dL である。このような性能により，FreeStyle リブレは本学における糖尿病の治療に欠かせないものとなっている。

装着方法

　センサーの装着方法については，猫の動画ではあるが筆者が動画サイトにアップロードしているので（**図 5-2-10**），参考にされたい。簡単にだが装着のポイントを下記に示す。

①FreeStyle リブレのセンサーはシングルユースのため，比較的高価である（なるべく 2 週間連続で血糖測定が続くとよい）。

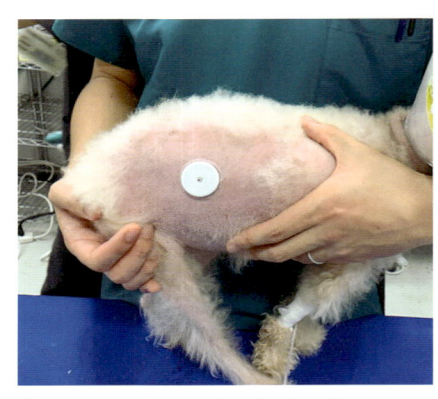

**図 5-2-11. FreeStyle リブレを
装着する場所**
牛でいう，けん部のあたりがお勧めである。

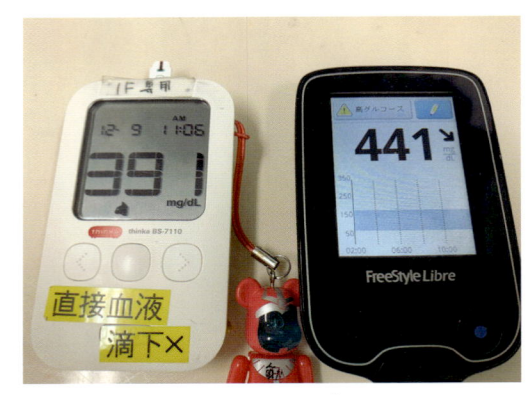

**図 5-2-12. FreeStyle リブレの
装着1時間後に必ず行うこと**
FreeStyle リブレのグルコース値と末梢血の血糖値が
ほぼ同じであることを確認する。

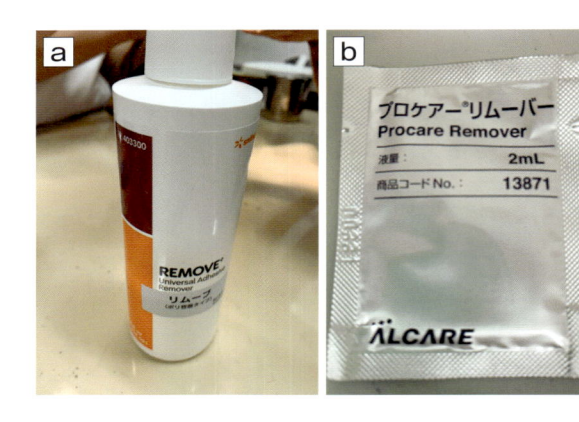

図 5-2-13. センサーを剥がす際に必要なもの
a：リムーブ®。執筆時点で筆者がよく使用しているもの。b よりもこ
　ちらの方がセンサーが剥がれやすい。
b：プロケアー® リムーバー。図 5-2-10 の動画で使用しているもの。

②人では添付文書のとおりに使用すれば2週間問題な
　く使用できるが，動物では毛が生えているために張
　り付ける際に工夫が必要である。

③生体用接着剤を使用すると，2週間連続で使用でき
　る可能性が上がる。

④装着する部位は最後肋骨と大腿部の間で，後肢を曲
　げた際にセンサーが当たりにくい場所を使用するこ
　とが多い（**図 5-2-11**）。

⑤装着する周辺をきちんと剃毛し，アルコールと乾綿
　で合計3回消毒・乾燥をする（**図 5-2-10** の動画を参
　照）。

⑥各種接着剤を使用し，センサーを皮膚に装着する
　（**図 5-2-10** の動画を参照）。

⑦装着後，センサーをリーダーで読み込み，その1時
　間後から測定が開始となる。

⑧1時間後，FreeStyle リブレのグルコース値と末梢
　血の血糖値がほぼ同じであることを必ず確認する
　（**図 5-2-12**）。

⑨必要であれば，動物にエリザベスカラーを装着させ

たり，洋服を着せる。

⑩2週間後まで測定可能であれば，センサーの血糖測
　定が終了した後に，センサーを外す（**図 5-2-10** の動
　画を参照）。この際，接着剤にダーマボンド® アド
　バンスドを用いた場合は剥がすのにかなり苦慮する
　ため，**図 5-2-13** のようなリムーブ用の溶液を乾綿
　に浸して使用する。

⑪センサーを剥がした部位をヒビテン®（クロルヘキ
　シジングルコン酸塩）液などで消毒し，ヘパリンク
　リームなどを塗り保湿する。

インスリンの調整

　インスリン療法の開始後は，飼い主に毎日メールで
血糖推移を送ってもらい，インスリン量を検討して飼
い主に指示している。2週間後に FreeStyle リブレを
外すために来院してもらい，その後は安定していれば
1〜3カ月おきに血糖値および GA をモニタリングす
る（血液検査の時間帯は，特に定めていない）。この際
に，必要に応じてインスリン量を0.5単位間隔で調整
するが，GA＞30％ではモニタリング間隔を2〜4週

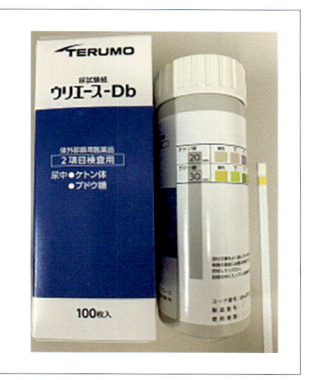

・試験紙に尿を付けた後，必ず 30 秒で測定してもらう
・犬で容易に測定できる（下は筆者の考え）
　－→200 mg/dL 以下（低血糖注意）
　±→100〜300 mg/dL
　＋→150〜400 mg/dL ｝GA 25%?!
　＋＋以上→200〜500 mg/dL 以上
・目標
　週に 2〜4 回－
　残りが ±〜＋ ｝GA 20%?!
・腎疾患の症例では注意

図 5-2-14. 尿糖試験紙についての飼い主への説明内容

間おきに狭める，または FreeStyle リブレの再設置を検討する。

自宅での血糖コントロール

ポータブル血糖測定器

以前は獣医療では，人用の血糖自己測定器を犬や猫の血糖値測定に使用していたが，人用の血糖自己測定器は犬や猫で測定すると必ず「ずれ」が生じていた[5]。動物用ポータブル血糖測定器であるアルファトラック3 は動物用（犬および猫）に補正されている。また，thinka BS-7110 も動物用（犬および猫）に補正されており，自動生化学分析機で測定した場合とほぼ同じ値が出ることを筆者らが報告している[6]。また，ポータブル血糖測定器はヘマトクリットが低いと血糖値が高く表示され，ヘマトクリットが高いと血糖値が低く表示される傾向があったが，thinka BS-7110 はそこに関しても補正されている装置である。

熱心な飼い主であれば，このようなポータブル血糖測定器を用いて自宅での血糖値測定を試みることもある。自宅での血糖値測定は耳介から行うことが多い。耳介の根元（頭側）を人差し指と中指で挟んだ後に，耳介周囲内側の耳介静脈に 25〜27 G の針を刺す。その際にワセリンやゲンタシン®軟膏などの水をはじく油性の軟膏を塗っておくと，血液が水玉のようになり十分量の採取がしやすくなるため，その血液をポータブル血糖測定器で測定する。人で用いられる穿刺器具は音が出るため動物が驚くことがあり，本学では使用していない。

尿糖試験紙

犬では散歩中などの排尿中に，尿に試験紙を差し込むことで尿糖をチェックすることができる。また，

ペットシーツに排尿する犬では，排泄された尿に試験紙を押し付けて測定することもできる。筆者は，すべての糖尿病の犬の飼い主に尿糖試験紙での測定を勧めている（実際に測定してくれる飼い主はおそらく半分ほどである）。図 5-2-14 の写真は本学で使用している尿糖試験紙であり，ケトン体も同時に測定ができる。犬のグルコースの腎閾値は約 180 mg/dL であるため，理想的には尿糖がマイナスとなるような血糖コントロールを目指す。しかしながら，毎日マイナスが続くと逆に低血糖の不安が出てくる。筆者の意見ではあるが，「尿糖が週に 2〜4 回マイナスで，残りが ±〜＋の状態が，安心できる血糖コントロール状態（あるいは半分がマイナスで，半分が ±〜＋のような状況）ですよ」と飼い主に伝えている（このような尿糖の場合，おそらく血糖値は 100〜300 mg/dL の間を推移，GA は 20%程度であることが多い）。

尿糖試験紙での測定は 1 日 1〜2 回行うとよい。腎疾患になるとグルコースの腎閾値が低下するため，尿糖試験紙は指標となりづらくなるので注意する必要がある。

図 5-2-14 は筆者が飼い主に説明する際に用いているシートである。尿糖のみで血糖値を評価することはできないが，飼い主に目安だけでも教えてくれと言われることが多いので渡している。初診時は尿糖＋＋＋のことが多いが，まずは＋〜＋＋を目指すように伝えている。尿糖が ±〜＋の範囲で 1 週間以上維持している場合は GA が 25%程度となっていることが経験的に多いため，図 5-2-14 のような説明となっている。最後に何度も述べているが，尿糖で血糖値が分かるわけではなく，あくまでも目安だということを認識して飼い主に説明するとよい。

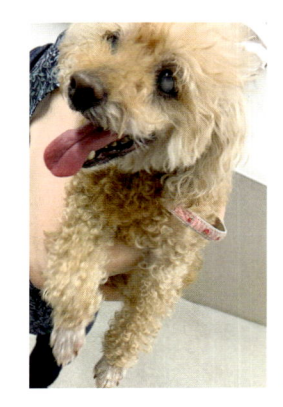

図 5-2-15. 症例：外貌

 ## 症例

トイ・プードル，15 歳齢，避妊雌

ヒストリー

膵炎後の経過観察で本学に継続的に来院していたが，2カ月で体重が500g低下し，多飲多尿がみられるとのことであった（**図 5-2-15**）。甲状腺機能低下症疑いで内分泌科に来院した。

初診日（第1病日）

表 5-2-3 の血液検査の結果（血糖値および GA の上昇）より糖尿病と診断し，インスリン療法を開始した。食事は今までは食べるだけ与えていたとのことだったので，食事の計算を最初に行った。体重は6.25 kg で BCS は 4/5 と判定した。115％の体重過剰と考え，理想体重を求めた。6.25×100/115＝5.4 より5.4 kg を理想体重として，安静時エネルギー要求量（RER）の計算を行った。5.4 kg の RER は 248 kcal であり，1日あたりエネルギー要求量（DER）は RER に1.4 をかけて，248×1.4=347 kcal とした。現在与えている消化器サポート 低脂肪 ドライは 347 kcal/100 gであるため，50 g を1日2回に分けて与えることとした（9：00 および 21：00，インスリンは食後すぐに皮下投与）。

飼い主が入院は希望しないとのことだったので，NPH インスリンであるヒューマリン® N を，低めの用量である 1.0 単位/頭/回（0.16 単位/kg/回），1日2回から開始した。FreeStyle リブレを装着し，自宅でのインスリン調節を行った。

表 5-2-3. 症例：血液検査

項目	値	項目	値
TP(g/dL)	5.7	IP(mg/dL)	3.6
Alb(g/dL)	2.3	Ca(mg/dL)	9.2
AST(U/L)	20	CK(U/L)	91
ALT(U/L)	53	LDH(U/L)	61
ALP(U/L)	236	Na(mEq/L)	140
GGT(U/L)	4	K(mEq/L)	5.3
T-Cho(mg/dL)	248	Cl(mEq/L)	105
TG(mg/dL)	277	CRP(mg/dL)	0.85
T-Bil(mg/dL)	0.1	GA(犬)(%)	29.9
D-BIL(mg/dL)	0	Fe(pg/mL)	65.2
TBA(μmol/L)	1.9	UIBC(pg/mL)	188.9
Glu(mg/dL)	484	TIBC(pg/mL)	254.1
Amy(U/L)	901	内分泌学的検査	
Lip(U/L)	151	T_4(μg/dL)	1.01
BUN(mg/dL)	26	FT_4(ng/dL)	0.5
Cre(mg/dL)	0.98	C-TSH(ng/mL)	0.53

Fe：血清鉄　UIBC：不飽和鉄結合能　TIBC：総鉄結合能

その後の経過

1.0 単位/頭では血糖値の低下があまりみられなかったので，第2病日の夜から 1.5 単位/頭/回（0.24 単位/kg/回），1日2回に増量した（**図 5-2-16**）。1.5 単位/頭/回の投与でも血糖値の低下があまり認められなかったので，第3病日の夜から 2.0 単位/頭/回（0.32単位/kg/回），1日2回に増量した（**図 5-2-17**）。

その後は2週間の血糖値の測定が可能であり，第13病日，第14病日には**図 5-2-18** のように，理想的な血糖コントロールを維持することができた（1日の血糖コントロールが 80～250 mg/dL の範囲）。**表5-2-4** でも分かるように，第1病日と第14病日の GAの値は 29.9％から 21％に低下しており，FreeStyle リブレを用いることで良好な血糖コントロールが可能であった。なお，本学では GA 20～25％を血糖コントロールの目標としている。

考察

①なぜ入院しないのか？

本症例は飼い主が入院を希望しなかったので，かなり低い用量からインスリンを開始した。1日2回飼い主とメールで連絡をとり，インスリン量を決定していった。担当医にとっては労力がかかるが，飼い主と犬にとっては家庭でストレスがない条件で血糖コント

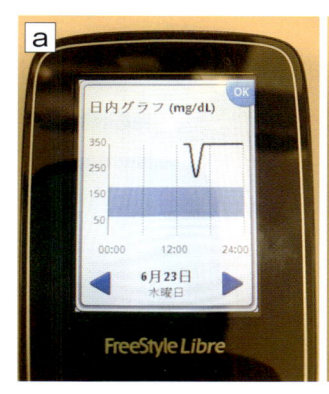 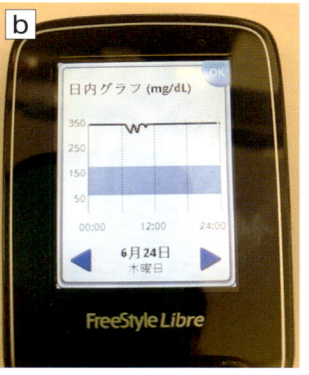

図 5-2-16. 症例：第1～2病日の血糖値の推移
a：第1病日。ヒューマリン®Nを1.0単位/頭/回，1日2回で開始した。
b：第2病日。夜から1.5単位/頭/回に増量した。

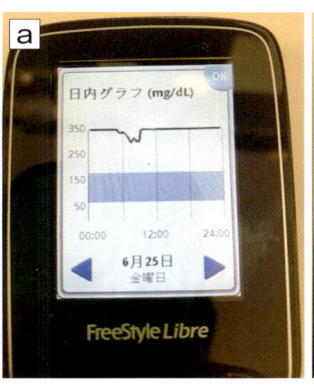 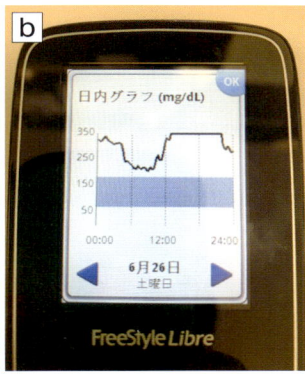

図 5-2-17. 症例：第3～4病日の血糖値の推移
a：第3病日。ヒューマリン®N 1.5単位/頭/回，1日2回を，夜から2.0単位/頭/回に増量した。
b：第4病日。2.0単位/頭/回，1日2回で継続した。

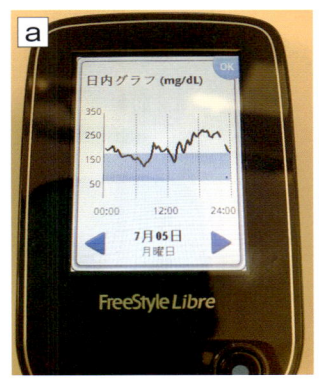 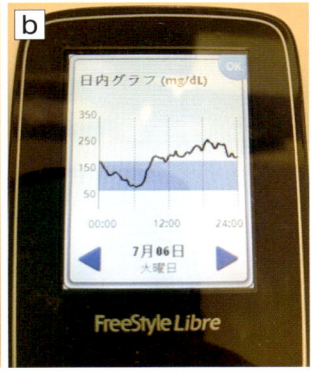

図 5-2-18. 症例：第13～14病日の血糖値の推移
a：第13病日　b：第14病日
ヒューマリン®Nを2.0単位/頭/回，1日2回の投与で理想的な血糖コントロールを維持できていた。

ロールができるため，メリットも大きいといえる（1日2回の連絡は労力が大きいと感じ，2024年現在は筆者は1日に1回，飼い主とメールでやりとりするようにしている）。このように状態のよい糖尿病犬（食欲・元気があるような犬）では，飼い主と相談してFreeStyleリブレを装着し，家庭で血糖コントロールをとることもある。しかしながら，低血糖が起こる可能性はあるため，低血糖時の対処法については飼い主にきちんと伝えておく必要がある。

②インスリンの単位数を1日おきに上げても大丈夫なのか？

本症例では1日おきに0.5単位ずつ徐々にインスリ

表 5-2-4. 症例：第1病日と第14病日の血液検査の比較

項目	第1病日	第14病日
Alb(g/dL)	2.3	2.1
Glu(mg/dL)	484	382
GA(犬)(%)	29.9	21

ン量を増量した。通常，インスリン量は3日間～1週間は一定にし，徐々に増減するように成書にも書いてあることが多い。今回は非常に低用量（0.16単位/kg/回）からインスリンを開始していることと，FreeStyleリブレを装着していて持続的な高血糖（＞350 mg/dL）

があったこと，犬での NPH インスリンの作用時間がおおよそ 12 時間程度であることを考え，比較的早いペースでインスリン量を増量した。その結果，インスリン療法開始後 4 日目に 2.0 単位/頭/回，1 日 2 回まで増量し，理想的な血糖コントロールが達成できた。NPH インスリンよりも長い作用持続時間をもつインスリングラルギンやインスリンデテミルを使用する際は，12～24 時間以上もインスリンの効果が持続する

ため，インスリンの作用が重なって，効果が増強することがある。そのため，持効型インスリン製剤を使用する場合は初日の血糖コントロールは 250～400 mg/dL の範囲にして 3 日くらい様子をみて（3 日ほどでインスリン濃度が安定すると考えている），徐々にインスリンを増やすなど，使用するインスリンの種類によって工夫が必要になる。

> 本節では犬でよく使用するインスリンの説明や，低血糖時の対応方法，食事療法の考え方，ならびに Free-Style リブレの使用方法について概説した。大事なことは，1 日 2 回の食事量をまず決定し，その食事量にあわせてインスリン量（単位）を決定することである。

参考文献

1．佐野忠士．チームで取り組む獣医師・動物看護師のための輸液超入門．2016．エデュワードプレス．
2．Sako T, Mori A, Lee P, et al. Diagnostic significance of serum glycated albumin in diabetic dogs. *J Vet Diagn Invest*. 2008 ; 20(5) : 634-638.
3．Sako T, Mori A, Lee P, et al. Serum glycated albumin : Potential use as an index of glycemic control in diabetic dogs. *Vet Res Commun*. 2009 ; 33(5) : 473-479.
4．Sako T, Mori A, Lee P, et al. Time-action profiles of insulin detemir in normal and diabetic dogs. *Res Vet Sci*. 2011 ; 90(3) : 396-403.
5．Mori A, Oda H, Onozawa E, et al. Evaluation of portable blood glucose meters using canine and feline pooled blood samples. *Pol J Vet Sci*. 2016 ; 19(4) : 707-713.
6．Mori A, Oda H, Onozawa E, et al. Evaluation of newly developed veterinary portable blood glucose meter with hematocrit correction in dogs and cats. *J Vet Med Sci*. 2017 ; 79(10) : 1690-1693.

（森　昭博）

猫の糖尿病

　猫の糖尿病は動物の内分泌疾患の中でも比較的罹患率の高い疾患であり，イギリスの一次診療施設に来院した猫の調査では，200頭に1頭が糖尿病に罹患していたとある[1]。日本でも罹患率が同程度なのかどうかは分からないが，小動物臨床を数年経験していて糖尿病の猫をみたことがないという獣医師はいないと思う。猫の糖尿病はそれくらい一般的な疾患であり，診断や治療に困ることもそれほど多くない。しかし，何となく診断と治療ができてしまう疾患だからこそ，深く勉強する機会も少なく，治療がうまくいかない場合の対応に困ることが少なからずあるのではないだろうか。

　また，糖尿病の診療において治療が重要であることは言うまでもなく，猫の糖尿病においても犬と同様にインスリン療法が治療の中心となる。猫の糖尿病の多くは人の2型糖尿病に類似した病態であるが，初期治療にインスリンを使用することが少ない人の2型糖尿病（生活習慣の改善や経口血糖降下薬から開始することが多い）とは治療方針が異なる点は，飼い主に理解してもらわなければいけない。

　猫の糖尿病では，早期に適切な治療を行うことで寛解を得られる可能性もあるため，初期のインスリン製剤の選択や厳密なモニタリングが重要となる。インスリン製剤やモニタリング方法の選択肢は増えてきているが，ベストな方法というものはなく，飼い主や動物の状況によって臨機応変な対応が求められる。様々なシチュエーションに対応するためにはもちろん基礎が重要であり，本節では，猫の糖尿病について臨床的に重要な点を基本的な部分から整理した。猫の糖尿病の病態や診断・検査について理解を深めておくことで，困ったときの対応が可能になると思われる。本疾患において最も重要な部分である治療については，現時点での標準的な治療を解説した。なお，糖尿病性ケトアシドーシスや高浸透圧高血糖症候群の治療に関しては，Chapter5-4「糖尿病の緊急治療」を参照されたい。

概要・病態

　一般的に，人の糖尿病の分類が猫においても使用されている（**表5-3-1**）[2]。アメリカ糖尿病学会のガイドライン2023年版では分類が簡素化され，猫で重要な高ソマトトロピン症（先端巨大症）などの記載がなくなったため，従来の2013年版の方が猫には当てはめやすいと思われる。猫で妊娠糖尿病は報告されていない。猫において人の1型糖尿病はまれであり，約80％が人の2型糖尿病に類似した病態であると推測されている[2]。

　2型糖尿病は，肝臓，筋肉，および脂肪組織におけるインスリン作用の低下（インスリン抵抗性の増大）と膵β細胞からのインスリン分泌低下が関連して起こる病態であり，それぞれにおいて遺伝的要因と環境要因が関与するものと考えられている（**図5-3-1**）[2]。猫の糖尿病のリスク因子として肥満やグルココルチコイド製剤投与はよく知られており，これらはインスリン抵抗性を増大させる原因となる。肥満猫では，健康な猫とくらべてインスリンの感受性が50％以上低下することが報告されている[3]。高血糖状態が持続すると，高血糖自体がβ細胞からのインスリン分泌を低下させるとともに組織におけるインスリン抵抗性を増大させ，高血糖を悪化させる。これを糖毒性と呼び，糖尿病の病態の確立において重要な役割を果たしている。実験的に10日間高血糖状態にした猫においては，β細胞の機能が明らかに低下することが確認されている[4]。

　猫の糖尿病の残り約20％は，他疾患（膵炎，高ソマトトロピン症，副腎皮質機能亢進症など）や薬剤（グルココルチコイド製剤など）の投与によって発症すると考えられており，人の糖尿病の分類では「その他の特定の型」に当てはまる。猫で比較的発生頻度の高い膵炎は，糖尿病との関連が古くから示唆されているものの，膵炎が糖尿病を引き起こすのかどうかははっきりと分かっていない。糖尿病の猫の多くで膵炎に一致する膵臓の組織学的な異常が確認されているが，糖尿病ではない猫にくらべて膵炎の併発率が高いことは明ら

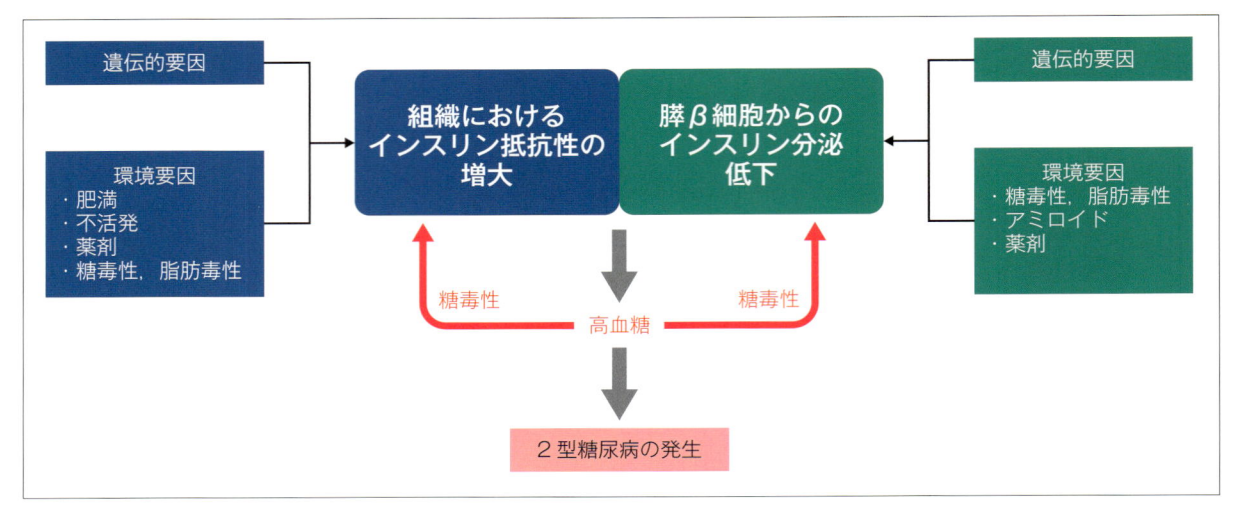

図5-3-1. 2型糖尿病の病態
文献2より引用・改変

表5-3-1. 人の糖尿病の分類

1型糖尿病(膵β細胞の破壊，通常はインスリンの絶対的欠乏に至る)
a. 免疫介在性 b. 特発性
2型糖尿病(インスリン抵抗性が主体で相対的にインスリンが欠乏するものや，インスリン分泌低下が主体でインスリン抵抗性を伴うものなど)
その他の特定の型
a. 膵β細胞の機能にかかわる遺伝子の異常 b. インスリン作用にかかわる遺伝子の異常 c. 膵外分泌疾患(膵炎，腫瘍，外傷，膵臓切除術など) d. 内分泌疾患(高ソマトトロピン症，副腎皮質機能亢進症，褐色細胞腫，甲状腺機能亢進症，高アルドステロン症など) e. 薬剤や化学物質によるもの f. 感染症 g. 免疫介在性のまれな病態 h. その他の遺伝的症候群で糖尿病を伴うもの
妊娠糖尿病

赤字は猫で一般的に認められる病態。
文献2より引用・改変

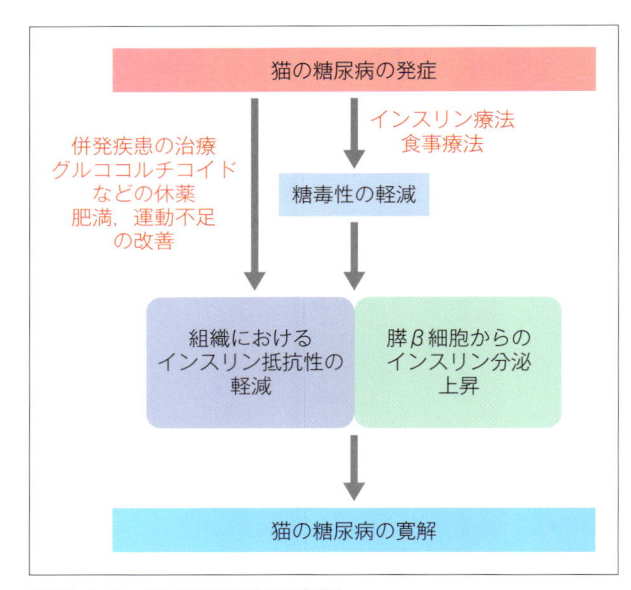

図5-3-2. 猫の糖尿病の寛解

かにされていない[2]。一方，糖尿病と膵炎が深く関連していることは間違いなく，その関係性は双方向性であり，膵炎が糖尿病を引き起こすこともあれば，逆に糖尿病が膵炎を発症させることもある[5]。猫の糖尿病と関連する疾患のうち，膵炎以外で重要な疾患が高ソマトトロピン症と副腎皮質機能亢進症である。高ソマトトロピン症の猫のほぼすべて，副腎皮質機能亢進症の猫の約80%が糖尿病を発症すると考えられている[2]（糖尿病を併発していない高ソマトトロピン症の猫の報告も最近増えてきている）。これらの疾患を併発し

ている症例は，強いインスリン抵抗性により血糖値のコントロールが困難な場合が多い。

糖尿病の寛解

猫においては糖尿病が寛解することがあり，この点が犬の糖尿病と大きく異なる点である（**図5-3-2**）。一般的に，猫の糖尿病の寛解は臨床徴候の消失と血糖値の正常化に加え，インスリン療法を中止できる状況が4週間以上続く場合と定義されている[2]。糖尿病の診断時に血中インスリン濃度が低い猫でも適切なインスリン療法により寛解を得ることができ，これは糖毒性が改善することによりβ細胞からのインスリン分泌能も改善するためだと考えられている[6]。

糖尿病の寛解は，治療開始後3〜4カ月の間に達成されることが多いが，治療開始後1年以上経過してからでも寛解する例はある。寛解率は報告によって様々であり，13〜100％と報告されている[2]。インスリングラルギンまたはインスリンデテミルを用いた研究では，約60％と高い寛解率が達成されているが[7,8]，これらの研究ではかなり厳密に血糖値がコントロールされており，低血糖のリスクを無視することができず，あまり現実的ではない。一般的な治療を行った場合の寛解率はおそらく30〜40％程度である。糖尿病の罹患期間が短いこと，重篤な疾患を併発していないこと，グルココルチコイド製剤による治療歴があることは寛解率の上昇と関連する。興味深いことに，糖尿病と診断されたときの年齢が高い猫ほど，寛解率が高くなる可能性が示されている[9]。また，糖尿病性ケトアシドーシスを発症した猫でも寛解する可能性は十分にある[10]。

以上のように，猫の糖尿病は寛解を得られる可能性があるが，糖毒性が長期間続くことにより寛解を得られるチャンスは減るため，寛解を目指すためには適切な初期治療が重要である。血糖値を降下させることで糖毒性が軽減され，さらなるβ細胞の障害を抑えることが可能となる。一方，寛解は治癒と同義ではなく，糖尿病を発症した猫はそもそも遺伝的要因と環境要因によって糖尿病を起こしやすい状況にあるため，再発は常に起こりうるものとして認識しておかなければならない。糖尿病の寛解後，約30％の猫では糖尿病を再発する。再発を防ぐために糖尿病のリスク因子（肥満や運動不足など）を可能な限り改善させることも重要である。

シグナルメント

どの年齢でも発症する可能性はあるが，糖尿病と診断される猫の多くは4歳齢以上である。雄（特に去勢済）の方がやや発症頻度が高い。

臨床徴候

糖尿病に典型的な徴候である多飲多尿，多食，体重減少の他，約10％では糖尿病に関連する末梢神経障害を認める（後肢の脱力，ジャンプ力の低下，蹠行姿勢［踵をつけて歩行］）。犬と異なり，失明するほどの白内障を認めることはほとんどない。

検査および診断

診断

糖尿病に関連する臨床徴候（多飲多尿，多食，体重減少）が認められ，持続的な空腹時高血糖と尿糖の存在が確認できれば，糖尿病と診断される。一方，正確な診断基準は確立されておらず，特に血糖値のカットオフ値はやや曖昧である。ほとんどの猫は，血糖値が腎臓における再吸収能（約270 mg/dL）を超えるまで徴候を発現しない。尿糖は，腎疾患においても認められることがあり，また一部の抗菌薬に反応して偽陽性になることもあるため，尿糖の存在だけで糖尿病の診断はできないことに注意が必要である。

猫はストレス性高血糖を起こしやすく，糖尿病による高血糖との鑑別が困難な場合がある。ストレス性高血糖の猫の血糖値の中央値は192 mg/dL（範囲：146〜592 mg/dL）であり，106頭中21頭（20％）で270 mg/dL以上だったことが報告されている[11]。通常，ストレス性高血糖の猫は糖尿病の徴候を示さないが，腎臓の閾値を超える高血糖が数時間以上続くと，糖尿病の猫と同様の徴候を示すことがある。このような場合，血清フルクトサミンや糖化アルブミン（GA）の測定が鑑別に有用な場合がある。

猫の糖尿病の診断において，高血糖と尿糖の存在を確認すること以外に臨床検査で注目すべき項目はほとんどない。糖尿病の診断が確定した後，併発疾患の評価のために各種検査を実施することとなる。あらゆる疾患がインスリン抵抗性の原因となってインスリン療法を困難にする可能性があり，併発疾患の確認とそれに対する治療は猫の糖尿病を管理する上で重要である。

身体検査

糖尿病の罹患期間や併発疾患によっても異なるが，新規に糖尿病と診断される猫の多くは，肥満ではあるが体重減少傾向であることが多い。

血液検査

糖尿病の猫において高血糖以外に認められる血液化学検査所見として，肝酵素値の上昇と高脂血症が挙げられる。糖尿病の猫の40〜50％で，ALT（参考基準範

囲上限の 5 倍程度まで)または ALP(参考基準範囲上限の 3 倍程度まで)が上昇し，これは糖尿病に関連した肝リピドーシスによるものと考えられている。高コレステロール血症と高トリグリセリド血症は糖尿病の猫のおよそ 3 分の 1 に認められる(いずれも参考基準範囲上限の 3 倍程度まで)。総ビリルビン濃度の軽度な上昇(参考基準範囲上限の 2 倍程度まで)も糖尿病に伴う肝リピドーシスによってしばしば認められる。

尿検査

尿検査では尿糖が認められるが，合併症のない糖尿病の猫では通常ケトン体は検出されない。尿糖の存在によって尿比重は上昇するため，ほとんどの場合で尿比重は 1.020 以上である。約 70% の症例で蛋白尿を認めるが，通常は軽度～中程度である(尿蛋白/クレアチニン比は 2.0 未満)[2,12]。尿路感染も一般的に認められ，糖尿病の猫の 12～13.2% で確認されている[13,14]。

膵炎にかかわる検査

前述のように，猫の糖尿病と膵炎の関連は複雑であるが，膵炎が存在する場合には糖尿病のコントロールが困難になる可能性があること，猫の糖尿病には比較的高頻度で膵炎が併発することから，糖尿病診断時には膵炎の有無を評価しておくことが推奨される。膵特異的リパーゼは糖尿病猫の 33～83% で上昇することが確認されているが，膵特異的リパーゼの上昇が認められていても，膵炎を示唆する臨床徴候を示した猫はいなかった[15-17]。理想的には膵特異的リパーゼを測定することが望ましいが，膵炎に関連する徴候がみられない，かつ腹部超音波検査で膵炎を示唆する所見がみられない場合，その段階では必ずしも測定する必要はないと考えられる。

総サイロキシン(TT$_4$)濃度測定

201 頭の糖尿病の猫において TT$_4$ 濃度を測定した報告では，9 頭(4.5%)で TT$_4$ 濃度が上昇していた[17]。一般的な高齢猫集団における甲状腺機能亢進症の有病率と大きく変わらないと考えられるが，糖尿病の猫において甲状腺機能亢進症を評価することの重要性も示す結果である。甲状腺機能亢進症がインスリン抵抗性を引き起こすことは自然発生例でも実験例でも示されている[18,19]。実際に甲状腺機能亢進症を発症している

場合でも，糖尿病などの併発疾患によって見かけ上 TT$_4$ 濃度が低下していることもあり，TT$_4$ 濃度が参考基準範囲内でも甲状腺機能亢進症を疑う状況であれば，インスリン療法の開始後に再評価する必要がある。

新規に糖尿病と診断された猫に対してはルーチンでの TT$_4$ 濃度測定が推奨されており[2]，少なくとも頚部の触診および超音波検査で甲状腺の腫大がないか，確認しておくとよい。

甲状腺機能亢進症では，蛋白代謝が促進されることで血清フルクトサミン濃度が低下することには注意が必要である。

その他の特殊検査

インスリン

新規に糖尿病と診断された猫において，血清インスリン濃度の測定はあまり価値がない。前述のように，糖毒性によって血清インスリン濃度は低下していることが多く，また診断時のインスリン濃度によって糖尿病の寛解を予測することもできない。

インスリン様成長因子 1 (IGF-1)

インスリン様成長因子 1 (IGF-1)は，猫の高ソマトトロピン症の評価のために測定される。先端巨大症(acromegaly)は成長ホルモン(GH)の過剰によって生じる疾患であり，最近は典型的な「先端巨大症」の徴候を伴わないものも含む高ソマトトロピン症(hypersomatotropism)という表現の方が好まれる傾向にある。

測定が困難かつパルス状に分泌される GH にくらべ，過剰な GH によって肝臓から産生される IGF-1 は，GH の分泌量と正の相関があり日内変動もないため，高ソマトトロピン症の診断に利用されている。猫の高ソマトトロピン症はまれな疾患と考えられてきたが，糖尿病の猫 1,221 頭で IGF-1 を測定した研究では，319 頭(26.1%)で血中 IGF-1 濃度が 1,000 ng/mL より高値を示した。さらに，血中 IGF-1 濃度が高値を示した 319 頭の中で下垂体の画像検査(CT／MRI)または剖検を実施した 63 頭のうち，60 頭(95%)で下垂体腫瘍が確認された(**図 5-3-3**)[20,21]。この結果は，高ソマトトロピン症の診断における IGF-1 の陽性的中率が 95% であること，糖尿病の猫の約 25% が高ソマトトロピン症であることを示している。注目すべき点として，76% の猫は先端巨大症に特徴的な身体的特徴を示して

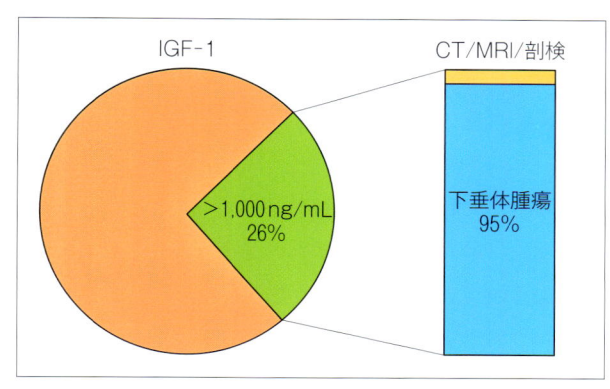

図5-3-3. 糖尿病の猫における IGF-1 の上昇と下垂体病変の有無

文献20, 21 より引用・改変

表5-3-2. 糖尿病の高ソマトトロピン症を伴う猫と伴わない猫の臨床徴候

臨床徴候	高ソマトトロピン症を伴う糖尿病の猫	高ソマトトロピン症を伴わない糖尿病の猫
多尿	87%	75%
多飲	87%	85%
多食	75%	55%
体重減少	42%	60%
体重増加	17%	0%
吸気性喘鳴／ストライダー／いびき	38%	10%
中枢神経徴候	1.7%	0%
活動性低下	25%	35%
歩様異常	10%	10%
腹腔内臓器肥大（腎臓／肝臓）	40%	25%
下顎前突	18%	10%
棍棒様の肢端	13%	0%
広い額	37%	0%
心雑音	18%	20%
蹠行姿勢	3%	10%

文献20, 21 より引用・改変

おらず，糖尿病の猫におけるスクリーニング検査としての IGF-1 測定の重要性が示されている。糖尿病の高ソマトトロピン症を伴う猫と伴わない猫で，臨床徴候に大きな違いもみられていない（**表 5-3-2**）[20,21]。

　肝臓における IGF-1 産生にはインスリンの作用が必要であり，糖尿病診断時にインスリン分泌が低下している猫では，高ソマトトロピン症でも IGF-1 が上昇していないことがある。そのため，高ソマトトロピン症が疑わしいにもかかわらず IGF-1 の上昇がみられない場合は，インスリン療法を開始後6〜8週間で IGF-1 を再評価するとよい。最近，国内でも猫の IGF-1 が測定可能になり，これまでよりもスクリーニング検査として測定される機会は増えると思われる。高ソマトトロピン症が発見された場合は下垂体に対する放射線治療，可能であれば外科的治療，あるいはパシレオチドやカベルゴリンによる内科的治療などが適応になるが，これらの治療はインスリン抵抗性の改善だけでなく糖尿病の寛解に導く可能性もあるため，猫の糖尿病の診断時には IGF-1 の測定が推奨される。

副腎皮質機能検査

　猫の副腎皮質機能亢進症はまれであるが，糖尿病のコントロールが困難な場合，あるいは身体検査（腹囲膨満，皮膚菲薄化など）や画像検査所見（副腎の両側または片側の腫大など）などから副腎皮質機能亢進症が強く疑われる場合には，スクリーニング検査が必要となる。糖尿病のコントロールが困難な場合でも，発生率の低さや診断の難しさから，高ソマトトロピン症などのより一般的な疾患を除外した後に副腎皮質機能検査を考慮する。猫の副腎皮質機能亢進症のスクリーニング検査としては，低用量デキサメタゾン抑制試験が

推奨される（猫においては，デキサメタゾンを 0.1 mg/kg 投与する）。副腎皮質刺激ホルモン（ACTH）刺激試験は感度が低いため勧められない。猫の副腎皮質腫瘍では原発性アルドステロン症が多いが，原発性アルドステロン症の猫で糖尿病を併発している場合には，プロゲステロンなどの他のステロイドホルモンも同時に産生している可能性を考慮しなければならない。

画像検査

　臨床検査と同様に，画像検査も糖尿病を診断するためには必要ないが，併発疾患の評価として実施される。超音波検査はすべての症例に対して実施されるべきであり，甲状腺，膵臓および副腎を含む各臓器を評価する。膵臓は，主に膵炎について評価することとなるが，まれに膵臓腫瘍が糖尿病の猫で認められることもある（**図 5-3-4**）。副腎も常に評価するべきであり，副腎が腫大している場合は高ソマトトロピン症による臓器腫大や副腎皮質機能亢進症の可能性を考慮する。

　高ソマトトロピン症が疑われる猫においては，MRI 検査または CT 検査で下垂体腫瘍の存在を確認する（**図 5-3-5**）。

治療および管理法

治療目標

　猫の糖尿病の治療目標は，血糖値を良好にコントロールすることで臨床徴候(多飲多尿，多食，体重減少など)を改善させることと，合併症(低血糖，糖尿病性ケトアシドーシスなど)を予防することである。必ずしも血糖値を正常化させる必要はなく，血糖値を腎閾値(猫では250～300 mg/dL)以下に維持しつつ，低血糖を回避することが目標となる。猫においては，寛解を目指すために早期に積極的な治療を行うことも重要であるが，積極的な治療は低血糖のリスクを高めることにもなる。また，積極的な治療を行ったとしても寛解しない症例はもちろん存在するため，寛解を最優先にするのはよくない。あくまでも，QOLを良好に保つことを最優先にする。動物の糖尿病の治療を成功させるためには，飼い主の協力および飼い主との連携

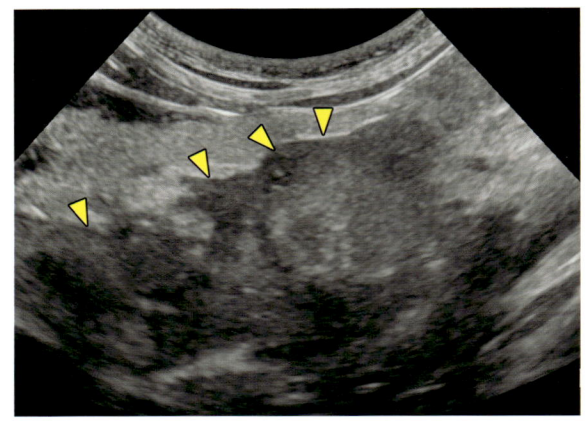

図5-3-4. 糖尿病の猫における腫大した膵臓(右葉)の超音波画像

膵臓実質のエコー源性は不均一であり，辺縁は不整である(矢頭)。針生検の結果，膵臓の肥満細胞腫と診断した。

が重要であり，特にインスリンを投与する際の注射器の取り扱いや投与方法については，診断時だけでなく治療中に何度も指導するべきである(**図5-3-6**)[22]。

インスリン療法

　動物用に製造されているものを含め，現在猫に対して使用されているインスリン製剤のほとんどは人インスリンがもとになっている。人と猫ではインスリンのアミノ酸配列に若干の違いはあるが(**表5-3-3，図5-3-7**)[21]，人インスリンおよびインスリンアナログは猫に対しても活性をもつ。

　基本的に，糖尿病の猫に対しては作用時間が長いインスリンを選択する(**表5-3-4**)[21]。犬で一般的に使用されている中間型インスリン(NPHインスリン)は，猫では作用時間が短いため推奨されていない[21,23]。アメリカ動物病院協会(AAHA)のガイドラインでは，初期治療としてインスリングラルギンまたはPZI(protamine zinc insulin)を1～2単位/cat，1日2回で使用することを推奨しており[23]，実際には体格に応じて投与量を決めると分かりやすい(体重＜2 kg：0.5単位/cat 1日2回，体重2～4 kg：1.0単位/cat 1日2回，体重＞4 kg：1.5単位/cat 1日2回)[21]。血糖値が全く下がらない場合でも，すぐに増量せずに数日間は同量で継続する。

① PZI

　PZIは，インスリンの作用時間を長くするためにプロタミンと亜鉛を配合した製剤である。皮下投与後，注射部位からプロタミン，亜鉛がそれぞれゆっくりと拡散，分解されることで，インスリンが緩徐に血中へ吸収される。PZIのプロタミンの含有量はNPHインスリンよりも多い。PZIは投与前に毎回混合する必要があ

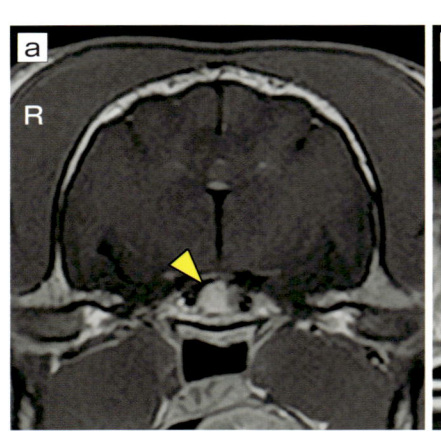 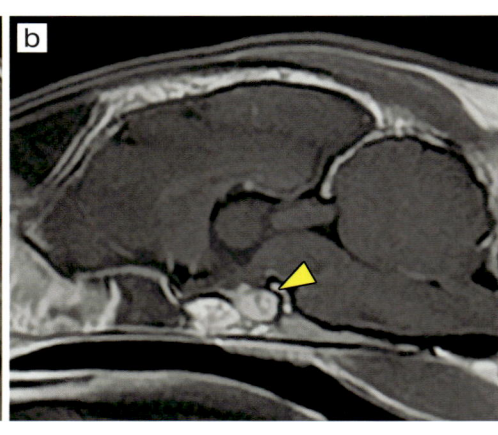

図5-3-5.
高ソマトトロピン症の猫の頭部MRI造影T1強調画像

a：横断像　b：矢状断像
血清IGF-1濃度≧1,000 ng/mLの猫。下垂体は4 mm高で腫大している(矢頭)。

り，混合具合によって投与量が一貫しない可能性がある。また，投与後の沈殿物の生成具合によっては吸収にばらつきが生じる可能性もある。PZI は 40 単位/mL のインスリンであり，専用のシリンジが販売されている（**図 5-3-8**）。動物用製剤が利用可能であり，日本では猫の糖尿病に対して第一選択とされることが多い。

②インスリングラルギン

インスリングラルギンは，猫の糖尿病における情報が多く，現在も一般的に使用されている[21]（**表 5-3-5**）[8,24-29]。人インスリンの A21 のアミノ酸が置換され B 鎖の C 末端にアルギニンが 2 つ付加されたインスリンアナログである（**図 5-3-7**）[21]。バイアル内では pH 4 の無色透明な溶液であるが，皮下投与後に生体内の生理的 pH である中性領域では沈殿物を形成し，沈殿物が溶解することで緩徐に皮下から血中にインスリンが移行する。また，溶液の pH が変化してしまうため希

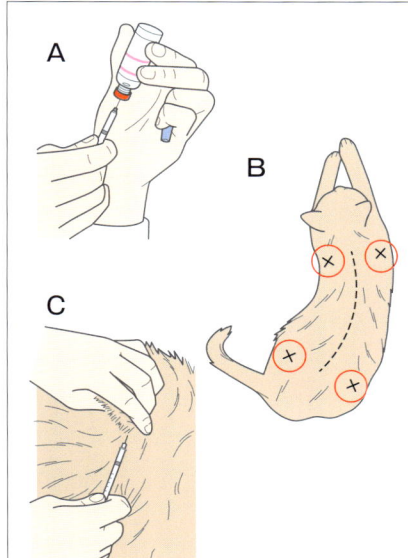

インスリンの投与方法
①獣医師から特に指示がない限り，インスリンを投与する前に食事を与えてください。
②獣医師の指示に従い，インスリンを準備してください（プロジンク®の場合は内容液が均一になるようにゆっくり転がしてください）。
③インスリンボトルのゴム栓を消毒用アルコールで拭いてきれいにしてください。ボトルを逆さにし，新しいシリンジで獣医師から指示された量を吸ってください（A）。
④インスリンは皮膚のすぐ下に注射します。頚の後ろや腰あたりの，真ん中から少し離れた部位に注射してください。可能であれば，毎回場所を変えてください（B）。必要であれば抱っこしてもらうか，糖質の少ないおやつで気をそらしてください。
⑤注射器は利き手で持ってください。もう片方の手で皮膚のひだをテント状につまみ，その中心に針をそっと差し込んでください（C）。
⑥針が完全に刺さったら，ゆっくりと全量を投与してください。
⑦気をつけて針を抜き，獣医師の指示に従って安全に廃棄してください。

次の場合は，かかりつけの獣医師にご相談ください。
・フードを食べる量が少ないまたは全然食べない，食べた後すぐに吐いてしまう。
・元気がない，ふらふらしている。
※誤って自分に注射してしまった場合は，かかりつけの医師にご相談ください。血糖値が下がってしまう可能性があります。

図 5-3-6．インスリンの投与方法の飼い主への指導
文献 22 より引用・改変

表 5-3-3．動物種によるインスリンのアミノ酸配列の違い

	A8	A10	A18	B30
人	Thr	Ile	Asn	Thr
豚／犬	Thr	Ile	Asn	Ala
牛	Ala	Val	Asn	Ala
猫	Ala	Val	His	Ala

Ala：アラニン　Asn：アスパラギン
His：ヒスチジン　Ile：イソロイシン
Thr：スレオニン　Val：バリン
文献 21 より引用・改変

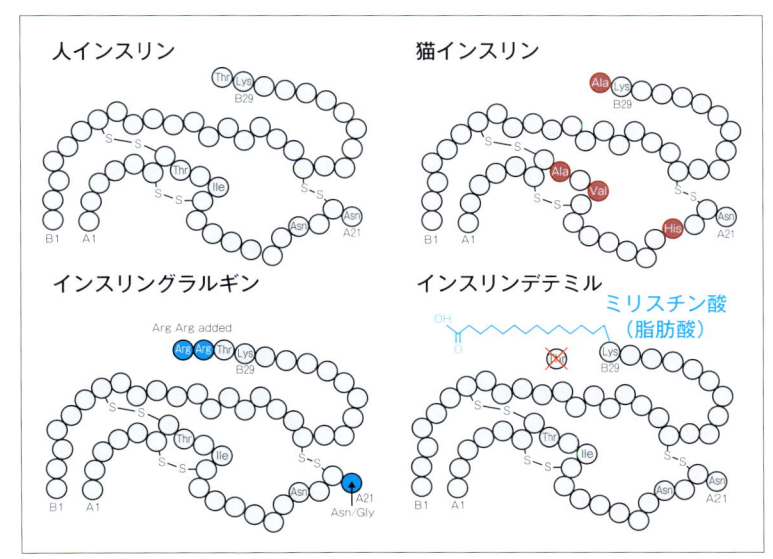

図 5-3-7．人インスリン，猫インスリン，およびインスリンアナログのアミノ酸配列と構造の違い
Arg：アルギニン　Gly：グリシン　Lys：リジン
文献 21 より引用・改変

表 5-3-4. 糖尿病の猫に使用する国内で利用可能なインスリン製剤

インスリン製剤	製剤のタイプ	製品名(例)	効果のピーク(h)	効果の持続時間(h)	初期投与量	濃度(単位/mL)
PZI	遺伝子組み換え人インスリン	プロジンク®	3～7	9～24	0.25～0.5 単位/kg, 1日2回 （1～1.5 単位/cat, 1日2回） ※2単位/cat, 1日2回を超えないように	40
インスリングラルギン	遺伝子組み換え人インスリンアナログ	ランタス®	5～14	12～14	0.25～0.5 単位/kg, 1日2回 （1～1.5 単位/cat, 1日2回） ※2単位/cat, 1日2回を超えないように	100または300
インスリンデテミル	遺伝子組み換え人インスリンアナログ	レベミル®	5～14	12～24	0.25～0.5 単位/kg, 1日2回 （1～1.5 単位/cat, 1日2回） ※2単位/cat, 1日2回を超えないように	100
NPHインスリン	遺伝子組み換え人インスリン	ヒューマリン®N, ノボリン®N	2～8	4～10	1～1.5 単位/cat, 1日2回	100

PZI：protamine zinc insulin　NPH インスリン：中間型インスリン
文献 21 より引用・改変

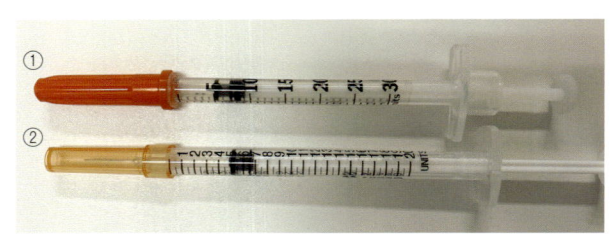

図 5-3-8. 100 単位/mL 用と 40 単位/mL 用のインスリンシリンジの比較
① 100 単位/mL 用（BD ロードーズ™ 3/10 mL 30 G×8 mm）では 1 単位が 0.01 mL となる。
② 40 単位/mL 用（プロジンク® 専用シリンジ 0.5 mL 30 G×10 mm）では 1 単位が 0.025 mL となり，目盛りが 0.5 単位刻みで記されている。

表 5-3-5. 糖尿病の猫に対するインスリングラルギンの報告

参考文献	症例数	新規に診断された症例数	研究期間	初期投与量	食事	寛解率	臨床的な低血糖
24	6	5	12 週	0.5 単位/kg, 1日1回	高蛋白低炭水化物食	17%(1/6)	0
25	5	2	12 週	0.25～0.5 単位/kg, 1日2回	高蛋白低炭水化物食	40%(2/5)	報告なし
26	8	8	16 週	0.5 単位/kg, 1日2回	高蛋白低炭水化物食	100%(8/8)	0
27	6	2	10 週	0.25 単位/kg, 1日2回	高蛋白低炭水化物食	17%(1/6)	報告なし
27	6	2	10 週	0.25 単位/kg, 1日2回	維持食	17%(1/6)	報告なし
8	55	5	＞10 週	0.25 単位/kg, 1日2回	高蛋白低炭水化物食	64%(35/55)	1.8%(1/55)
28	14	14	24 週	0.5～2 単位/cat, 1日2回	高蛋白低炭水化物食	50%(7/14)	0
29	15	15	16 週	1～2 単位/cat, 1日2回	高蛋白低炭水化物食	20%(3/15)	0

釈することはできない。投与前に混合する必要がないため混合具合によってインスリンの効果が変化してしまうことはないが，投与後の体内での沈殿物の生成具合によっては吸収にばらつきが生じる可能性がある。

　現在一般的に使用されているのは 100 単位/mL のインスリングラルギン（U-100）であり，最近では 300 単位/mL の製剤（U-300）に関する情報も増えてきている。インスリングラルギン（U-300）は，濃度を高めることによって吸収速度がさらに低下し，作用時間がより延長する。

③インスリンデテミル
　インスリンデテミルは，人インスリンの B 鎖の C 末端のスレオニンの代わりに脂肪酸を付加したインスリンアナログである（**図 5-3-7**)[21]。この脂肪酸がアルブミンと結合することで作用時間を長くするとともに効果の予測が容易となる。人では他のインスリン製剤と同じ濃度で投与すると効力が弱いため，インスリンデテミルは他よりも単位あたりの濃度が 4 倍高く設定されている。猫でも同様に効力の減弱があるため，他のインスリン製剤と必要単位量は大きく変わらない。犬では人や猫と異なり，インスリンデテミルの効力は弱まらないため，他と同量では約 4 倍強い作用を示す点に注意が必要である。一部の猫では作用時間がインスリングラルギンよりも長いため，インスリングラル

表 5-3-6. 飼い主が自宅で記録する内容

①	一般状態（活動性など）
②	飲水量（回数）と排尿量（回数）
③	インスリンの投与量と投与した時間
④	フードを食べた量と食べた時間
⑤	体重（週に2回程度測定）
⑥	血糖値（自宅で測定している場合）
⑦	尿試験紙の結果（週に2回程度評価）

表 5-3-7. 来院時に問診する内容

①	インスリンは定期的に接種できていますか？
②	何回くらいインスリンの投与を失敗しましたか？ また，なぜ失敗しましたか？
③	インスリンは何時と何時に接種していますか？
④	フードは好んで食べていますか？
⑤	食事の変更はしましたか？
⑥	食事は何時に与えていますか？
⑦	血糖値は問題なく測定できていますか？（自宅でモニタリングを行っている場合）
⑧	治療について気になることはありますか？
⑨	低血糖に関連する症状（ふらふらする，ぼーっとする，震え，痙攣など）はみられていませんか？
⑩	その他に気になる症状はみられていませんか？

ギンの作用時間が短い場合の選択肢となる。

モニタリングと血糖曲線作成

糖尿病の猫のモニタリングにおいて最も基本的かつ重要なのは，臨床徴候の改善（多飲多尿の消失，理想体重の達成）を確認することである。飼い主にインスリン療法と猫の状態について記録するように指示し（表5-3-6），来院時に飼い主の記録を評価するとともに問診で確認する（表5-3-7）。これらに加え，血糖曲線の作成がモニタリングの基本となる。猫の糖尿病の基本的なモニタリング方法を図5-3-9，5-3-10に示す[23]。その他，尿試験紙を用いた自宅での尿糖の確認やフルクトサミン（あるいはGA）測定も定期的に行うとよい。

インスリン療法の開始後，最初の3カ月は1〜2週ごと，その後は徐々に間隔を空けて最終的には4カ月ごとの再診とする[21]。自宅で血糖曲線を作成できる場合は，間隔をさらに空けることも可能である。血糖曲線はインスリン療法が適切かどうかを評価するための唯一の方法であり，大きな制限がない限りは必ず実施したい。インスリン投与後から次のインスリン投与まで，2〜3時間ごとに血糖値を測定し，血糖曲線を作成する。動物病院で作成する場合のデメリットは，ス

トレスの影響を無視できない点と自宅と同じようには食事をとれない点であり，自宅で作成する場合のデメリットは飼い主によっては測定が不確実な点である。動物病院で血糖値を測定する場合は通常の血液化学検査と同様に採血を実施してもよいが，頻回の採血によるストレスの影響を考慮すると，1滴の血液で血糖値を測定可能なアルファトラック3などの動物用ポータブル血糖測定器の使用が推奨される[21]。その際は，耳介や四肢の肉球（圧のかからない部分）の毛細血管を使用するとよい。

自宅での血糖モニタリングと血糖曲線作成

猫においては，動物病院での血糖曲線作成のデメリットが大きいため，可能な限り自宅での血糖モニタリングと血糖曲線作成を提案する（図5-3-11）[30]。自宅でモニタリングを行うことで，低血糖のリスクを下げることや寛解率を上げることにもつながる。もちろん，自宅で測定する場合も状況によってはストレスの影響で血糖値が上昇する可能性はあるため，問題なく測定できているか飼い主に定期的に確認しなければいけない（表5-3-7）。糖尿病の診断時は，本疾患について飼い主に指導する内容が多いため（インスリンの投与方法，食事，日々の記録など），実際に自宅でのモニタリングを開始するのは診断して2〜3週間経過し

231

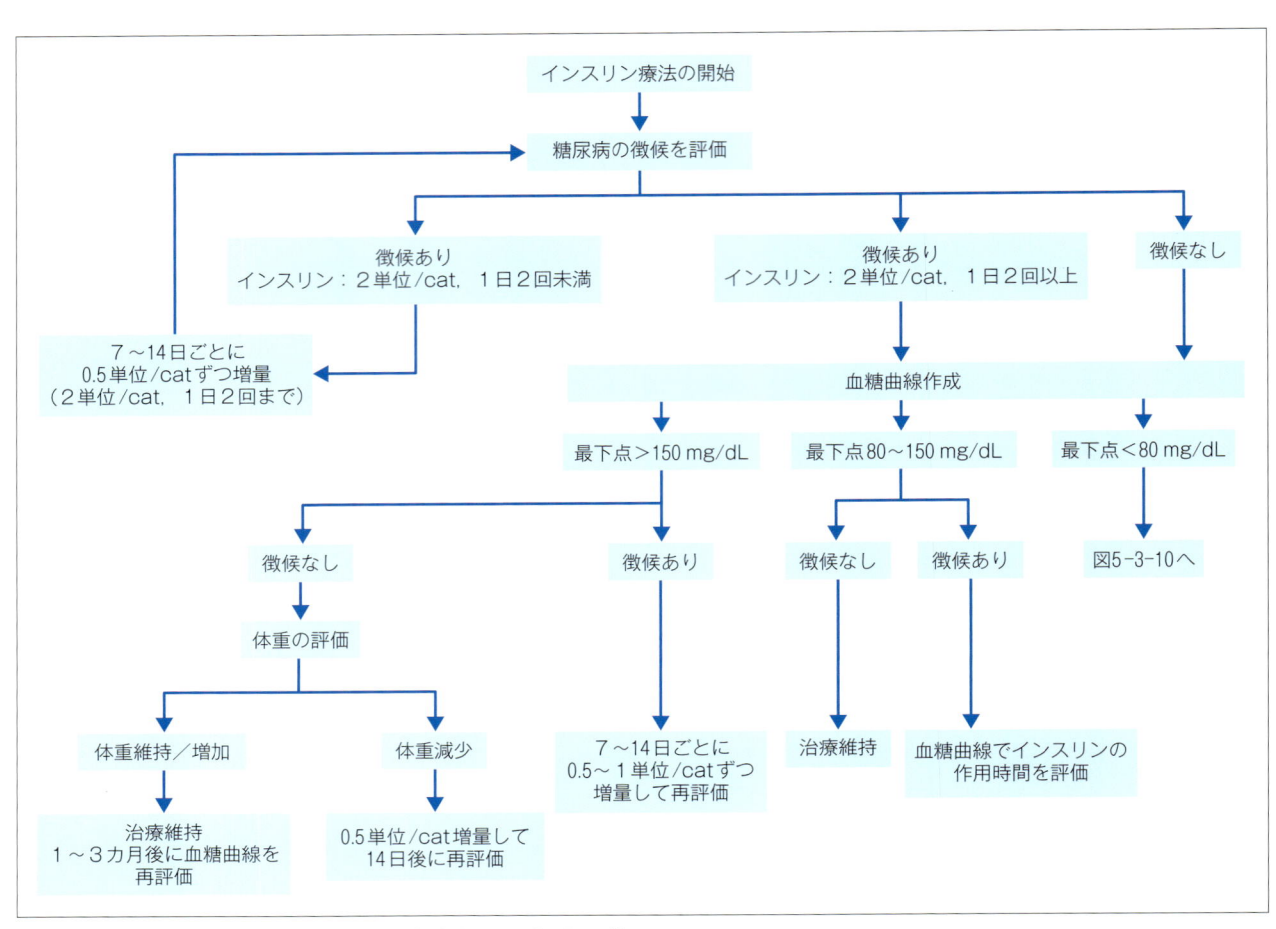

図 5-3-9. 猫の糖尿病のインスリン療法とモニタリング
文献 23 より引用・改変

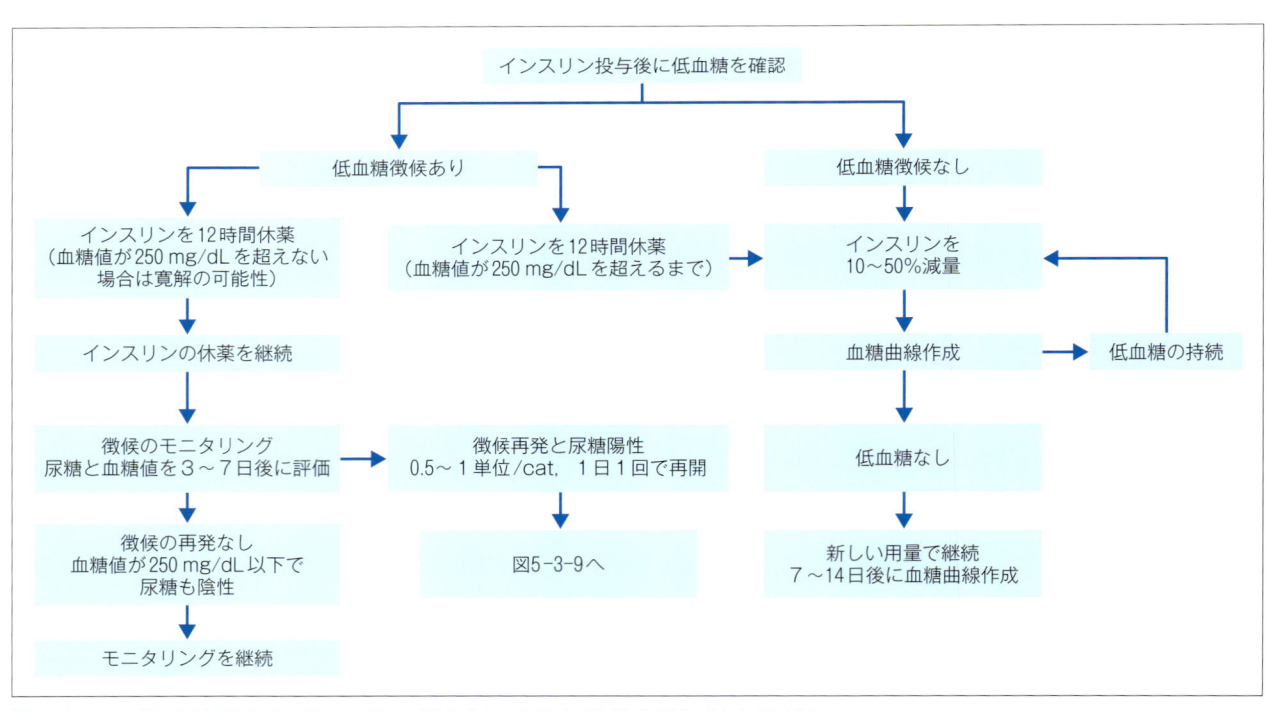

図 5-3-10. 猫の糖尿病のインスリン療法中にみられる低血糖に対する対応
文献 23 より引用・改変

血糖曲線作成シート

① 食事を与える前に血糖値を測定し，数値と時間をシートに記録してください。
② 普段の量の食事を与えてください。
③ 獣医師の指示に従い，インスリンを投与してください。
④ 獣医師の指示に従って血糖値を測定してください（一般的には2〜4時間おきに測定）。
⑤ 測定した時間と血糖値を記入してください。
⑥ 評価のために獣医師に提出してください（相談せずにインスリンの量を変更しないでください）。

日付：＿＿＿＿＿＿＿　名前：＿＿＿＿＿＿＿
体重：＿＿＿kg
食事の時間：＿＿時＿＿分，＿＿時＿＿分
食事の種類：＿＿＿＿＿＿＿与えた量：＿＿＿＿＿
全量食べましたか？　はい□　　いいえ□
インスリンの種類：＿＿＿＿＿＿＿
インスリン投与量：＿＿単位を＿＿時＿＿分，＿＿単位を＿＿時＿＿分
尿試験紙の結果：尿糖＿＿＿＿

時間	血糖値	インスリンの投与量	食べた量	コメント

図 5-3-11. 自宅で血糖曲線を作成する場合の血糖曲線作成シートの例

文献 30 より引用・改変

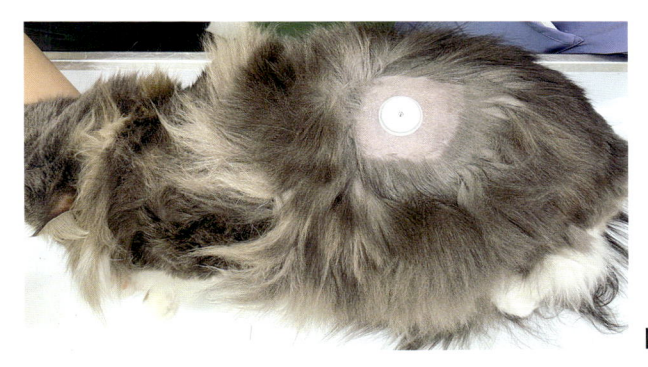

図 5-3-12. 糖尿病の猫に装着した FreeStyle リブレ

た後がよい[21]。最近では，フラッシュグルコースモニタリングシステム（FreeStyle リブレ）が利用可能となり，診断時に装着することが多い（**図 5-3-12**）。FreeStyle リブレは最長で 14 日間持続的に血糖値（厳密には間質液中のグルコース）を測定可能であり，特に治療初期には有用である。治療に慣れたころに FreeStyle リブレからアルファトラック 3 などに切り替えていくのが理想的だと思われる。

自宅での血糖曲線作成は，最初の 3 カ月または良好にコントロールできるまでは週に 1 回，その後は 3 〜 4 週に 1 回の頻度で行うとよい。また，インスリンの投与量を変更した 5 〜 7 日後にも血糖曲線の確認が推奨される[21]。寛解が得られた場合も，しばらくの間は週に 1 回空腹時の血糖値測定を行う。自宅で血糖曲線を作成できない場合は，定期的に院内で血糖曲線を作成する（自宅で食事を与えてインスリンを投与し，可能な限りすぐに来院してもらい作成する）。血糖曲線の結果，インスリンの作用時間が短いまたは長いことが確認された場合は，すぐにはインスリン製剤を変更せずに，再現性を確認した上で変更を検討する（低血糖が認められる場合を除く）。血糖曲線をもとにインスリンの投与量を調整した結果，5 単位/cat，1 日 2 回（または 1.0〜1.5 単位/kg，1 日 2 回）以上の量が必要な場合は，**図 5-3-13** に従って対応する[23]。

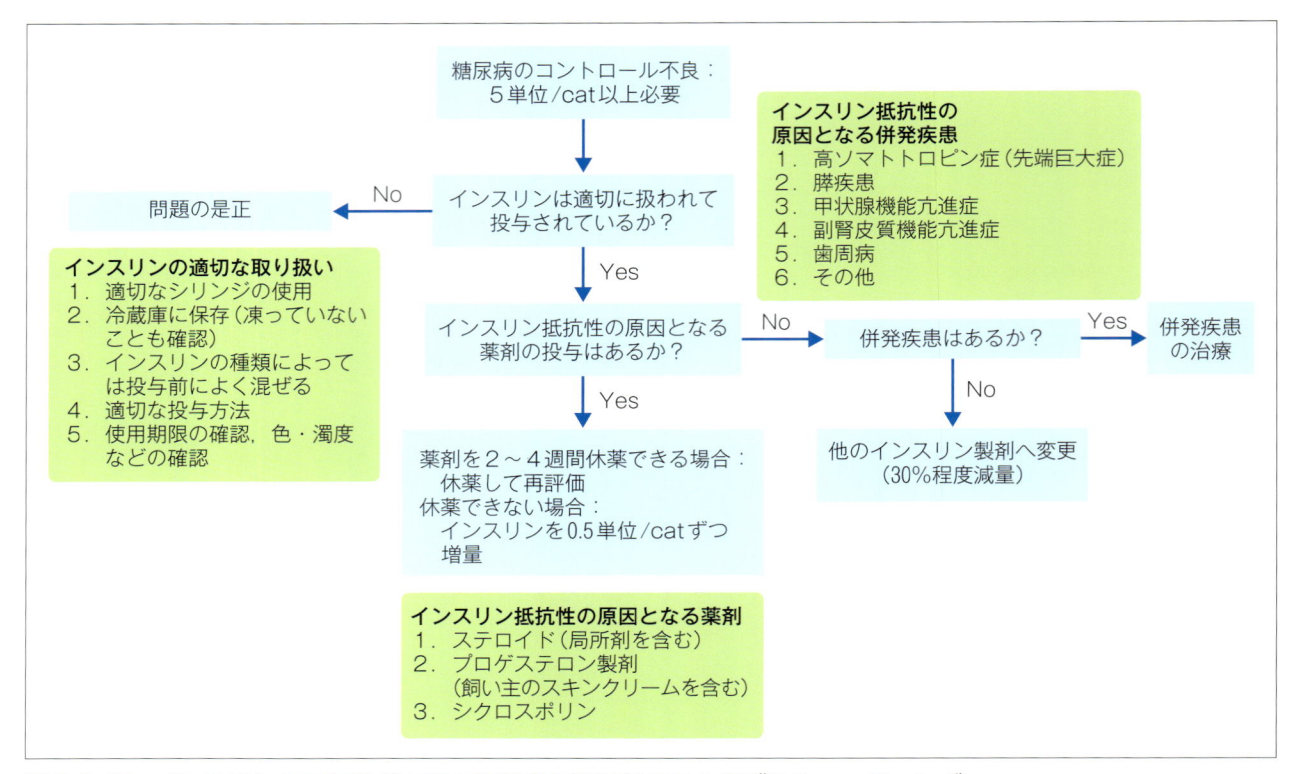

図 5-3-13. インスリンの投与量が上限の糖尿病の猫に対するトラブルシューティング
文献 23 より引用・改変

⊕ PLUS

ナトリウム－グルコース共役輸送体（SGLT）2 阻害薬

　近年，猫の糖尿病においてナトリウム－グルコース共役輸送体（SGLT）2 阻害薬が用いられはじめており，2024 年には日本国内でも猫の治療薬として承認され，発売される。SGLT2 阻害薬は腎臓におけるグルコースの再吸収を阻害し，尿中にグルコースを排泄することで血糖値を低下させる。血糖値の低下は膵 β 細胞のブドウ糖毒性を低減させ，自己のインスリン分泌を改善させることで糖尿病の病態を改善する。ベキサグリフロジンおよびベラグリフロジンの単独投与によって，多くの猫でインスリンの投与をすることなく糖尿病を治療できる可能性がある。SGLT2 阻害薬は低血糖の危険性が低く有効性も高いが，副作用として下痢などの軽度の消化器徴候が頻発する。また，高血糖を伴わない糖尿病性ケトアシドーシスを引き起こす危険性があるため，定期的に尿または血液のケトン体をモニタリングすることが推奨される。

（西飯直仁）

食事管理

　糖尿病の猫に対しては，高蛋白で低炭水化物（< 15% 代謝エネルギー，または< 5 g/100 kcal）の食事が適している[21]。AAHA のガイドラインでは炭水化物量を 12% 代謝エネルギー程度に制限することを推奨している[23]。猫の糖尿病で利用されている療法食の例を**表 5-3-8** に示す。糖尿病の猫に対して，中程度の炭水化物（26% 代謝エネルギー）で高繊維の食事と，低炭水化物（12% 代謝エネルギー）で低繊維の食事をランダムに割り当てて 4 カ月間観察した研究では，低炭水化物食を食べた猫の方が，有意に寛解率が高かった（68% vs 41%）。また，インスリンの継続が必要な場合でも，低炭水化物食を与えられた猫の方がコントロール良好な割合が高かった（40% vs 26%）[31]。この結果から猫に対して低炭水化物食を与えるメリットは大きいと考えられ，可能な限りウェットフード（単独またはドライフードと混合）が推奨される。ウェットフードは炭水化物含有量が少ないこと以外にも，カロリー密度が低いため満腹感を得られやすいことや水分を摂取できることもメリットとなる。猫においては食事回数を厳密に設定する必要はなく，自由採食でも問題はない。併発疾患に対して食事療法を実施する必要

表 5-3-8. 猫の糖尿病療法食の例

	栄養素（エネルギーあたり）			
	蛋白質 （g/100 kcal）	炭水化物 （g/100 kcal）	脂質 （g/100 kcal）	食物繊維 （g/100 kcal）
ウェットフード				
糖コントロールウェットパウチ （ロイヤルカナンジャポン）	11.5	3.4	4.1	1.9
w/d 缶 （日本ヒルズ・コルゲート）	11.4	7.5	4	6.5
ドライフード				
糖コントロールドライ （ロイヤルカナンジャポン）	12.1	6.6	3.2	3.0
w/d ドライ （日本ヒルズ・コルゲート）	11.5	10.3	2.8	4.3
m/d ドライ （日本ヒルズ・コルゲート）	12.1	4.3	5	－

がある場合には，併発疾患に対する治療を優先する。

　必要カロリーは症例によって変わるが，通常は理想体重をもとに1日あたり50 kcal/kg 程度（45〜60 kcal/kg）で食事を与える。肥満猫では，肝リピドーシスに注意しながら週に0.5〜1％ずつ体重を減らすことを目標にする（体重10 kg であれば，週に50〜100 g の減量を目標）。

　猫の糖尿病の診断は難しくないが，適切に治療を行っていく上で診断時に症例ごとの病態をきちんと評価しておくことが重要である。近年のトピックとしては，これまで比較的まれと考えられてきた猫の高ソマトトロピン症が意外に多いということがあり，同様のデータが複数の国で得られている。これまでIGF-1 の測定は国内ではややハードルが高い検査だったため，明らかなインスリン抵抗性を認める症例でのみ測定することが多かった。また，複数回の測定を行う機会も少なかったために見逃されてきた可能性も高い。国内で猫のIGF-1 測定が可能になったことで，日本でも猫の高ソマトトロピン症の診断が増えるとともに，糖尿病の猫に対する治療アプローチも変わっていくことが予想される。

　さらに，人の糖尿病患者が近年激増していることを受け，糖尿病治療薬市場も大きく成長してきている。新しいインスリン製剤が次々に開発されるだけでなく，膵臓からのインスリン分泌を促進するインクレチン関連薬（GLP-1 受容体作動薬など）や腎臓の尿細管における糖の再吸収を抑制する SGLT2 阻害薬などが糖尿病の治療薬として確立され，猫においても検討が進められている。より長時間の作用が期待されるインスリンデグルデクやインスリングラルギン（U-300）に関しては，従来のインスリン製剤ではコントロールがうまくいかない猫に対して使用できるかもしれない。本節では猫の糖尿病における現在の標準的な治療について記載したが，糖尿病治療は人だけでなく動物においても活発に発展している研究分野であり，新しい情報を常にチェックしておきたい。

参考文献

1．O'Neill DG, Gostelow R, Orme C, et al. Epidemiology of Diabetes Mellitus among 193,435 Cats Attending Primary-Care Veterinary Practices in England. *J Vet Intern Med*. 2016 ; 30（4）: 964-972.

2．Feldman EC, Nelson RW, Reusch CE, et al. Canine and Feline Endocrinology. 4th ed. 2015. Elsevier.

3．Appleton DJ, Rand JS, Sunvold GD. Insulin sensitivity decreases with obesity, and lean cats with low insulin sensitivity are at greatest risk of glucose intolerance with weight gain. *J Feline Med Surg*. 2001 ; 3（4）: 211-228.

4．Zini E, Osto M, Franchini M, et al. Hyperglycaemia but not hyperlipidaemia causes beta cell dysfunction and beta cell loss in the domestic cat. *Diabetologia*. 2009 ; 52（2）: 336-346.

5．Xenoulis PG, Fracassi F. Feline Comorbidities : Clinical perspective on diabetes mellitus and pancreatitis. *J Feline Med Surg*. 2022 ; 24（7）: 651-661.

6．Nelson RW, Griffey SM, Feldman EC, et al. Transient clinical diabetes mellitus in cats : 10 cases(1989-1991). *J Vet Intern Med.* 1999 ; 13(1) : 28-35.

7．Roomp K, Rand J. Evaluation of detemir in diabetic cats managed with a protocol for intensive blood glucose control. *J Feline Med Surg.* 2012 ; 14(8) : 566-572.

8．Roomp K, Rand J. Intensive blood glucose control is safe and effective in diabetic cats using home monitoring and treatment with glargine. *J Feline Med Surg.* 2009 ; 11(8) : 668-682.

9．Zini E, Hafner M, Osto M, et al. Predictors of clinical remission in cats with diabetes mellitus. *J Vet Intern Med.* 2010 ; 24(6) : 1314-1321.

10．Sieber-Ruckstuhl NS, Kley S, Tschuor F, et al. Remission of diabetes mellitus in cats with diabetic ketoacidosis. *J Vet Intern Med.* 2008 ; 22(6) : 1326-1332.

11．Laluha P, Gerber B, Laluhová D, et al. Stress hyperglycemia in sick cats : a retrospective study over 4 years. *Schweiz Arch Tierheilkd.* 2004 ; 146(8) : 375-383.

12．Al-Ghazlat SA, Langston CE, Greco DS, et al. The prevalence of microalbuminuria and proteinuria in cats with diabetes mellitus. *Top Companion Anim Med.* 2011 ; 26(3) : 154-157.

13．Mayer-Roenne B, Goldstein RE, Erb HN. Urinary tract infections in cats with hyperthyroidism, diabetes mellitus and chronic kidney disease. *J Feline Med Surg.* 2007 ; 9(2) : 124-132.

14．Bailiff NL, Nelson RW, Feldman EC, et al. Frequency and risk factors for urinary tract infection in cats with diabetes mellitus. *J Vet Intern Med.* 2006 ; 20(4) : 850-855.

15．Forcada Y, German AJ, Noble PJ, et al. Determination of serum fPLI concentrations in cats with diabetes mellitus. *J Feline Med Surg.* 2008 ; 10(5) : 480-487.

16．Zini E, Hafner M, Kook P, et al. Longitudinal evaluation of serum pancreatic enzymes and ultrasonographic findings in diabetic cats without clinically relevant pancreatitis at diagnosis. *J Vet Intern Med.* 2015 ; 29(2) : 589-596.

17．Schaefer S, Kooistra HS, Riond B, et al. Evaluation of insulin-like growth factor-1, total thyroxine, feline pancreas-specific lipase and urinary corticoid-to-creatinine ratio in cats with diabetes mellitus in Switzerland and the Netherlands. *J Feline Med Surg.* 2017 ; 19(8) : 888-896.

18．Hoenig M, Ferguson DC. Impairment of glucose tolerance in hyperthyroid cats. *J Endocrinol.* 1989 ; 121(2) : 249-251.

19．Hoenig M, Peterson ME, Ferguson DC. Glucose tolerance and insulin secretion in spontaneously hyperthyroid cats. *Res Vet Sci.* 1992 ; 53(3) : 338-341.

20．Niessen SJ, Forcada Y, Mantis P, et al. Studying Cat(*Felis catus*) Diabetes : Beware of the Acromegalic Imposter. *PLoS One.* 2015 ; 10(5) : e0127794.

21．Feldman EC, Fracassi F, Peterson ME. Feline Endocrinology. 2019. Edra.

22．AAHA. HOW TO ADMINISTER INSULIN TO YOUR CAT. https://www.aaha.org/globalassets/02-guidelines/diabetes/diabetes_insulin_cat_final.pdf

23．Behrend E, Holford A, Lathan P, et al. 2018 AAHA Diabetes Management Guidelines for Dogs and Cats. *J Am Anim Hosp Assoc.* 2018 ; 54(1) : 1-21.

24．Weaver KE, Rozanski EA, Mahony OM, et al. Use of glargine and lente insulins in cats with diabetes mellitus. *J Vet Intern Med.* 2006 ; 20(2) : 234-238.

25．Boari A, Aste G, Rocconi F, et al. Glargine insulin and high-protein-low-carbohydrate diet in cats with diabetes mellitus. *Vet Res Commun.* 2008 ; 32 Suppl 1 : S243-245.

26．Marshall RD, Rand JS, Morton JM. Treatment of newly diagnosed diabetic cats with glargine insulin improves glycaemic control and results in higher probability of remission than protamine zinc and lente insulins. *J Feline Med Surg.* 2009 ; 11(8) : 683-691.

27．Hall TD, Mahony O, Rozanski EA, et al. Effects of diet on glucose control in cats with diabetes mellitus treated with twice daily insulin glargine. *J Feline Med Surg.* 2009 ; 11(2) : 125-130.

28．Hafner M, Dietiker-Moretti S, Kaufmann K, et al. Intensive intravenous infusion of insulin in diabetic cats. *J Vet Intern Med.* 2014 ; 28(6) : 1753-1759.

29．Riederer A, Zini E, Salesov E, et al. Effect of the Glucagon-like Peptide-1 Analogue Exenatide Extended Release in Cats with Newly Diagnosed Diabetes Mellitus. *J Vet Intern Med.* 2016 ; 30 (1) : 92-100.

30．AAHA. BLOOD GLUCOSE CURVE WORKSHEET. https://www.aaha.org/globalassets/02-guidelines/diabetes/diabetes_bloodglucosecurve.pdf

31．Bennett N, Greco DS, Peterson ME, et al. Comparison of a low carbohydrate-low fiber diet and a moderate carbohydrate-high fiber diet in the management of feline diabetes mellitus. *J Feline Med Surg.* 2006 ; 8(2) : 73-84.

（永田矩之）

糖尿病の緊急治療

糖尿病の動物ではインスリン療法を行わないと，糖尿病性ケトアシドーシスに陥ることがほとんどである。また，インスリンを投与していてもその投与不足もしくは投与過剰により，糖尿病性昏睡に陥ることがある。その際には，輸液療法が重要な治療法となる。

犬と猫における糖尿病性昏睡の分類については以下の3つが考えられる。
①糖尿病性ケトアシドーシス(DKA)
②高浸透圧高血糖症候群(HHS)
　※従来の「高血糖性高浸透圧昏睡，非ケトン性高浸透圧性昏睡」と同様の病態を示す用語であり，本節ではこの用語に統一する
③低血糖性昏睡
本節では，以上の糖尿病性昏睡における緊急治療について解説する。

糖尿病性ケトアシドーシス(DKA)

概要・病態

DKA は糖尿病の急性合併症として最も重要である。これは初診時の糖尿病で多くみられ，維持期の糖尿病でもインスリン投与の失宜などによって起こることがある。病態としては，高血糖，脱水，電解質異常および肝臓におけるケトン体の産生であり，血液が酸性化した状態である。DKA の病態生理を**図 5-4-1** に示した。インスリン不足の徴候として多飲多尿，体重減少，元気消失，食欲不振，嘔吐，下痢および脱水を呈し，重度になると昏睡が起こる。

検査

DKA 時の検査所見を以下に示す。

・血糖値：400～500 mg/dL 以上
・電解質異常：低 Na，低 K，低 Cl となることが多いが，脱水の状態，食欲，腎機能などの影響により高 Na や高 K となることもあり，病態により様々である
・代謝性アシドーシス
・重炭酸イオン(HCO_3^-)の低値(<10 mEq/L)
・ケトン体の増加によるアニオンギャップ(AG)の増加
　($AG = Na^+ - [Cl^- + HCO_3^-]$，正常：$12 \pm 2$ mEq/L)
・尿ケトン体陽性

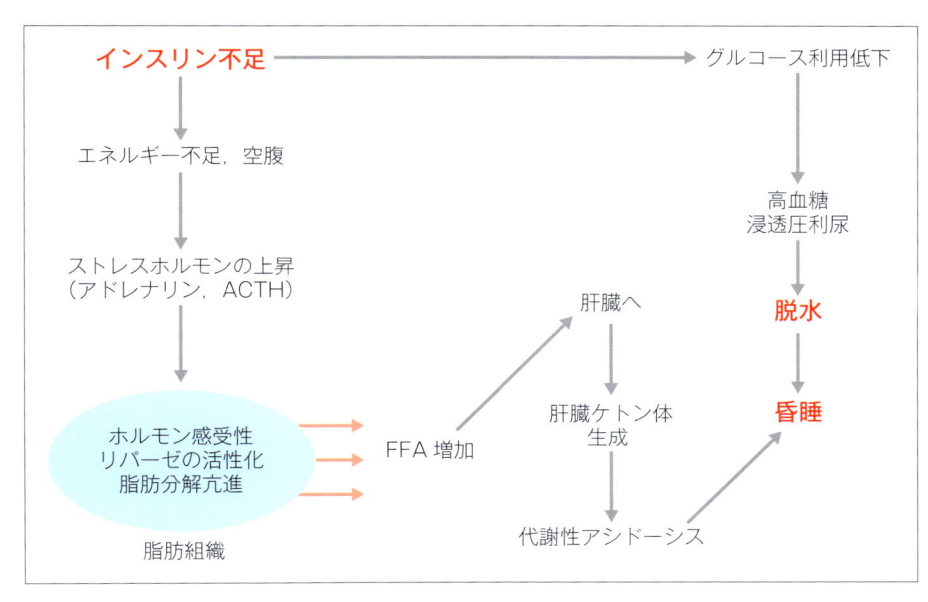

図 5-4-1. ケトアシドーシス性昏睡の病態
ACTH：副腎皮質刺激ホルモン
FFA：遊離脂肪酸

猫での重度の脱水は特に注意！

　高血糖による多尿が起こっても，猫では犬ほど多飲が起こらず，その結果，重度の脱水を引き起こすことが多い。そのため，DKA は犬よりも猫で重篤なケースが多い（自力で水も飲めなくなるほど状態が悪化する）。脱水状態では皮下からインスリンが吸収されにくくなるため，静脈内へのインスリン投与と脱水の補正が治療として重要となる（後述）。

治療の概要

　図 5-4-1 に赤字で示しているように，インスリン不足，脱水により，昏睡が起こる。そのため，治療は脱水の補正とインスリンの投与を行うことになるが，電解質についても配慮が必要であり，脱水および電解質異常に対しては静脈輸液，高血糖およびケトン体産生に対してはインスリンにて対処する。一般的には食欲不振〜廃絶している症例が多く，治療目標は自力で摂食・飲水が可能となることである。

　以下に，本学で DKA の症例が来院した際の検査および治療プロトコルを示す。

> ①採血（CBC，血液化学検査，血液ガス分析）
> ※血液化学検査では必ず血糖値，ALT，ALP，電解質（Na，K，Cl），BUN，Cre，Ca，IP を測定する。
> ②血管ルートの確保（留置針の設置）
> ③輸液療法
> 　用意するもの（**図 5-4-2**）：生理食塩液，リン酸２カリウム溶液，塩化カリウム溶液，グルコン酸カルシウム（カルチコール®注射液）
> ④インスリンの投与
> ⑤グルコースインスリン療法（GI 療法）

輸液療法

K や P 添加による電解質の補正

　どのような DKA の病態であっても，インスリン不足により細胞内に K および P を取り込むことができなくなり，細胞内の K および P は不足，または枯渇している。そのため，治療としてインスリンを投与すると血中の K および P は細胞内に移動し，血中濃度は著しく低下する（細胞内の K および P は枯渇しているた

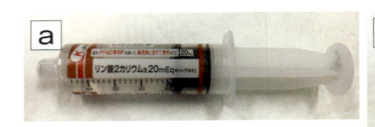
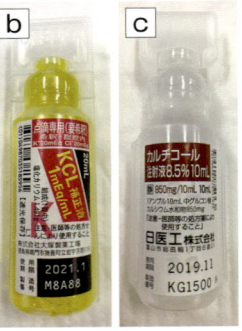

図 5-4-2. DKA の治療で使用する薬剤
a：リン酸２カリウム溶液
b：塩化カリウム溶液
c：グルコン酸カルシウム

め，代償機構はほぼはたらかない）。したがって，インスリンを投与する際は急激な血中濃度の低下を防ぐために，K および P を輸液剤にあらかじめ添加しておく必要がある。アシドーシス時およびその補正時の H^+，K^+，PO_4^{2-} の血中および細胞内分布を**図 5-4-3**に示した。

電解質補正の方法

　血漿 K 濃度に応じた K の添加量を**表 5-4-1** に示した。筆者はリン酸２カリウム溶液の初期添加量を，生理食塩液 500 mL に対し 3 mL としている。3 mL/500 mL のリン酸２カリウム溶液は 6 mEq/L の K を含むため，これを考えて K 添加量を調節する。**表 5-4-2** に血漿 K 濃度が 2.8 mEq/L だったときの輸液剤の組成表を示す。また，K の投与速度は 0.5 mEq/kg/h を超えないようにする。

　リン酸の投与量は教科書的には 0.01〜0.03 mmol/kg/h であり，リン酸２カリウム溶液は 0.5 mol/L であることから**表 5-4-2** のリン酸添加量（3 mL/500 mL）では 3 mmol/L となり，10 mL/kg/h で流した場合に 0.03 mmol/kg/h となる。重度の低リン血症が存在する場合は，0.03〜0.12 mmol/kg/h まで投与速度の上昇が可能である。

腎疾患を併発している症例では，K や P の添加に注意！

　腎疾患の症例では，血漿 K 濃度や IP 濃度は上昇していることがあるので，必ず治療前に BUN，Cre，Na，K，Cl，IP を測定し，輸液剤の組成を検討するべきである。

BUN，Cre が高値の場合は，尿道カテーテルを設置して尿量のモニタリングも行う！

　糖尿病の症例で尿が出ない場合は，予後が非常

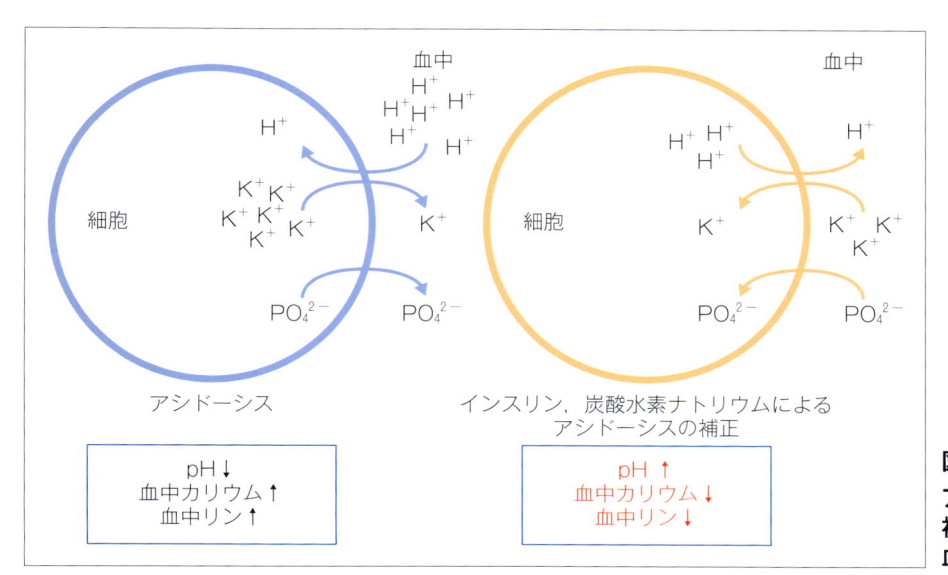

図 5-4-3.
アシドーシスおよび補正した場合の電解質の血中および細胞内分布

表 5-4-1. 静脈内投与による K 補充

血漿 K 濃度(mEq/L)	輸液 1 L あたりの K 添加量(mEq)
>3.5	20
3.0〜3.5	30
2.5〜3.0	40
2.0〜2.5	60
<2.0	80

表 5-4-2. 血漿 K 濃度が 2.8 mEq/L だったときの輸液剤の組成表

輸液剤	割合	K 濃度
生理食塩液	480 mL	−
塩化カリウム溶液	17 mL	34 mEq/L
リン酸 2 カリウム溶液	3 mL	6 mEq/L
合計	500 mL	40 mEq/L

表 5-4-1 より輸液剤の K 濃度が 40 mEq/L となるように調節する。

に悪い。尿をしているかは必ずチェックし，BUN，Cre が高値の場合は尿道カテーテルを設置して，尿量のモニタリングを行う。

P の補正

低リン血症(1.5 mg/dL 以下)では，特に猫において溶血性貧血の原因となる(**図 5-4-4**)。

リン酸 2 カリウム溶液について治療前に知っておくべきことは，下記のとおりである。

・リン酸 2 カリウムの濃度は 0.5 mol/L である。
・3 mL/500 mL のリン酸 2 カリウム溶液は，6 mEq/L(3 mmol/L)のリン酸を含む。
・リンゲル液(酢酸，乳酸を含む)には Ca が含まれており，P を添加するとリン酸カルシウムが形成されてしまうため，添加してはならない。

輸液速度

重度の脱水がある場合，輸液量は 10〜15 mL/kg/h

で開始する。その後は水和状態をみながら，3〜5 mL/kg/h まで輸液量を漸減させる。

インスリンの投与

インスリン投与の注意点

まず輸液療法により脱水および電解質異常の補正を行い，それと並行してインスリンの投与を行う。しかしながら，重度の脱水や電解質異常がある場合，輸液療法と同時にインスリン投与を行うと，血糖値の低下により急激な血漿 K 濃度や IP 濃度の低下が認められることがある。そのため，そのような症例では 1〜2 時間ほど輸液療法のみを行い，脱水や電解質異常を改善させた後でインスリン投与を開始するとよいだろう。

インスリン投与による
血漿 K 濃度と IP 濃度の低下

筆者の経験として，インスリン投与による血漿 K 濃度や IP 濃度の低下は，嘔吐が続き，食欲が廃絶している症例で特に起こりやすい。そのた

め，2〜3日以上嘔吐が認められ，食欲が廃絶している症例では特に注意が必要である。おそらくこのような症例では，細胞内のKやPがかなりの割合で枯渇していると考えられる。

インスリン微量点滴

本学では，微量点滴機を用いて0.05〜0.1単位/kg/hでレギュラーインスリンの投与を開始している。レギュラーインスリンは静脈内投与により1時間以内にすべての血糖降下作用を発揮するため，緊急治療において使用しやすい。輸液剤のつくり方は，50 mLシリンジに生理食塩液を50 mL吸い，1単位/kg（10 kgなら10単位）のレギュラーインスリン（ノボリン®Rなど）を加えてよく混ぜる。三方活栓と延長チューブを使って輸液チューブに連結し，2.5〜5.0 mL/頭/h（0.05〜0.1単位/kg/h）で微量点滴を行う。微量点滴開始後は1時間おきに血糖値を測定する。

筋肉内投与

微量点滴機がない病院では，筋肉内投与も有効である。最初に0.1〜0.2単位/kgのレギュラーインスリンを筋肉内投与する。その後，1時間おきに血糖値を測定するが，血糖値が250 mg/dL以下となるまで同時に0.1単位/kgのレギュラーインスリンを筋肉内投与する。

その後もケトアシドーシスが続く場合は，後述の「簡易GI療法」を参照されたい。

血糖値の低下速度

血糖値の低下速度が50〜150 mg/dL/h以内になるように，上記のインスリン量を調整する。これは，電解質の急激な低下を防ぐためでもある。

炭酸水素ナトリウムによるアシドーシス補正の際の注意

糖尿病症例へ炭酸水素ナトリウムを投与することにより，以下の悪影響が生じることが知られている。そのため筆者は，pHが7.0を下回らない限り，炭酸水素ナトリウムの投与は考慮しない。

・低カリウム血症を起こす
・中枢神経系のアシドーシスを起こす
・急激なアルカローシスを起こす
・ケトン体，乳酸の消失を遅らせる
・細胞内アシドーシスを起こす
・脳浮腫を起こす
・血液脳関門の透過性が変化する（アンモニアなど）

GI療法

GI療法のプロトコル

血糖値が150〜250 mg/dLまで低下したら，食事を与えてみる。脱水が改善され，食事を十分量食べることができれば皮下からのインスリン投与を行うが，依然として脱水があり食欲がない場合は，GI療法に移行する。

方法としては，前述のインスリン微量点滴を継続して行う。また，電解質の補正のため塩化カリウムとリ

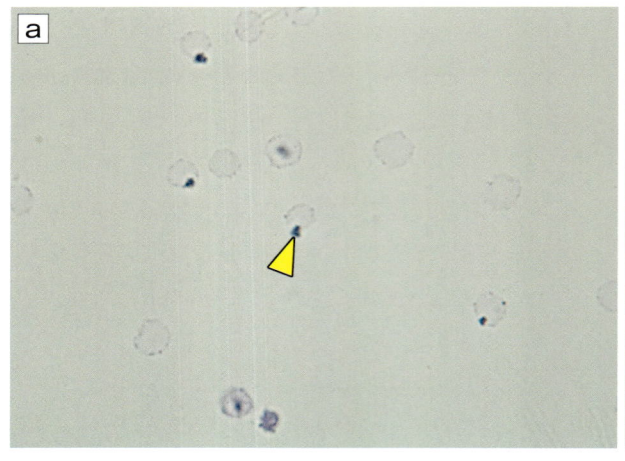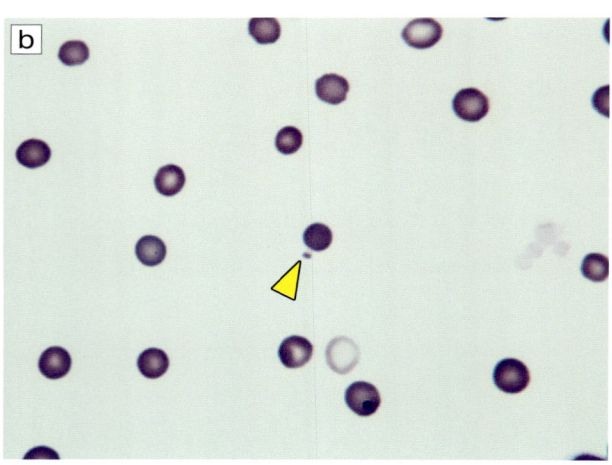

図5-4-4. 低リン血症による溶血性貧血の血液塗抹
a：ニューメチレンブルー染色　b：ライトギムザ染色
低リン血症（1.5 mg/dL以下）は，溶血性貧血の原因となる。特に猫で問題となり，血漿IP濃度が2 mg/dL以下では補正の必要がある。血液塗抹では，ハインツ小体がみられる（矢頭）。

ン酸2カリウムの投与を継続するとともに，低血糖予防のため5％ブドウ糖液を投与する。例えば，筆者は血漿K濃度が2.8 mEq/Lのとき，**表5-4-2**の輸液剤（生理食塩液メイン）を2.5 mL/kg/hで投与している。さらに，新たに**表5-4-3**の輸液剤（5％ブドウ糖液メイン）を調製し，三方活栓で**表5-4-2**の輸液チューブと連結し，2.5 mL/kg/hで静脈内持続点滴する（合計，5 mL/kg/h）。血糖値を最初は1～2時間おきにチェックし，血糖値が約100～300 mg/dLとなるように，インスリン微量点滴の量を0.5～10 mL/頭/hの範囲で調節する。

表5-4-3. 血漿K濃度が2.8 mEq/LだったときのGI療法（微量点滴法）での新たな輸液剤の組成表

輸液剤	割合	K濃度
5％ブドウ糖液	480 mL	－
塩化カリウム溶液	17 mL	34 mEq/L
リン酸2カリウム溶液	3 mL	6 mEq/L
合計	500 mL	40 mEq/L

表5-4-2の生理食塩液を5％ブドウ糖液に変更する。

表5-4-4. 簡易GI療法の輸液剤のK濃度

輸液剤	割合	K濃度（概算）
5％ブドウ糖液	250 mL	－
生理食塩液	250 mL	－
塩化カリウム溶液	7 mL	14 mEq/L
リン酸2カリウム溶液	3 mL	6 mEq/L
合計	510 mL	20 mEq/L

簡易GI療法

以上のようなGI療法のプロトコルは非常に複雑であるため，より簡便に実施できるよう，筆者は**図5-4-5**のような組成の輸液剤を考え，活用している。この輸液剤はK濃度が20 mEq/Lとなるように調整されており（**表5-4-4**），症例の血漿K濃度にあわせてKの量を調整可能である。

この輸液剤を筆者らの研究室で管理している血糖コントロール良好な糖尿病犬2頭および糖尿病猫4頭に，12時間以上の絶食後に8時間，5 mL/kg/hで静脈輸液した後の血糖値，Na，K，Cl，Ca，IPの2時間ごとの推移を**図5-4-6**（犬）および**図5-4-7**（猫）に示した。犬1（ゴールデン・レトリーバー）にのみ2時間後に血糖値の低下がみられたが，その後は正常値を維持していたことが分かる。その他の動物では血糖値，Na，K，Cl，Ca，IPで大きな変化は認められなかった。この研究で用いた動物は良好に糖尿病がコント

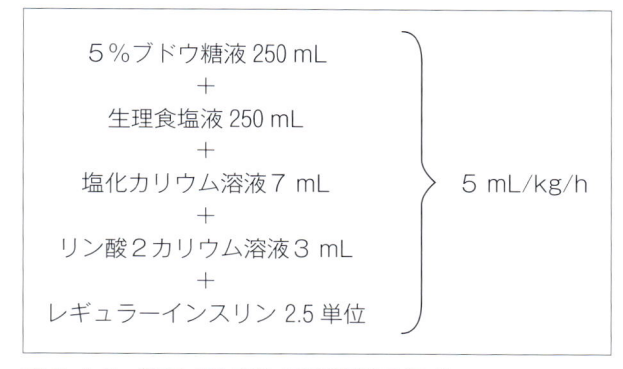

図5-4-5. 簡易GI療法の輸液剤の組成

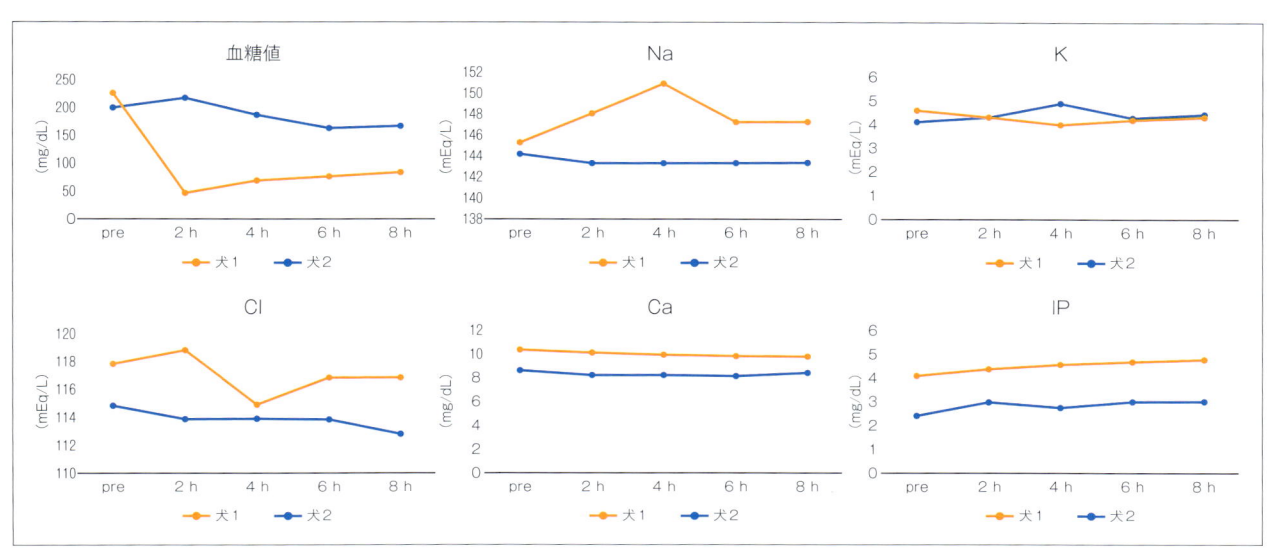

図5-4-6. 糖尿病犬（2頭）に12時間以上の絶食後に簡易GI療法を行ったときの血液検査所見の推移

ロールされている動物であり，栄養状態は問題がない。そのため，細胞内の電解質は全く不足していない状態である。しかしながら糖尿病動物ではあるため，この組成の輸液剤で静脈内投与を行い，その後モニタリングした血液検査項目に大きな変動がないことから，簡易 GI 療法の最初に投与する輸液剤の組成として，用いることができる可能性がある。もちろん実際の臨床現場では，それぞれの症例においてその後の血糖値，Na，K，Cl，Ca，IP をモニタリングし，輸液剤の組成を適宜変更していく必要がある。

GI 療法の目標

摂食が可能となるまで静脈輸液を継続する。モニタリングは 1 〜 2 時間おきに血糖値，2 〜 4 時間おきに電解質（Na，K，Cl），IP，さらに 1 日 1 〜 2 回，血液ガス分析および Ca を測定する。異常値が認められたら適宜輸液剤の組成を変更する。

食事の給与

食事を開始することができ，食事から K や P が補充されれば，電解質異常は自然に改善される。そのため本学では，制吐薬を用いながら嘔吐が半日以上起こらなければ，早期に食事の給与を開始している。これは自然給与が理想だが，食欲不振が続く場合は強制給餌や鼻カテーテルを用いた給与でもよいので，とにかく早期に開始することが重要である。静脈輸液による電解質補正よりも食事を与えて補正する方が，明らかに改善が早く，体内で調整されるので補正が過剰になることも少ない。

DKA 治療のコツ

筆者が考える DKA を治療するコツは，脱水をしっかりと補正し，嘔吐がなければ早期に食事を与え，静脈からインスリンを投与することである。輸液剤からのブドウ糖の栄養分は微々たるものなので食事には到底かなわない。また，脱水があると皮下からインスリンが吸収されにくいので，DKA の緊急治療では静脈内投与がやはり望ましい。

血漿 Ca 濃度が低下した場合

GI 療法では P を輸液剤に添加するため，血漿 Ca 濃度が低下することがある。血漿 Ca 濃度が 7.5 mg/dL よりも低下した場合，カルチコール® 注射液（8.5％ グルコン酸カルシウム）を 0.5 〜 1.5 mL/kg，生理食塩液で 3 倍以上に希釈して 6 時間かけて静脈内投与する。Ca と P が結合するため，絶対にグルコン酸カルシウムを P が添加された輸液剤に混ぜて投与してはならず，別の経路で直接静脈内に投与する。

なお，筆者の症例では早めに食事の給与を開始することで，食事により Ca が補正されるため，低カルシウム血症になった経験はほぼない。

DKA の治療目標

最終的な治療目標は症例が獣医師により決定された分量の食事を完食することと，皮下からインスリンがしっかりと吸収されるようになるまで，脱水状態を改善することである。食欲の上昇，体重の増加（3 〜

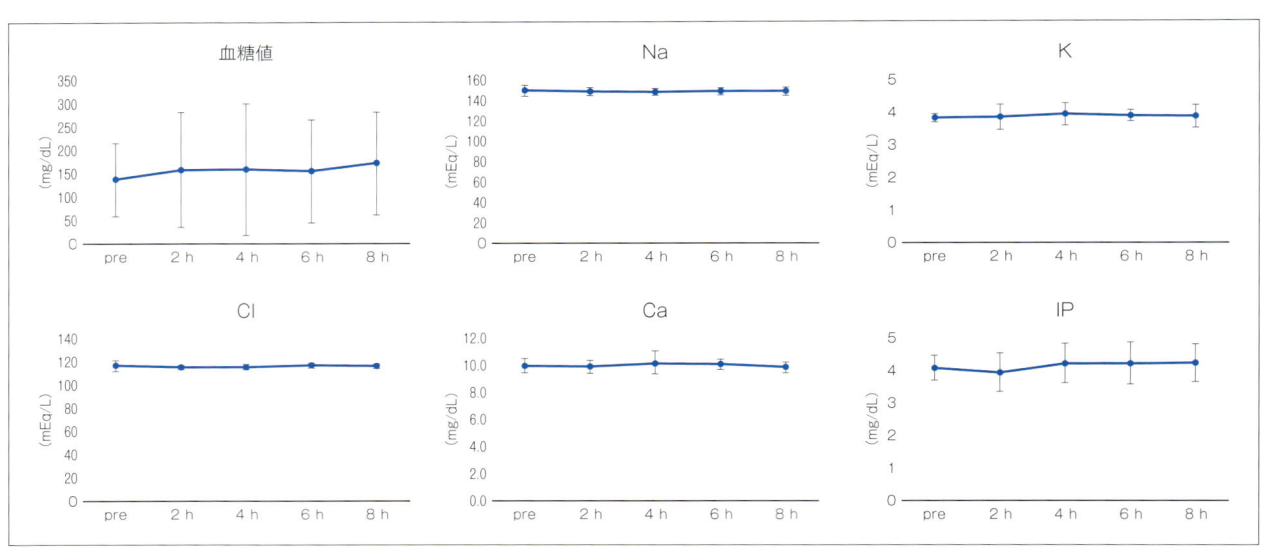

図 5-4-7. 糖尿病猫（4 頭）に 12 時間以上の絶食後に簡易 GI 療法を行ったときの血液検査所見の推移

5％程度，脱水の改善の指標となる），毛づやの改善（特に猫において脱水の改善の指標となる），口腔粘膜の湿潤度などをこまめに確認し，インスリンの皮下投与に切り替えるかを検討するとよい。血糖値や血液ガス分析の結果のみで症例の状態を判断しないことが重要である。

猫における注意点

特に猫では，脱水の改善が不十分のままインスリンの皮下投与に切り替えて退院させると，次第にインスリンの吸収不良を起こし，高血糖により再度DKAを起こし再入院することがある。猫のDKAは脱水との戦いでもある。

高浸透圧高血糖症候群（HHS）

概要・病態

高血糖のために体液が高浸透圧（＞350 mOsm/L）となり，脳神経細胞を含む全身の細胞が脱水し，機能不全となる病態である。徴候としては重度の脱水，意識障害，昏睡が起こる。人においては高齢の糖尿病患者での発生が多い（血糖値の上昇に対してNaを低下させる代償機構が低下しているため）。犬や猫においては腎疾患の症例が糖尿病になり，重度の脱水が起こった場合に発生することが多い。

人におけるDKAとHHSの検査所見の比較を**表5-4-5**に示す[1]。血漿浸透圧は下記の計算で推定できる。

血漿浸透圧（mOsm/L）＝ 2（Na[mEq/L]）＋（血糖値[mg/dL]）/18 ＋（BUN[mg/dL]）/2.8

表5-4-5. 人におけるDKAとHHSの検査所見の比較

検査所見	DKA	HHS
尿ケトン体	陽性〜強陽性	陰性〜弱陰性
血糖値	＞300 mg/dL	≧600〜800 mg/dL
浸透圧	＞300 mOsm/L	＞350 mOsm/L
Na	正常〜軽度低下	＞150 mEq/L
pH	＜7.3	7.3〜7.4
BUN	上昇	著明に上昇
K	軽度高値〜経過中低値	軽度高値〜経過中低値

文献1より引用・改変

血糖値が100 mg/dL変動するたびに，血漿浸透圧が約5.5 mOsm/L変化するということは，覚えていた方がよい。

Naの異常

血糖値が正常値よりも100 mg/dL上昇すると，代償機構がはたらき血漿Na濃度は1.6 mEq/L低下する。つまり，高血糖による血漿浸透圧の上昇はNaが代償的に低下することにより補正される。よって，著しい高血糖にもかかわらず血漿Na濃度が高い場合は，著しい脱水などにより本来生体がもつ代償機構が破綻していることを意味する。

治療

まずは尿道カテーテルを設置し，尿量をモニタリングする必要がある。

その後，生理食塩液（0.9％ NaCl）を10〜20 mL/kg/hで投与する。なお，低張食塩液（0.45％ NaCl）により急速に浸透圧を低下させることは，脳浮腫のリスクを増加させることがあるので注意が必要である。

最初はインスリンの投与は行わず脱水の改善を試みるとよい。獣医学の成書では4〜6時間は静脈輸液のみで治療を行うことが多いと記載されている。一方，人のHHSの患者においては，輸液療法とインスリン療法を並行して開始する。

筆者は1〜2時間の静脈輸液で脱水がある程度改善し，電解質異常が補正され，尿排泄が認められ，血圧が安定していれば，インスリン投与を開始することが多い。血糖値が約50〜100 mg/dL/hで低下するようにインスリンを持続投与する。このとき，DKAよりも緩やかに血糖値を低下させなければならない。急速に血糖値を低下させることは，組織へ水が流れることを意味し，細胞外液の脱水により様々な障害を引き起こすことがあるので注意する。また重度の脱水があることから，輸液をすることにより脱水の補正のみで血糖値の低下も認められるため，それを考慮してインスリンの投与量を決定するとよい。1〜2時間おきに血漿Na濃度を測定し，高値の場合は輸液剤を0.45％NaClに変更することも検討する。KやIPも測定し，必要があればDKAで述べた用量で適宜添加する。しかし，HHSのほとんどの犬や猫は腎疾患に罹患して

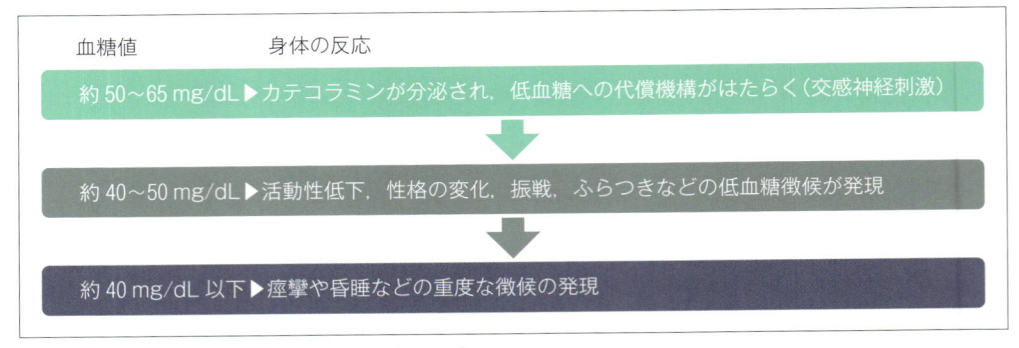

血糖値　　　　　身体の反応

約 50〜65 mg/dL ▶ カテコラミンが分泌され，低血糖への代償機構がはたらく（交感神経刺激）

約 40〜50 mg/dL ▶ 活動性低下，性格の変化，振戦，ふらつきなどの低血糖徴候が発現

約 40 mg/dL 以下 ▶ 痙攣や昏睡などの重度な徴候の発現

図 5-4-8．低血糖の進行のフローチャート

いるため K や IP が上昇している可能性があり，必ず測定をしてから添加するかを検討する。

血糖値，電解質，BUN，Cre は 1 〜 2 時間おきに測定する。また，尿排泄や血圧もこまめにモニタリングするとよい。

予後

過去には 17 頭の HHS の糖尿病猫で 65％が入院期間中に死亡したという報告があり，長期生存率は 12％であった[2]。また，最も多い併発疾患は腎疾患であった。そのため，一般的に HHS の予後は悪く，血糖値が 800 mg/dL，Na が 150 mEq/L を超えていて，HHS を疑うような糖尿病症例を入院治療する場合，飼い主に症例が危険な状態であることを必ず伝えるべきである。

低血糖性昏睡

概要・病態

インスリンの過剰投与や，インスリン投与後の食事の嘔吐によりインスリン療法中の糖尿病症例では常に低血糖性昏睡のリスクがつきまとう。そのため，糖尿病症例の退院時に，低血糖ではどのような徴候が起こるのかと，その対処法について飼い主に丁寧に説明する必要がある。

徴候としては，活動性低下，性格の変化，振戦，ふらつき，失禁，嘔吐，下痢，痙攣および昏睡が挙げられる。このような徴候が起こる場合は，血糖値が 40〜50 mg/dL 以下であることが多い。

図 5-4-8 に低血糖の進行のフローチャートを示す。実際には血糖値が 65 mg/dL 以下となったら低血糖状態となり，血糖値を上昇させるホルモンが分泌される。

治療

自宅での低血糖の対処法

・軽度であれば普段の 1/5〜1/3 の量の食事を与える。
・食事を食べないもしくは昏睡している場合は，50％ブドウ糖液もしくはガムシロップ（50％ショ糖液のことが多い）1 mL/kg をシリンジにて経口投与し，すぐに来院してもらう。

病院での低血糖の対処法

・血管ルートを確保する（留置針の設置）。
・速やかに 20％ブドウ糖液を 1 mL/kg 静脈内投与する。
・5 〜10 分後に血糖値を測定し，上昇が認められなければ，同量を投与する。
・上昇が認められたら，5％ブドウ糖液を静脈内持続点滴する。

ブドウ糖液投与で血糖値が上昇するおおよその量

・20％ブドウ糖液は 1 mL あたりグルコース 200 mg 含有する。
・20％ブドウ糖液を 10 kg（血液量：8 ％＝800 mL）の症例に 10 mL（1 mL/kg）投与すると，2,000 mg/800 mL ＝2,000 mg/ 8 dL ＝約 250 mg/dL 上昇する計算となる。
・50％ブドウ糖液を 10 kg の症例に 10 mL（1 mL/kg）投与すると，約 625 mg/dL 上昇する計算となる。
・組織液への移行や細胞内への吸収があるため実際にはこのようにうまくはいかないが，目安として覚えておくとよい。

📋 症例

チワワ，11 歳齢，避妊雌

表 5-4-6. 症例：第 1・4 病日の血液ガス分析

項目	第1病日	第4病日
pH	7.16	7.44
pCO_2(mmHg)	33	34
pO_2(mmHg)	25	19
Na^+(mmol/L)	133	140
K^+(mmol/L)	3.6	4.2
Ca^{2+}(mmol/L)	1.09	0.96
Glu(mg/dL)	380	269
Lac(mmol/L)	1.3	2.6
Hct(%)	46	41
Ca^{2+}(7.4)(mmol/L)	0.99	0.98
HCO_3(mmol/L)	11.8	23.1
HCO_3std(mmol/L)	10.6	22.9
TCO_2(mmol/L)	12.8	24.1
BEecf(mmol/L)	−16.9	−1.1
BE(b)(mmol/L)	−15.8	−0.5
SO_2c(%)	28	32
THbc(g/dL)	14.3	12.7

HCO_3std：標準重炭酸イオン濃度　TCO_2：総 CO_2 量
BEecf：体内の過剰塩基量　BE(b)：血中の過剰塩基量
SO_2c：酸素飽和度　THbc：総ヘモグロビン

ヒストリー

　以前より糖尿病と副腎皮質機能亢進症と診断されており，インスリングラルギン（ランタス®）朝8単位/頭，夜6単位/頭，トリロスタン朝30 mg/頭，夜10 mg/頭を投与されていた。

　本学に来院する4日前に元気消失，食欲廃絶，嘔吐を呈していた。ホームドクターで膵炎と診断され，低脂肪食の少量給与，エンロフロキサシン，ファモチジン，マロピタント，フザプラジブナトリウム，生理食塩液の皮下投与にて治療されていた。インスリンは血糖値により用量を調整し，トリロスタンの投与は食欲廃絶のため中止していた。ホームドクターでの治療により嘔吐は消失し，少しではあるが食べるようになったとのことであった。

検査所見

身体検査

　本学来院時（第1病日とする）には，元気消失や活動性低下が確認された。身体検査では，体重4.35 kgであり，体温38.1℃と発熱はなかった。ツルゴール試験が3〜4秒であり，毛細血管再充満時間（CRT）が2秒，口腔粘膜乾燥と，10%以上の脱水が考えられた。

表 5-4-7. 症例：第 1・4 病日の血液化学検査

項目	第1病日	第4病日
TP(g/dL)	5.7	5.8
Alb(g/dL)	2.6	2.6
AST(U/L)	36	24
ALT(U/L)	111	70
ALP(U/L)	1,649	1,264
GGT(U/L)	13	16
T-Cho(mg/dL)	306	254
TG(mg/dL)	53	48
T-Bil(mg/dL)	0.1	0.1
D-Bil(mg/dL)	0	0
TBA(μmol/L)	0.9	5.3
Glu(mg/dL)	410	313
Amy(U/L)	884	495
Lip(U/L)	403	230
BUN(mg/dL)	33.1	26.9
Cre(mg/dL)	0.73	0.58
IP(mg/dL)	5.5	3.5
Ca(mg/dL)	8.4	9.3
CK(U/L)	200	86
LDH(U/L)	165	56
Na(mEq/L)	135	145
K(mEq/L)	4.1	4.6
Cl(mEq/L)	95	109
CRP(mg/dL)	2.39	1.16
GA(%)	21.5	−

高値を赤字，低値を青字で示す。

その他，明らかな異常は認められなかった。

血液検査および尿検査

　血液ガス分析では**表 5-4-6** のように pH が 7.16 で代謝性アシドーシスが認められた。尿検査ではブドウ糖とケトン体の強陽性が認められた。**表 5-4-7** の血液化学検査の結果とあわせると，ケトン体の増加によるアニオンギャップ（AG）の増加も起こっていることが分かる（$AG = Na^+ - [Cl^- + HCO_3^-]$ すなわち $AG = 135 - [95 + 11.8] = 28.2$ mEq/L ［正常：12 ± 2 mEq/L］）。その他，副腎皮質機能亢進症による肝酵素値の上昇，血糖値の上昇（410 mg/dL），リパーゼの上昇，電解質異常，CRP の上昇，GA（糖化アルブミン：2 週間の血糖マーカー）の軽度上昇が起こっていることが分かった。

画像検査

　腹部超音波検査では右上腹部の圧痛が認められ，**図 5-4-9** のような十二指腸の炎症所見（スペックルサイン）および膵臓領域の混合エコー性病変が認められた。

診断・治療方針

　重度の脱水と DKA，膵炎と診断し，飼い主に毎日の通院もしくは入院による治療が必要であることを説明した。入院した場合の治療方針は，①脱水の改善のための静脈輸液，②鎮痛薬の投与，③制吐薬の投与，④ FreeStyle リブレの設置による血糖モニタリングおよびインスリンの静脈内持続点滴，⑤食欲廃絶の場合，鼻カテーテルの設置による流動食の給与を提案したところ，飼い主は入院を希望した。

治療

　脱水改善を目的に乳酸リンゲル液を 5 mL/kg/h で

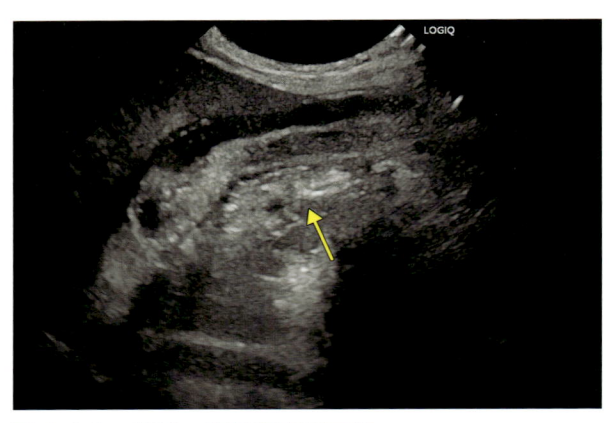

図 5-4-9. 症例：腹部超音波画像
十二指腸の炎症所見（スペックルサイン）および膵臓領域の混合エコー性病変が認められた（矢印）。

　開始した。また，制吐および消化管運動の促進のためメトクロプラミド 2 mg/kg/day を 1 日かけて静脈内持続点滴した。本学来院時にはすでに嘔吐の徴候は消失していたため，マロピタントの投与は行わなかった。また鎮痛薬として，ブプレノルフィン 20 µg/kg を 1 日 2 回静脈内投与した。その他，レギュラーインスリン（ノボリン® R）の静脈内持続点滴を行った。また，入院中は FreeStyle リブレで血糖モニタリングをしながら治療を行った（FreeStyle リブレでの血糖変動を**図 5-4-10** に示す）。入院初日は食欲がなかったため鼻カテーテルを設置し，3 時間おきに 10〜20 kcal ずつ低脂肪の流動食を給与した。インスリンは 0.1 単位/kg/h から開始し，血糖値をみながら 0.04〜0.1 単位/kg/h の範囲で調整を行った。

　第 2 病日には自力で食事をとることができ，脱水も 5 ％程度に改善されていた。症例の活動性も大幅に改善していた。食事は体重 4.35 kg の安静時エネルギー要求量（RER）である 210 kcal/day を目標に 1 日 4 回に分けて，自力で食べられる低脂肪の総合栄養食を与えた。その間も FreeStyle リブレで血糖値をモニタリングしながら，インスリン量を適宜調整した。第 3 病日までは総合栄養食と鶏肉を食べていたが，第 4 病日より総合栄養食は食べず，鶏肉のみを食べるようになった。第 4 病日には血液ガス分析（**表 5-4-6**）において pH が 7.44 と正常化しており，活動性もかなり改善し

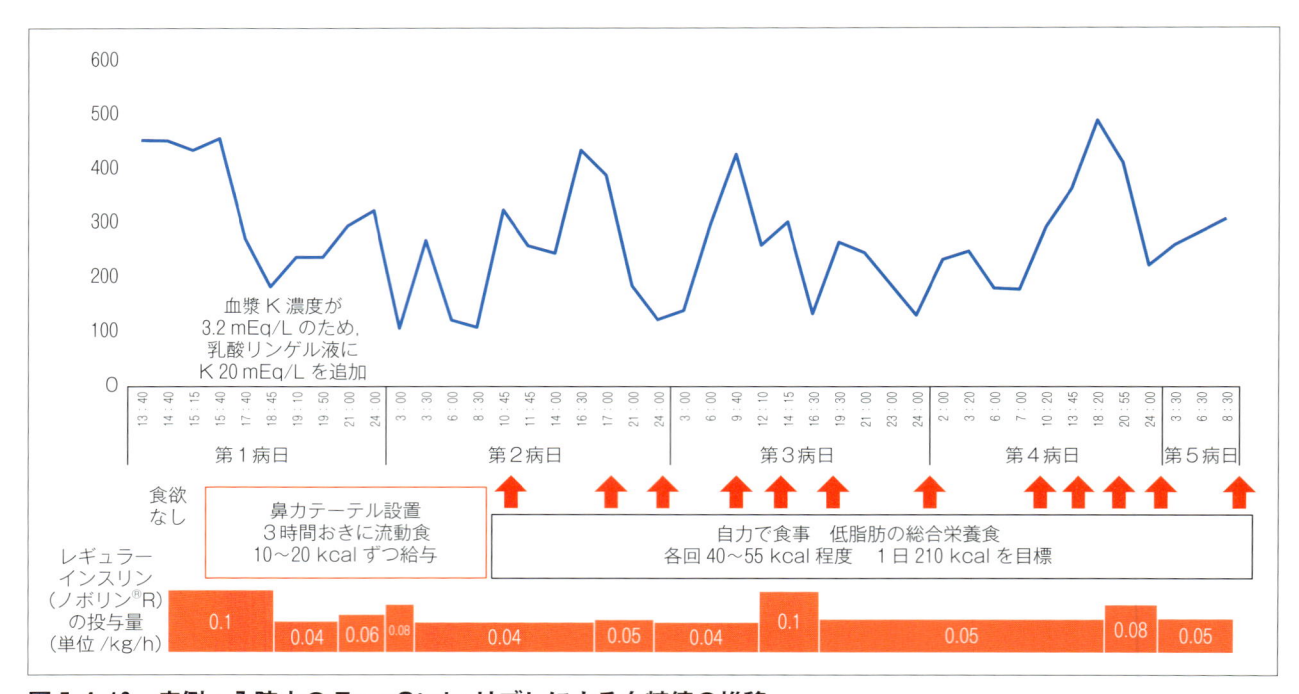

図 5-4-10. 症例：入院中の FreeStyle リブレによる血糖値の推移

ていたことから，鶏肉のみを食べることは入院のストレスによるものと考え，飼い主と相談し第5病日に退院となった。

第4病日の血液検査（**表5-4-7**）では，第1病日と比較して肝酵素値の低下，リパーゼの低下，電解質の正常化，CRPの低下が認められた。退院時は体重が4.6 kgであり，250 gも増加していた。これは脱水が改善されたためと考えられる。インスリンの投与はランタス®（インスリングラルギン）4単位/頭 1日2回を飼い主に指示し，食事を全く食べない場合は0.5〜1.0単位/頭 1日1〜2回，もしくは半分程度食べるのであれば2単位/頭 1日2回とした。これもFreeStyleリブレをみながら調整してもらい，インスリン投与量に迷う場合は筆者にメールで確認するように指示した。

退院後は家で与えられていた総合栄養食を問題なく食べたため，やはり入院によるストレスで食事を食べなかったと考えられた。そのため，ランタス®は予定どおり4単位/頭 1日2回で投与された。その後はホームドクターにて良好な血糖コントロールが得られた。

考察

①膵炎の治療

脱水の改善と鎮痛薬の投与により，1日で臨床徴候が大きく改善した。これは，上記の治療が膵炎の改善に大きな役割を示していると考えられる。入院前は，血糖コントロールは悪くなかったものの脱水が重度であり，脱水により膵炎の改善が遅れていた可能性が考えられる。

②輸液剤の選択

この症例では脱水の改善を第一の目的に考え，血液ガス分析（**表5-4-6**）で乳酸の上昇がなかったことも鑑みて乳酸リンゲル液での静脈輸液を行った。輸液剤は，本節で説明してきたように生理食塩液でも問題はないが，今回の症例では血漿IP濃度がもともと高かったため（**表5-4-7**，5.5 mg/dL），血漿IP濃度が低下したら生理食塩液に切り替えることも考えた。幸いインスリンの静脈内持続点滴後も血漿IP濃度の低下は起こらずに，乳酸リンゲル液にKを添加した輸液剤で入院期間中は電解質を維持できた。輸液量は，最初は5 mL/kg/hであったが，脱水が良化してからは3 mL/kg/hで維持した。

③5％ブドウ糖液の投与

ケトアシドーシスにもかかわらず，血糖値が低下した後に5％ブドウ糖液を投与しなかった理由については，症例の嘔吐が数日ない状態であり，鼻カテーテルを設置しすぐに経腸的な食事の給与を行ったためである。

ケトアシドーシスの治療ではインスリンの静脈内持続点滴が必要となる。そのため，低血糖にならないように5％ブドウ糖液を投与するのがGI療法であると前述した。しかしながら，この症例のように嘔吐がない場合，5％ブドウ糖液で微々たる栄養を供給するよりは，経腸的に食事を与える方が徴候の改善が早いと筆者は感じている。実際に，本症例は入院翌日より自力で食べることができ，インスリン静脈内持続点滴を行っているにもかかわらず，低血糖は起こらなかった。これは，低血糖にならないように，少量ずつ食事を与えていたためであったと考える。

入院初日は血漿K濃度が低下したが，輸液剤のK濃度を20 mEq/Lにすることで，その後は安定した血漿K濃度が得られた。これも入院期間中しっかりと食事を与えられたことが関係していると考えられる。

糖尿病の緊急治療について臨床獣医師に必要であると思われる事項を重点的に説明した。実際には今回の症例のように教科書どおりの治療を行わないことも多いが，治療のスタンダードを知っておくことは非常に重要であると考えられる。

参考文献

1. 門脇孝，石橋俊，佐倉宏ら編．カラー版 糖尿病学―基礎と臨床―．2007．西村書店．

2. Feldman EC, Nelson RW, Reusch C, et al. Canine and Feline Endocrinology. 4th ed. 2014. Elsevier.

（森 昭博）

膵臓腫瘍

膵臓に発生する腫瘍として，代表的なものは膵外分泌細胞に由来する膵臓癌と，膵内分泌細胞に由来する神経内分泌腫瘍（neuroendocrine neoplasm）である。膵外分泌細胞由来の腫瘍は，本書の趣旨とは離れるため，本節では取り扱わない。膵臓の機能性神経内分泌腫瘍としてインスリノーマ，ガストリノーマ，グルカゴノーマが挙げられる。これらの腫瘍はそれぞれインスリン，ガストリン，グルカゴンを過剰分泌し，それによる臨床徴候を引き起こす。そのため，何かしらの臨床徴候を示した症例に対して原因の精査が行われ，その過程で膵臓に結節が検出されることが多い。逆にいえば，これらのホルモン過剰を疑う臨床徴候を伴わない動物において膵臓に結節が検出されたのであれば，膵外分泌細胞由来の腫瘍や，非機能性の神経内分泌腫瘍である可能性が高い。腫瘍細胞の由来や，機能性／非機能性を針生検で区別することは困難である。本節では各ホルモン異常に伴う臨床徴候を出発点として，膵臓の神経内分泌腫瘍を診断し，治療する一連の流れについて解説する。

インスリノーマ

概要・病態

インスリノーマは膵 β 細胞由来の腫瘍であり，インスリンを過剰分泌する。正常な β 細胞は血糖値に応じてインスリンの分泌量を自律的に調節しているが，インスリノーマは血糖値にかかわらずインスリンを分泌するため，低血糖が生じる。

インスリノーマは高齢の犬（平均9歳齢）でみられることが多く[1]，猫での発生は非常にまれである。好発犬種としてゴールデン・レトリーバーおよびラブラドール・レトリーバーなどが挙げられ，大型犬での発生が多いといわれているが，日本国内では小型犬で診断されることが少なくない。

臨床徴候

インスリノーマの臨床徴候は多くの場合，すべて低血糖に由来するものである（**表 5-5-1**）。低血糖が生じると，生体防御機構として交感神経の亢進や，血糖上昇ホルモン（カテコラミン，コルチゾール，成長ホルモンなど）の分泌亢進が生じる。そのため，インスリ

表 5-5-1. インスリノーマの臨床徴候

痙攣発作	振戦	活動性低下
昏睡	運動失調	多食
脱力	行動異常（不安）	体重増加

ノーマの初期には交感神経亢進による徴候（振戦，不安）のみがみられることがあるが，多くの場合でこの初期徴候の段階で異常に気付かれることはない。疾患は数週間〜数カ月にわたって進行し，ほとんどの症例では痙攣発作などの低血糖徴候が生じて初めて動物病院を受診する。

検査および診断

血液検査

インスリノーマの動物の血液検査所見は低血糖が特徴的であるが，その他の異常はみられないことが多い。肝酵素値の上昇や低カリウム血症などがみられることもあるが，非特異的な所見である。痙攣発作がみられた症例において低血糖が検出された場合，インスリノーマなどの低血糖による痙攣発作を第一に疑うことになる。ただし発作の原因は多岐にわたるため，神経疾患やその他の代謝性疾患との鑑別のために血液検査や神経学的検査をしっかりと評価する必要があることは言うまでもない。

インスリノーマ以外の低血糖の原因として，アーチファクト，インスリン過剰投与，若齢・トイ犬種の低血糖，肝機能不全，副腎皮質機能低下症，その他の腫瘍（肝細胞癌，平滑筋肉腫，平滑筋腫など），敗血症などを考える必要がある（Chapter5-1「膵臓の基礎」を参照）。鑑別診断のポイントは，インスリノーマでは多くの症例で低血糖以外の臨床徴候がみられないこと

である。その他の徴候や検査異常がみられる場合，インスリノーマ以外の疾患について疑う必要があるかもしれない。

低血糖の原因の鑑別において，血中インスリン濃度は非常に重要である。インスリノーマ以外の疾患ではβ細胞は正常であるため，低血糖時には血中インスリン濃度は非常に低値となる。低血糖にもかかわらず，明らかな血中インスリン濃度の高値がみられるのであれば，インスリノーマが非常に疑わしい（**表 5-5-2**）。血中インスリン濃度は，必ず低血糖時（＜60 mg/dL）の血液サンプルで測定しなければならない。治療開始後など低血糖が改善しているタイミングで測定した血中インスリン濃度の解釈は非常に困難である。血中インスリン濃度と血糖値から算出されるインスリン・グルコース比は特異度に劣り，重度の低血糖が生じる病態ではすべてインスリノーマが示唆される結果となってしまうため，診断的意義は高くない。

画像検査

低血糖かつ高インスリン血症に加えて，膵臓に結節が検出されれば，インスリノーマはほぼ確定的である。まず腹部超音波検査が実施されるが，インスリノーマの多くは直径3 cm 未満と小さく，消化管のガスなどの問題もあることから，病変が描出できないことも少なくない（**図 5-5-1a**）。典型的には低エコー性の結節として描出される。超音波検査実施の際には，膵臓だけでなく，付近のリンパ節や肝臓についてもくまなく精査することで，転移病巣を検出できるかもしれない。

インスリノーマの検出は，超音波検査よりもCT検査が有用である[2]。消化管ガスの有無にかかわらず病変を検出することができるため，CT検査によるインスリノーマの検出率は高い（**図 5-5-1b**）。転移病巣の検出にも優れているため，外科手術を実施するのであれば，CT検査は必須と言っても過言ではない。最終的な確定診断は切除後の病理検査により行われる。

治療および管理法

外科的治療

インスリノーマの治療の第一選択は外科的切除である。詳細はChapter5-6「膵臓に対する手術手技」を参照されたい。

内科的治療

内科的治療として，低血糖に対する治療と，化学療法がある。急性の低血糖の場合，ブドウ糖液の静脈内投与が行われる。50％ブドウ糖液を体重によって1〜5 mL，適宜希釈してゆっくりと静脈内投与すること

**表 5-5-2. 血中インスリン濃度と
インスリノーマの可能性**

血中インスリン濃度	インスリノーマの可能性
参考基準範囲以上	高い
参考基準範囲の中央より上	可能性あり
参考基準範囲の中央より下	低い
参考基準範囲以下	除外

※血糖値＜60 mg/dL のときに測定すること。

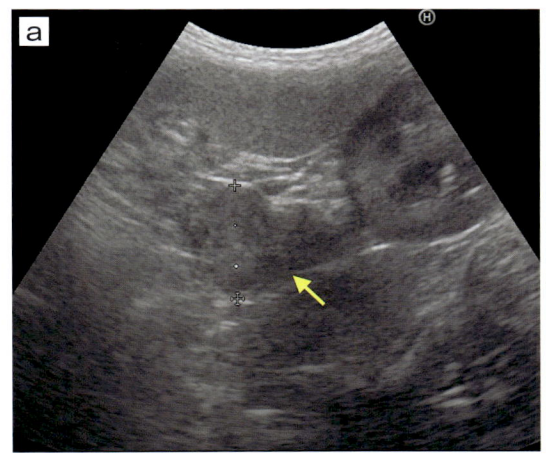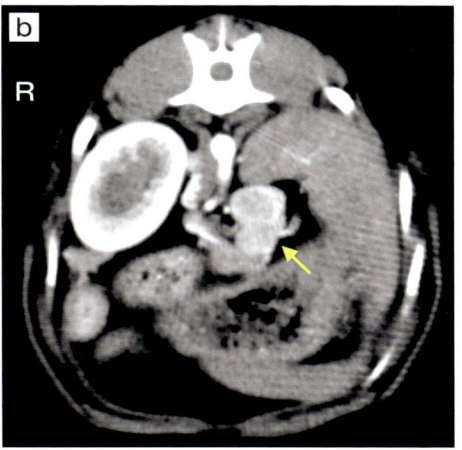

図 5-5-1. インスリノーマの画像検査
この犬では膵左葉領域において超音波検査（a）で不整形の低エコー性結節が検出された（矢印）。造影CT検査（b）では結節（矢印）の位置や他臓器との関連性についてより正確に把握できた。明らかな遠隔転移は検出されなかった。

表5-5-3. ストレプトゾシン投与時の利尿プロトコル

1）生理食塩液　18.3 mL/kg/h，3時間で静脈内持続点滴
2）ストレプトゾシン（500 mg/m², 生理食塩液に溶解，18.3 mL/kg/h），2時間で静脈内持続点滴
3）ブトルファノール（0.4 mg/kg）筋肉内投与
4）生理食塩液　18.3 mL/kg/h，2時間で静脈内持続点滴

文献4より引用・改変

で，発作などの低血糖徴候は改善する。その後，必要に応じて5％のブドウ糖を含む静脈輸液を実施する。

　低血糖に対する長期的治療としては，食事の頻回給与，プレドニゾロン投与が行われる。与える食事はこれまで食べていた一般食でも構わないが，高繊維食や高脂肪食は消化管の通過時間が延長し，結果として糖の吸収が緩徐となるため，インスリノーマの食事療法として好ましい。飼い主の可能な範囲で1日の食事を4〜6回程度に分割して給与する。プレドニゾロンは0.25 mg/kg，1日2回投与から開始するのが一般的である[1]。特に外科的治療が不適応の症例では徐々にプレドニゾロンの必要量が増加し，副作用に悩まされることも少なくない。その他の長期的治療として，ジアゾキシド（5 mg/kg，1日2回から開始）が有効である[3]。

　術後の化学療法として，また外科的治療不適応の症例に対して，ストレプトゾシンが投与されることがある。ストレプトゾシンはニトロソウレア系薬剤であり，グルコーストランスポーター（GLUT）2を介してβ細胞に取り込まれ，β細胞を選択的に障害する。最も一般的な投与量は500 mg/m²，3週間ごとである[4]。この薬剤は副作用として主に腎障害が問題となるため，予防のための利尿プロトコルが報告されている（**表5-5-3**）[4]。腎障害の他に，嘔吐，食欲不振，下痢，肝酵素値の上昇，糖尿病などの副作用の可能性がある。

予後

　外科的に腫瘍を切除した症例では，手術を実施しなかった症例よりも予後がよい。内科的に管理されたインスリノーマの犬では生存期間中央値が74〜196日であったのに対し，外科手術を行った犬では381〜785日であった[5,6]。ただし，この結果には症例選択バイアスの影響もあるかもしれない。その理由は，遠隔転移などがみられ，もともと予後が悪い症例について

は，そもそも外科手術が行われないことが多いからである。インスリノーマは転移の有無によってステージングされ，転移のみられないステージⅠでは生存期間中央値は785日，付属リンパ節転移がみられるステージⅡでは547日，遠隔転移がみられるステージⅢでは185日と報告されている[6]。

ガストリノーマ

概要・病態

　ガストリノーマはガストリン産生細胞に由来する腫瘍である。ガストリンは本来，胃幽門のG細胞や近位十二指腸などから分泌されているが，犬のガストリノーマの85％は膵臓の結節として検出される[7]。人では多発性内分泌腫瘍症1型（MEN1）として，他の内分泌腫瘍（上皮小体腫瘍，下垂体腫瘍など）と併発することが知られているが，犬において同様の病態は知られていない。犬よりも報告は少ないが，猫での発生も知られている[8]。

臨床徴候

　ガストリンは胃壁細胞からの胃酸分泌，胃主細胞からのペプシノゲン分泌を亢進する。そのため，ガストリンの過剰分泌は胃や十二指腸の難治性潰瘍を引き起こす（Zollinger-Ellison症候群）。これにより嘔吐，下痢などの重度の消化器徴候が生じ，食欲不振や体重減少がみられる。対症療法に反応して一時的に改善することも多く，なかなか診断に至らないことが多い。鑑別すべき疾患として，慢性胃炎，慢性腸炎，消化管腫瘍などが挙げられる。

検査および診断

　スクリーニングとしての血液検査では消化器徴候に伴う非特異的な所見がみられ，ガストリノーマに特徴的な異常はない。

腹部超音波検査では胃粘膜の肥厚や不整がみられ，内視鏡検査では胃および十二指腸のびらんや潰瘍，粘膜の過形成などが観察される。これらに加えて，超音波検査やCT検査で結節が膵臓に検出されれば，ガストリノーマの可能性が疑われる。

ガストリノーマの動物では血中ガストリン濃度が上昇するため有用な診断材料となるが，犬および猫において血中ガストリン濃度の基準値は設定されておらず，測定の妥当性についても保証されていない。また，ファモチジンやオメプラゾールなどの薬剤投与を受けている動物では血中ガストリン濃度が上昇するため，評価が難しい[9]。血中ガストリン濃度の正確な評価のためには，これらの薬剤について少なくとも7日間の休薬が必要である[9]。人ではセクレチン負荷試験やカルシウム負荷試験も行われるが，犬や猫における知見には乏しい。確定診断は腫瘍切除後の病理検査およびガストリンの免疫組織化学により行われる。

治療および管理法

外科的治療

ガストリノーマ治療の第一選択は外科手術である。ただし，犬のガストリノーマは診断時にすでに転移していることも多い。過去の文献では，切除不能例やすでに転移が存在する場合の減容積手術については，高ガストリン血症による徴候を軽減するために有効である可能性があるとも記載されているが[7]，実際の効果は不明である。

内科的治療

人では転移病巣に対してドキソルビシンやフルオロウラシルを用いた化学療法も行われているが，犬のガストリノーマに有効であるかどうかは分かっていない。犬のガストリノーマの切除不能例において，高ガストリン血症による消化器徴候の軽減のためにオメプラゾールが有効であったと報告されている[10]。この症例では2年以上にわたり臨床徴候を消失させることができており，プロトンポンプ阻害薬は犬のガストリノーマの内科的治療として推奨される。その他にファモチジンなどのヒスタミン H_2 阻害薬や，スクラルファートなどの粘膜保護薬も投与される。

予後

犬と猫におけるガストリノーマの予後についてはま

とまったデータがないが，短期間での死亡報告も少なくないため，要注意である。

グルカゴノーマ

概要・病態

グルカゴノーマはグルカゴンを産生する膵 α 細胞由来腫瘍である。犬においてまれに診断される腫瘍であり[11]，猫においてはわずかな症例が報告されているのみである[12]。多くは膵臓に発生するが，脾臓や肝臓など膵臓以外の臓器における発生も知られている[13]。

臨床徴候

ほとんどのグルカゴノーマの症例は，特徴的な皮膚徴候（表在性壊死性皮膚炎）がきっかけとなり診断される。表在性壊死性皮膚炎では眼や肛門周囲，肢端などが角化亢進し，肉球のひび割れがみられる。腹部などの皮膚に紅斑およびびらんがみられることもある。表在性壊死性皮膚炎は重度の肝疾患でもみられる皮膚病変であり，この際には肝皮膚症候群と呼ばれることもある。過剰に分泌されたグルカゴンは肝臓での糖新生を亢進するが，その際にアミノ酸が大量に消費され，低アミノ酸血症を引き起こす。この低アミノ酸血症が表在性壊死性皮膚炎につながるといわれている。また，糖新生の亢進によって一部の犬では糖尿病を併発することが報告されている[11]。

検査および診断

表在性壊死性皮膚炎に一致する皮膚徴候がみられ，肝不全でない動物においてはグルカゴノーマを疑う必要がある。血中グルカゴン濃度および血中アミノ酸濃度の測定が診断のために有用である可能性があるが，いずれも犬および猫における基準値が設定された検査系はなく，少数の健常な動物と比較して評価されているのが現状である。したがって，腹部超音波検査およびCT検査によって結節病変を検出することが診断において重要である。最終的には腫瘍切除による病理検査およびグルカゴンの免疫組織化学により確定診断できる。

治療および管理法

グルカゴノーマの治療の第一選択はインスリノーマ

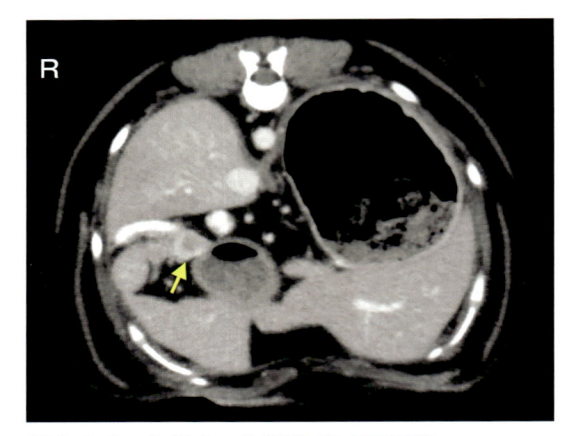

図 5-5-2. 症例 1：腹部造影 CT 画像
右上腹部の膵臓辺縁に直径 10 mm の造影増強される結節を認めた（矢印）。

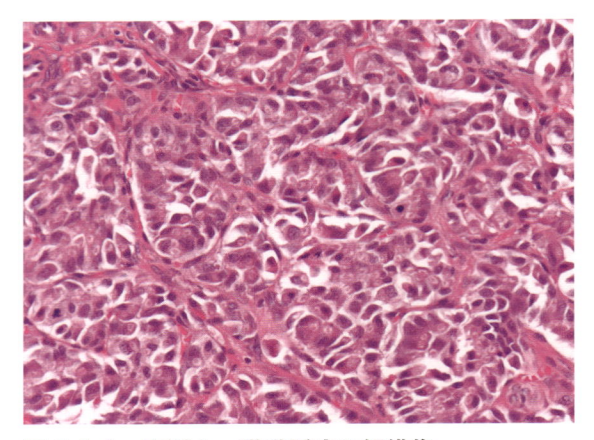

図 5-5-3. 症例 1：膵臓腫瘍の組織像
膵臓実質内に卵円形の核と，弱好酸性で広い細胞質を有する腫瘍細胞が胞巣状，索状，あるいは不規則な管腔状をなして増殖していた。

と同様，外科的治療である。表在性壊死性皮膚炎に対する治療としてアミノ酸輸液が行われるが，治療に反応しない症例も少なくないようである。また，犬のグルカゴノーマによる表在性壊死性皮膚炎に対して，オクトレオチド（2〜3 μg/kg 1 日 2 回，皮下投与）が有効であったという報告もある[14]。当然ながら，糖尿病を併発している場合には，インスリン投与をはじめとした糖尿病の治療も行われる。

予後

まれな疾患であるため十分な症例データが報告されておらず，予後については不明な点が多いが，外科的に切除することができれば，予後の改善が予想される。

 ## 症例 1

トイ・プードル，7 歳齢，未避妊雌

ヒストリー

既往歴として 2 年前に痙攣発作がみられ，その際は血液検査，MRI 検査などの精査で異常がみられず，特発性てんかんとしてゾニサミドを投与中であった。ゾニサミド内服により徴候は落ち着いていたが，最近，再び痙攣発作がみられ，その際の血液検査で低血糖（45 mg/dL）が認められ，血中インスリン濃度は 1.16 ng/mL（参考基準範囲：0.34〜1.13 ng/mL）と高値であったため，紹介され来院した。

検査所見

血液検査

高 ALP 血症（1,108 IU/L），低カリウム血症（3.3 mEq/L）以外の異常はみられなかった。

画像検査

腹部超音波検査では膵臓に異常は認められなかったが，腹部 CT 検査で膵臓領域に結節が検出された（**図 5-5-2**）。

診断・治療

外科的切除を行い，病理検査で神経内分泌腫瘍と診断された（**図 5-5-3**）。術後，重度の急性膵炎を生じ，死の転帰をとった。

考察

特発性てんかんの症例でインスリノーマが生じた場合，どうしても発見が遅れる可能性がある。本症例はホームドクターが適切に検査を実施し，低血糖が発見されたことから診断に至った。超音波検査では膵臓の結節を描出できなかったが，CT 検査では明瞭に病変が検出されたことから，インスリノーマの診断におけるCT 検査の優位性を実感した。本症例は残念ながら術後に急性膵炎で死亡した。インスリノーマの手術では，術中に膵臓の取り扱いや輸液などに十分気をつかっても，術後に 70 頭中 9 頭（13％）で急性膵炎が生じ，3 頭（4％）が死亡したとされている[1]。このような手術のリスクについて飼い主に伝えておくことが重要である。

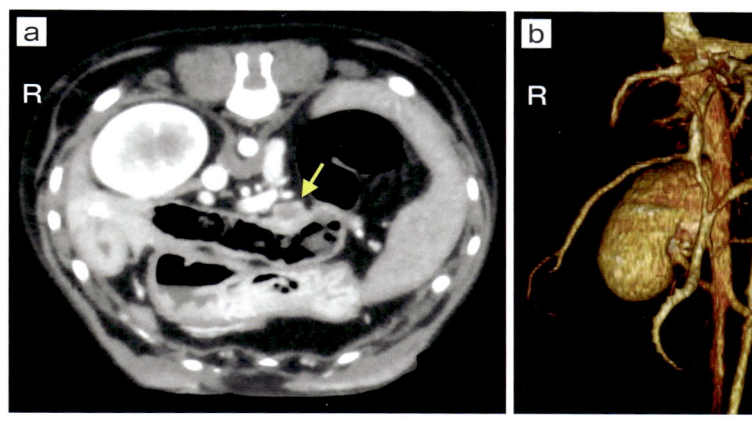

図 5-5-4. 症例 2：CT 画像
a：腹部造影 CT 画像。膵左葉に直径 5 mm の結節を認めた（矢印）。
b：造影 3D-CT 画像。左胃静脈および横隔静脈を介した門脈−後大静脈シャントが検出された（矢印）。肝臓内の門脈枝の発達は比較的良好であった。

症例 2

トイ・プードル，10 歳齢，避妊雌

ヒストリー

痙攣発作および低血糖がみられ，紹介され来院した。

検査所見

血液検査

低血糖（70 mg/dL）の他に，総胆汁酸の高値（188.1 μmol/L）が認められた。

画像検査

X 線検査では小肝症がみられた。超音波検査では膵臓に異常は描出されなかったが，CT 検査では膵左葉端に直径 5 mm の結節が検出された（**図 5-5-4a**）。また造影 CT 検査において，門脈−後大静脈シャントが確認された（**図 5-5-4b**）。

血中インスリン濃度

血糖値 58 mg/dL 時の血中インスリン濃度は 1.69 ng/mL（参考基準範囲：0.34〜1.13 ng/mL）と高値であった。

診断・治療

高インスリン血症であったことよりインスリノーマによる低血糖の可能性が高いと考え，腫瘍の外科的切除を行った。切除腫瘍の病理検査で神経内分泌腫瘍と診断された。術後，血糖値は正常化し，現在のところ経過は良好である。

考察

本症例はインスリノーマと門脈体循環シャントの併発例である。いずれも低血糖の原因となりうるため，責任病変がどちらなのか当初は迷ったが，高インスリン血症が診断の決め手となった。CT 検査では肝臓や門脈枝の発達が比較的良好であり，門脈体循環シャントの病態が重度でないことも鑑別の参考になった。インスリノーマ切除後には血糖値は正常化したため，門脈体循環シャントが低血糖に関与していないことが確認できた。

症例 3

柴，7 歳齢，未去勢雄

ヒストリー

慢性の嘔吐を主訴に紹介され来院した。嘔吐は改善・悪化を繰り返しながら 1 年以上にわたってみられていた。

検査所見

身体検査

削痩していたが，他の身体検査所見に特記事項はなかった。

血液検査

明らかな異常は認められなかった。

画像検査

腹部超音波検査で胃壁の肥厚と膵臓の結節が検出さ

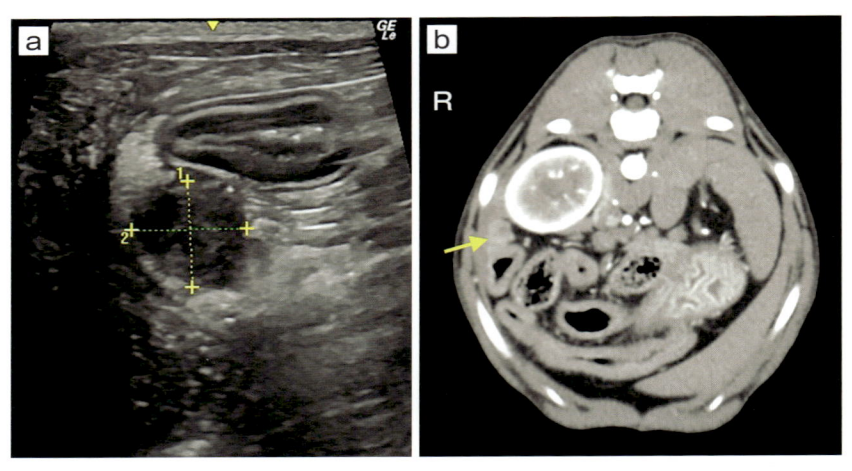

図 5-5-5. 症例3：画像検査
a：腹部超音波画像。右上腹部に十二指腸に隣接する直径 10 mm の低エコー性の結節を認めた。
b：腹部造影 CT 画像。十二指腸に隣接する，造影増強される結節を認めた（矢印）。

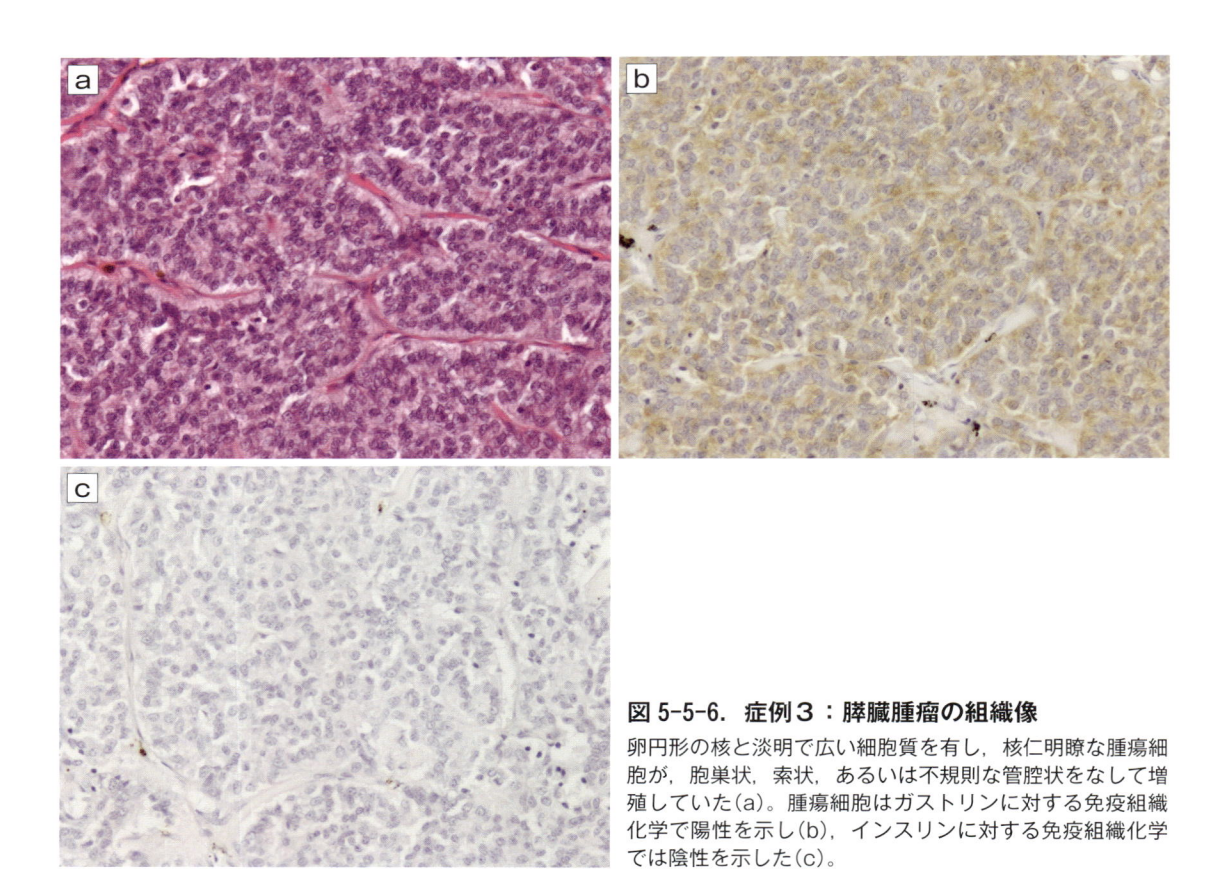

図 5-5-6. 症例3：膵臓腫瘤の組織像
卵円形の核と淡明で広い細胞質を有し，核仁明瞭な腫瘍細胞が，胞巣状，索状，あるいは不規則な管腔状をなして増殖していた（a）。腫瘍細胞はガストリンに対する免疫組織化学で陽性を示し（b），インスリンに対する免疫組織化学では陰性を示した（c）。

れた（**図 5-5-5a**）。腹部 CT 検査でも造影増強を伴う膵臓の結節が確認された（**図 5-5-5b**）。消化管内視鏡検査では十二指腸に軽度の潰瘍がみられた。

血中ガストリン濃度

消化管および膵臓に病変がみられたことから，臨床徴候とあわせてガストリノーマを疑った。血中ガストリン濃度は＞3,000 pg/mL であり，犬における基準値

はないものの，高値である可能性が考えられた。

診断・治療

その後開腹手術を実施し，膵右葉の腫瘤を確認し，切除した。病理検査では神経内分泌腫瘍が示唆され，免疫組織化学によるガストリン・シナプトフィジン・クロモグラニン A 陽性，インスリン・グルカゴン陰

性との結果より，ガストリノーマと確定診断した（**図5-5-6**）。

考察

　慢性経過の嘔吐および体重減少がみられた症例で，慢性胃炎として治療することで徴候が緩和したことも

あり，確定診断までに時間を要した。胃粘膜の肥厚や潰瘍病変もガストリノーマの１つの特徴であるが，診断の決め手はやはり膵臓の結節病変の発見である。重度の慢性嘔吐および消化管潰瘍の症例ではガストリノーマを疑う必要があると感じた。

　膵臓腫瘍による内分泌異常では，それぞれの腫瘍の種類によって特徴的な臨床徴候が生じる。診断において最も重要なことは，これらの臨床徴候の原因として膵臓腫瘍の可能性を鑑別リストに挙げることである。これらは比較的発生の少ない疾患ではあるが，発作や低血糖，消化器徴候，四肢端の皮膚炎などが重度である場合には，一度疑ってみる必要があるだろう。

参考文献

1. Feldman EC, Nelson RW, Reusch C, et al. Canine and Feline Endocrinology. 4th ed. 2015. Saunders.
2. Robben JH, Pollak YW, Kirpensteijn J, et al. Comparison of ultrasonography, computed tomography, and single-photon emission computed tomography for the detection and localization of canine insulinoma. *J Vet Intern Med*. 2005 ; 19(1) : 15-22.
3. Parker AJ, Musselman EM, O'Brien D. Diazoxide treatment of canine insulinoma. *Vet Rec*. 1981 ; 109(9) : 178-179.
4. Moore AS, Nelson RW, Henry CJ, et al. Streptozocin for treatment of pancreatic islet cell tumors in dogs : 17 cases(1989-1999). *J Am Vet Med Assoc*. 2002 ; 221(6) : 811-818.
5. Tobin RL, Nelson RW, Lucroy MD, et al. Outcome of surgical versus medical treatment of dogs with beta cell neoplasia : 39 cases(1990-1997). *J Am Vet Med Assoc*. 1999 ; 215(2) : 226-230.
6. Polton GA, White RN, Brearley MJ, et al. Improved survival in a retrospective cohort of 28 dogs with insulinoma. *J Small Anim Pract*. 2007 ; 48(3) : 151-156.
7. Hughes SM. Canine gastrinoma : a case study and literature review of therapeutic options. *N Z Vet J*. 2006 ; 54(5) : 242-247.
8. Diroff JS, Sanders NA, McDonough SP, et al. Gastrin-secreting neoplasia in a cat. *J Vet Intern Med*. 2006 ; 20(5) : 1245-1247.
9. Parente NL, Bari Olivier N, Refsal KR, et al. Serum concentrations of gastrin after famotidine and omeprazole administration to dogs. *J Vet Intern Med*. 2014 ; 28(5) : 1465-1470.
10. Brooks D, Watson GL. Omeprazole in a dog with gastrinoma. *J Vet Intern Med*. 1997 ; 11(6) : 379-381.
11. Langer NB, Jergens AE, Miles KG. Canine glucagonoma. *Compend Contin Educ Pract Vet*. 2003 ; 25(1) : 56-63.
12. Asakawa MG, Cullen JM, Linder KE. Necrolytic migratory erythema associated with a glucagon-producing primary hepatic neuroendocrine carcinoma in a cat. *Vet Dermatol*. 2013 ; 24(4) : 466-469, e109-110.
13. Mizuno T, Hiraoka H, Yoshioka C, et al. Superficial necrolytic dermatitis associated with extrapancreatic glucagonoma in a dog. *Vet Dermatol*. 2009 ; 20(1) : 72-79.
14. Oberkirchner U, Linder KE, Zadrozny L, et al. Successful treatment of canine necrolytic migratory erythema(superficial necrolytic dermatitis)due to metastatic glucagonoma with octreotide. *Vet Dermatol*. 2010 ; 21(5) : 510-516.

（西飯直仁）

5

膵臓に対する手術手技

膵臓に発生する腫瘍には膵外分泌細胞由来の腫瘍と，膵内分泌細胞に由来するインスリノーマ，ガストリノーマ，グルカゴノーマなどが挙げられる。膵内分泌細胞由来の腫瘍の中ではインスリノーマが，膵外分泌細胞由来の腫瘍では腺癌が最も一般的である。膵外分泌細胞由来の腫瘍は本書の趣旨と異なるため，本節では取り扱わない。本節では膵内分泌細胞由来の腫瘍（特にインスリノーマ）で最も実施する可能性が高い，膵臓部分切除術を中心に解説する。

解剖[1]

膵臓の外科手術を行う上で，最低限覚えておいてほしいことに関して記述する。

血管系
動脈

膵臓は腹大動脈から分岐する腹腔動脈と，前腸間膜動脈に由来する動脈から血液供給を受ける（図 5-6-1）[1]。以下に基本的な血液供給経路を記載する（細かいバリエーションは省略してある）。

・腹腔動脈→脾動脈→脾動脈膵枝→膵左葉
・腹腔動脈→肝動脈→胃十二指腸動脈→前膵十二指腸動脈→膵体～膵右葉
・前腸間膜動脈→後膵十二指腸動脈→膵右葉尾側

※前膵十二指腸動脈は膵右葉内で後膵十二腸動脈と連結する。

静脈

脾静脈，前／後膵十二指腸静脈を介して戻ってきた静脈血は，門脈として肝臓へ流入する。

膵管系

犬と猫の膵管には，基本的には大十二指腸乳頭に開口する主膵管と，小十二指腸乳頭に開口する副膵管の2つの管がある（図 5-6-2）[1,2]。犬では副膵管が主体であり，主膵管が欠如することもある。大十二指腸乳頭には胆汁の排泄路である総胆管も開口しているが，犬では主膵管と合流することなく別々に乳頭に開口する。

一方，猫では主膵管が主体であり，副膵管が存在しないことが多い。猫の主膵管は十二指腸壁内を総胆管と並走した後，合流して（この合流部を膵管膨大部と呼ぶ）大十二指腸乳頭に開口する。

術前検査

腹部超音波検査で原発巣やリンパ節転移巣が検出できることもあるが，インスリノーマの原発巣は非常に小さいこともあり，検出できないことも少なくない。そのため，筆者はインスリノーマ疑いの症例での動脈相を含む造影CT検査は必須と考えており，実際にCT検査で腫瘍の存在診断と局在診断ができることが多い。しかしながら，CT検査であっても原発巣が検出できないことがあるため，開腹後の視診と触診（通常，腫瘍の部位は硬い）は重要である。

術前／術中管理

インスリノーマ

インスリノーマ症例での周術期管理のポイントは低血糖をいかにコントロールし，低血糖による臨床徴候の発現を抑えるかが重要となる。具体的には術前の絶食時間を極力短くし，来院したらブドウ糖液の静脈輸液を開始する。以下に筆者が実際に実施している術前／術中管理の要点を記載する。

・低血糖に起因する臨床徴候がある場合には，術前から積極的にプレドニゾロン（0.25～0.5 mg/kg　1日1～2回，症例の徴候に応じて可能な限り低用量）を使用する。
・手術開始予定の7～8時間前（当院の場合は昼の手術になるため，朝の5～6時くらい）に通常どおり

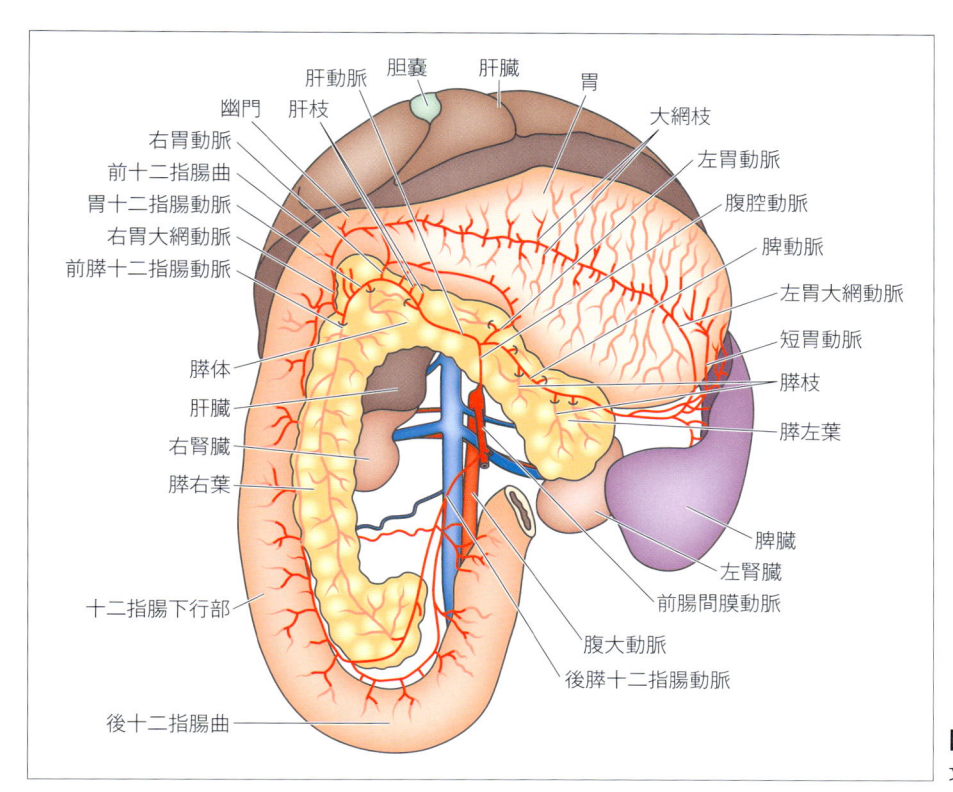

図 5-6-1. 膵臓の解剖
文献 1 より引用・改変

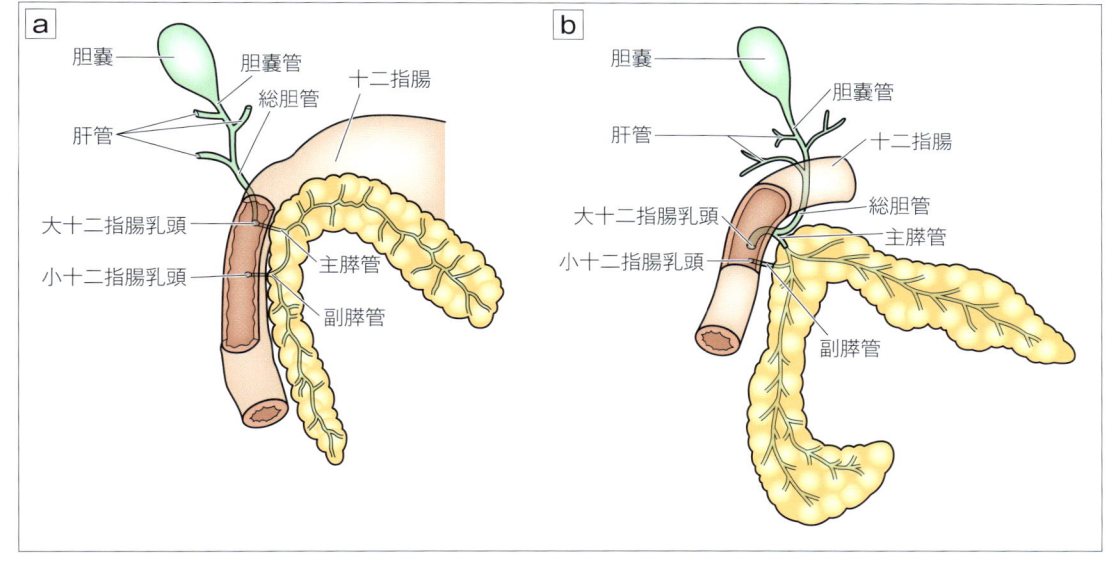

図 5-6-2. 膵管系
a：犬　b：猫
文献 1，2 より引用・改変

の食事を与えてもらう。

・来院までは 2 ～ 3 時間ごとに消化器サポート 低脂肪 リキッドを適宜摂取させる。

・来院したら血糖値を含む血液検査を実施し，静脈留置を設置後，マロピタントを投与し，5 ％ブドウ糖加酢酸リンゲル液による静脈輸液を開始する。

・麻酔導入直前に血糖値を測定し，低血糖（特に

60 mg/dL 未満）の場合には，50 ％ブドウ糖液 0.5 ～ 1 mL/kg を 20 ％程度のブドウ糖液になるように生理食塩液で希釈したものをゆっくりと静脈内投与した後に麻酔導入する。その後，術中は定期的に血糖値をモニタリングする。

・術中の血糖値のモニタリングのタイミングは症例の状況により異なるが，原発巣切除後，転移巣切除

後，麻酔覚醒前には必ず測定を行っている。血糖値の測定は通常の採血で行ってもいいが，術中の採血が難しい場合にはアルファトラック３などを用いて行うことも可能である。なお，FreeStyle リブレは実際の血糖値との間にタイムラグが生じるため，筆者はインスリノーマ症例での術中モニタリングとしては適していないと考えて採用していない。しかし，術後に低血糖が予想され，頻繁に血糖値を測定しないといけないような症例の術後のモニタリングには有用である。

・病巣切除後に高血糖を確認したら，糖を含まない輸液剤（酢酸リンゲル液など）に変更する。

手術器具

・一般手術器具
・バルフォア開創器
・電気メス（バイポーラ型，モノポーラ型）
・ベッセルシーリング装置（LigaSure™ など）：なくても手術可能だが，あると便利である
・眼科用テノトミー剪刀のような先の細い剪刀（核出術などで繊細な切開が必要な場合に使用）

手術手技

手術準備

　上腹部を中心とした正中切開を行うため，体位は仰臥位とし，剃毛は剣状突起よりさらに数個頭側の胸骨あたりの位置から恥骨前縁部よりもやや尾側まで行う。

手術の手順

①皮膚切開

　剣状突起から恥骨前縁部に至る腹部正中切開でアプローチし，腹腔内全体をくまなく探査する。膵臓以外では転移が起こりやすい腹腔内リンパ節や肝臓（まれに脾臓）を特に入念に探査する。

②膵臓の確認

　膵臓全体の視診と触診を愛護的に行い，腫瘍の局在を確認する。まれではあるが腫瘍が複数存在することや，び漫性病変であることがあるので，膵臓全体に視診・触診を実施することは重要である。

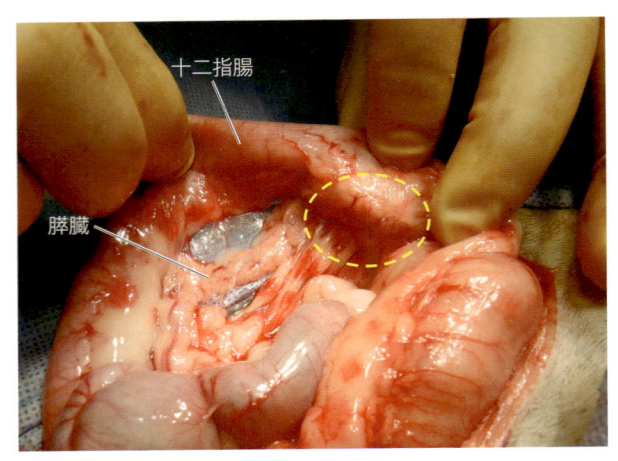

図 5-6-3. 膵体部の境界不明瞭な大きな原発巣
ステージ II のインスリノーマ。
破線：病変部

③術式の選択

　腫瘍を確認できたら，部位によって膵臓部分切除術あるいは核出術を実施する。かなり古い報告であるが[3]，部分切除術の方が核出術より生存期間が長いことから，基本的には部分切除術を実施し，核出術は膵体部に腫瘍が存在するときのみに考慮する。また，膵体部の境界不明瞭な大きな病変（**図 5-6-3**）の場合には，原発巣の切除を断念することを検討すべきである。

　インスリノーマが膵右葉に存在する場合には最大で小十二指腸乳頭手前まで切除可能であり，膵左葉に存在する場合には最大で総胆管の手前まで切除可能である。

④膵臓部分切除術

　部分切除術の方法には，縫合破砕法（suture-fracture technique，**図 5-6-4a**）と分離結紮法（dissection-ligation technique，**図 5-6-4b**）がある[4]。両者を比較すると縫合破砕法の方が簡便であり，分離結紮法とくらべて明らかな欠点はないこと[5]，また小型犬や猫においては膵臓の組織が薄いことから，筆者は過去には縫合破砕法を実施することが多かった。しかし最近では，ベッセルシーリング装置を用いた部分切除術[6]を実施することも多い（**図 5-6-5，5-6-6**）。

　切断したい部位の膵臓組織が厚く，縫合破砕法での一括結紮やベッセルシーリング装置での膵管や血管のシーリングに不安がある際には，一括結紮を二重で実施したり（**図 5-6-4c**），オーバーラップするようなかたちでマットレス縫合を２列ほど実施したりすることがある（**図 5-6-4d**）[4]。

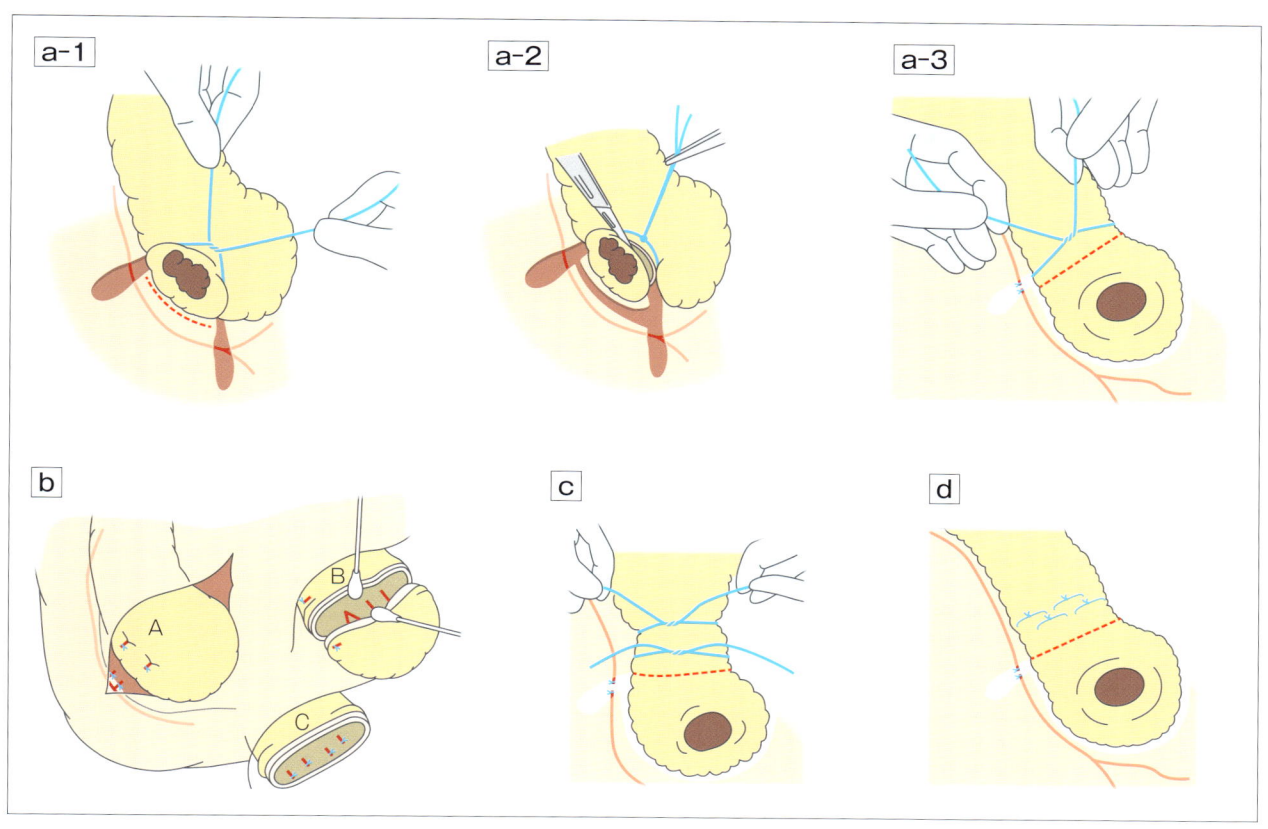

図5-6-4. 膵臓部分切除術の術式

a：膵臓末端近くの局所病変における縫合破砕法。十二指腸間膜（a-1点線）を切開し，非吸収性縫合糸を切除部の周囲に通す。その後，縫合糸を締めて膵臓実質を挫滅し，結紮糸の遠位の組織を切除する（a-2）。なお，切断位置は結紮位置より5mm程度遠位となるため（a-3点線），それを念頭に置き結紮部位を決定する。

b：膵臓のあらゆる部位における分離結紮法。膵臓に分布する血管を結紮・離断する（A）。綿棒などを用いて，小葉構造を分離する（B）。血管と膵管を結紮して切除し，目的の組織を除去する（C）。

c：一括結紮を二重で実施する方法。

d：マットレス縫合を2列実施する方法。

文献4より引用・改変

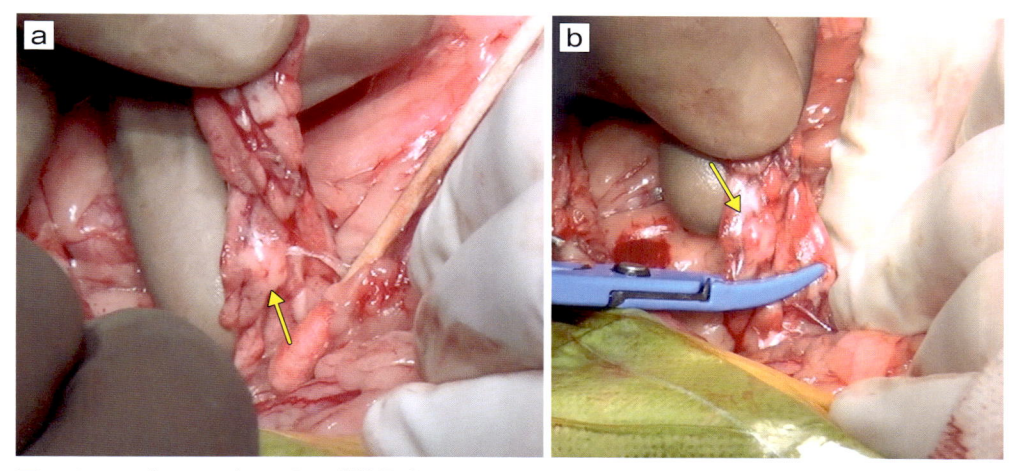

図5-6-5. ベッセルシーリング装置を用いた膵臓部分切除術1

膵左葉のステージⅡのインスリノーマ。
矢印：原発巣

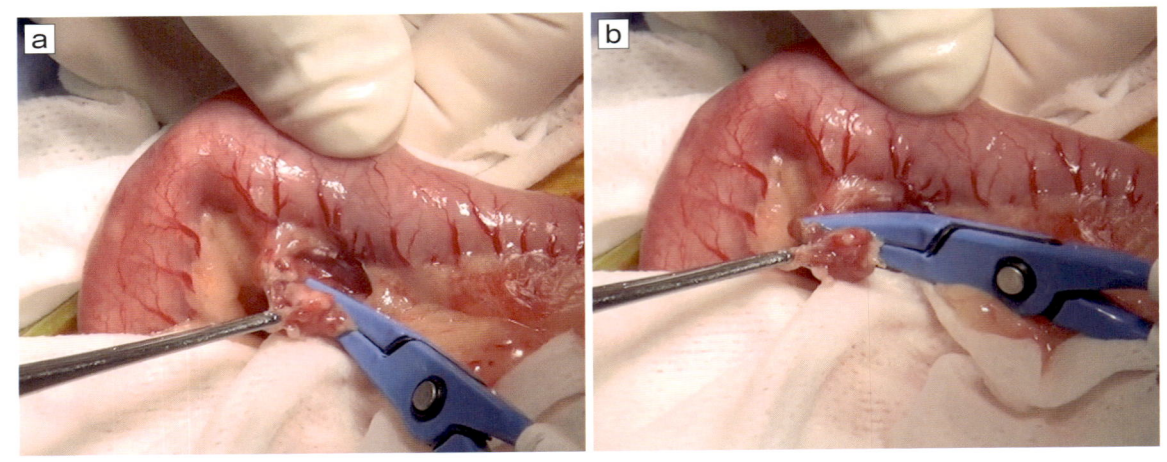

図 5-6-6. ベッセルシーリング装置を用いた膵臓部分切除術 2
膵右葉のステージⅡのインスリノーマ。図 5-6-4a-1，a-2 のような切除を，ベッセルシーリング装置を用いて行っている。

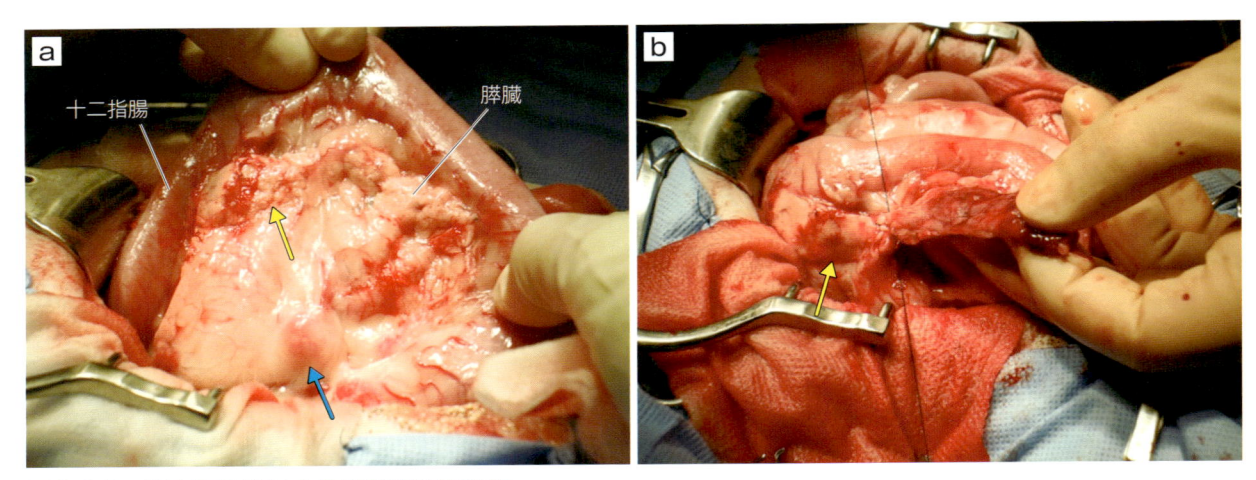

図 5-6-7. 縫合破砕法による膵臓部分切除術
膵右葉のステージⅡのインスリノーマ。図 5-6-4a-3 と同様の方法で実施している。
黄矢印：原発巣　青矢印：腫大したリンパ節

⑤十二指腸部分切除の併用

　膵右葉の部分切除をする際に，十二指腸への血流を温存して膵右葉と十二指腸を分離できる場合には，膵臓のみの切除を実施する（**図 5-6-7**）が，分離が難しい場合は十二指腸も一括で切除する。猫の膵嚢胞および化膿性肉芽腫における膵右葉の部分切除（十二指腸部分切除も併用）の例を用いて，手術手順を**図 5-6-8**で解説する。また，病変が膵体部に位置し，核出術を選択した例を**図 5-6-9**に示す。

⑥転移病巣の切除

　ステージⅠ（ステージ分類は**表 5-6-1**を参照）では，ステージングとして原発巣近傍のリンパ節切除を検討する。ステージⅡ以降では，転移病巣（主にリンパ節や肝臓，まれに膵臓）を切除する（**図 5-6-10〜5-6-12**）。原発巣周囲のリンパ節は腫大しているもののみでな

く，小さくても転移が成立していることがあるため，少なくとも肉眼的に確認できるものは切除する。

⑦閉腹

　病巣切除後は必ず血糖値を測定し，高血糖あるいは少なくとも正常値になっていることを確認してから閉腹する。

術後管理および合併症

術後管理

絶食

　筆者は，術後は潜在的に膵炎が起こっていると考えており，術後 24 時間程度は絶食としている。通常，手術翌日の朝に超音波検査で胃内容物停滞や十二指腸のコルゲートサインなどがないかを確認（当院では現

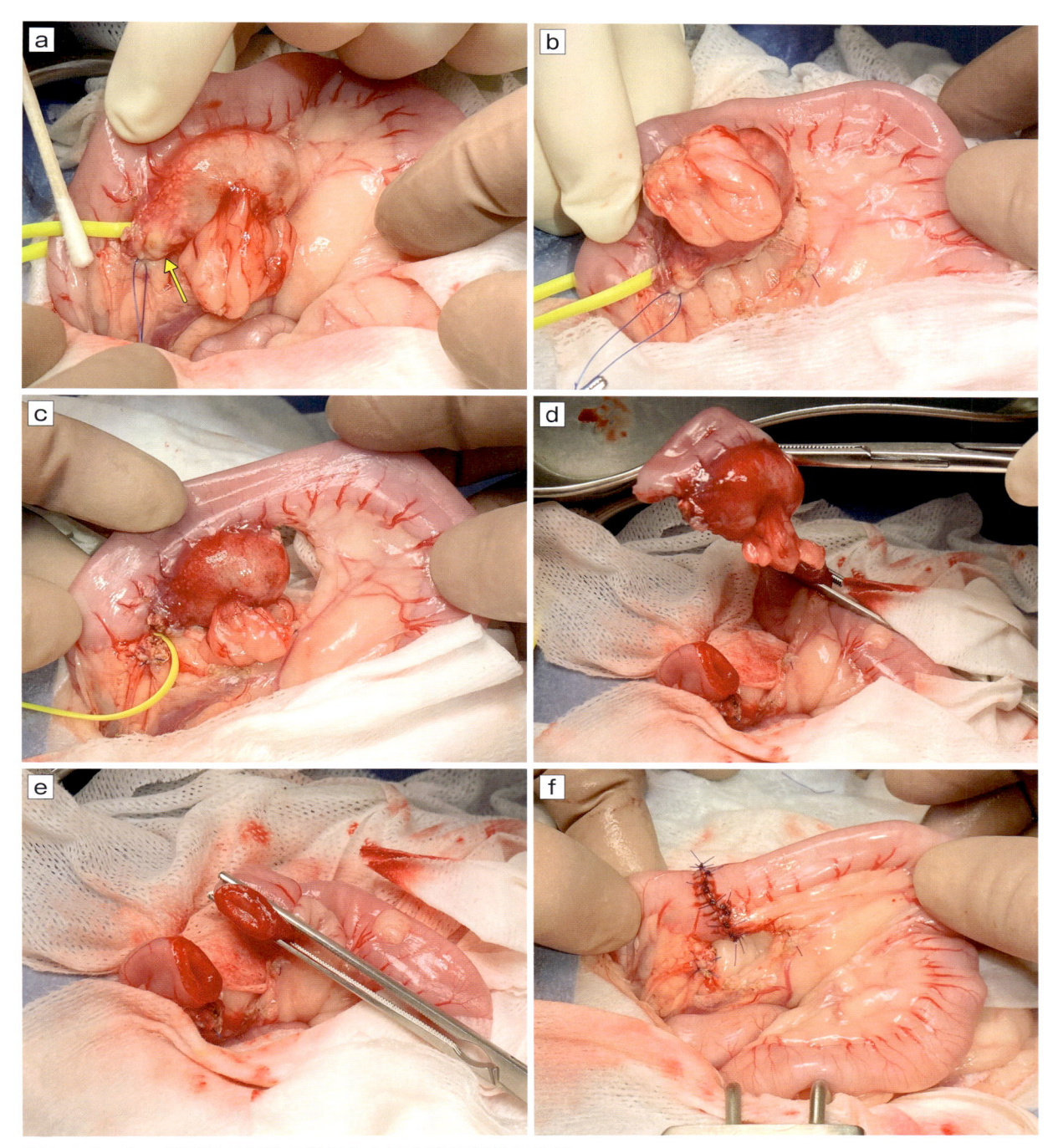

図 5-6-8. 十二指腸部分切除を併用した膵右葉の部分切除術

a：先に膵右葉の病変の頭側（矢印）を十二指腸と分離し，縫合破砕法を実施した。

b：十二指腸への血流を温存しながら，膵臓と周囲組織を分離した。

c：十二指腸への血流を温存したままの膵臓と十二指腸の分離は不可能と判断（十二指腸との一括切除を決断）し，膵臓を結紮部遠位で切断した。

d：膵臓と十二指腸を一括で切除した。

e：膵臓と十二指腸の一括切除後。

f：端々吻合を実施した。

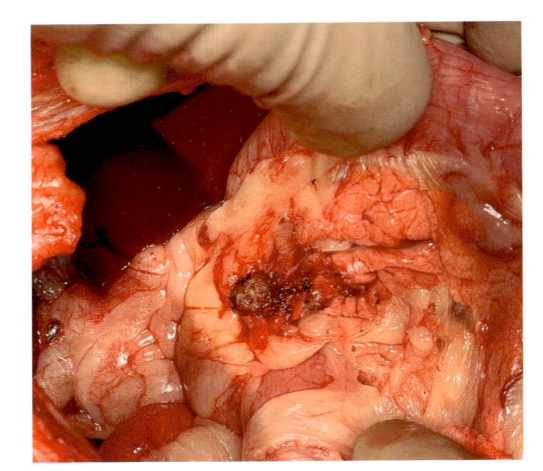

図 5-6-9. 核出術
膵体部のステージⅡのインスリノーマ。

表 5-6-1. インスリノーマのステージ分類

ステージ	
Ⅰ	膵臓に限局
Ⅱ	領域リンパ節に転移あり
Ⅲ	遠隔転移（肝臓など）あり

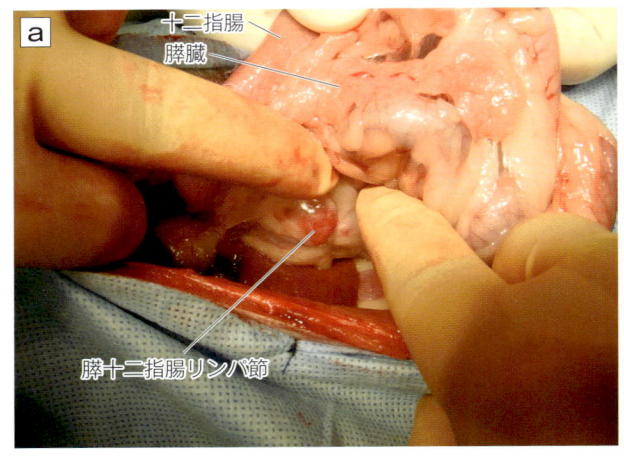
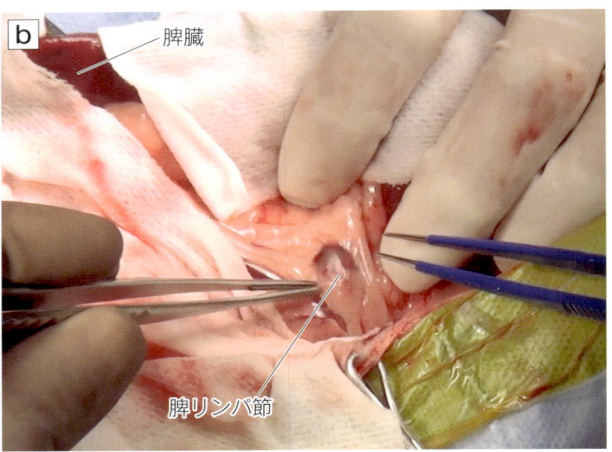

図 5-6-10. 転移リンパ節
a：膵十二指腸リンパ節　　b：脾リンパ節

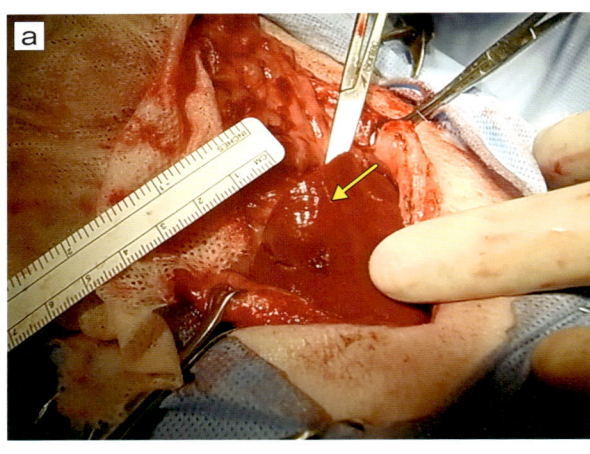
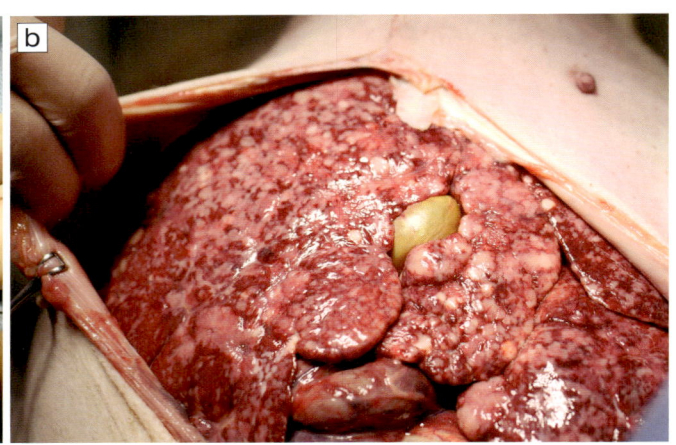

図 5-6-11. インスリノーマの肝転移
a：転移病変（矢印）に対し，肝臓部分切除術を実施しているところ。
b：剖検例。び漫性に病変がみられる。

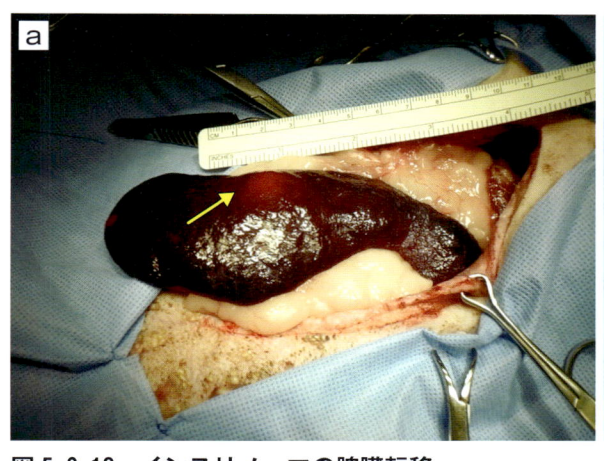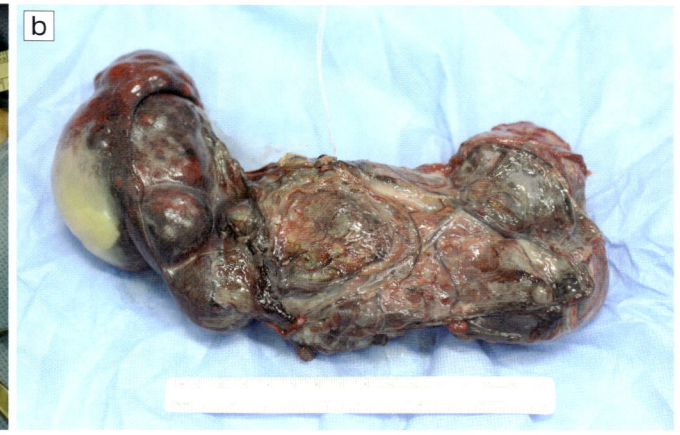

図 5-6-12. インスリノーマの脾臓転移
結節状（a 矢印）あるいはび漫性（b）に転移病変がみられる。まれではあるが，認められた際には脾臓切除術で対処する。

表 5-6-2. インスリノーマにおける術後合併症

膵炎	胆道の損傷または閉塞
膵液瘻	膵管の損傷または閉塞
腹膜炎	出血
胃内容停滞（麻痺性イレウス）	膿瘍形成
低血糖（残存腫瘍がある場合）	膵外分泌不全（残存膵臓が少ない場合の後遺症）
高血糖（後遺症：糖尿病）	隣接臓器の虚血（十二指腸・脾臓など）

在どの腹部手術でも実施している）して，問題がなければ飲水を開始し，夕方以降に低脂肪食の給与を少量から開始している。

運動（歩行）

インスリノーマを含む腹部手術を実施した症例の消化管の運動機能改善には，術後早期に運動（歩行）させることが重要である。そのため，術後翌日からは疼痛管理を継続しながら，少なくとも1日2回以上は散歩で歩行することを促している。

血糖値管理

術後は一時的な高血糖となることも多い。前述のとおり，高血糖を確認したら糖を含まない輸液剤に変更し，定期的な血糖値のモニタリングを行う。多くの場合，術後に血糖値の維持が可能となるため，それほど頻繁なモニタリングを行う必要はない（術後翌日に3〜4回，2日目以降は2〜3回程度の血糖値測定）。退院後は術後10〜14日で抜糸を行い，その後しばらくは1カ月ごとの再診で血糖値を測定し，安定していたら再診の間隔を2〜3カ月おきとしている。

合併症

起こりうる合併症を**表 5-6-2**に示す。すべての合併症についての対処法を記載することはできないが，最も起こりやすい合併症について解説する。

胃内容停滞（麻痺性イレウス）

輸液過多，オピオイドの使用，術中の臓器操作などの多種要因により，術後に胃内容停滞が発生することがある。術後に超音波検査で顕著な胃内容停滞を確認したら，低用量エリスロマイシン（1 mg/kg）の静脈内投与／筋肉内投与1日2回とメトクロプラミドの静脈内持続点滴（1〜2 mg/kg/day）を開始する。経口投与が可能な程度の停滞であれば，六君子湯 0.1 g/kg 1日2回，モサプリド 0.5〜1 mg/kg 1日2回の経口投与や，状況により前述の薬剤との併用を実施している。また，前述の運動（歩行）を積極的に促し，オピオイドを使用している際にはその中止を検討している。

術後膵炎

インスリノーマの術後膵炎に関連する徴候は10〜40％程度の症例で認められるといわれているが，基本的に術後は必ず潜在的な膵炎が起こっているものとして対処する。つまり，適度な絶食とその後の低脂肪食

の給与，制吐薬の投与，疼痛管理，輸液管理を行う。また，十分なエビデンスのある特異的な治療はないが，膵炎の発生が疑われる場合，筆者はフザプラジブナトリウム（ブレンダ® Z）を使用している。

術後高血糖・糖尿病

術後高血糖に対しては，ブドウ糖を含まない輸液剤に変更すること，プレドニゾロンを中止することなどで，1〜2日以内に自然と正常値まで改善することが多いが，それ以上高血糖と尿糖が持続する場合にはインスリン療法を開始する。インスリンの投与は一時的な使用に留まる可能性があることから，はじめは低用量で1日1回から開始する。その後もやはり高血糖が持続するなら，通常の糖尿病管理を継続する。

術後低血糖

術後の低血糖に関しては，病巣を切除できていない場合（原発巣を切除できなかった場合や転移巣が残存している場合）に起こりうる。このときには内科的治療（頻回の食事，プレドニゾロン，ジアゾキシドなど）を開始し，化学療法（ストレプトゾシンやトセラニブ）を検討する。

本節では，最も遭遇しやすい膵内分泌細胞由来の腫瘍であるインスリノーマの外科的治療について，筆者が実施している方法を中心に解説した。本節で取り上げた膵臓部分切除術はインスリノーマのみならず，その他の膵内分泌細胞由来の腫瘍や膵外分泌細胞由来の腫瘍，さらには膵膿瘍や膵嚢胞などの良性疾患においても有用な治療となる。

参考文献

1．Evans HE, de Lahunta A, Miller ME. Miller's Anatomy of the Dog. 4th ed. 2012. Elsevier.
2．Sebastiani AM, Fiishbeck DW. Mammalian Anatomy : the Cat, 2nd ed. 2005 : pp.89-102. Morton Publishing Company.
3．Mehlhaff CJ, Peterson ME, Patnaik AK, et al. Insulin-producing islet cell neoplasms : surgical considerations and general management in 35 dogs. *J Am Anim Hosp Assoc*. 1985 : 21 : 607-612.
4．Fossum TW. Small Animal Surgery. 3rd ed. 2007. Mosby/Elsevier.
5．Allen SW, Cornelius LM, Mahaffey EA. A comparison of two methods of partial pancreatectomy in the dog. *Vet Surg*. 1989 : 18(4) : 274-278.
6．Wouters EG, Buishand FO, Kik M, et al. Use of a bipolar vessel-sealing device in resection of canine insulinoma. *J Small Anim Pract*. 2011 : 52(3) : 139-145.

（小山田和央）

Chapter 6

脂質代謝異常

高脂血症

高脂血症は人では生活習慣病の1つとして定められており，ときに重篤な疾患の発生につながる重要な病態である。獣医療においても犬で一般的に，猫でまれに遭遇する病態だが，ときにその鑑別は複雑であり，診断に迷うことも少なくない。本節では脂質代謝異常の診断および治療の流れについて，病態メカニズムにも軽く触れながら解説したい。

脂質代謝

脂質は生体内において細胞膜やホルモンの構成，エネルギーの貯蔵，細胞内情報伝達などの重要な機構に関与しており，食事からの摂取（外因性経路）と肝臓やその他の組織での合成（内因性経路）の2つの経路を介して供給される（**図6-1-1**）[1,2]。脂質は水に溶けない分子であるため，血漿中ではリポ蛋白として知られる高分子複合体の形態で輸送されている[3,4]（**図6-1-2**）。このリポ蛋白は水和密度に基づきカイロミクロン（CM），超低比重リポ蛋白（VLDL），低比重リポ蛋白（LDL）および高比重リポ蛋白（HDL）の4つのクラス（VLDLの代謝産物である中間比重リポ蛋白［IDL］を含む場合，5つのクラス）に大別され，それぞれ組成や化学的特性，役割が異なる[3,4]（**表6-1-1**）。また，これらのリポ蛋白にはいくつかのサブクラスがあることも分かっているが，犬や猫におけるサブクラスの重要性は分かっていない。

脂質代謝経路（外因性経路）

食事で摂取された脂質は膵リパーゼによって遊離脂肪酸とモノグリセリドに加水分解された後，小腸上皮細胞で吸収され，細胞内で再度トリグリセリドに合成される[5,6]。吸収されたトリグリセリドは，リン脂質やアポリポ蛋白とともにCMを形成し，リンパ管に分泌された後，リンパ管を介して血液循環に入る[5]。血液循環に入ったCM中のトリグリセリドは，毛細血管壁に存在するリポ蛋白リパーゼ（LPL）により加水分解を受けて遊離脂肪酸とグリセロールになり，周囲の筋肉や脂肪細胞に取り込まれ，エネルギーの産生や貯蔵に用いられる[5]。この際に生じたCMの残渣は肝臓で保存され，肝臓でのリポ蛋白や胆汁酸生成に利用される[5]。

脂質代謝経路（内因性経路）

CMが食事性脂質の輸送を担当しているのに対し，内因性に合成されたコレステロールやトリグリセリドの代謝にはVLDL，LDLおよびHDLの3つのリポ蛋白が主に関与している。

エネルギーの動員やホルモン産生のために脂質代謝内因性経路がはたらくと，肝臓で合成されたコレステロールとトリグリセリドがVLDLのかたちで血液循環に放出される。VLDL中のトリグリセリドは毛細血管壁のLPLにより遊離脂肪酸やグリセロールに加水分解され，周囲の筋肉や脂肪組織に取り込まれる[5]。一方でVLDLの分解によって生じたIDLはLDLへと変換され，ステロイドホルモンや細胞膜の合成，肝代謝に利用されるコレステロールの供給源となる[5,7]。HDLは主に肝臓で合成され，循環中の他のリポ蛋白から脂質を受け取ったり，逆に与えたりする機能をもつ。この機能により，HDLは末梢で不要になったコレステロールを回収し，肝臓へと送り届けている[6]。この逆コレステロール輸送のはたらきから，HDLは「善玉コレステロール」と呼ばれることもある（**表6-1-2**）。

概要・病態

高脂血症は，何らかの原因により脂質代謝経路が障害されることで血液中の総コレステロール濃度やトリグリセリド濃度が参考基準範囲を上回った状態であり，原因によって原発性高脂血症と続発性高脂血症に

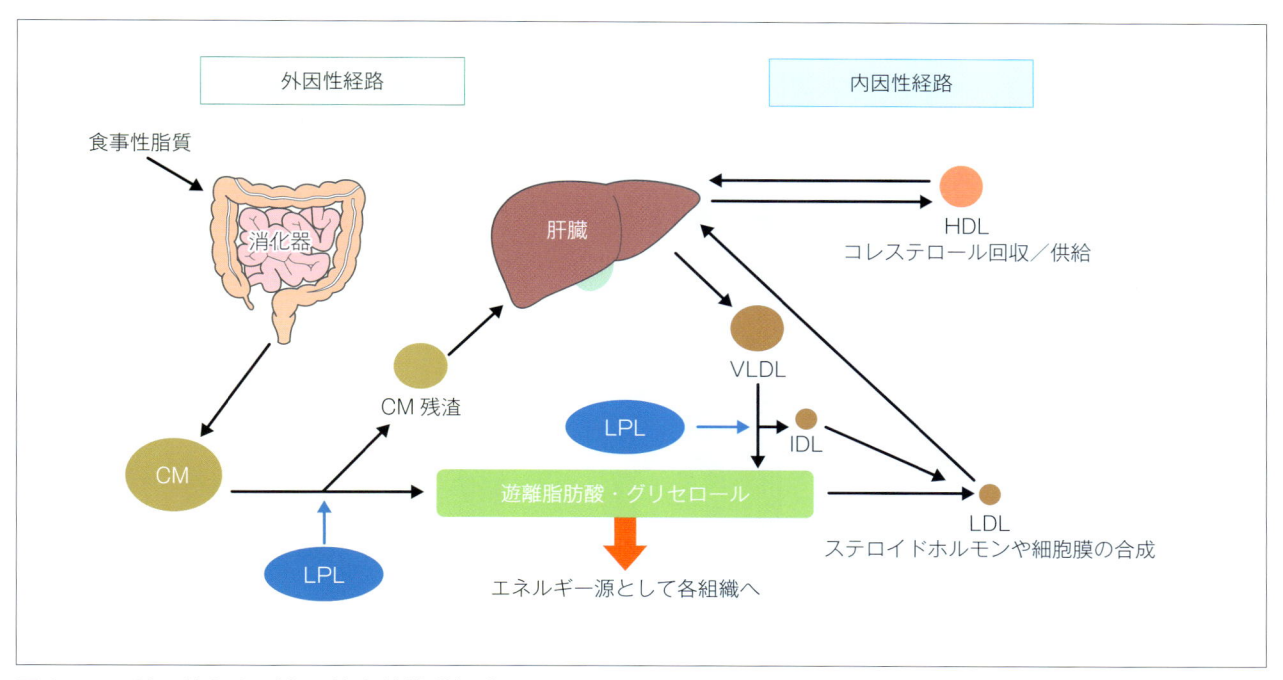

図 6-1-1. 外因性および内因性脂質代謝経路

食事性脂質は膵リパーゼによって遊離脂肪酸とモノグリセリドに加水分解された後，小腸上皮細胞で吸収され，細胞内でトリグリセリドに再合成される。その後，リン脂質やアポリポ蛋白とカイロミクロン(CM)を形成し，リンパ管を介して血液循環に分泌される。血液循環により各組織にまで送られた CM は，毛細血管壁のリポ蛋白リパーゼ(LPL)により加水分解され，遊離脂肪酸やグリセロールとなり，β 酸化や糖新生に用いられる。このとき生じた CM の残渣は肝臓へ送られ，リポ蛋白や胆汁酸産生，エネルギーの貯蔵に利用される(外因性経路)。各組織へのエネルギーの動員が必要な場合，肝臓に保存された中性脂肪から合成された超低比重リポ蛋白(VLDL)が血液循環に分泌される。VLDL は毛細血管壁に発現した LPL に加水分解され，周囲組織に遊離脂肪酸やグリセロールを供給した後に低比重リポ蛋白(LDL)に変換される。このとき加水分解された VLDL の一部は中間比重リポ蛋白(IDL)となり，再度肝臓へ回収され，肝性リパーゼにより LDL へと代謝され，ステロイドホルモンや細胞膜合成のためのコレステロールの供給役として，血液循環に分泌される。一方，高比重リポ蛋白(HDL)は不要なコレステロールの排出除去にはたらいている(内因性経路)。
文献2より引用・改変

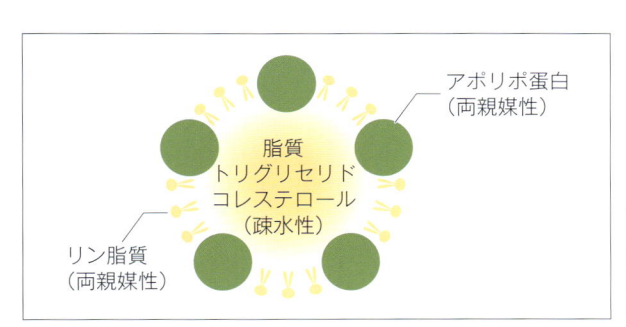

図 6-1-2. リポ蛋白の構造

脂質はそのままでは血液に溶けない。そのため，両親媒性のアポリポ蛋白やリン脂質などと結合し，リポ蛋白のかたちをとることで，血液中を移動できるようになる。

表 6-1-1. 主要なリポ蛋白の特徴

リポ蛋白	主要な脂質	脂質の割合（％）			サイズ	密度
		トリグリセリド	コレステロール	リン脂質	（nm）	（g/mL）
CM	食事性トリグリセリド	85	5～10	5～10	75～1,200	<0.960
VLDL	内因性トリグリセリド	44～48	26～30	22～28	30～80	0.930～1.006
IDL	内因性トリグリセリド コレステロール	40	35	25	25～30	1.006～1.019
LDL	コレステロール	16～17	41～47	36～39	18～25	1.019～1.087
HDL	コレステロール	0.5	42～46	54～58	5～35	1.025～1.210

表 6-1-2. リポ蛋白の生物学的重要性

リポ蛋白	主なはたらき
CM	トリグリセリドやコレステロールを内包，消化管から肝臓および脂肪組織への輸送
VLDL	肝臓からトリグリセリドを内包，脂肪組織へ輸送
LDL	コレステロールの輸送に関与
HDL	コレステロールやリン脂質の輸送に関与

分けられる。臨床で目にする高脂血症の多くが続発性高脂血症であるため，血液化学検査において高脂血症がみられた場合，原因となる基礎疾患がないかどうかを確認することが重要である。また，食事による影響（食後高脂血症）を除外するため，検査前に 12 時間以上絶食することも重要である[8]。

原発性高脂血症

犬の原発性高脂血症は，通常は特定の品種に関連していることから遺伝的背景の関与が疑われるが，正確なメカニズムに関して完全には解明されていない。日本では好発犬種としてミニチュア・シュナウザーやシェットランド・シープドッグが報告されている[9]（**表 6-1-3**）。この原発性高脂血症は犬種により発生機序が異なる可能性があり，ミニチュア・シュナウザーでは高トリグリセリド血症，シェットランド・シープドッグでは高コレステロール血症を主とした高脂血症が認められる[9]。

猫では特発性高カイロミクロン血症や特発性高コレステロール血症が報告されている[10,11]。病態に関しては不明な点が多いが，特発性高カイロミクロン血症は常染色体潜性遺伝変異による LPL 欠損症が原因とされており，通常生後 8 カ月ごろに臨床徴候を発現する[12]。

続発性高脂血症

犬における続発性高脂血症は内分泌疾患（甲状腺機能低下症，副腎皮質機能亢進症，糖尿病）や膵炎，肥満に起因してよく認められる。一方，猫では糖尿病や肥満，肝リピドーシスに起因した続発性高脂血症がよく認められる[13]（**表 6-1-3**）。続発性高脂血症は薬剤に起因して発生することもあるため，鑑別の際には薬剤投与歴を含めた詳細な問診が重要となる。以下に主要な続発性高脂血症の発症メカニズムについて解説する。

甲状腺機能低下症

犬の甲状腺機能低下症では軽度～重度の高トリグリセリド血症と高コレステロール血症が報告されており[14,15]，それぞれ 88% と 78% の症例で発生が認められる[15]。

甲状腺ホルモンは LPL 活性に関与しており，甲状腺機能低下症ではこの活性が低下するため，血中リポ蛋白の蓄積（増加）を招く。また，甲状腺ホルモンの欠乏はコレステロールの胆汁中排泄の減少を招く[13]。この脂質分解の低下や排泄減少が，結果として高脂血症を引き起こす。

副腎皮質機能亢進症

副腎皮質機能亢進症では通常軽度～中等度（まれに重度）の高トリグリセリド血症と高コレステロール血症が報告されており，自然発生性（下垂体性および副腎性）と医原性の両方で高脂血症が観察される[4,14]。

副腎から過剰分泌されたコルチゾールは脂肪組織に存在する LPL を活性化し，トリグリセリドを遊離脂肪酸とグリセロールに分解し，放出させる。遊離脂肪酸は肝臓でトリグリセリド合成に利用され，VLDL の放出を増加させるため，過剰な遊離脂肪酸の動員は VLDL 過多な状態を引き起こす。また，コルチゾールの過剰は肝臓におけるトリグリセリド合成酵素を活性化し，トリグリセリド分解酵素を抑制する。これにより，トリグリセリドを主成分とする VLDL の産生がさらに増加する[13]。

副腎皮質機能亢進症では LDL および HDL 増加に伴う高コレステロール血症もみられる。VLDL の産生増加による二次的な産生増加，LDL 異化の抑制，HMG-CoA 還元酵素活性化によるコレステロール合成増加などがその機序として考えられている。

糖尿病

糖尿病では主に高トリグリセリド血症が認められ，ときに高コレステロール血症を伴う[4,14,16]。糖尿病における脂質代謝異常には様々な機構が関与しているが，

表 6-1-3. 犬と猫の高脂血症の主な原因

原因	脂質異常	コメント
生理的		
食後高脂血症	HTG（まれに HCH）	高脂血症の最も一般的な原因 増加は軽度で，一般的に 15 時間以内に改善
高脂肪食	HTG および／または HCH	脂肪分が非常に高い（通常 50％以上の）フードでは空腹時高脂血症が認められる
続発性高脂血症		
疾患		
糖尿病	HTG および／または HCH	主に軽度〜重度の高トリグリセリド血症 50％以上の症例で発生
甲状腺機能低下症（主に犬）	HTG および／または HCH	軽度〜重度 75％以上の症例で発生
副腎皮質機能亢進症（主に犬）	HTG および／または HCH	軽度〜重度
膵炎	HTG および／または HCH	通常軽度だが他の要因により軽度〜重度 約 30％の症例で発生
肥満	HTG および／または HCH	軽度〜重度 約 25％の症例で発生
蛋白漏出性腎症（主に犬）	HCH	ネフローゼ症候群の一部 HCH は通常軽度
胆汁うっ滞	HTG および／または HCH	増え方は通常穏やか
肝機能不全（主に犬）	HTG および／または HCH	増え方は通常穏やか
リンパ腫	HTG ときに HCH を伴う	治療しても高脂血症が続く可能性がある
リーシュマニア感染症	HTG および HCH	通常軽度
パルボウイルス性腸炎	HTG	通常軽度
高ナトリウム血症	HTG および HCH	症例報告と人医療からのエビデンスに基づく
肝リピドーシス（主に猫）	不明	正確なメカニズムは不明
薬物		
グルココルチコイド製剤	HTG および HCH	軽度〜重度
フェノバルビタール	HTG	軽度〜重度 約 30％の症例で発生
酢酸メゲストロール（主に猫）	HTG および HCH	
原発性高脂血症		
ミニチュア・シュナウザー	HTG ときに HCH を伴う	HTG は軽度〜重度，HCH は軽度〜中等度 30％以上の症例にみられ，年齢とともに悪化
ビーグル	HTG および HCH	軽度〜中等度 犬の原発性高脂血症の一般的な要因
シェットランド・シープドッグ	HCH ときに HTG を伴う	40％以上の症例に認められる
ドーベルマン	HCH	通常軽度
ロットワイラー	HCH	通常軽度
ブリアード	HCH	英国でのみ報告
ラフコーテッド・コリー	HCH	英国でのみ報告
グレート・ピレニーズ	HCH	通常軽度
バーニーズ・マウンテン・ドッグ	HCH	通常軽度
猫	HTG および HCH	特発性高カイロミクロン血症
	HCH	特発性高コレステロール血症

HTG：高トリグリセリド血症　HCH：高コレステロール血症

表 6-1-4.　犬と猫における高脂血症の主な合併症

疾患		原因となる高脂血症
犬		
膵臓	膵炎	HTG
肝臓	空胞性肝障害	HTG
	肝リピドーシス	HTG
	胆嚢粘液嚢腫	HTG／HCH
インスリン抵抗性		HTG
眼	網膜脂血症	HTG
	脂質様眼房水	HTG
	結晶状角膜混濁	HTG
	眼内黄色肉芽腫	HTG
	角膜環	HTG／HCH
腎臓	蛋白尿	HTG
	糸球体障害	HTG
神経（発作，行動異常，麻痺）		HTG／HCH
粥状動脈硬化症		HCH
黄色腫		HTG／HCH
脂肪腫		HCH
猫		
肝リピドーシス		HTG
インスリン抵抗性		HTG
眼		HTG／HCH
黄色腫（皮膚，肝臓，腎臓，心臓など）		HTG
膵炎		HTG
末梢神経障害		高カイロミクロン血症
子猫の一過性高脂血症に伴う臨床症候群		高カイロミクロン血症

その1つにインスリン抵抗性またはインスリン欠乏状態が関与している。インスリンは腸管でのコレステロール吸収，肝臓におけるトリグリセリドやLPLの合成，LPLの活性化に寄与しており，インスリン抵抗性／欠乏状態の犬や猫では脂肪の分解が低下している。このため，CMやVLDLの分解に遅延が生じ，高トリグリセリド血症が生じる[17,18]。また，インスリン抵抗性／欠乏状態では，脂肪細胞におけるホルモン感受性リパーゼの活性化がみられる。これに伴う過剰な脂肪細胞の分解や，遊離脂肪酸およびグリセロールの血液循環への放出も肝臓でのVLDL分泌を増加させ，高トリグリセリド血症に寄与する[17,18]。LDLはLPLによってVLDLから産生されるが，血液循環におけるVLDLの増加は，その代謝産物であるLDLの増加につながる。さらに，インスリン抵抗性／欠乏状態ではLDLの異化が低下しており，糖尿病における高LDL血症を引き起こす要因となっている。これらの機序により生じた高LDL血症が高コレステロール血症の原因となる[19,20]。

膵炎

膵炎に続発する高脂血症は古くから報告があるが，純粋に膵炎に続発している高脂血症は少なく，多くの場合，併発疾患や膵炎の治療に使用した薬物に起因すると考えられている[1]。一方で，高脂血症は膵炎を誘発する可能性があり，高トリグリセリド血症のミニチュア・シュナウザーは高トリグリセリド血症ではないミニチュア・シュナウザーにくらべ，膵炎の罹患リスクが5倍も高いことが報告されている[21]。膵炎に続発した高脂血症は軽度なことが多く，重度の高脂血症が認められた場合には，膵炎以外の要因が関与している可能性を疑う必要がある。

肥満

肥満動物ではインスリン抵抗性が生じており，糖尿病と同様に，LPL活性の減少により高脂血症が引き起こされる[17,18]。高脂血症の重症度は肥満の程度により異なり，重度の肥満では重度の高トリグリセリド血症や高コレステロール血症が認められることがある[22]。

肝リピドーシス

猫の肝リピドーシスでは高トリグリセリド血症および高コレステロール血症が報告されているが[23,24]，肝リピドーシスを発症する猫の多くが肥満である点や，病態メカニズム自体に不明な点が多いことから，肝リピドーシスが高脂血症の発生に関与しているかどうかは，正確には不明である。しかし少なくとも，肝リピドーシスの猫では末梢脂肪組織からの急激な脂肪酸やリポ蛋白の動員が生じており[24]，高脂血症の悪化に寄与していると考えられる。

臨床徴候

高脂血症で認められる徴候は，基本的に基礎疾患や合併症に依存し，それ自体では臨床徴候を引き起こさない。しかし，より重度な高脂血症ほど（犬や猫では主に血中トリグリセリド濃度が上昇するほど）合併症の発生率は高くなり，犬ではときに致命的な進行性の肝障害を引き起こすことが報告されている[1,25]（**表 6-1-4**）。

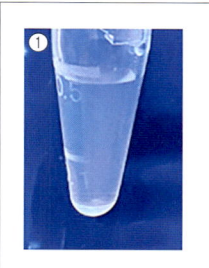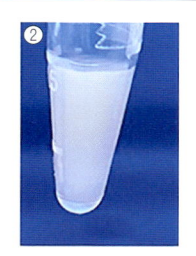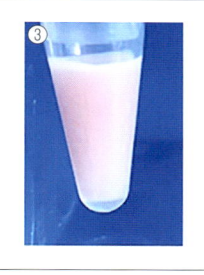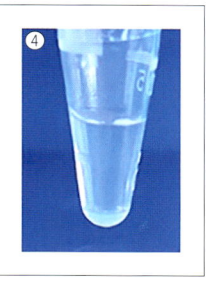

図 6-1-3. 乳び血漿の外観（犬）
①健常，②高トリグリセリド血症（393 mg/dL），③高トリグリセリド血症（>1,000 mg/dL），④高コレステロール血症（400 mg/dL）の症例の血漿である。
中～重度の高トリグリセリド血症では血漿の乳びが認められるが，高コレステロール血症では認められない。

犬

犬における高脂血症の一般的な合併症には，肝胆道系疾患（空胞性肝障害，胆嚢粘液嚢腫，肝酵素値の上昇）[1,26,27]，膵炎[1,28]，インスリン抵抗性の増大[29]，眼疾患（網膜脂血症，脂質様眼房水，結晶状角膜混濁）[30,31]および蛋白尿や糸球体障害[32-34]が挙げられ，これらの多くが高トリグリセリド血症に起因して生じる。その他のまれな合併症として神経徴候（脂肪塞栓に伴う発作，行動異常および脳梗塞）や粥状（アテローム）動脈硬化症，黄色腫が報告されている[35-39]。

人医療でよくみられる粥状動脈硬化症は，LDL に含まれるコレステロールが血管内皮に沈着することで発症する病態だが，リポ蛋白分画の中でもともと LDL が主体である人にくらべ，HDL が主体の犬や猫での発生はまれである。しかし，内分泌疾患に関連して発症した続発性高コレステロール血症では，犬においても粥状動脈硬化症を発症することが報告されている。過去の報告では粥状動脈硬化症を発症した 60% の犬で甲状腺機能低下症，20% の犬で糖尿病の合併が認められていることから[36]，内分泌疾患が粥状動脈硬化症のリスク因子となる可能性があることに留意する必要がある。また他にも，シェットランド・シープドッグにおいて 750 mg/dL を超える高コレステロール血症が長期的に持続した場合，粥状動脈硬化症のリスクとなることが報告されている[40]。

猫

猫における高脂血症の一般的な合併症には肝リピドーシスやインスリン抵抗性の増大，眼疾患，黄色腫[11,13,41,42]が報告されているが，犬とは異なり，粥状動脈硬化症の報告はない。また猫では，糖尿病に関連した高脂血症は膵炎を引き起こすことが報告されている[43]。その他のまれな合併症として，末梢神経障害（後肢麻痺）や子猫の一過性高脂血症に伴う臨床症候群が挙げられる[43-46]。

子猫の一過性高脂血症に伴う臨床症候群は生後 3～8 週齢の猫で発生し，高脂血症による多臓器不全や神経障害から嗜眠，虚弱，食欲不振や呼吸困難などを引き起こすことが報告されている[44-46]。経過は急性であり，未治療の場合は 48 時間以内に死亡する可能性がある。発生報告例が少なく，未だ病態メカニズムに関しては不明だが，通常の猫の原発性高脂血症（特発性高カイロミクロン血症）で認められる LPL 欠損がないこと，栄養失調（飢餓や外部寄生虫感染）や低体重の子猫で報告されていること，高脂血症は一過性であり治療後には持続しないことなどから，負のエネルギーバランスに関連して二次的に発生するのではないかと考えられている[44-46]。

検査および診断

高脂血症は通常，血中トリグリセリドおよび総コレステロール濃度の測定によって診断される。血液遠心分離後の血漿または血清の乳びは高脂血症を疑う一助となる（**図 6-1-3**）。血漿または血清の乳びは高 CM／VLDL 血症を反映しており，高コレステロール血症や軽度の高トリグリセリド血症（血中トリグリセリド濃度<200～300 mg/dL）では認められないことがあるため，注意が必要である。見逃しを防ぐためにも，日々の血液化学検査に血中トリグリセリドおよび総コレステロール濃度の測定を組み込む必要がある。

血液検査を実施する際には，あらかじめ 12 時間以上の絶食時間を設け，食事による影響を除外しておくことが望ましい。絶食時間が不十分な場合，正確な評価が難しくなり，再検査が必要となる。次に問診や身体検査，CBC，血液化学検査，尿検査，超音波検査から続発性高脂血症を引き起こす要因（高脂肪食や薬物）や病態がないかを確認していく。副腎皮質機能亢

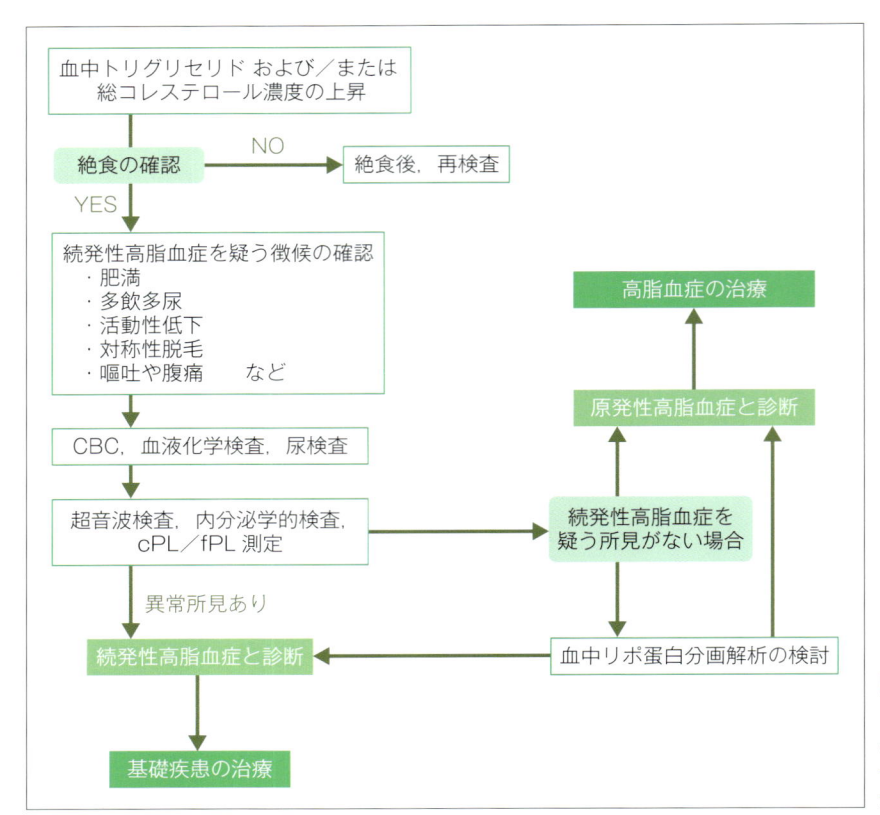

**図 6-1-4. 高脂血症診断のための
アルゴリズム**
cPL：犬膵特異的リパーゼ
fPL：猫膵特異的リパーゼ
文献2より引用・改変

進症や甲状腺機能低下症が疑われる場合，追加で内分泌学的検査の実施を検討する。この時点で続発性高脂血症を疑う所見が認められない場合は，原発性高脂血症と仮診断する。近年，ウエスト・ハイランド・ホワイト・テリアやマルチーズといった非好発犬種でも原発性高脂血症の発生が報告されている[35,47]。このため，「好発犬種ではない」という理由で原発性高脂血症を除外することができないことに留意する必要がある。

　続発性高脂血症を疑う所見がないものの，原発性高脂血症の診断に迷う場合（特に，好発犬種ではない場合），追加で血中リポ蛋白分画解析の実施を検討する（**図6-1-4**）[2]。血中リポ蛋白分画解析は高脂血症の原因により蓄積するリポ蛋白が異なることを利用した解析法であり，高脂血症の診断および治療効果の確認に有用な検査である（**表6-1-5**）[2,13]。しかし，高脂血症の原因となる要因が併存している場合，非特異的なリポ蛋白の増加または減少となり，結果の解釈が困難になる場合もある。リポ蛋白分画解析の結果を正しく理解するためにも，検査前に基礎疾患のスクリーニングを行い，排除できる要因に関してはあらかじめ排除しておくことが重要である。また，リポ蛋白分画は年齢，

性別，避妊・去勢手術の有無，犬種などの様々な要因に影響を受け，同一疾患であっても分画にばらつきが出てしまうことが報告されている[48-52]。このため，結果の解釈には注意が必要である。

治療および管理法

治療介入のタイミング

　続発性の場合，基本的に基礎疾患の治療により高脂血症は改善する。しかし，基礎疾患のコントロールが難しい疾患では，追加で高脂血症に対する治療を必要とする場合がある。また，副腎皮質機能亢進症などの内分泌疾患では，基礎疾患のコントロールが良好であるにもかかわらず，高脂血症の改善が認められない場合もある[43]。

　これまで，原発性および続発性高脂血症における積極的な治療介入は，「血中トリグリセリド濃度＞500 mg/dL」あるいは「血中総コレステロール濃度＞750 mg/dL」を指標として行われてきた[2,40,53]。しかし，血中トリグリセリド濃度が500 mg/dL未満であっても臨床的に弊害を引き起こすことが知られており，近年ではより早期の治療介入が望まれている[43]。高脂

表6-1-5. 各疾患で認められるリポ蛋白分画異常

疾患	分画の異常
ミニチュア・シュナウザーの原発性高脂血症	CM 分画の増加を伴う／伴わない VLDL 分画の増加
特発性高カイロミクロン血症	CM および／または VLDL 分画の増加
特発性高コレステロール血症	IDL，LDL，HDL 分画を主とするリポ蛋白分画の全般的な増加
糖尿病	LDL 分画を主とした HDL 分画以外の増加 HDL 分画の増加がみられる場合もある
甲状腺機能低下症	LDL および HDL 分画の増加 VLDL 分画の増加を伴う場合もある
副腎皮質機能亢進症	VLDL および LDL 分画の増加
膵炎	LDL 分画の増加，HDL 分画の減少
肥満	VLDL，LDL，HDL 分画の増加 8 歳齢未満では分画異常が認められない
蛋白漏出性腎症	VLDL，LDL，HDL 分画の増加
胆汁うっ滞	LDL 分画の増加
リンパ腫	VLDL，LDL，HDL 分画の増加
肝リピドーシス	LDL 分画の増加，HDL 分画の減少

ここに示したのは典型例であり，必ずしもこのような分画が認められるとは限らない。

表6-1-6. 食事療法および補助療法

食事および サプリメント	用量	副作用	コメント
低脂肪食	脂質＜25 g/1,000 kcal	不明	基礎となる治療法。多くの症例に有効である
食物繊維	不明	不明	－
オメガ3脂肪酸	200〜300 mg/kg PO，1日1回	魚臭さ，消化器徴候	重症例での効果は低い可能性がある
ナイアシン	50〜200 mg/day（1日量）	紅斑，掻痒感，横紋筋融解症，肝毒性	効果は不明だが，中程度の可能性がある
キトサン	3 g/頭 PO，1日1回	不明	効果は不明だが，中程度の可能性がある
5-アミノレブリン酸	1 mg/kg PO，1日1回	不明	－

血症の治療は，食事療法と補助療法，薬物療法の単独または併用により実施され，通常は食事療法から開始される[1,4,13]。

最終目標として，血中トリグリセリドおよび総コレステロール濃度を参考基準範囲内まで改善することが理想的だが，現実的に難しい場合もあり，この場合には血中トリグリセリド濃度は 400 mg/dL，血中総コレステロール濃度は 500 mg/dL 未満を目標とする[13,53]。

食事療法(表6-1-6)

食事療法では低脂肪食が最も一般的かつ効果的なフードとして用いられる。この際に用いる低脂肪食は，脂質含有量が 25 g/1,000 kcal 未満のものが推奨されている[43]。低脂肪食に対する反応が乏しい場合，高繊維食(脂肪乾燥重量が 12% 以下のもの)や超低脂肪食への変更が必要になることもある[1,4]。食事療法への反応は症例により異なり，治療反応の判断に 2〜3 カ月以上かかる可能性がある[54]。このため，より早期に治療介入することが望ましい。

補助療法(表6-1-6)

食事療法への反応がみられない場合は，補助療法(オメガ3脂肪酸，ナイアシン，キトサン，5-アミノレブリン酸など)の併用が推奨されている[43]。基本的に補助療法のみでは高脂血症に対する治療効果は弱く，食事療法や薬物療法と併用することで治療効果を発揮する。重度の高トリグリセリド血症では食事療法や補助療法に対して反応が悪いこともあり，その際には薬物療法を検討する。

表 6-1-7. 代表的な高脂血症治療薬

薬剤名	用量	副作用
高トリグリセリド血症		
フィブラート系		
ベザフィブラート[5,57,58,60]	4～10 mg/kg，1日2回（犬）	人では肝障害，横紋筋融解症，消化器徴候（下痢，便秘），胆石症のリスク，腎障害が報告 犬では下痢，便秘，鼓腸，沈うつが報告
フェノフィブラート[57,58,60]	1～5mg/kg，1日1回（犬） 1～3mg/kg，1日1回（猫）	
高コレステロール血症		
スタチン		
プラバスタチン[57,60]	0.5～2mg/kg，1日1～2回（犬）	人では肝障害，横紋筋融解症，消化器徴候（下痢，嘔吐），痙攣，発熱などが報告 犬では肝酵素値の上昇と出血傾向（脳出血）が報告 フィブラート系薬，免疫抑制薬，抗真菌薬などとの併用で副作用の発現増加 アトルバスタチンは猫において高用量（5mg/kg，1日1回）で用いた場合，トリグリセリド低下作用あり
アトルバスタチン[58-62]	0.2～0.4 mg/kg，1日1回（人での用量を参考）	
シンバスタチン[57,60]	0.2～0.5 mg/kg，1日1回（人での用量を参考）	

獣医療における高脂血症治療薬の用量は多くが逸話的で，長期的安全性に関して検討されていないことに注意が必要である。

オメガ3脂肪酸

オメガ3系の多価不飽和脂肪酸（エイコサペンタエン酸［EPA］やドコサヘキサエン酸［DHA］）は脂質産生の低下，β酸化の活性化，LPL の活性化などを介して血中トリグリセリド濃度を低下させる[55,56]。犬や猫での有効性や安全性に関しては不明な点が多いが，人では高用量で用いた場合，血中トリグリセリド濃度を最大50％低下させたことが報告されている[55]。一般的な用量は200～300 mg/kg/day だが，高脂血症の治療を目的に使用する場合，高用量～上限での使用が必要になることが多い[43]。1日の投与上限は4～5g/頭とすることが推奨されている[43]。

ナイアシン

ビタミンB群の1種で，人では高脂血症治療のために古くから使用されている。メカニズムに関しては不明な点も多いが，ホルモン感受性リパーゼ活性の低下およびジアシルグリセロールアシルトランスフェラーゼ活性の阻害を介して，トリグリセリドの合成を抑える作用をもつ[56]。犬や猫での有効性や安全性に関しては報告が少なく，不明な点が多い[5,57,58]。人では副作用として紅斑，掻痒感，横紋筋融解症，肝毒性などが報告されており，これらの異常が認められた際には投与の中止が必要となる[56]。

また，血糖値を上昇させる作用をもつため，糖尿病症例への使用には注意が必要である[43]。

キトサン

ムコ多糖であるキチンの一種で，脂質と結合することで腸管からの吸収性を低下させる作用をもつ[4,11,59]。犬や猫でも血中トリグリセリドや総コレステロール濃度を低下させることが報告されているが，効果は低く，単剤での使用では完全に正常化させることはできない[4,11,59]。犬や猫での長期使用での安全性に関しては明らかになっていない。

薬物療法（表 6-1-7）[5,57-62]

食事療法で期待した効果が得られなかった場合，薬物療法を検討する。薬物療法として獣医療では主にフィブラート系薬やスタチンが使用される。フィブラート系薬は主に血中トリグリセリド濃度の低下に，スタチンは主に血中総コレステロール濃度の低下にはたらくため，症例の状態にあわせて両者を使い分ける必要がある[43]。

フィブラート系薬

犬や猫の高脂血症で引き起こされる病態の多くが高トリグリセリド血症に起因することから，高コレステロール血症にくらべて高トリグリセリド血症の方が臨床的重要性は高い。このため，血液化学検査の結果にもよるが，トリグリセリドを重視したフィブラート系薬が主に治療に選択される。

フィブラート系薬はペルオキシソーム増殖因子活性

化受容体α（PPARα）の部分アゴニストであり，脂肪酸合成の抑制，脂肪酸酸化の促進，LPL の活性化およびジアシルグリセロールアシルトランスフェラーゼ2 の非競合的阻害を介して血中トリグリセリド濃度を低下させる[55,56]。トリグリセリド低下作用は非常に強く，過去の報告ではベザフィブラートを使用した犬の91.3%，フェノフィブラートを使用した犬の 85%で，1 カ月以内に血中トリグリセリド濃度の正常化が認められている[63,64]。また，フィブラート系薬はコレステロールに対しても作用することから，単剤でも高トリグリセリド血症と高コレステロール血症の両方を良好に管理できる可能性がある。

この有効性の一方で，フィブラート系薬は人において肝障害や横紋筋融解症，消化器徴候（下痢や便秘），胆石発生リスクの増大，Cre やシスタチン C の一過性の上昇などの副作用が 2～15%と比較的高い頻度で認められており，肝機能障害や腎不全，胆石症の患者での使用は禁忌となっている[65]。犬においては，下痢や便秘，鼓腸，沈うつなどの軽度な副作用しか報告されていないが[63,64,66]，長期的な安全性に関しては確認されていないため，継続的な使用では副作用に対する定期的な検診が必要となる。

スタチン

高コレステロール血症の治療にはスタチンが主に使用される。スタチンはコレステロール合成に必要なHMG-CoA 還元酵素を可逆的に阻害することで血中コレステロール濃度を低下させる薬剤であり，トリグ

リセリドに対してはそこまで強力な効果はない[56]。

副作用として人では肝障害，横紋筋融解症，消化器徴候（下痢や嘔吐），痙攣，発熱などが報告されているが，犬や猫におけるスタチンの長期的な効果や安全性については未だ不明な点が多い[2,67]。現在までのところ，副作用として犬では肝酵素値の上昇と出血傾向（脳出血など）が報告されており，猫では副作用は認められていない[2,67]。

また，スタチンは副作用だけでなく，他の薬剤と併用する上でも注意すべき点の多い薬であるため，慎重な投与が必要となる（フィブラート系薬，免疫抑制薬，抗真菌薬などとの併用で副作用発現のリスクが高くなる）[68,69]。なお，人医療ではこれまでスタチンとフィブラート系薬の併用が原則禁忌だったが，ゲムフィブロジル以外のフィブラート系薬とスタチンとの併用は比較的安全で忍容性が高いことから，2018 年から併用可能となっている。犬や猫においても，スタチンとフィブラート系薬を併用することは可能だが，その場合，副作用の発生リスクが増加することには留意しておく必要がある。

その他

犬や猫の高脂血症治療では他にも，エゼチミブ（コレステロール輸送体選択的阻害薬），コレスチラミン，フィトステロール（植物ステロール），5-アミノレブリン酸（5-ALA）などで治療効果が報告されているが，未だ有効性に関しては不明な点が多い[43,67,70-77]。

高脂血症は一般臨床にて比較的よく遭遇する異常だが，多くの場合は積極的治療対象とされず，見送られることが多い。しかし，高脂血症は様々な疾患に対する非特異的なバイオマーカーであり，高脂血症が認められた際には重要な疾患が隠れている可能性に留意する必要がある。また，高脂血症はときに重篤な合併症を引き起こす上に治療や診断に時間がかかる可能性があるため，可能であれば早期の治療介入が望まれる。

参考文献

1. Xenoulis PG, Steiner JM. Lipid metabolism and hyperlipidemia in dogs. *Vet J*. 2010 ; 183(1) : 12-21.
2. Xenoulis PG, Steiner JM. Canine hyperlipidaemia. *J Small Anim Pract*. 2015 ; 56(10) : 595-605.
3. Mahley RW, Weisgraber KH. Canine Lipoproteins and Atherosclerosis. *Circ Res*. 1974 ; 35(5) : 722-733.
4. Johnson MC. Hyperlipidemia disorders in dogs. *Compend Contin Educ Pract Vet*. 2005 ; 27(5) : 361-370.
5. Bauer JE. Comparative lipid and lipoprotein metabolism. *Vet Clin Pathol*. 1996 ; 25(2) : 49-56.
6. Bauer JE. Lipoproten-mediated transport of dietary and synthe-sized lipids and lipid abnormalities of dog and cats. *J Am Vet Med Assoc*. 2004 ; 224(5) : 668-675.
7. Ginsberg HN. Lipoprotein physiology. *Endocrinol Metab Clin North Am*. 1998 ; 27(3) : 503-519.
8. Elliott KF, Rand JS, Fleeman LM, et al. Use of a meal challenge test to estimate peak postprandial triglyceride concentrations in dogs. *Am J Vet Res*. 2011 ; 72(2) : 161-168.
9. Mori N, Lee P, Muranaka S, et al. Predisposition for primary hyperlipidemia in Miniature Schnauzers and Shetland sheepdogs as compared to other canine breeds. *Res Vet Sci*. 2010 ; 88(3) : 394-399.
10. Johnstone AC, Jones BR, Thompson JC, et al. The pathology of an

inherited hyperlipoproteinaemia of cats. *J Comp Pathol*. 1990 ; 102(2) : 125-137.

11. Barachetti L, Fanton N, Savov S, et al. Lipemic aqueous humor and suspected xanthomas associated with primary hypertriglyceridemia in a cat. *Vet Rec Case Reports*. 2021 ; 9(3) : e123.

12. Blackstock KJ, Schoeffler G, Wakshlag JJ, et al. Transient hyperlipidemia in a litter of kittens. *J Vet Emerg Crit Care*(*San Antonio*). 2012 ; 22(6) : 703-709.

13. Larsen JA, Maggiore AD. Metabolic and electrolyte disorders. *In* : Small animal internal medicine. 6th ed. Nelson RW, Couto CG, eds. 2020. pp.908-914. Elsevier.

14. Barrie J, Watson TDG, Stear MJ, et al. Plasma cholesterol and lipoprotein concentrations in the dog : The effects of age, breed, gender and endocrine disease. *J Small Anim Pract*. 1993 ; 34(10) : 507-512.

15. Dixon RM, Reid SWJ, Mooney CT. Epidemiological, clinical, haematological and biochemical characteristics of canine hypothyroidism. *Vet Rec*. 1999 ; 145(17) : 481-487.

16. Wilson DE, Chan IF, Elstad NL, et al. Apolipoprotein E-Containing Lipoproteins and Lipoprotein Remnants in Experimental Canine Diabetes. *Diabetes*. 1986 ; 35(8) : 933-942.

17. Briand F, Bailhache E, Andre A, et al. The hyperenergetic-fed obese dog, a model of disturbance of apolipoprotein B-100 metabolism associated with insulin resistance : kinetic study using stable isotopes. *Metabolism*. 2008 ; 57(7) : 966-972.

18. De Godoy MRC, Swanson KS. Companion Animals Symposium : nutrigenomics : using gene expression and molecular biology data to understand pet obesity. *J Anim Sci*. 2013 ; 91(6) : 2949-2964.

19. Mooradian AD. Dyslipidemia in type 2 diabetes mellitus. *Nat Clin Pract Endocrinol Metab*. 2009 ; 5(3) : 150-159.

20. Verges B. Pathophysiology of diabetic dyslipidemia : where are we? *Diabetologia*. 2015 ; 58(5) : 886-899.

21. Xenoulis PG, Levinski MD, Suchodolski JS, et al. Serum triglyceride concentrations in Miniature Schnauzers with and without a history of probable pancreatitis. *J Vet Intern Med*. 2011 ; 25(1) : 20-25.

22. Mori N, Lee P, Kondo K, et al. Potential use of cholesterol lipoprotein profile to confirm obesity status in dogs. *Vet Res Commun*. 2011 ; 35(4) : 223-235.

23. Center SA, Crawford MA, Guida L, et al. A Retrospective Study of 77 Cats With Severe Hepatic Lipidosis : 1975-1990. *J Vet Intern Med*. 1993 ; 7(6) : 349-359.

24. Valtolina C, Favier RP. Feline Hepatic Lipidosis. *Vet Clin North Am Small Anim Pract*. 2017 ; 47(3) : 683-702.

25. Sepesy LM, Center SA, Randolph JF, et al. Vacuolar hepatopathy in dogs : 336 Cases(1993-2005). *J Am Vet Med Assoc*. 2006 ; 229(2) : 246-252.

26. Aguirre AL, Center SA, Randolph AM, et al. Gallbladder disease in Shetland Sheepdogs : 38 cases(1995-2005). *J Am Vet Med Assoc*. 2007 ; 231(1) : 79-88.

27. Xenoulis PG, Suchodolski JS, Levinski MD, et al. Serum liver enzyme activities in healthy Miniature Schnauzers with and without hypertriglyceridemia. *J Am Vet Med Assoc*. 2008 ; 232(1) : 63-67.

28. Wang L, Xu T, Wang R, et al. Hypertriglyceridemia acute pancreatitis : animal experiment research. *Dig Dis Sci*. 2022 ; 67(3) : 761-772.

29. Xenoulis PG, Levinski MD, Suchodolski JS, et al. Association of hypertriglyceridemia with insulin resistance in healthy Miniature Schnauzers. *J Am Vet Med Assoc*. 2011 ; 238(8) : 1011-1016.

30. Crispin SM. Ocular manifestations of hyperlipoproteinaemia. *J Small Anim Pract*. 1993 ; 34 : 500-506.

31. Zarfoss MK, Dubielzig RR. Solid intraocular xanthogranuloma in three Miniature Schnauzer dogs. *Vet Ophthalmol*. 2007 ; 10(5) : 304-307.

32. Furrow E, Jaeger JQ, Parker VJ, et al. Proteinuria and lipoprotein lipase activity in Miniature Schnauzer dogs with and without hypertriglyceridemia. *Vet J*. 2016 ; 212 : 83-89.

33. Furrow E, Lees GE, Brown CA, et al. Glomerular Lesions in Proteinuric Miniature Schnauzer Dogs. *Vet Pathol*. 2017 ; 54(3) : 484-489.

34. Smith RE, Granick JL, Stauthammer CD, et al. Clinical Consequences of Hypertriglyceridemia-Associated Proteinuria in Miniature Schnauzers. *J Vet Intern Med*. 2017 ; 31(6) : 1740-1748.

35. Everest S, Castillo G, Gaitero L. Primary hyperlipidemia with associated ischemic strokes in a West Highland white terrier dog. *Can Vet J*. 2020 ; 61(10) : 1060-1064.

36. Hess RS, Kass PH, Van Winkle TJ. Association between diabetes mellitus, hypothyroidism or hyperadrenocorticism, and atherosclerosis in dogs. *J Vet Intern Med*. 2003 ; 17(4) : 489-494.

37. Kagawa Y, Hirayama K, Uchida E, et al. Systemic atherosclerosis in dogs : Histopathological and immunohistochemical studies of atherosclerotic lesions. *J Comp Pathol*. 1998 ; 118(3) : 195-206.

38. Mahley RW, Innerarity TL, Weisgraber KH, et al. Canine hyperlipoproteinemia and atherosclerosis. Accumulation of lipid by aortic medial cells in vivo and in vitro. *Am J Pathol*. 1977 ; 87(1) : 205-225.

39. Gumbrell RC. A case of multiple xanthomatosis and diabetes mellitus in a dog. *N Z Vet J*. 1972 ; 20(12) : 240-242.

40. Sato K, Agoh H, Kaneshige T, et al. Hypercholesterolemia in Shetland Sheepdogs. *J Vet Med Sci*. 2000 ; 62(12) : 1297-1301.

41. Chanut F, Colle MA, Deschamps JY, et al. Systemic xanthomatosis associated with hyperchylomicronaemia in a cat. *J Vet Med Ser A Physiol Pathol Clin Med*. 2005 ; 52(6) : 272-274.

42. Nishii N, Maeda H, Murahata Y, et al. Experimental hyperlipemia induces insulin resistance in cats. *J Vet Med Sci*. 2012 ; 74(2) : 267-269.

43. Xenoulis PG, Zentek J. Nutritional and Medical Consideration in Hyperlipidemia. *In* : Ettinger's Textbook of Veterinary Internal Medicine. 9th ed. Ettinger SJ, Feldman EC, Cote E, eds. 2024 ; pp.784-790. Elsevier.

44. Bauer JE, Verlander JW. Congenital lipoprotein lipase deficiency in hyperlipemic kitten siblings. *Vet Clin Pathol*. 1984 ; 13(2) : 7-11.

45. Gunn-Moore DA, Watson TD, Dodkin SJ, et al. Transient hyperlipidaemia and anaemia in kittens. *Vet Rec*. 1997 ; 140(14) : 355-359.

46. Watson TDG, Gaffney D, Mooney CT, et al. Inherited hyperchylomicro-naemia in the cat : Lipoprotein lipase function and gene structure. *J Small Anim Pract*. 1992 ; 33(5) : 207-212.

47. De Sales NAA, Picelli JP, Alves EGL, et al. Reactive seizures due to hyperlipidemia in a maltese dog. *Acta Sci Vet*. 2021 ; 49 : 1-7.

48. Seage EC, Drobatz KJ, Hess RS. Spectrophotometry and ultracentrifugation for measurement of plasma lipids in dogs with diabetes mellitus. *J Vet Intern Med*. 2018 ; 32(1) : 93-98.

49. Henry OJ. The variability in the canine lipid profile values and its possible relationship with the measurement. *Vet Zootec*. 2009 ; 3 : 70-77.

50. Chang YM, Hadox E, Szladovits B, et al. Serum biochemical phenotypes in the domestic dog. *PLoS One*. 2016 ; 11(2) : e0149650.

51. Piantedosi D, Di Loria A, Guccione J, et al. Serum biochemistry profile, inflammatory cytokines, adipokines and cardiovascular findings in obese dogs. *Vet J*. 2016 ; 216 : 72-78.

52. Xenoulis PG, Cammarata PJ, Walzem RL, et al. Novel lipoprotein density profiling in healthy dogs of various breeds, healthy miniature schnauzers, and miniature schnauzers with hyperlipidemia. *BMC Vet Res*. 2013 ; 9 : 47.

53. Ford RB. Clinical management of lipemic patients. *Compendium Contin Educ Pract Vet*. 1996 ; 18 : 1053-1060.

54. Xenoulis PG, Cammarata PJ, Walzem RL, et al. Effect of a low-fat diet on serum triglyceride and cholesterol concentrations and lipoprotein profiles in Miniature Schnauzers with hypertriglyceri-

demia. *J Vet Intern Med.* 2020 ; 34(6) : 2605-2616.

55. Toth PP, Dayspring TD, Pokrywka GS. Drug therapy for hypertriglyceridemia : fibrates and omega-3 fatty acids. *Curr Atheroscler Rep.* 2009 ; 11(1) : 71-79.

56. Watts GF, Karpe F. Triglycerides and atherogenic dyslipidaemia : extending treatment beyond statins in the high-risk cardiovascular patient. *Heart.* 2011 ; 97(5) : 350-356.

57. Thompson AL, Scott-Moncrieff JC, Anderson JD. Comparison of classic hypoadrenocorticism with glucocorticoid-deficient hypoadrenocorticism in dogs : 46 Cases(1985-2005). *J Am Vet Med Assoc.* 2007 ; 230(8) : 1190-1194.

58. Chiarla C, Giovannini I, Giuliante F, et al. Severe hypocholesterolemia in surgical patients, sepsis, and critical illness. *J Crit Care.* 2010 ; 25(2) : 361.e7-361.e12.

59. Lekkou A, Mouzaki A, Siagris D, et al. Serum lipid profile, cytokine production, and clinical outcome in patients with severe sepsis. *J Crit Care.* 2014 ; 29(5) : 723-727.

60. 大草潔, 折戸謙介 編. 脂質異常治療薬. *In*：犬と猫の治療薬ガイド 2023. 2022 : pp.393-404. エデュワードプレス.

61. Hermo GA, Farina HG, Alonso DF, et al. Effect of atorvastatin in a case of feline multicentric lymphoma - Case report. *Acta Vet Hung.* 2011 ; 59(1) : 69-76.

62. Gordon BR, Parker TS, Levine DM, et al. Relationship of hypolipidemia to cytokine concentrations and outcomes in critically ill surgical patients. *Crit Care Med.* 2001 ; 29(8) : 1563-1568.

63. De Marco V, Noronha KSM, Casado TC, et al. Therapy of Canine Hyperlipidemia with Bezafibrate. *J Vet Intern Med.* 2017 ; 31(3) : 717-722.

64. Miceli DD, Vidal VP, Blatter MFC, et al. Fenofibrate treatment for severe hypertriglyceridemia in dogs. *Domest Anim Endocrinol.* 2021 ; 74 : 106578.

65. Okopień B, Bułdak L, Bołdys A. Benefits and risks of the treatment with fibrates--a comprehensive summary. *Expert Rev Clin Pharmacol.* 2018 ; 11(11) : 1099-1112.

66. Munro MJL, Hulsebosch SE, Marks SL, et al. Efficacy of a micronized, nanocrystal fenofibrate formulation in treatment of hyperlipidemia in dogs. *J Vet Intern Med.* 2021 ; 35(4) : 1733-1742.

67. Samani ST, Mosallanejad B, Jalali MR, et al. Comparative evaluation of the effects of ezetimibe and atorvastatin on serum lipid profile changes in experimental hypercholesterolemia in cat. *Comp Clin Pathol.* 2018 ; 27 : 117-122.

68. Davidson MH, Armani A, McKenney JM, et al. Safety Considerations with Fibrate Therapy. *Am J Cardiol.* 2007 ; 99(6A) : 3C-18C.

69. Kawata R, Yokoi T. Analysis of a skeletal muscle injury and drug Interactions in lovastatin- and fenofibrate-coadministered dogs. *Int J Toxicol.* 2019 ; 38(3) : 192-201.

70. Di M, Li Z, Jiang Q, et al. A rapid and sensitive supercritical fluid chromatography/tandem mass spectrometry method for detection of ezetimibein dog plasma and its application in pharmacokinetic studies. *J Chromatogr B Analyt Technol Biomed Life Sci.* 2018 ; 1073 : 177-182.

71. Robin Ganellin C. Chapter 15 - Discovery of the cholesterol absorption inhibitor, ezetimibe. *In*：Introdution to Biological and Small Molecule Drug Research and Development. 2013. pp.399-416. Elsevier.

72. Weston C. The place of ezetimibe in clinical practice. *Hosp Med.* 2003 ; 64(8) : 473-478.

73. Angelin B, Raviola CA, Innerarity TL, et al. Regulation of hepatic lipoprotein receptors in the dog. Rapid regulation of apolipoprotein B, E receptors, but not of apolipoprotein E receptors, by intestinal lipoproteins and bile acids. *J Clin Invest.* 1983 ; 71(4) : 816-831.

74. Toresson L, Steiner JM, Suchodolski JS. Correction to : Cholestyramine treatment in two dogs with presumptive bile acid diarrhoea : a case report. *Canine Med Genet.* 2021 ; 8(1) : 5.

75. Horii Y, Ikenaga M, Shimoda M, et al. Pharmacokinetics of flunixin in the cat : enterohepatic circulation and active transport mechanism in the liver. *J Vet Pharmacol Ther.* 2004 ; 27(2) : 65-69.

76. Kritchevsky D, Chen SC. Phytosterols-health benefits and potential concerns : A review. *Nutr Res.* 2005 ; 25(5) : 413-428.

77. Borin-Crivellenti S, Crivellenti LZ, de Oliveira FR, et al. Effect of phytosterols on reducing low-density lipoprotein cholesterol in dogs. *Domest Anim Endocrinol.* 2021 ; 76 : 106610.

（吉田　慧）

低脂血症

コレステロールとトリグリセリドは細胞膜の必須構成要素であり，エネルギーの貯蔵，シグナル伝達分子の供給源，脂溶性ビタミンの輸送などにはたらく[1]。この広範な構造的，代謝的役割から，医療では低コレステロール血症および低トリグリセリド血症に関する研究が広く行われている。一方で，獣医療における低コレステロール血症および低トリグリセリド血症には未だ不明な点が多く，あまり多くの知見は得られていない。また，低トリグリセリド血症に関しては発生機序に不明な点が多く，臨床的意義や他の疾患との明確な関連性は報告されていない。このため，本節では主に低コレステロール血症に関して解説していく。

概要・病態

人では原発性（遺伝性）および続発性の低コレステロール血症が報告されている。しかし，犬や猫における低コレステロール血症への遺伝子の関与は報告されておらず，ほぼすべての低コレステロール血症は他の要因に続発して発生する[2]。

犬や猫において，低コレステロール血症を続発する主な要因としては，消化器疾患（蛋白漏出性腸症，慢性腸疾患，リンパ腫，パルボウイルス感染症）や肝機能障害（肝不全，肝硬変，門脈体循環シャント），炎症性疾患や免疫介在性疾患，副腎皮質機能低下症，一部の腫瘍（多発性骨髄腫，組織球性肉腫）や癌性悪液質，敗血症，ショック，重度の栄養失調や飢餓などが報告されている[2-6]。

臨床徴候

基本的に低コレステロール血症による徴候は基礎疾患に依存している。

人の原発性低脂血症では脂肪吸収不良に伴う消化器徴候（下痢，脂肪便，嘔吐）や成長遅延の他に，脂溶性ビタミンの欠乏に伴う神経，眼，筋骨格，肝臓，凝固系への様々な影響が報告されている[7,8]。同様の徴候が犬や猫でも認められる可能性があるが，これまでのところ低コレステロール血症に起因したこれらの徴候は犬や猫において報告されていない。

検査および診断

予後マーカーとしての意義

低コレステロール血症は様々な要因に影響を受けるため特異性が低く，一般臨床における診断意義は高くない。しかし，人の入院患者において，低コレステロール血症は多臓器不全の発生や入院期間の延長，死亡率の増加と有意な相関を示すことから，重症疾患患者における予後マーカーとして注目を集めている[9-11]。人と同様に，犬や猫においても低コレステロール血症を他の項目（犬では高トリグリセリド血症，猫では低アルブミン血症）と組み合わせた場合，死亡率と有意な相関関係が認められることが報告されており[12,13]，将来的に獣医療においても予後マーカーとして活用できる可能性がある。

治療および管理法

基本的には基礎疾患の治療によって低コレステロール血症も解消される。

獣医療における低脂血症の重要性は未だ不明な点が多い。しかし，ときに重要な疾患に続発する可能性を意識することで，診断に役立ちうる。

参考文献

1. Cockcroft S. Mammalian lipids : structure, synthesis and function. *Essays Biochem*. 2021 ; 65(5) : 813-845.
2. Xenoulis PG. Cholesterol, Triglycerides. *In* : Textbook of Veterinary Internal Medicine : Diseases of the Dog and the Cat. 8th ed. Ettinger SJ, Feldman EC, Cote E, eds. 2017 : pp.781-788. Elsevier.
3. Thompson AL, Scott-Moncrieff JC, Anderson JD. Comparison of classic hypoadrenocorticism with glucocorticoid-deficient hypoadrenocorticism in dogs : 46 cases(1985-2005). *J Am Vet Med Assoc*. 2007 ; 230(8) : 1190-1194.
4. Moore PF, Affolter VK, Vernau W. Canine hemophagocytic histiocytic sarcoma : a proliferative disorder of CD11d+ macrophages. *Vet Pathol*. 2006 ; 43(5) : 632-645.
5. Yilmaz Z, Senturk S. Characterisation of lipid profiles in dogs with parvoviral enteritis. *J Small Anim Pract*. 2007 ; 48(11) : 643-650.
6. Hardy JP, Streeter EM, DeCook RR. Retrospective evaluation of plasma cholesterol concentration in septic dogs and its association with morbidity and mortality : 51 cases(2005-2015). *J Vet Emerg Crit Care(San Antonio)*. 2018 ; 28(2) : 149-156.
7. Gill PK, Hegele RA. Low cholesterol states : clinical implications and management. *Expert Rev Endocrinol Metab*. 2023 ; 18(3) : 241-253.
8. Camacho A, Ariza MJ, Amigó N, et al. A case of hypocholesterolemia under study. *Clin Investig Arterioscler*. 2023 ; 35(5) : 244-247.
9. Gordon BR, Parker TS, Levine DM, et al. Relationship of hypolipidemia to cytokine concentrations and outcomes in critically ill surgical patients. *Crit Care Med*. 2001 ; 29(8) : 1563-1568.
10. Lekkou A, Mouzaki A, Siagris D, et al. Serum lipid profile, cytokine production, and clinical outcome in patients with severe sepsis. *J Crit Care*. 2014 ; 29(5) : 723-727.
11. Bonville DA, Parker TS, Levine DM, et al. The relationships of hypocholesterolemia to cytokine concentrations and mortality in critically ill patients with systemic inflammatory response syndrome. *Surg Infect(Larchmt)*. 2004 ; 5(1) : 39-49.
12. Viall AK, McNamee AL, Olsen LE, et al. Prognostic value of dyslipidemia for sick dogs hospitalized in the intensive care unit of a veterinary teaching hospital. *J Am Vet Med Assoc*. 2019 ; 254(6) : 699-709.
13. Bowman C, Viall A, Rudinsky A, et al. Hypocholesterolemia in cats : a multicenter retrospective study of 106 cats. *J Feline Med Surg*. 2020 ; 22(8) : 768-773.

（吉田 慧）

6

2

低脂血症

索　引

監修者

西飯直仁（にしい なおひと）

岐阜大学応用生物科学部共同獣医学科教授（獣医内科学研究室），獣医師，博士（獣医学），アジア獣医内科学設立専門医。2001 年岐阜大学卒業。一次診療施設での勤務を経た後，2008 年同大学院にて博士課程修了。同年より鳥取大学において講師を務め，岐阜大学准教授を経て 2023 年より現職。専門は犬・猫の内分泌代謝内科。著書に『新 伴侶動物治療指針 1』『犬の内科診療 Part 1』（いずれも分担執筆／緑書房），『コアカリ獣医内科学Ⅱ 泌尿生殖器病学・内分泌代謝病学』（分担執筆／文永堂出版），『犬の治療ガイド 2020：私はこうしている』『猫の治療ガイド 2020：私はこうしている』（いずれも分担執筆／エデュワードプレス）など。

犬と猫の内分泌代謝疾患

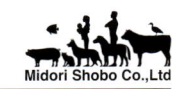

2024 年 10 月 1 日　　第 1 刷発行

監修者 ·················	西飯直仁
発行者 ·················	森田浩平
発行所 ·················	株式会社 緑書房

〒 103-0004
東京都中央区東日本橋 3 丁目 4 番 14 号
TEL 03-6833-0560
https://www.midorishobo.co.jp

編　集 ·················	道下明日香，白土夏穂
カバーデザイン ········	メルシング
印刷所 ·················	アイワード